K. Everts, M. Höpfner

PFLEGEN 1000 Fragen, 1000 Antworten

Katharina Everts , Maren Höpfner

PFLEGEN
1000 Fragen
1000 Antworten

Für Ausbildung und Prüfung

2. Auflage

ELSEVIER

Elsevier GmbH, Bernhard-Wicki-Str. 5, 80636 München, Deutschland
Wir freuen uns über Ihr Feedback und Ihre Anregungen an kundendienst@elsevier.com

ISBN 978-3-437-25413-0
eISBN 978-3-437-05157-9

2. Auflage 2023

Wichtiger Hinweis
Die medizinischen Wissenschaften unterliegen einem sehr schnellen Wissenszuwachs. Der stetige Wandel von Methoden, Wirkstoffen und Erkenntnissen ist allen an diesem Werk Beteiligten bewusst. Sowohl der Verlag als auch die Autorinnen und Autoren und alle, die an der Entstehung dieses Werkes beteiligt waren, haben große Sorgfalt darauf verwandt, dass die Angaben zu Methoden, Anweisungen, Produkten, Anwendungen oder Konzepten dem aktuellen Wissensstand zum Zeitpunkt der Fertigstellung des Werkes entsprechen.
Der Verlag kann jedoch keine Gewähr für Angaben zu Dosierung und Applikationsformen übernehmen. Es sollte stets eine unabhängige und sorgfältige Überprüfung von Diagnosen und Arzneimitteldosierungen sowie möglicher Kontraindikationen erfolgen. Jede Dosierung oder Applikation liegt in der Verantwortung der Anwenderin oder des Anwenders. Die Elsevier GmbH, die Autorinnen und Autoren und alle, die an der Entstehung des Werkes mitgewirkt haben, können keinerlei Haftung in Bezug auf jegliche Verletzung und/oder Schäden an Personen oder Eigentum, im Rahmen von Produkthaftung, Fahrlässigkeit oder anderweitig übernehmen.

Für die Vollständigkeit und Auswahl der aufgeführten Medikamente übernimmt der Verlag keine Gewähr.
Geschützte Warennamen (Warenzeichen) werden in der Regel besonders kenntlich gemacht (®). Aus dem Fehlen eines solchen Hinweises kann jedoch nicht automatisch geschlossen werden, dass es sich um einen freien Warennamen handelt.

Bibliografische Information der Deutschen Nationalbibliothek
Die Deutsche Nationalbibliothek verzeichnet diese Publikation in der Deutschen Nationalbibliografie; detaillierte bibliografische Daten sind im Internet über https://www.dnb.de abrufbar.

23 24 25 26 27 5 4 3 2 1

In ihren Veröffentlichungen verfolgt die Elsevier GmbH das Ziel, genderneutrale Formulierungen für Personengruppen zu verwenden. Um jedoch den Textfluss nicht zu stören sowie die gestalterische Freiheit nicht einzuschränken, wurden bisweilen Kompromisse eingegangen. Selbstverständlich sind **immer alle Geschlechter** gemeint.

Planung: Martina Lauster
Projektmanagement: Sabine Hennhöfer
Redaktion: Ute Villwock, Heidelberg
Herstellung: Steffen Zimmermann, München
Satz: Straive, Puducherry/Indien
Druck und Bindung: Drukarnia Dimograf Sp. z o. o., Bielsko-Biała/Polen
Umschlaggestaltung: Favoritbüro. Büro für Gestaltung, München
Umschlagherstellung: SpieszDesign, Neu-Ulm
Grafik hintere Umschlaginnenseite: Martin Hoffmann, Neu-Ulm

Aktuelle Informationen finden Sie im Internet unter **www.elsevier.de**.

Vorwort

Dieses Buch dient federführend dazu, Auszubildenden zur Pflegefachfrau/zum Pflegefachmann die Möglichkeit zu geben, drängende Fragen selbstständig zu beantworten. Hierzu werden die Fragen, die während der gesamten Ausbildung immer wieder entstehen, praxisnah und verständlich in kurzen präzisen Texten beantwortet. Die Themen dieses Buchs liegen in den Bereichen Anatomie und Physiologie, Rechtswissenschaft, Pflege und Krankheitslehre. Des Weiteren werden Fragen zu wichtigen Rahmenbedingungen der Ausbildung beantwortet.

Ziel des Buchs ist, Ihre Fragen zu beantworten und Sie während der Ausbildung und auch im Rahmen der Prüfungsvorbereitung zu unterstützen. Auch als Lernhilfe und Wegweiser für die Ausbildung kann dieses Buch eingesetzt werden. Dabei richtet es sich an alle Ausbildungsjahre, da sowohl Fragen zur Struktur der Ausbildung sowie zur Probezeit als auch zu den Vorbereitungen und Regeln der Examensprüfungen beantwortet werden.

Mit der Perspektive auf die generalistische Ausbildung nimmt das vorliegende Buch Bezug auf Fragen aus allen Bereichen der Pflege. Hierzu werden neben allgemeinen Fragen bezogen auf zu pflegende Menschen aller Altersklassen auch wichtige Fragen aus speziellen Bereichen, z. B. der Notfallversorgung und der Psychiatrie, aber auch aus verschiedenen Settings wie der ambulanten Pflege und der stationären Langzeitpflege in den Blick genommen.

Der Aufbau und die Einteilung der Kapitel lehnen sich an die Buchreihe PFLEGEN des Elsevier Verlags an. Somit ist eine gute Übersicht gewährleistet und bestimmte Themen können gezielt bearbeitet oder wiederholt werden.

Wir widmen dieses Buch unseren Männern, Kindern und Familien und danken ihnen an dieser Stelle für die umfangreiche Unterstützung.

Ihnen, den Leserinnen und Lesern dieses Buchs, wünschen wir viel Freude und interessante sowie lehrreiche Momente bei der Beantwortung Ihrer Fragen rund um die Ausbildung in den Pflegeberufen.

Köln, im Herbst 2022

Maren Höpfner, Katharina Everts

Benutzerhinweise

Merke
Die Merke-Kästen bieten Ihnen zusätzlich prägnant zusammengefasstes Wissen.

Info
In den Info-Kästen finden Sie Hinweise für kleine Tricks und Kniffe in der Pflegepraxis, deren Beachtung sich lohnt.

Vorsicht
Die Vorsicht-Kästen zeigen an, wo Gefahr droht – oder wie Sie gefährliche Situationen vermeiden können.

Am Ende des Buchs finden Sie ein ausführliches Register. Dieses hilft Ihnen, die Antwort auf Ihre Frage schnell zu finden. Manchmal ist es jedoch mit einer Frage zum Thema nicht getan; daher lohnt es sich nicht selten, auch in den folgenden Fragen zu stöbern.

Abkürzungen

3MRGN	multiresistente gramnegative Stäbchen mit Multiresistenz gegen 3 der 4 Antibiotikagruppen
4MRGN	multiresistente gramnegative Stäbchen mit Multiresistenz gegen 4 der 4 Antibiotikagruppen

A

A.	Arterie
AAS	allgemeines Anpassungssyndrom
Abs.	Absatz
AED	automatisierter externer Defibrillator
AHRQ	Agency for Healthcare Research and Quality
AMG	Arzneimittelgesetz
ArbZG	Arbeitszeitgesetz
ARDS	adult respiratory distress syndrome (akut einsetzendes Atemnotsyndrom durch Lungenschädigung)
Art.	Artikel
ASE	atemstimulierende Einreibung
ATS	American Thoracic Society

B

BGA	Blutgasanalyse
BGB	Bürgerliches Gesetzbuch
BMI	Body-Mass-Index
B.Sc.	Bachelor of Science
BscN	Bachelor Advanced Nursing Practice (Bachelor der Pflegewissenschaft)
BtM	Betäubungsmittel
BtMG	Betäubungsmittelgesetz
bzw.	beziehungsweise

C

ca.	zirka
CCL	compression class (Kompressionsklasse)
CE	Communauté Européenne (Europäische Gemeinschaft)
COPD	chronic obstructive pulmonary disease (chronisch-obstruktive Lungenerkrankung)
CPAP	continuous positive airway pressure (kontinuierlich positiver Atemwegsdruck)
CT	Computertomografie
CVI	chronisch-venöse Insuffizienz

D

DGE	Deutsche Gesellschaft für Ernährung e. V.
DIN	Deutsches Institut für Normung
DNQP	Deutsches Netzwerk für Qualitätsentwicklung in der Pflege
DSO	Deutsche Stiftung Organtransplantation

E

EbM	evidence-based medicine (evidenzbasierte Medizin)
EbN	evidence-based nursing (evidenzbasierte Pflege)
EbP	evidence-based practice (evidenzbasierte Praxis)
EFZ	eidgenössisches Fähigkeitszeugnis
EzPaP	easy positive airway pressure

F

FH	Hochschule
FKJ	Feinnadelkatheter-Jejunostomie
FN	feuchte Nase
F. O. T. T.	Facial Oral Tract Therapy®

G

GAS	General Adaption Syndrome
GG	Grundgesetz
ggf.	Gegebenenfalls
GOLD	Global Initiative for Chronic Obstructive Lung Disease

H

HAV	Hepatitis-A-Virus
HF	Höhere Fachhochschule
HUS	hämolytisch-urämisches Syndrom

I

IAD	Inkontinenz-assoziierte Dermatitis
ICD	International Classification of Diseases (internationale Klassifikation der Krankheiten)
ICN	International Council of Nurses (Weltbund der Pflegenden)
i. d. R.	in der Regel
IfSG	Infektionsschutzgesetz
IGeL	individuelle Gesundheitsleistungen
IMC	Intermediate-Care-Station
IPK	intermittierende pneumatische Kompression
ISK	intermittierender Selbstkatheterismus
ISO	Internationale Organisation für Normung
ITS	Intensivtherapie-Station

J

JET	jejunal extension tube (jejunale Verlängerungssonde)

K

kcal	Kilokalorien
kg	Kilogramm
KG	Körpergewicht
KHK	koronare Herzkrankheit
KI	Kontraindikation
KTQ	Kooperation für Transparenz und Qualität

L

l	Liter
LTT	Lernbereich Training und Transfer

M

max.	maximal
MDK	Medizinischer Dienst der Krankenversicherung
min	Minute
mind.	mindestens
MJ	Megajoule
ml	Milliliter
mmHg	Millimeter Quecksilbersäule
mmol	Millimol
MPG	Medizinproduktegesetz
MRSA	Methicillin-resistenter Staphylococcus aureus
MRT	Magnetresonanztomografie
MS	Multiple Sklerose
mSv	Millisievert
MT(P)S	medizinische Thrombose(prophylaxe)strümpfe
MTRA	Medizinisch-technische/r Radiologieassistent/in
MVZ	Medizinisches Versorgungszentrum

N

n. ä. A.	nach ärztlicher Anordnung
NaCl	Natriumchlorid
NANDA	North American Nursing Diagnosis
NAREG	Nationales Register der Gesundheitsberufe
NEC	nekrotisierende Enterokolitis
NPUAP	National Pressure Ulcer Advisory Panel
NSTEMI	Nicht-ST-Hebungs-Infarkt

O

OAB	overactive bladder
o. Ä.	oder Ähnliches
OP	Operation

P

PAL	physical activity level (Level der körperlichen Aktivität)
pAVK	periphere arterielle Verschlusskrankheit
PCA	patient controlled analgesia (durch den Patienten kontrollierte Analgesie)

PEG	perkutane endoskopische Gastrostomie
PEJ	perkutane endoskopische Jejunostomie
PEP	positive expiratory pressure
PflAPrV	Ausbildungs- und Prüfungsverordnung für die Pflegeberufe
PflBG	Pflegeberufegesetz
PICCO	pulse contour cardiac output (Pulskontur-Herzzeitvolumen)
PKV	phlebologischer Kompressionsverband
PONV	postoperative nausea and vomiting (postoperative Übelkeit und Erbrechen)
POP	praxisorientierte Pflegediagnostik
PsychKG	Psychisch-Kranken-Gesetz
PTBS	Posttraumatische Belastungsstörung

R

RCT	randomized controlled trial (randomisierte, kontrollierte Studie)

S

SAPV	spezialisierte ambulante Palliativversorgung
s. c.	subkutan
SIDS	sudden infant death syndrome (plötzlicher Kindstod)
SIGN	Scottish Intercollegiate Guidelines Network
SMD	sozialmedizinischer Dienst
SMI	sustained maximal inspiration
s. o.	siehe oben
SPK	suprapubischer Katheter
STEMI	ST-Hebungs-Infarkt
StGB	Strafgesetzbuch
s. u.	siehe unten
SV	Sprechventil

T

tägl.	täglich
TBC	Tuberkulose
TENS	transkutane elektrische Nervenstimulation
TRBA 250	Technische Regel für biologische Arbeitsstoffe im Gesundheitswesen und in der Wohlfahrtspflege
TRGS 401	Technische Regeln für Gefahrstoffe
TTS	transdermales therapeutisches System

U

u. Ä.	und Ähnliches
usw.	und so weiter

V

V. a.	Verdacht auf
VRE	Vancomycin-resistente Enterokokken

W

WHO	World Health Organization (Weltgesundheitsorganisation)

Z

ZNS	zentrales Nervensystem
ZVD	zentraler Venendruck
ZVK	zentraler Venenkatheter

Abbildungsnachweis

Der Verweis auf die jeweilige Abbildungsquelle befindet sich bei den Abbildungen im Werk am Ende des Legendentextes in eckigen Klammern.

A400	Reihe Pflege konkret. Elsevier/Urban & Fischer
F334-002	Khan, F. I./Reddy, R. C./Baptist, A. P.: Pediatric Dyspnea Scale for use in hospitalized patients with asthma. In: Journal of Allergy and Clinical Immunology. Volume 123, Issue 3, Pages 660-664. Elsevier, March 2009.
J787	Colourbox.com
K115	Andreas Walle, Hamburg
L141	Stefan Elsberger, Planegg
L143	Heike Hübner, Berlin
L190	Gerda Raichle, Ulm
L231	Stefan Dangl, München
L234	Helmut Holtermann, Dannenberg
L255	Irina Kart, Berlin
L264	Claudia Flüss, München
L275	Martin Hoffmann, Neu-Ulm
M1182	Prof. Dr. Claudia Dellas, Göttingen
O1080	Benedikt Schmitt, München
V096	Tomed Dr. Toussaint GmbH, Bensheim
V105	ATMOS MedizinTechnik GmbH & Co. KG, Lenzkirch
V107	Med SSE System GmbH, Nürnberg
V394	Andreas Fahl Medizintechnik-Vertrieb GmbH, Köln
V420	Teleflex Medical GmbH, Kernen
V458	Etac GmbH, Marl
V514	Nutricia GmbH, Erlangen
V613	Rehaforum MEDICAL GmbH, Elmshorn
W274	EKA European Kinaesthetics Association
W789	World Health Organization (WHO), Genf
W849-002	Deutsches Netzwerk für Qualitätsentwicklung in der Pflege (DNQP): Expertenstandard Dekubitusprophylaxe in der Pflege, 2. Aktualisierung 2017, Hochschule Osnabrück
W849-003	Deutsches Netzwerk für Qualitätsentwicklung in der Pflege (DNQP): Expertenstandard Schmerzmanagement in der Pflege, Aktualisierung 2020, Hochschule Osnabrück

Fehler gefunden?

https://else4.de/978-3-437-25413-0

An unsere Inhalte haben wir sehr hohe Ansprüche. Trotz aller Sorgfalt kann es jedoch passieren, dass sich ein Fehler einschleicht oder fachlich-inhaltliche Aktualisierungen notwendig geworden sind.

Sobald ein relevanter Fehler entdeckt wird, stellen wir eine Korrektur zur Verfügung. Mit diesem QR-Code gelingt der schnelle Zugriff.

Wir sind dankbar für jeden Hinweis, der uns hilft, dieses Werk zu verbessern. Bitte richten Sie Ihre Anregungen, Lob und Kritik an folgende E-Mail-Adresse: kundendienst@elsevier.com

Inhaltsverzeichnis

1 Berufsbild Pflege

1.1 Ausbildungsbeginn

Wie sieht die Ausbildung im Vergleich zu anderen europäischen Ländern aus?

Hier liegt Deutschland im europäischen Vergleich deutlich zurück. In fast allen europäischen Mitgliedsstaaten wird die Pflegeausbildung bereits an Hochschulen angeboten. Mit einem **Bachelorabschluss** erhält man die Erlaubnis zur Ausführung des Berufs. Des Weiteren ist Deutschland das einzige europäische Land, in dem es noch die **drei Spezialisierungen** der Gesundheits- und Kinderkrankenpflege/Pflegefachfrau oder Pflegefachmann und Altenpflege gibt.

Welchen Fokus hat die Berufsbezeichnung „Pflegefachmann/Pflegefachfrau"?

Durch das *Pflegeberufegesetz* gibt es nun die Möglichkeit, einen primärqualifizierenden Ausbildungsabschluss in der Pflege von Menschen aller Altersstufen zu erwerben. Diese Veränderung strebt die **pflegerische Versorgung der Gesamtbevölkerung** an. Mit dieser neuen *Berufsbezeichnung* ist eine europäische Anerkennung in anderen Ländern möglich, da die Mindestanforderungen der EU-Richtlinie erfüllt sind.

Die Auszubildenden erhalten innerhalb der drei Ausbildungsjahre eine Ausbildung, die im theoretischen und praktischen Unterricht auf die Pflege von Menschen aller Altersstufen ausgelegt ist.

Welchen Fokus hat die Ausbildung, wenn man vom „Wahlrecht" Gebrauch macht?

Wenn am Anfang der Ausbildung mit dem Träger der praktischen Ausbildung ein *Wahlrecht* im Ausbildungsvertrag verankert wird, besteht die Möglichkeit, frühestens sechs Monate vor Beginn des letzten Ausbildungsdrittels zwischen *zwei Optionen* der angestrebten Berufsabschlüsse zu wählen.

Die erste Option tritt ein, wenn ein Auszubildender die Option des Wahlrechts annimmt und im dritten Ausbildungsjahr den Schwerpunkt der **Gesundheits- und Kinderkrankenpflege oder Altenpflege** wählt. Die zweite Option ist durch den **Vertiefungseinsatz** (s. u.) aufgezeigt.

Info

Durch die Wahlrechtsmöglichkeit werden die Inhalte des theoretischen und praktischen Unterrichts im letzten Ausbildungsjahr den Altersspannen Kindern/Jugendlichen oder alten Menschen angepasst.

Merke

Die Berufsqualifikationen Gesundheits- und Kinderkrankenpflege und Altenpflege führen nach der Berufsanerkennungsrichtlinie nicht automatisch zur Anerkennung in den anderen europäischen Ländern.

Wenn am Ende des Jahres 2025 weniger als 50 % der Auszubildenden vom Wahlrecht Gebrauch gemacht haben, sollen Vorschläge zur Anpassung des Gesetzes an den deutschen Bundestag gemacht werden.

Wie lautet die Berufsbezeichnung, wenn man eine „Vertiefung" wählt?

Hier wird am Anfang der Ausbildung mit dem Träger der praktischen Ausbildung ein Wahlrecht im Ausbildungsvertrag verankert und Sie wählen am Ende der ersten zwei Jahre die Option „Vertiefungseinsatz". Vertiefungseinsätze können im speziellen Bereich der pädiatrischen Versorgung oder im Bereich der allgemeinen stationären/ambulanten Langzeitpflege durchgeführt werden. Diese Option führt dazu, dass die generalistische Ausbildung in Theorie und Praxis weitergeführt wird und Sie die Berufsbezeichnung **Pflegefachmann** oder **Pflegefachfrau** erwerben. In der *Berufsurkunde* wird jedoch der *Vertiefungseinsatz als Spezialisierung* ausgewiesen. Das bedeutet, auf der Urkunde steht beispielsweise: **Pflegefachmann mit der Vertiefung Pädiatrie.**

Was ist der Unterschied zwischen dem Rahmenlehrplan und dem Rahmenausbildungsplan?

Für das Pflegeberufegesetz wurden von einer Fachkommission die Inhalte der neuen Ausbildung beschrieben. Hierzu wurden der Rahmenlehrplan und der Rahmenausbildungsplan veröffentlicht. In manchen Bundesländern sind diese vom Land als „bindend" für das schulinterne Curriculum festgesetzt worden. Andere Bundesländer können sich an den Plänen orientieren, müssen es aber nicht.

Folgende Schwerpunkte haben die beiden jeweiligen Pläne:

Rahmenlehrplan für den theoretischen und praktischen Unterricht

- Begründungsrahmen für den Lehrplan
- Konkrete curriculare Einheiten für den theoretischen Unterricht
- Einteilung: insgesamt 11 curriculare Einheiten

Rahmenausbildungsplan für die praktische Ausbildung

- Schwerpunkt liegt auf der praktischen Ausbildung
- Einteilung: nach Einsätzen, z. B. Orientierungseinsatz

Was bedeutet es, eine hochschulische Pflegeausbildung zu beginnen?

Mit dem Pflegeberufegesetz ist erstmalig die Möglichkeit zur primärqualifizierenden hochschulischen Ausbildung gesetzlich verankert worden. Die Ausbildung dauert mindestens drei Jahre. Die *Gesamtverantwortung über Theorie und Praxis obliegt der Hochschule*. Für die praktischen Einsätze werden *mit verschiedenen Trägern Kooperationsverträge* abgeschlossen. Für die Praktika ist gesetzlich *keine Ausbildungsvergütung* vorgesehen. Laut der Berufsanerkennungsrichtlinie der europäischen Union ist die akademische hochschulische Ausbildung automatisch **europaweit anerkannt.**

1.1.1 Probezeit

Wie lange ist die Probezeit?

Die Probezeit beträgt in der Regel **sechs Monate,** wenn keine anderen tarifvertraglichen Regelungen festgelegt werden. Die Dauer der Probezeit kann im Ausbildungsvertrag nachgelesen werden.

Wie kann in der Probezeit gekündigt werden?

In der Probezeit ist es für **beide Parteien** (Auszubildende und Träger) einfach zu kündigen. Die Kündigung kann ohne Einhaltung einer Kündigungsfrist und Angaben von Gründen ausgesprochen werden.

Wann kann nach der Probezeit gekündigt werden?

Nach der Probezeit kann nur unter **bestimmten Bedingungen** gekündigt werden. Der Arbeitgeber darf nur dann eine Kündigung aussprechen, wenn es einen wichtigen/außerordentlichen Grund gibt. Der Arbeitgeber muss *keine Kündigungsfrist* einhalten. Gründe können sein:

- Betriebsbedingt (z. B. Arbeitsplatz fällt weg und der Arbeitgeber kann die Person nicht weiter beschäftigen)
- Personenbedingt (z. B. fehlende charakterliche Eignung, Entzug der Fahrerlaubnis, Haftstrafe im Gefängnis)
- Verhaltensbedingt (z. B. grobe Beleidigungen des Vorgesetzten, Annahme von Schmiergeldern, Diebstahl)

Wenn Sie als Arbeitnehmer kündigen möchten, müssen Sie eine **Frist** von 4 Wochen einhalten.

Merke

Eine Kündigung muss immer **schriftlich** erfolgen.

1.1.2 Aufbau der Ausbildung

Wie viele Stunden Praxis und Theorie werden in der Ausbildung verlangt?

Es müssen mindestens 4.600 Stunden in den drei Jahren Vollzeitausbildung nachgewiesen werden. Hierzu sind **2.100 Stunden theoretischer und praktischer Unterricht** nachzuweisen und **2.500 Stunden in der praktischen Ausbildung.** Die Stunden der Theorie und Praxis sollten im Wechsel zueinander abgestimmt werden, sodass eine *sinnvolle Verknüpfung* zwischen den beiden Lernorten gewährleistet wird. Die theoretischen und praktischen Unterrichtsstunden sind detailliert den fünf Kompetenzbereichen in der Anlage 6 des PflAPrV zugeordnet (PflAPrV 2018).

Info

Um der Pflege von Menschen aller Altersstufen gerecht zu werden, fallen mind. 500 Std. bis max. 700 Stunden der theoretischen Ausbildung auf die Pflegesituationen von Kindern sowie von alten Menschen.

Welche Einsätze finden in der Ausbildung zum Pflegefachmann/zur Pflegefachfrau beim Träger der praktischen Ausbildung statt?

Beim Träger, bei dem Sie Ihren Ausbildungsvertrag unterschrieben haben, führen Sie *1.300 Stunden* von den 2.500 Stunden der praktischen Ausbildung durch. Hier werden folgende Einsätze abgeleistet:

- **Orientierungseinsatz**
- **Pflichteinsatz** nach § 7 Abs. 1 Pflegeberufegesetz
- Der **Vertiefungseinsatz** soll ebenfalls beim Träger stattfinden
- Weitere Einsätze/**Stunden zu freien Verfügung**

Merke

Die **Pflichteinsätze** in der Ausbildung zur Pflegefachfrau bzw. zum Pflegefachmann sind in den ersten zwei Jahren in folgenden *Versorgungsbereichen* durchzuführen:

- Stationäre Akutpflege
- Stationäre Langzeitpflege
- Ambulante Akut-/Langzeitpflege
- Pädiatrie

Im letzten Ausbildungsjahr ist ein Einsatz in der *psychiatrischen Versorgung* ebenfalls als Pflichteinsatz auszuführen.

Wie viele Stunden Praxis und Theorie werden in der hochschulischen Ausbildung verlangt?

Bei der hochschulischen Pflegeausbildung werden mindestens **2.300 Stunden für die praktische Ausbildung** vorgegeben. Die **Lehrveranstaltungen** nehmen ein Stundenkontingent von **2.100 Stunden** ein. Insgesamt werden in den drei Jahren 4.600 Stunden abgeleistet. Die Differenz von 200 Stunden kann frei in beiden Bereichen eingesetzt werden. Die Koordination der Praxis- und Theoriestunden wird von der Hochschule übernommen.

Wie wird die praktische Ausbildung in der hochschulischen Ausbildung sichergestellt?

Die Hochschulen setzen **Kooperationsverträge** mit verschiedenen Pflegeeinrichtungen ein, um die praktische Ausbildung zu gewährleisten.

Wie viele Nachtdienste dürfen in der Ausbildung durchgeführt werden?

Ab der Hälfte Ihrer Ausbildung dürfen Sie gemeinsam mit einer examinierten Pflegefachperson Nachtdienste in den verschiedenen Bereichen durchführen. Sie müssen **mindestens 80 Stunden** und dürfen **höchstens 120 Stunden** Nachtdienstarbeit leisten und müssen zu diesem Zeitpunkt mindestens 18 Jahre alt sein.

Wann und wie wird die Zwischenprüfung durchgeführt?

Die Zwischenprüfung wird am **Ende des zweiten Ausbildungsjahres** durchgeführt. Wie die Zwischenprüfung konkret gestaltet wird, liegt in der Zuständigkeit der Bundesländer. Maximal besteht die Zwischenprüfung aus einem praktischen, schriftlichen sowie mündlichen Teilbereich. Diese drei Teilbereiche sind ebenfalls Bestandteil der Abschlussprüfungen.

Was passiert, wenn die Zwischenprüfung nicht bestanden wird?

Die Ausbildung kann **unabhängig vom Ergebnis** weitergeführt werden. Die Ausbildungsverantwortlichen besprechen gemeinsam, welche Förderungsmaßnahmen sinnvoll sind, um den Ausbildungserfolg am Ende des dritten Jahrs zu gewährleisten. Daraufhin werden nach der Besprechung Maßnahmen (z. B. Zusatzkurse, zusätzliche Praxisbegleitung und individuelle Förderungen) mit dem jeweiligen Auszubildenden besprochen und durchgeführt.

Merke

Durch die grundlegenden Kompetenzregelungen der Bundesländer können diese einzeln entscheiden, ob Ihnen nach der Zwischenprüfung eine Pflegeassistenz- oder -helferausbildung anerkannt wird. Welche Note erreicht werden muss, um die Pflegeassistenz- oder -helferausbildung erfolgreich zu bestehen, legen die einzelnen Bundesländer fest.

Dürfen im Schichtdienst kurze Wechsel zwischen den Diensten durchgeführt werden?

Nein. Zwischen den Diensten brauchen Sie eine **Ruhezeit von mindestens 10 Stunden,** die Sie aus arbeitsrechtlichen Gründen einhalten müssen. Ein kurzer Wechsel ist zwischen einem Spätdienst, der um 22:00 Uhr endet, und einem Frühdienst, der um 6:00 Uhr beginnt, nicht möglich. Aus diesem Grund arbeiten viele Gesundheitseinrichtungen mit *Zwischendiensten*. Das bedeutet, dass Sie z. B. um 20:00 Uhr Ihren Dienst beenden, damit Sie am nächsten Tag um 6:00 Uhr im Frühdienst starten können. Eine Alternative besteht darin, dass Sie Ihren Dienst um 22:00 Uhr beenden, am nächsten Tag Ihr Zwischenfrühdienst aber erst um 8:00 Uhr oder später beginnt.

Info
Einen kurzen Wechsel nach einer Nachtschicht und am gleichen Tag einen Spätdienst durchzuführen, ist ebenfalls nicht erlaubt.

Wie viele Tage darf am Stück gearbeitet werden?

Das hängt davon ab, in welcher Arbeitswoche (5-Tage-, 5,5-Tage- oder 6-Tage-Woche) Sie in Ihrem Betrieb arbeiten. Schauen Sie die **Tagewoche** in Ihrem Arbeitsvertrag nach.

Nach dem *Arbeitszeitgesetz* dürfen Sie **maximal 19 Tage am Stück** hintereinander arbeiten.

Erhält man durch die Arbeit am Feiertag oder am Sonntag einen freien Ausgleichstag?

Wenn Sie an einem Sonntag arbeiten, steht Ihnen ein **Ersatzruhetag** innerhalb der nächsten zwei Arbeitswochen zu. Arbeiten Sie an einem Feiertag, steht Ihnen der Ersatzruhetag innerhalb von acht Wochen zu.

Merke
Nach dem Arbeitszeitgesetz müssen mindestens 15 Sonntage im Jahr frei bleiben.

Kann man während der Ausbildung die Gesundheitseinrichtung oder das Bundesland wechseln?

Ja. Die Ausbildung zur Pflegefachfrau/zum Pflegefachmann ist auf der Bundesebene einheitlich geregelt, damit ist ein Wechsel innerhalb der Ausbildung möglich.

Es ist jedoch zu berücksichtigen, ob Sie nur den Träger und/oder die Bildungseinrichtung innerhalb des gleichen Bundeslands wechseln, was durch die Länderregelungen und Spezifika der Ausbildung einfacher ist, oder ob Sie in ein anderes Bundesland wechseln möchten. Hier bietet es sich an, sich von der Bildungseinrichtung eine *Beurteilung* ausstellen zu lassen, welche die Inhalte, die bereits gelehrt wurden, sowie Noten aufzeigt. Die Bildungseinrichtung, in die Sie wechseln, kann dann die Inhalte abgleichen und entscheiden, ob der Einstieg möglich ist.

Wie sind die verschiedenen Ausbildungsformen in den Gesundheitsberufen in der Schweiz aufgebaut?

In der Schweiz gibt es drei verschiedene Ausbildungsgänge in der Pflege.

1

- Fachfrau/-mann Gesundheit EFZ
- Dipl. Pflegefachfrau/-mann HF
- Pflegefachfrau/-mann B.Sc. FH

Inwieweit sich die verschiedenen Ausbildungsmöglichkeiten unterscheiden, wird in ▶ Tab. 1.1 deutlich.

Tab. 1.1 Unterschiede in den Ausbildungsmöglichkeiten der Gesundheitsberufe in der Schweiz

Merkmale	Fachfrau/-mann Gesundheit EFZ	Dipl. Pflegefachfrau/-mann HF	Pflegefachfrau/-mann B.Sc. FH
Voraussetzung	• Obligatorische Schule • Oder eine gleichwertige Qualifikation	• Abschluss einer mind. 3-jährigen beruflichen Grundbildung EFZ **oder** • Berufs-, Fach- oder gymnasiale Maturität **sowie** • Ein Praktikum im Gesundheitswesen	• Berufs-, Fach- oder gymnasiale Maturität **sowie** • Eine bestandene Eignungsabklärung
Dauer	• 3 Jahre • 2 Jahre in gewissen Kantonen mit entsprechender Vorbildung oder Berufserfahrung	• 3 Jahre Vollzeit • Berufsbegleitend 4 Jahre	• 3 Jahre Vollzeit • 4–4,5 Jahre berufsbegleitend • 1–1,5 Jahre berufsbegleitend für Personen die bereits Dipl. Pflegepersonen sind
Theorie	• 1.600 Std. – 1. Jahr 640 Std – 2. Jahr 640 Std – 3. Jahr 320 Std • Überbetriebliche Kurse von 34 Tagen in den 3 Jahren • Am Ende jeden Semesters erhalten die Auszubildenden ein Zeugnis	• 50 % Schule • 10 % LTT (Lernbereich Training und Transfer, in dem Fähigkeiten und Fertigkeiten trainiert werden)	⅔ der Stunden finden in der FH statt
Praxis	• Im Durchschnitt 3,5 Tage die Woche im Betrieb • 65–87 Wochen betriebliche Praktika – 1. Jahr: 20–30 Wochen – 2. Jahr: 20–30 Wochen – 3. Jahr: 25–35 Wochen • Lerndokumentation (Nachweis der Praxis wird geführt)	• 50 % Praxis • 72 Wochen Praxis davon Einsätze zwischen 16–24 Wochen. • 10 % LTT (s. o.)	• ⅓ der Stunden sind in der Praxis verankert • Plus 10 Monate Zusatzmodule in der Praxis nach den 3 Jahren Ausbildung

Tab. 1.1 Unterschiede in den Ausbildungsmöglichkeiten der Gesundheitsberufe in der Schweiz *(Forts.)*

Merkmale	Fachfrau/-mann Gesundheit EFZ	Dipl. Pflegefachfrau/-mann HF	Pflegefachfrau/-mann B.Sc. FH
Aufgabenbereiche	• Pflegerische Aufgaben • Hauswirtschaftliche Tätigkeiten • Medizinische Betreuung • Verwaltung • Zusammenarbeit im Team • Ist den dipl./B.Sc. Pflegefachkräften unterstellt • Betreuung von Klienten in stationären und ambulanten Institutionen	• Hauptverantwortung in der Gestaltung des Pflegeprozesses • Anamnesegespräche bis zur Entlassungsplanung • Betreuung und Pflege an die Bedürfnisse des zu pflegenden Menschen adaptieren • Prävention • Gesundheitsförderung • Qualitätssicherung	• Organisation, Koordination der Pflegemaßnahmen • Anpassung der Pflege bei veränderten Situationen des zu pflegenden Menschen • Führungsverantwortung • Enge Kooperation mit Ärzten • Ist für die fachliche Entwicklung des unterstellten Personals verantwortlich • Beteiligung an neuen Konzepten, Methoden und Forschungsprozessen
Ort der Ausbildung	Berufsfachschulen	Höhere Fachschulen	Fachhochschulen
Abschluss	Eidgenössische Fähigkeitszeugnis „Fachmann/-frau Gesundheit EFZ"	Diplom Pflegefachfrau/-mann an einer Höheren Fachschule	Pflegefachfrau/-mann B.Sc. in Pflege an einer Fachhochschule
Perspektive	Verkürzte Ausbildung zum Dipl. Pflegefachfrau/-mann	Spezialisierung in verschiedenen Bereichen (z. B. Anästhesie, Intensiv- oder Notfallpflege)	Master of Science in Nursing (1,5 Jahren)
Eintrag in das Berufsregister	Nein	Ja: NAREG (Nationale Register der Gesundheitsberufe)	Ja: NAREG (Nationale Register der Gesundheitsberufe).

Wie ist die Pflegeausbildung in Österreich organisiert?

Seit einer Gesetzesnovelle aus dem Jahr 2016 gliedert sich die Pflegeausbildung in Österreich in drei Stufen der Berufsausbildung. Die Pflegefachkräfte machen in Zukunft einen akademischen Abschluss. Dabei ist das Ziel, die Akademisierung in der Pflege in Österreich auf 50 % zu steigern. Spezielle Grundausbildungen in der Kinder- und Jugendlichenpflege sowie in der psychiatrischen Gesundheits- und Krankenpflege sollen abgeschafft und die Inhalte in die akademische Ausbildung integriert werden. Diese Neuregelungen werden stufenweise bis 2024 eingeführt.

Merke
Die bestehenden Berufsberechtigungen und Qualifikationen haben alle Bestandsschutz und sind somit von den Neuregelungen nicht betroffen.

Die Berufsbilder werden in ▶ Tab. 1.2 näher beschrieben.

Tab. 1.2 Berufsbilder in der Krankenpflege in Österreich

Merkmale	Pflegeassistenz	Pflegefachassistenz	Diplomierte Gesundheits- und Krankenpflege (BscN)
Voraussetzung	• 9. Schulstufe oder Pflichtschulabschluss-Prüfung • Nachweis von – Gesundheitlicher Eignung (ärztliches Attest) – Vertrauenswürdigkeit (Strafregisterbescheinigung) – Kenntnissen der deutschen Sprache • Aufnahmegespräch, standardisiertes Aufnahmeverfahren	• 10. Schulstufe oder Tätigkeitsberechtigung als Pflegeassistenz • Nachweis von – Gesundheitlicher Eignung (ärztliches Attest) – Vertrauenswürdigkeit (Strafregisterbescheinigung) – Kenntnissen der deutschen Sprache • Aufnahmegespräch und standardisiertes Aufnahmeverfahren durch eine Aufnahmekommission	Fachhochschule: • Allgemeine Universitätsreife • Einschlägige berufliche Qualifikation • Gesundheitliche und berufsspezifische Eignung • Schule für Gesundheits- und Krankenpflege (max. bis 31.12.2023) • Nachweis von – Handlungsfähigkeit in allen Belangen in Bezug zur Berufsausübung – Gesundheitlicher Eignung (ärztliches Attest) – Vertrauenswürdigkeit (Strafregisterbescheinigung) – Kenntnissen der deutschen Sprache • Anerkannter Qualifikationsnachweis als diplomierter Gesundheits- und Krankenpfleger • Standardisiertes Aufnahmeverfahren
Dauer	1 Jahr	2 Jahre	• 3 Jahre • Verkürzung der Ausbildung auf 1–2 Jahre je nach Vorausbildung möglich
Stunden	• 1.600 Stunden (Theorie und Praxis)	• 3.200 Stunden (Theorie und Praxis)	• Lehrveranstaltungen mit 4.600 Stunden, gegliedert in Module • Berufspraktika (6 Stück)

Tab. 1.2 Berufsbilder in der Krankenpflege in Österreich *(Forts.)*

Merkmale	Pflegeassistenz	Pflegefachassistenz	Diplomierte Gesundheits- und Krankenpflege (BscN)
Aufgabenbereich	• Unterstützung Angehöriger anderer Berufsgruppen durch Assistenz und Übernahme der übertragenen Aufgaben in Pflege, Diagnostik und Therapie • Durchführung der ihnen übertragenen Aufgaben und Pflegemaßnahmen (in verschiedenen Settings, an zu pflegenden Menschen aller Alters- und Versorgungsstufen) • Handeln in Notfällen • Mitwirkung beim Pflegeassessment • Mitwirkung an der praktischen Ausbildung	• Mehr Kompetenzen als die Pflegeassistenz • Eigenverantwortliche Durchführung der ihnen übertragenen Aufgaben der Pflegeassistenz und weiterer Tätigkeiten im Rahmen der Assistenz bei Diagnostik und Therapie • Durchführung der ihnen übertragenen Anleitung und Unterweisung von Auszubildenden der Pflegeassistenz • Handeln in Notfällen • Mitwirkung bei Diagnostik und Therapie	Vielfältig, gliedert sich in folgende Bereiche: • Pflegerische Kernkompetenzen • Kompetenz bei Notfällen • Kompetenz bei medizinischer Diagnostik und Therapie • Weiterverordnung von Medizinprodukten • Kompetenzen im multiprofessionellen Versorgungsteam
Ort der Ausbildung	• Schule für Gesundheits- und Krankenpflege • Lehrgang für Pflegeassistenz	• Schulen für Gesundheits- und Krankenpflege	• Fachhochschul-Bachelorstudiengang • Schulen für Gesundheits- und Krankenpflege (max. bis 31.12.2023)
Spezialisierung	–	–	Setting- und zielgruppenspezifische Spezialisierungen in Vorbehaltsbereichen • Niveau 1: vertiefend (30 ECTS) • Niveau 2: Befugniserweiternd (90 ECTS)
Fortbildungspflicht	40 Stunden in 5 Jahren	40 Stunden in 5 Jahren	60 Stunden in 5 Jahren
Verpflichtender Eintrag in das Berufsregister	Ja	Ja	Ja

1.2 Examensprüfung

Welche Unterstützungsmöglichkeiten kann ich im Vorhinein bei Prüfungsangst anwenden?

Sie können bereits vor der Prüfung einige Tipps und Tricks anwenden. Es gibt Seminare von Krankenkassen, die Sie belegen können, aber auch andere Firmen bieten Seminare zum Thema Prüfungsangst an.

Praktische Tipps und Tricks für die Prüfungsangst:

- **Prüfungsvorbereitung:** Fangen Sie früh genug an zu lernen. Mit Wissen und Fakten im Kopf starten Sie entspannter in die Prüfung. Das gibt Ihnen Sicherheit.
- **Lernplan erstellen und Ziele setzen:** Vor dem Examen sitzen Sie vor „Bergen" von Stoff und Materialien. Teilen Sie sich die verschiedenen Themen und curricularen Einheiten zeitlich gut ein und legen Sie sich Abschnitte fest, um dann das nächste Thema zu lernen.
- **„Abschotten":** Lassen Sie sich nicht von anderen Kursteilnehmern unter Druck setzen, indem diese Ihnen mitteilen, wie weit sie schon beim Lernen sind, das führt zu Verunsicherung und Angst. Dabei sind Lernpläne einfach individuell.
- **Positiv und beruhigend denken:** Fangen Sie nicht vor der Prüfung an, darüber nachzudenken, was alles schiefgehen könnte oder dass Sie auf jeden Fall durchfallen, denn das setzt Ihren Körper zusätzlich unter Stress. Denken Sie vor der Prüfung an etwas Positives, an eine Belohnung, die Sie sich nach der Prüfung gönnen möchten, oder an ein schönes Ergebnis. Das entspannt Ihr Gehirn und Ihren Körper.
- **Nutzen Sie Ihre Angst** als Motivation und Antreiber, um zu lernen.
- **Simulieren Sie die Prüfung,** dann können Sie sich auf die Situation vorbereiten. Sie können schauen, wie Sie reagieren, wenn Sie eine Frage mal nicht direkt beantworten können. Schauen Sie, wie Sie mit der vorgegebenen Zeit zurechtkommen.
- **Gönnen Sie sich Pausen und schalten Sie auch Mal ab:** Sie können nicht 24 Stunden am Tag lernen. Der Körper braucht zwischendurch auch mal Pausen. Gehen Sie spazieren, zum Sport oder einfach mal eine Stunde vor den Fernseher.
- **Progressive Muskelentspannung** nach Jacobsen kann Ihren Körper in die Entspannung führen, indem Sie Muskelgruppe für Muskelgruppe an- und entspannen und sich damit eine kleine Auszeit nehmen. Es führt dazu, dass Sie auch mal lockerlassen.
- **Essen und Trinken:** Der Körper braucht während des Lernens Energie. Führen Sie ihm genug Flüssigkeit und Kohlenhydrate zu, z. B. Obst, Gemüse und Vollkornprodukte.
- **Blackout in der Prüfung:** Atmen Sie tief durch, denken Sie kurz nach und bitten Sie dann den Prüfer, die Frage zu wiederholen oder anders zu formulieren. Wenn Sie die Antwort zunächst nicht wissen, bitten Sie darum, die Frage zum Ende hin erneut gestellt zu bekommen. Führen Sie sich dieses Vorgehen vor Augen, damit Sie in der Prüfung daran denken.

Was kann ich bei „Lampenfieber" vor den Prüfungen machen?

Zunächst sollten Sie sich **gut auf die Prüfung vorbereiten** und die Tipps und Tricks zum Thema Prüfungsangst (s. o.) im Vorhinein nutzen. Wichtig ist zu wissen, dass sich Lampenfieber sehr individuell zeigt und Sie schauen müssen, **welche Maßnahmen Ihnen persönlich helfen** können. Kurz vor der Prüfung können folgende Maßnahmen das Lampenfieber lindern:

- Führen Sie **Entspannungsübungen** durch: Atmen Sie tief ein und aus; zeigen Sie Ihrem Körper, dass Sie entspannt sind, indem Sie sagen: *„Ich bin ruhig und entspannt."*

- **Denken Sie an Ihre Stärken/seien Sie selbstbewusst.** Führen Sie das „Powerposing" kurz vor der Prüfung durch, indem Sie sich selbstbewusst wie ein Held hinstellen und zu sich sagen: *„Ich schaffe das."*
- **Bachblüten oder Baldrian** können helfen, wenn Sie die Nervosität nicht in den Griff bekommen. Achten Sie auf die richtige Dosierung, testen Sie die individuelle Wirkung und Verträglichkeit einige Tage vorher.
- **Gehen Sie** ruhig auf und ab, bevor Sie in den Prüfungsraum gehen.
- Seien Sie **früh genug** vor der Prüfung **am Prüfungsort,** um unnötigen Stress wegen eines Staus oder Bahnausfalls zu vermeiden.
- **Schauen Sie den Prüfern in der Prüfung auf die Nasenspitze oder auf die Stirn,** wenn Sie es vor Nervosität nicht schaffen, den Augenkontakt zu halten. Dann scheint es so, als ob Sie die Person direkt anschauen. Und schauen Sie zu den Personen, die Ihnen freundlich und sympathisch zugewandt sind.

Gibt es Vorgaben für die Zulassung zum Examen?

Ja, die gibt es. Die weiteren Angaben müssen einzeln für sich eingehalten werden, um zum Examen zugelassen zu werden:

- Das Pflegeberufegesetz sieht vor, dass die **Fehlzeiten von 10 %** in der Praxis und in der Theorie jeweils **nicht überschritten** werden dürfen.
- Zusätzlich konkretisiert die Ausbildungs- und Prüfungsverordnung, dass **25 % Krankheitsausfall in der praktischen Ausbildung innerhalb eines Pflichteinsatzes** nicht überschritten werden darf.
- Wenn Sie in Ihrer Ausbildungszeit diese Angaben überschreiten, kann sich die **Behörde vorbehalten,** Sie nicht zum Examen zuzulassen, da das Erreichen des Ausbildungsziels durch die hohen Fehlzeiten nicht gewährleistet werden kann.

Merke

Bei Auszubildenden, die während der Ausbildung ein mutterschutzrechtliches Berufsverbot in Anspruch genommen haben, dürfen die oben genannten Fehlzeiten mit einer Erweiterung von 14 Wochen nicht überschritten werden.

- Die Zulassung zur staatlichen Prüfung wird nur erteilt, wenn das **Jahreszeugnis mit jeweils einer schriftlichen und einer praktischen Note des letzten Ausbildungsdrittels vor der Prüfung mit mindestens „ausreichend"** ausgestellt wurde.
- Zusätzlich muss der **Ausbildungsnachweis ordnungsgemäß schriftlich** geführt sein.

Welche Funktion haben die Vornoten?

Die Vornoten haben einen **Anteil von 25 % an der Endnote.** Somit werden die Leistungen während der gesamten Ausbildungszeit berücksichtigt, was zu einer realistischeren/faireren Leistungseinschätzung führt. Die Vornoten werden vor den staatlichen Prüfungen jeweils im schriftlichen, mündlichen und praktischen Teil festgelegt. Hierzu werden Ihre Noten aus den Jahreszeugnissen berücksichtigt.

Info

Durch den Anteil der Vornoten an der Abschlussnote können nicht bestandene Prüfungsteile in der Abschlussprüfung mit den Noten „mangelhaft" und „ungenügend" **nicht** ausgeglichen werden. Der Prüfungsteil muss für sich bestanden werden, dann erst werden die Vornoten in die Abschlussnote eingerechnet.

Wie oft kann die Examensprüfung wiederholt werden?

Sie können die Teilbereiche, in denen Sie Ihre Abschlussprüfung mit „mangelhaft" oder „ungenügend" nicht bestanden haben, **einmal wiederholen.** Hierzu müssen Sie vorher die Ausbildung fortführen (Dauer s. u.) und einen schriftlichen Antrag stellen.

Wie lange muss ich bis zur Nachprüfung warten?

Der nächstmögliche Prüfungstermin wird mit der zuständigen Behörde individuell abgesprochen. Die Ausbildung darf **maximal ein Jahr** verlängert werden.

Kann ich die Noten der einzelnen Abschlussprüfungen untereinander ausgleichen?

Nein. Sie können weder mit der Note aus dem mündlichen Examen die schriftliche Note ausgleichen oder umgekehrt noch können Sie mit einer schriftlichen Klausur die Note der anderen schriftlichen Klausuren ausgleichen. Das praktische Examen kann ebenfalls nicht ausgeglichen werden.

Wenn Sie in einem Prüfungsteilbereich, z. B. in der dritten schriftlichen Prüfung, durchfallen, müssen Sie diese nachholen. Erst nach erfolgreichem Bestehen aller Teilbereiche erhalten Sie Ihr Zeugnis und die Erlaubnis zum Tragen der Berufsbezeichnung.

Wie lange darf die gesamte Ausbildungszeit maximal dauern?

Die Ausbildung dauert in der Regel drei Jahre, in Teilzeit höchstens fünf Jahre. Bei nicht bestandener Prüfung darf die Ausbildung in Vollzeit **nicht länger als vier Jahre** dauern.

Wie wird die mündliche Examensprüfung gestaltet?

Für *alle Abschlüsse* gilt:

- Einzelprüfung oder Zweierprüfungen sind erlaubt
- Drei Kompetenzbereiche werden fallorientiert an einer komplexen Fallaufgabe geprüft
- Prüfungszeit mindestens 30 bis maximal 45 Minuten

Für den *generalistischen Abschluss* gilt: Der Schwerpunkt des Themenbereichs bezieht sich auf eine andere Altersgruppe als der Versorgungskontext, der in der praktischen Prüfung genutzt wurde.

Für die *Vertiefung Gesundheits- und Kinderkrankenpflege* gilt: Die Fallsituation wird auf die Pflege von Kindern und Jugendlichen fokussiert.

Für die *Vertiefung Altenpflege* gilt: Die Fallsituation wird auf die Pflege alter Menschen fokussiert.

Kann ein weiterer Fall in der mündlichen Prüfung ausgewählt werden, wenn mir der erste Fall nicht zusagt?

Nein. Der Prüfungsfall, der Ihnen zugeteilt wird, muss von Ihnen bearbeitet werden und darf nicht getauscht werden.

Wie läuft die schriftliche Examensprüfung ab?

Sie werden an **drei aufeinanderfolgenden Tagen** jeweils eine Klausur im Umfang von **120 Minuten** bearbeiten. Damit haben Sie **drei schriftliche Klausuren** zu bewerkstelligen.

Wie wird die praktische Examensprüfung durchgeführt?

Für *alle Abschlüsse* gilt:

- Der Versorgungsbereich, in dem der Vertiefungseinsatz stattgefunden hat, sollte vorrangig für die praktische Prüfung genutzt werden.
- Versorgung von mindestens zwei zu pflegenden Menschen, wovon einer einen erhöhten Pflegebedarf aufweist.
- Maximale Dauer soll 240 Minuten nicht überschreiten (schriftliche Ausarbeitung nicht eingerechnet).
- Maximal 20 Minuten Übergabe.
- Maximal 20 Minuten Reflexionsgespräch.
- Ein Fachprüfer aus der Pflegeschule und ein Praxisanleiter nehmen die Prüfung ab.
- Wesentliche Bestandteile der Prüfung sind die vorbehaltenen Tätigkeiten nach §4 des Pflegeberufegesetzes, entsprechend wird vom Auszubildenden auch die Erstellung der Pflegeplanungen für die von ihm versorgten zu pflegenden Menschen gefordert.

Für die *Vertiefung Gesundheits- und Kinderkrankenpflege* gilt: Der Praxisanleiter als Fachprüfer sollte im Bereich der Versorgung von Kindern und Jugendlichen arbeiten.

Für die *Vertiefung Altenpflege* gilt: Der Praxisanleiter als Fachprüfer sollte im Bereich der Pflege alter Menschen arbeiten.

Wie sehen die Prüfungsbedingungen bei der hochschulischen Pflegeausbildung aus?

Tab. 1.3 Prüfungsbereiche bei der hochschulischen Pflegeausbildung

Teilbereiche	Anforderungen
Schriftlicher Teilbereich	• Die Prüfung wird in der Hochschule abgelegt • Zwei Aufsichtsarbeiten • Bachelorarbeit (wissenschaftliche Abschlussarbeit), mindestens 6 bis maximal 12 Wochen Bearbeitungszeit • Fallsituationen werden mit einer Aufgabenstellung verbunden • Zeit: mindestens 120 Minuten an zwei aufeinanderfolgenden Werktagen
Mündlicher Teilbereich	• Die Prüfung wird in der Hochschule abgelegt • Die drei Kompetenzbereiche werden in einer Fallsituation bearbeitet • Der Themenbereich hat einen anderen Versorgungskontext als die Altersgruppe in der praktischen Prüfung • Einzel- oder Zweierprüfung • Zeit: mindestens 30 bis maximal 45 Minuten
Praktischer Teilbereich	• Einzelprüfung • Die Prüfung wird in der Einrichtung durchgeführt, in welcher der Vertiefungseinsatz stattgefunden hat • Einbezug der vorbehaltenen Tätigkeiten (§4 PflBG): Vor der pflegerischen Versorgung im Rahmen des praktischen Examens erstellt der Auszubildende schriftlich eine Pflegeplanung • Es werden mindestens zwei Menschen zur Versorgung ausgewählt, die eine erhöhte und eine komplexe Pflegesituation aufzeigen • Übergabegespräch von maximal 20 Minuten • Reflexionsgespräch maximal 20 Minuten • Die Durchführung sollte die Dauer von 240 Minuten nicht überschreiten

Vorsicht

Für die hochschulische Pflegeausbildung müssen sowohl der hochschulische Teil als auch der staatliche Prüfungsteil mindestens mit „ausreichend" bestanden werden. Ist einer der Teilbereiche nicht bestanden, ist die Erlaubnis zum Tragen der Berufsbezeichnung ausgeschlossen.

Wird am Ende eine Gesamtnote ausgewiesen?

Ja. Am Ende der drei Prüfungsteile (schriftlich, mündlich und praktisch) wird mit dem arithmetischen Mittel („Durchschnitt") eine Gesamtnote der Examensprüfungen ermittelt und auf dem Abschlusszeugnis ausgewiesen.

Was ist mit „Rücktritt" von einer Prüfung gemeint?

Wenn Sie aus einem **wichtigen Grund nach der Zulassung zum Examen** von einer oder mehreren Prüfungen zurücktreten müssen, haben Sie Ihren Rückzug, z. B. aus Krankheitsgründen, unverzüglich dem *Vorsitzenden des Prüfungsausschusses* mitzuteilen. Dadurch **gilt die Prüfung als nicht begonnen und zählt nicht als Fehlversuch.** Wird der Rücktritt nicht genehmigt oder nicht frühzeitig angekündigt, kann die Prüfung als nicht bestanden bewertet werden.

Merke

Bei Erkrankungen kann die Behörde eine ärztliche Bescheinigung von Ihnen verlangen.

Gibt es Tätigkeiten, welche nach der Ausbildung nur von Pflegefachmänner und -frauen durchgeführt werden dürfen?

Ja. Seit dem Pflegeberufegesetz gibt es im Gesetz unter § 4 die „vorbehaltenen Tätigkeiten". Erstmalig wurden im Gesetz Aufgaben verankert, welche von der Berufsgruppe eigenständig und eigenverantwortlich durchgeführt werden dürfen. Das bedeutet auch, dass keine andere Berufsgruppe diese Tätigkeiten ausführen darf. Diese sind:

- Erhebung und Feststellung des Pflegebedarfs
- Organisation, Gestaltung und Steuerung des Pflegeprozesses
- Analyse, Evaluation, Sicherung und Entwicklung der Qualität der Pflege (§ 4 PflBG Abs. 3)

Wie verläuft die Abschlussprüfung zur Fachfrau/-mann Gesundheit (EFZ) in der Schweiz?

Die Abschlussprüfung in der Schweiz wird in drei verschiedenen Prüfungsformen abgelegt, um die erworbenen Handlungskompetenzen nachzuweisen. Dazu wird eine individuelle praktische Prüfung mit 4–6 Stunden, eine schriftliche Prüfung in der Berufskenntnis in 3 Stunden und eine Prüfung in Allgemeinbildung abgelegt. Die Prüfung wird von zwei Prüfern beurteilt. Die Gesamtnote ergibt sich aus folgender Zusammenstellung:

- Praktische Arbeit 30 %
- Berufskenntnisse 30 %
- Allgemeinbildung 20 %
- Erfahrungsnote 20 %

Wie verläuft die Abschlussprüfung zur Dipl. Pflegefachfrau/-mann HF in der Schweiz?

Die Prüfung zur Dipl. Pflegefachfrau/-mann HF hat ebenfalls drei Bestandteile, die jeweils einzeln bestanden werden müssen:

- Praxisorientierte Diplom- oder Projektarbeit: Diese wird im Lernbereich Schule durchgeführt.
- Praktikumsqualifikation: Hier wird die Prüfung im Praktikumsbetrieb in der zweiten Hälfte des letzten Einsatzes durchgeführt.
- Prüfungsgespräch: Im Zeitraum von 30 Minuten wird ein Fallbeispiel mündlich bearbeitet.

Wenn ein oder mehrere Prüfungsteile nicht bestanden wurden, können diese einmalig wiederholt werden. Für die Praktikumsqualifikation gilt eine Wartezeit von mind. 6 Monaten, bevor die Wiederholungsprüfung starten kann.

Wie verläuft die Abschlussprüfung zur Pflegeassistenz/Pflegefachassistenz in Österreich?

Sobald die theoretische und praktische Ausbildungszeit erfolgreich abgeschlossen ist, wird der Auszubildende zur mündlichen Prüfung zugelassen.

Der Aufbau der mündlichen Abschlussprüfung ist in der Pflegeassistenz und der Pflegefachassistenz gleich, lediglich die Themenfelder unterscheiden sich:

- Pflegeassistenz:
  - Grundzüge und Prinzipien der Akut- und Langzeitpflege einschließlich Pflegetechnik
  - Grundzüge medizinischer Diagnostik und Therapie in der Akut- und Langzeitversorgung einschließlich medizinischer Pflegetechnik
- Pflegefachassistenz:
  - Zielgruppen- und Setting-orientierte Pflege einschließlich Pflegetechnik
  - Zielgruppen- und Setting-orientierte medizinische Diagnostik und Therapie einschließlich medizinische Pflegetechnik

Dabei soll mindestens ein Fallbeispiel pro Themenfeld integriert und praxisbezogen überprüft werden. Für jedes Themenfeld wird eine Note festgelegt.

Merke
Die Prüfung kann einmal nach frühstens vier Wochen und maximal 12 Wochen wiederholt werden.

Wie verläuft die Abschlussprüfung zum diplomierten Gesundheits- und Krankenpfleger in Österreich?

Da es sich hierbei um einen Bachelorstudiengang handelt, werden über die 6 Semester Modulprüfungen zu den einzelnen Modulen abgelegt. Zum Abschluss wird eine Bachelorarbeit eingereicht.

1

1.3 Berufsfelder in der Pflege

1.3.1 Nach der Ausbildung und „Aufstiegsmöglichkeiten"

Wo kann ich mich nach der Ausbildung engagieren, um die Pflege weiterhin zu professionalisieren?

In den folgenden berufsständischen Organisationen können Sie sich nach der Ausbildung engagieren und die Pflege voranbringen:

Berufsverband

Im **Berufsverband** ist die *Mitgliedschaft freiwillig.* Hier können Pflegefachpersonen eintreten, um die Interessen der Berufsgruppe nach innen und außen zu vertreten. Die Berufsverbände werden als **Fachexperten bei Gesetzgebungsverfahren** zur Anhörung eingeladen.

Dachverband

Hier schließen sich mehrere Berufsverbände (s. o.) mit ähnlichen Interessen zusammen, um gemeinsam stärker gegenüber anderen Parteien oder dem Gesetzgeber auftreten zu können.

Gewerkschaft

Hier liegt der Fokus auf den arbeitsorganisationalen, sozialen und wirtschaftlichen Interessen der Arbeitnehmer. Das bedeutet, die Gewerkschaft handelt mit dem Arbeitgeber Tarifvereinbarungen und Vergütungen aus.

Pflegekammer

In der **Pflegekammer** besteht eine **Pflichtmitgliedschaft.** Diese beginnt, sobald die Ausbildung erfolgreich abgeschlossen wurde und die Person im Beruf tätig ist. Im Moment gibt es nur auf Länderebene Pflegekammern. Die erste Landespflegekammer wurde in Rheinland-Pfalz gegründet. Aufgabe der Pflegekammer ist, die **Interessen der Gesellschaft bzw. Bevölkerung zu deren Wohl zu vertreten.** Somit wird eine sachgerechte und professionelle Pflege sichergestellt. Zusätzlich werden die **beruflichen Belange der Pflegefachpersonen** unter Beachtung des Interesses der Bevölkerung gefördert.

Merke

Auszubildende können bereits in ihrer Ausbildung als freiwilliges Mitglied in die Pflegekammer eintreten. Der Jahresbeitrag ist dann vergünstigt.

Kann man direkt nach der Ausbildung in einem Funktionsbereich wie der Intensivstation, der Heimbeatmung, im OP oder in der Anästhesie arbeiten?

Viele Krankenhäuser greifen für die Funktionsbereiche auf Personen mit Berufserfahrung zurück. **Rechtlich ist es möglich,** in jedem Bereich des Krankenhauses sofort nach dem Examen zu arbeiten. Eine *Weiterbildung* in diesen Bereichen ist meist erst mit Erfahrung in diesen Abteilungen möglich.

Hat man nach der Ausbildung ein Recht auf eine Einarbeitungszeit?

Die Einarbeitung dient dazu, den Mitarbeiter an seinem neuen Arbeitsplatz handlungsfähig zu machen. Wie die Einarbeitung strukturiert ist, ist **nicht rechtlich festgelegt** und jedem Arbeitgeber überlassen. Man sollte dabei aber nicht vergessen, dass eine Einarbeitungszeit nicht nur dem neuen Mitarbeiter dient, sondern auch dem Unternehmen. Durch eine gute und strukturierte Einarbeitung kann der neue Mitarbeiter *schneller selbstständig arbeiten* und ist so effizienter. Die *Zufriedenheit* des neuen Mitarbeiters ist deutlich höher, was die Kündigungsrate in der Probezeit reduziert. Schlussendlich ist auch die *Zahl der Arbeitsunfälle geringer,* wenn der Mitarbeiter die Strukturen schnell kennenlernt.

Info

Informieren Sie sich am besten gleich beim Bewerbungsgespräch, wie in dem jeweiligen Betrieb die Einarbeitung gestaltet wird. So können Sie sich vor unangenehmen Überraschungen schützen und zeigen dem Arbeitgeber, dass Sie auf eine gute Einarbeitung Wert legen.

Wenn ich von meinem Arbeitgeber nach der Ausbildung übernommen werde, habe ich dann erneut eine Probezeit?

Nach § 622 Abs. 3 des *Bürgerlichen Gesetzbuchs* ist eine **erneute Probezeit zulässig.** Da die Ausbildungssituation nicht direkt mit dem Berufsalltag zu vergleichen ist, haben hierdurch Arbeitnehmer und -geber die Möglichkeit, sich ein genaues Bild der neuen Situation zu machen und so über die Zukunft zu entscheiden.

Kann mir der Arbeitgeber auch bei Übernahme nach der Ausbildung nach der Probezeit einen befristeten Vertrag anbieten?

Ja. Die Regelungen zu befristeten Verträgen stehen im § 14 des *Teilzeitbefristungsgesetzes.* Hier zählt eine Übernahme nach der Ausbildung zu den Möglichkeiten, einen befristeten Vertrag anzubieten. Dies erleichtert die Möglichkeit der Anschlussbeschäftigung. Wurde vor der Übernahme jedoch keine Vereinbarung getroffen, ist das Beschäftigungsverhältnis automatisch unbefristet.

Kann man nach der Ausbildung problemlos das Bundesland wechseln?

Ja. Die Ausbildungen, die mit einem Staatsexamen abgeschlossen werden, sind *in der gesamten Bundesrepublik anerkannt.*

Kann man nach der Ausbildung in ganz Europa arbeiten?

Ja. Durch das Pflegeberufegesetz ist eine europaweite Anerkennung des Berufs als Pflegefachmann und Pflegefachfrau laut der Berufsanerkennungsrichtlinie der europäischen Union sowie die akademische hochschulische Ausbildung automatisch europaweit anerkannt.

Welche Fortbildungsmöglichkeiten gibt es in der Pflege?

In diesem Berufszweig gibt es zahlreiche Fortbildungen, mit denen man sich in speziellen Gebieten fortbilden kann. Dies können **Tagesveranstaltungen sein oder Fortbildungen, die in Blöcken über mehrere Wochen laufen.**

Untenstehend sind *beispielhaft* einige Fortbildungen aufgelistet:

- Basale Stimulation®
- Schmerzmanagement bei akuten und chronischen Schmerzen/Pain Nurse
- Ethik in der Pflege
- Case- und Caremanagement und Pflegeberatung
- Kinästhetik, Kinästhetik Infant Handling

- Kontinenz- und Stomaberatung
- Kultur- und gendersensible Pflege
- Palliative Care
- Pflege bei Demenz
- Pflege in Krisensituationen
- Qualitätsmanagement
- Validation
- Wundmanagement
- Still- und Laktationsberatung

Was ist bei den verschiedenen Weiterbildungen zu beachten?

Vor dem Antreten einer Weiterbildung sollte darauf geachtet werden, ob bzw. wie die Weiterbildung in Deutschland **anerkannt** wird. Hier sollte zunächst der Blick darauf gelegt werden, ob es *bundeseinheitliche Regelungen* zu den Voraussetzungen, Anforderungen und der Struktur der Weiterbildung gibt oder ob Unterschiede in den einzelnen Bundesländern vorliegen.

Welche Weiterbildungsmöglichkeiten gibt es nach der Ausbildung?

Von der *Deutschen Krankenhausgesellschaft* wurde 2015 (geändert 2018) eine Empfehlung zur pflegerischen Weiterbildung in den Fachgebieten Pflege in der **Endoskopie, Intensiv- und Anästhesiepflege,** Pflege in der **Nephrologie,** Pflege in der **Onkologie,** Pflege im **Operationsdienst, Pädiatrische Intensiv- und Anästhesiepflege,** Pflege in der **Psychiatrie, Psychosomatik und Psychotherapie** herausgegeben. Neben diesen Weiterbildungen existieren jedoch zahlreiche Fort- und Weiterbildungen zur Spezialisierung auf verschiedene Fachgebiete. Auf einige dieser Fort- und Weiterbildungen wird im Folgenden näher eingegangen.

Was sind die Voraussetzungen, um die pflegerischen Weiterbildungen in bestimmten Fachgebieten absolvieren zu können?

Voraussetzung für eine Weiterbildung in den Fachbereichen Endoskopie, Intensiv- und Anästhesiepflege, Nephrologie, Onkologie, Operationsdienst, Pädiatrische Intensiv- und Anästhesiepflege, Psychiatrie, Psychosomatik und Psychotherapie ist die **erfolgreich absolvierte dreijährige Grundausbildung** in der Gesundheits- und Krankenpflege oder der Gesundheits- und Kinderkrankenpflege **und** eine **mindestens sechsmonatige Berufserfahrung** in dem jeweiligen Fachbereich (Stand 2022).

Die Weiterbildungen Pflege in der Onkologie und Pflege in der Psychiatrie, Psychosomatik und Psychotherapie können auch mit einem Examen in der Altenpflege und einer mindestens sechsmonatigen Berufserfahrung absolviert werden.

Wie ist die Struktur der Weiterbildungen in den oben aufgeführten Fachgebieten aufgebaut?

Die Weiterbildungen erfolgen **berufsbegleitend** und dauern **mindestens zwei Jahre und höchstens fünf Jahre.** Die Weiterbildungen sind **modularisiert** (mit jeweils verschiedenen Prüfungen am Ende eines Moduls) und finden im **Blocksystem** statt. Sie bestehen aus einer **praktischen und einer theoretischen Weiterbildung.** Die Weiterbildungen umfassen **mindestens 720 Stunden Theorie** und **mindestens 1.800 praktische Stunden.** Abgeschlossen werden die Weiterbildungen durch eine **staatliche Prüfung** mit einem praktischen und einem theoretischen Teil (mündliche Prüfung). Daraufhin erhält man ein Zeugnis und eine **Urkunde mit der Erlaubnis, die neue**

Berufsbezeichnung zu tragen, z. B. Fachgesundheits- und Krankenpfleger/in für Intensivpflege und Anästhesie (Stand 2022).

Was sind die Schwerpunkte in der Intensiv- und Anästhesiefachweiterbildung?

Die Weiterbildungsteilnehmer werden vor allem in die Lage versetzt, ihr Wissen anzuwenden und problemorientiert zu denken. Sie sollen Veränderungen bei den zu pflegenden Menschen frühzeitig erkennen und darauf adäquat reagieren können. Im Vordergrund steht die Überwachung und Versorgung von **zu pflegenden Menschen mit Störungen der Vitalfunktionen und lebensbedrohlichen Krankheitszuständen,** Umgang mit den hierfür nötigen **Geräten, Arznei- und Hilfsmitteln, interdisziplinäre Zusammenarbeit** sowie Einleitung und Mitwirkung bei **Notfall- und Wiederbelebungsmaßnahmen,** einschließlich der **Beatmung** und **Herzdruckmassage.** Zudem werden die pflegerischen Kernaufgaben der Anästhesie vermittelt.

Was sind die Schwerpunkte in der Endoskopie-Fachweiterbildung?

Hier liegt der Fokus des Unterrichts auf der endoskopischen Pflege, allgemein **pflegerelevanten Kenntnissen sowie Beobachtung des zu pflegenden Menschen während und nach einem endoskopischen Eingriff,** Umgang und Aufbereitung der benötigten **Geräte** sowie **praktische Übungen.**

Was sind die Schwerpunkte der Weiterbildung im Operationsdienst?

Hier sollen spezielle Kenntnisse und Fertigkeiten für die Tätigkeit im OP vermittelt werden. Hierzu zählt die **prä-, intra- und postoperative Pflege** sowie die damit verbundenen hygienischen Anforderungen. Die Vor- und Nachbereitung des gesamten Operationsbereichs einschließlich der **Instrumente** und **Geräte** sowie **Planung und Organisation der Arbeitsabläufe.**

Was sind die Voraussetzungen, um die Praxisanleiterweiterbildung zu absolvieren?

Voraussetzung ist eine **abgeschlossene Ausbildung** als Pflegefachmann oder Pflegefachfrau, Gesundheits- und Kinderkrankenpfleger/in, Altenpfleger/in, Operationstechnische/r Assistent/in, Anästhesietechnisch/e Assistent/in, Notfallsanitäter/in oder Hebamme und Entbindungspfleger.

> **Info**
> Praxisanleiter benötigen als Pflegefachmann/Pflegefachfrau mindestens ein Jahr Berufserfahrung in dem jeweiligen Einsatzgebiet, in dem sie tätig sind, um die Weiterbildung anfangen zu können.

Wie ist die Praxisanleiterweiterbildung aufgebaut?

Die Weiterbildung kann sowohl **berufsbegleitend** als auch **in Vollzeit** absolviert werden. Die Weiterbildung wird in der Regel in **modularisierter Form** angeboten und beinhaltet **300 Stunden Theorie einschließlich praktischer Stunden** (Begleitungen und Hospitationen).

> **Merke**
> Zusätzlich besteht eine jährliche pädagogische Fortbildungspflicht von 24 Stunden.

Was sind die Schwerpunkte in der Praxisanleiterweiterbildung?

In dieser Weiterbildung sollen die Teilnehmer befähigt werden, **berufspädagogische Begleitung** zu planen, durchzuführen und zu evaluieren, um so den Anzuleitenden zu begleiten und zu unterstützen. Praxisanleiter unterstützen und realisieren die Ausbildungsziele in den Ausbildungsberufen des Gesundheitswesens und arbeiten eng mit dem Lernort Schule zusammen. Damit sind die Praxisanleiter ein Bindeglied zwischen der Theorie und der Praxis.

> **Info**
> Ab dem *Pflegeberufegesetz* von 2020 sind Praxisanleiter bei der praktischen Prüfung als Zweitprüfer in der praktischen Prüfung dabei und **benoten** die Prüfung mit.

Was sind die Voraussetzungen, um die Palliativ-Care-Weiterbildung zu absolvieren?

Voraussetzung ist die erfolgreich absolvierte **dreijährige Grundausbildung** zum Pflegefachmann oder zur Pflegefachfrau. Zusätzlich wird eine **zweijährige Berufserfahrung** empfohlen.

Wie ist die Palliativ-Care-Weiterbildung aufgebaut?

Die Weiterbildung geht in der Regel über **ein Jahr** und ist in **Blockwochen** organisiert, die insgesamt **160 Unterrichtseinheiten** (à 45 Minuten) umfassen. Abgeschlossen wird die Weiterbildung mit einem **Kolloquium.** Danach erhalten die Teilnehmer ein **Zertifikat,** das von der *Deutschen Gesellschaft für Palliativmedizin* und dem *Deutschen Hospiz- und Palliativverband* anerkannt wird.

> **Vorsicht**
> Bei Fehlzeiten über 10 % in der Weiterbildungszeit, muss zunächst die versäumte Zeit nachgearbeitet werden, bevor Sie das Zertifikat erhalten.

Was sind die Schwerpunkte in der Palliativ-Care-Weiterbildung?

Die Teilnehmer sollen sich in geschützter Atmosphäre mit den Themen **Sterben, Tod und Trauer** auseinandersetzen können. Die **fachlichen Kompetenzen** in diesem Bereich sollen erweitert werden. Zusätzlich steht die **psychosoziale Kompetenz** im Vordergrund, um den Umgang mit palliativ zu pflegenden Menschen und deren Bezugspersonen zu erlernen. Es werden Grundkenntnisse und -fertigkeiten für eine entsprechende ethische Haltung vermittelt.

Welche Studiengänge gibt es in der Pflege?

Für die verschiedenen Berufsgruppen der Pflege gibt es zahlreiche unterschiedliche Studiengänge. Man kann sie nach folgenden **Schwerpunkten** unterscheiden:

- Pflegewissenschaft, z. B. Advanced Nursing Practice
- Pflegemanagement
- Pflegeökonomie
- Pflegepädagogik
- Gesundheitswissenschaft & -management
- Gerontologie, Palliativpflege, Psychiatrische Pflege

Info
Die Zugangsvoraussetzungen und die Struktur des Studiums hängen von der jeweiligen Hochschule ab.

1.3.2 Gesundheitseinrichtungen

Welche Trägerschaften sind in den Gesundheitseinrichtungen möglich?

In Deutschland gibt es drei verschiedene Trägerschaften. Diese werden in der nachfolgenden Tabelle ▶ Tab. 1.4 zusammengefasst.

Tab. 1.4 Trägerschaften in deutschen Gesundheitseinrichtungen

Trägerschaft	Beispiele
Freigemeinnützige Träger (Träger von freien Wohlfahrtspflegen oder kirchliche Träger)	• Caritas • Diakonie • Deutsches Rotes Kreuz
Öffentliche Träger (Bund, Land, Kreis oder Gemeinde)	• Bundeswehrkrankenhaus • Landeskrankenhaus Andernach
Private Träger (Einzelunternehmen oder Konzerne)	• Vivantes • Helios

Welche verschiedenen Krankenhaustypen gibt es?

Die *Versorgungsarten* der Krankenhäuser sind in den *Landeskrankenhausgesetzen* festgelegt. Insgesamt gibt es in Deutschland **vier Versorgungsarten** (▶ Tab. 1.5).

Tab. 1.5 Versorgungsart der Krankenhäuser

Versorgungsart	Erläuterung
Grundversorgung	**Die Fachdisziplinen** Innere Medizin **und** allgemeine Chirurgie sind im Krankenhaus vorhanden
Regelversorgung	Über die Grundversorgung hinaus sind noch weitere Fachrichtungen im Krankenhaus vertreten: • Geburtshilfe und Gynäkologie • Hals-, Nasen- und Ohrenheilkunde • Augenheilkunde • Orthopädie
Schwerpunktversorgung	Bei der Schwerpunktversorgung werden noch breitere Fachrichtungen abgedeckt: • Pädiatrie • Neurologie
Maximalversorgung	• Haben das größte Leistungsspektrum und behandeln vor allem seltene und schwere Erkrankungen • Des Weiteren verfügen Krankenhäuser der Maximalversorgung über hochdifferenzierte medizinisch-technische Einrichtungen und Großgeräte

Was ist das Besondere an einer Universitätsklinik?

Universitätskliniken sind Krankenhäuser der *Maximalversorgung*, die sich zusätzlich dem Bereich der **Forschung und Lehre** verpflichten, Ärzte weiterbilden und wissenschaftliche Forschungen betreuen.

Was verbirgt sich hinter der Abkürzung MVZ?

MVZ bedeutet „Medizinisches Versorgungszentrum". Diese wurden in Deutschland mit dem *GKV-Modernisierungsgesetz* vom 14. November 2003 eingeführt (GKV = Gesetzliche Krankenversicherung). Im MVZ können sich niedergelassene Ärzte **verschiedenster Fachdisziplinen oder arztgruppengleich zusammenschließen** und ambulante Behandlungen durchführen. Die Versorgung der zu pflegenden Menschen durch ein MVZ hat sich als wichtiges Bindeglied zwischen ambulanter und stationärer Versorgung herausgestellt. Vor allem in ländlicheren Bereichen hat sich die Errichtung eines MVZ bewährt. Hier wird die Versorgung durch die Fachärzte und deren Zusammenarbeit sichergestellt und verbessert.

Wie werden die zu pflegenden Menschen in der ambulanten Pflege versorgt?

In der ambulanten Pflege fahren die Pflegefachpersonen **zu den zu pflegenden Menschen nach Hause.** Je nach *Grad der Pflegebedürftigkeit* und vereinbarten Leistungen mit dem Pflegebedürftigen bzw. dessen Bezugspersonen kommen sie einmal oder mehrfach am Tag zur Versorgung des zu pflegenden Menschen vorbei. Die Leistungen können in Unterstützung bei der Körperpflege, pflegerische Betreuungsleistungen, häusliche Krankenpflege, Beratungen und in die Haushaltsführung unterschieden werden. Routen der Pflegefachpersonen sind in Früh- und Spätschichten eingeteilt. Für die Nacht stehen Hausnotrufdienste zur Verfügung, oder bei beatmeten zu pflegenden Menschen sind auch Nachtdienste möglich (s. u.).

> **Info**
> Für Notfallsituationen in der Zeit, in der keine Pflegefachperson vor Ort ist, kann der zu pflegende Mensch sich durch einen 24-Stunden-Hausnotrufdienst bemerkbar machen. Diese werden von verschiedenen Pflegediensten angeboten.

Auf welche Besonderheiten treffen die Pflegefachpersonen in der ambulanten Pflege?

Im häuslichen Bereich sind die Pflegefachpersonen in den Wohnungen oder Häusern zu **Gast.** Gegebenenfalls erhalten sie einen **Wohnungsschlüssel** vom Pflegebedürftigen, um die Wohnung jederzeit betreten zu können. Der Schritt, den Schlüssel an einen Pflegedienst abzugeben, fällt vielen Pflegebedürftigen schwer. Die **Hilfsmittelbeschaffung** ist nicht zu vergleichen mit der in stationären Einrichtungen. Der Pflegebedürftige benötigt eine Verordnung des Hausarztes über das Hilfsmittel. Dieses wird dann von der Pflegekasse leihweise zur Verfügung gestellt. Die **Verbrauchsmaterialien** werden rezeptiert und von der Apotheke oder vom Sanitätshaus geliefert. Die Materialien sind in der Leistung des ambulanten Pflegedienstes nicht enthalten. Somit achten viele Pflegebedürftige und deren Bezugspersonen darauf, dass nicht zu viel Material verschwendet wird, denn gewisse Teilkosten trägt der Pflegebedürftige selbst. Der Pflegedienst ist nur für die **Schutzausrüstung** (Schutzhandschuhe, Händedesinfektionsmittel, Schutzkittel usw.) seiner Mitarbeiter verantwortlich.

Welche Schwerpunktsetzungen gibt es für ambulante Pflegedienste?

Mittlerweile haben sich auch die ambulanten Pflegedienste auf gewisse Personengruppen oder Krankheitsbilder spezialisiert. Die besonderen Schwerpunkte werden dann auch im Logo des Unternehmens gesondert aufgezeigt. Folgende Schwerpunkt sind deutschlandweit vertreten:

Ambulante häusliche Intensivpflege: Der zu pflegende Mensch benötigt eine *Intensivbehandlung* zu Hause. Das sind häufig Betroffene, die beatmet werden und rund um die Uhr auf Pflegefachpersonen angewiesen sind. Hier wechseln sich die Pflegefachpersonen im Tages- und Nachtrhythmus ab und sind 12 Stunden pro Schicht bei dem zu pflegenden Menschen zu Hause anwesend. Es gibt ambulante Pflegedienste, die sich auf beatmete zu pflegende Menschen mit *weitergebildeten Pflegefachpersonen* spezialisiert haben.

Ambulante häusliche Kinderkrankenpflege: Hier wird speziell die *Personengruppe* in den Vordergrund gerückt. Es werden in der Altersgruppe vom *Säugling bis zum Jugendlichen* Personen versorgt, die durch eine chronische oder schwere Erkrankung pflegerisch betreut werden müssen.

Ambulante häusliche psychiatrische Krankenpflege: Hier liegt der Schwerpunkt auf der *Verkürzung des Krankenhausaufenthaltes* und in der Unterstützung Zuhause zu den Themen: Medikamentenmanagement, Bewältigungsstrategien und akute Unterstützung und Hilfen in Krisensituationen.

Ambulante onkologische und Palliativpflege: Hier werden zu pflegende Menschen mit *onkologischen und palliativen Erkrankungen* versorgt, welche häufig einen komplexen Pflege- und Therapiebedarf aufzeigen.

Wer versorgt die Bewohner in stationären Pflegeeinrichtungen?

In den stationären Pflegeeinrichtungen gibt es viele Berufsgruppen, die die Bewohner in ihren alltäglichen Aktivitäten unterstützen. Bevorzugt arbeiten in der Grundpflege der Bewohner ausgebildete **Pflegefachpersonen sowie Pflegehelfer.** Auch die **Auszubildenden** spielen in der Versorgung der Bewohner bereits eine wichtige Rolle. Des Weiteren finden Sie folgende Berufsgruppen in der Versorgung der Bewohner:

- Betreuungskräfte
- Köche
- Hauswirtschaftshilfen
- Alltagsbegleiter
- Sozialassistenten
- Heilerziehungspfleger
- Sozialpfleger
- Pflegehilfspersonen (ohne pflegerische Ausbildung)

Welche Schwerpunkte gibt es bei den Heimtypen?

Auch hier werden mittlerweile drei Heimtypen unterschieden:

Altenwohnheime: Hier sind die Bewohner noch am eigenständigsten. Sie leben in einer kleinen Wohnung, häufig mit eigener Küche. Bei Bedarf können Sie sich jedoch über den Hausnotruf bemerkbar machen und erhalten dann professionelle Hilfe von Pflegefachpersonen. Zusätzlich können die Bewohner sich gewisse Service- und Zusatzleistungen dazubuchen, z. B. Essen auf Rädern.

Altenheime: Hier leben die Bewohner in kleinen Appartements, welche an das Pflegeheim angeschlossen sind und nutzen die hauswirtschaftliche und pflegerische Betreuung der Einrichtung (s. u.).

Pflegeheime: Hier leben die Bewohner zu 80 % in Einzelzimmern und wenn gewünscht mit ihrem Lebenspartner in einem Doppelzimmer. Der Bewohner benötigt umfangreiche hauswirtschaftliche und pflegerische Betreuung durch die Pflegefachpersonen.

Was versteht man unter einer „Beatmungs-WG"?

Unter einer Beatmungs-WG werden Einrichtungen verstanden, die **Wohngemeinschaften** anbieten, in denen **beatmete und intensivmedizinisch betreute Bewohner** langfristig versorgt werden können. Die Mehrheit der zu pflegenden Menschen hat Erkrankungen, die eine lebenslange Beatmung oder intensivmedizinische Betreuung notwendig machen. Die zu pflegenden Menschen können nicht dauerhaft im Krankenhaus versorgt werden, sodass Wohngemeinschaften für beatmete und intensivbetreute zu pflegenden Menschen eingerichtet wurden. In den Wohngemeinschaften soll den Bewohnern eine *möglichst normale und familienfreundliche Atmosphäre* geboten werden. Die Pflegefachpersonen sind auf die außerklinische Beatmung spezialisiert und die Betreuung ist rund um die Uhr gewährleistet.

Wie leben Personen in einer Demenz-Wohngruppe? Was ist der Unterschied zu einem Demenzquartier/Demenzdorf?

In einer Demenz-Wohngruppe leben Bewohner mit einer Demenzerkrankung wie in einer **Wohngemeinschaft** zusammen. Das bedeutet, jeder Bewohner hat sein eigenes Zimmer, die Gemeinschaftsräume wie Wohnzimmer, Küche oder Aufenthaltsräume werden von allen Bewohnern gemeinsam benutzt. Die Besonderheit bei Demenz-Wohngruppen ist, dass **rund um die Uhr eine Pflegefachperson vor Ort** ist, die die Bewohner betreut. Der Umgang mit Demenzerkrankten ist sehr anspruchsvoll und für viele Bezugspersonen auf Dauer zu Hause zu belastend. In der Wohngemeinschaft können ihre Bezugspersonen sie jederzeit besuchen und die professionelle Betreuung den Pflegefachpersonen überlassen. Des Weiteren sind häufig *Hauswirtschaftskräfte* angestellt, die die Bewohner aktiv in den alltäglichen Verrichtungen wie Kochen oder Wäschewaschen und -zusammenlegen einbinden.

Das Demenzquartier/Demenzdorf ist eine weitere Wohnform für Personen mit einer Demenzerkrankung. Hier leben 100–140 Personen in einem **großen Wohnkomplex** zusammen, der umfangreich auf die Bedürfnisse der Bewohner ausgerichtet ist. So gibt es in vielen Demenzdörfern **große Gärten,** in denen die Bewohner zu jeder Tageszeit spazieren gehen können. Die Bewohner können sich auf dem Gelände frei bewegen, sind jedoch vor dem Verkehrsalltag der Städte geschützt. Die Tagesabläufe wie Essens- oder Schlafenszeiten werden an die Bedürfnisse der Bewohner angepasst. Durch einen **hohen Stellenschlüssel an Pflegefachpersonen und Betreuungskräften** kann eine individuelle Betreuung der Bewohner durchgeführt werden.

Was verbirgt sich hinter dem Begriff „Mehrgenerationswohnen"?

Beim Mehrgenerationswohnen leben **Einzelpersonen und Familien verschiedener Generationen** und damit unterschiedlichen Alters in einem Haus zusammen. Ziel dieses Konzepts ist es, dass sich die **Bewohner des Hauses untereinander unterstützen.** So passt zum Beispiel der Rentner auf die Tochter einer alleinerziehenden Mutter auf, dafür kauft diese für den Rentner die schweren Sachen wie Wasserkisten ein. Durch diese Netzwerke können Senioren länger in der eigenen häuslichen Umgebung wohnen. Deshalb sind die Gebäude so ausgewählt, dass sie altersgerecht und barrierefrei zu betreten sind. In den Wohnkomplexen gibt es **Gemeinschaftsräume,** die die Gemeinschaft fördern sollen. Das Zusammenleben in einem Mehrgenerationshaus ist freiwillig.

Was ist der Unterschied zwischen einer Kurzzeit- und einer Langzeitpflege?

Tab. 1.6 Unterschied von Kurzzeit- und Langzeitpflege

Kurzzeitpflege	• Diese Unterstützungsform kann genutzt werden, wenn der Pflegebedürftige nach einer akuten Krankheit **übergangsweise** umfassend in einer zugelassenen stationären Pflegeeinrichtung versorgt werden muss oder wenn die Versorgung zu Hause zeitweise nicht, noch nicht oder unzureichend geregelt wurde. • Eine weitere Nutzungsmöglichkeit ist, dass die pflegenden Bezugspersonen Urlaub machen können und Zeit haben, sich selbst zu entspannen und zu erholen. • Für einen Zeitraum von bis zu acht Wochen kann der Pflegebedürftige in einer stationären Pflegeeinrichtung versorgt werden. • 1.612 € der Kosten im Kalenderjahr werden von der Pflegekasse übernommen (Pflegegrad 2–5).
Langzeitpflege	• Hier ist der Pflegebedürftige **dauerhaft** in eine stationäre Pflegeeinrichtung eingezogen. • Eine Versorgung zu Hause (durch die Bezugspersonen) ist nicht mehr möglich, da ein dauerhafter Pflegebedarf entstanden ist. • Je nach Pflegegrad wird der Bewohner von der Pflegeversicherung mit einem Festbetrag finanziell unterstützt.

Literatur

AOK-Bundesverband GbR. Prüfungsangst: Die 10 besten Tipps zur Überwindung. Aus: https://www.aok.de/pk/magazin/wohlbefinden/selbstbewusstsein/pruefungs-angst-die-10-besten-tipps-zur-ueberwindung/ (letzter Zugriff: 29.Oktober 2021).

Berufsberatung.ch. Fachmann/-frau Gesundheit EFZ. Aus: Fachmann/-frau Gesundheit EFZ – https://www.berufsberatung.ch (letzter Zugriff: 29. Oktober 2021).

Bundesanzeiger Bundesgesetzblatt Jahrgang 2018 Teil I Nr. 34. Ausbildungs- und Prüfungsverordnung für die Pflegeberufe. Vom 2. Oktober 2018; www.bgbl.de/xaver/bgbl/start.xav?startbk=Bundesanzeiger_BGBl&jumpTo=bgbl118s1572.pdf#__bgbl__%2F%2F*%5B%40attr_id%3D%27bgbl118s1572.pdf%27%5D__1540196444329 (letzter Zugriff: 01.02.2022).

Bundesministerium für Gesundheit Medizinische Versorgungszentren. 2021. Aus: https://www.bundesgesundheitsministerium.de/themen/krankenversicherung/ambulante-versorgung/medizinische-versorgungszentren.html (letzter Zugriff: 07. November 2021).

Bundesministerium für Gesundheit und Frauen Verordnung der Bundesministerin für Gesundheit und Frauen über Ausbildung und Qualifikationsprofile der Pflegeassistenzberufe. Aus: www.ris.bka.gv.at/GeltendeFassung.wxe?Abfrage=Bundesnormen&Gesetzesnummer=20009672 (letzter Zugriff: 29. Oktober 2021).

Bundesministerium für Gesundheit, Bundesministerium für Familie, Senioren, Frauen und Jugend Gesetz zur Reform der Pflegeberufe (Pflegeberufereformgesetz – PflBRefG). Bundesgesetzblatt. 2017; 49: 2581–2614.

Bundesministerium für Gesundheit. Ratgeber Krankenhaus. Was Sie zum Thema Krankenhaus wissen sollten. 2019. Aus: https://www.bundesgesundheitsministerium.de/fileadmin/Dateien/5_Publikationen/Gesundheit/Broschueren/Ratgeber_Krankenhaus_0619.pdf (letzter Zugriff: 07. November 2021).

Bundesministerium für Gesundheit. Kurzzeitpflege. Aus: https://www.bundesgesundheitsministerium.de/kurzzeitpflege.html (letzter Zugriff: 07. November 2021).

Bundesministerium Soziales, Gesundheit, Pflege und Konsumentenschutz. Gesundheitsberufe in Österreich. Aus: https://www.sozialministerium.at/Themen/Gesundheit/Medizin-und-Gesundheitsberufe/Berufe-A-bis-Z/Pflegeassistentin,-Pflegeassistent.html (letzter Zugriff: 29. Oktober 2021).

Deutsche Gesellschaft für Palliativmedizin. Weiterbildung für Pflegekräfte. Aus: https://www.dgpalliativmedizin.de/weiterbildung/weiterbildung-fuer-pflegekraefte.html (letzter Zugriff: 11. November 2021).

Deutsche Krankenhausgesellschaft DKG-Empfehlung für die Weiterbildung zur Praxisanleitung vom 18. Juni 2019. Aus: https://www.dkgev.de/fileadmin/default/Mediapool/2_Themen/2.5._Personal_und_Weiterbildung/2.5.11._Aus-_und_Weiterbildung_von_Pflegeberufen/Praxisanleitung/Neu_ab_1.5/DKG_Empfehlung_Praxisanleitung_2019_06_18.pdf (letzter Zugriff 11. November 2021).

Deutsche Krankenhausgesellschaft. DKG-Empfehlung zur pflegerischen Weiterbildung in den Fachgebieten Pflege in der Endoskopie, Intensiv- und Anästhesiepflege, Pflege in der Nephrologie, Pflege in der Onkologie, Pflege im Operationsdienst, Pädiatrische Intensiv- und Anästhesiepflege, Pflege in der Psychiatrie, Psychosomatik und Psychotherapie vom 29. September 2015. Stand 17. September 2018. Aus: https://www.dkgev.de/fileadmin/default/Mediapool/2_Themen/2.5._Personal_und_Weiterbildung/2.5.11._Aus-_und_Weiterbildung_von_Pflegeberufen/DKG-Empfehlung_zur_pflegerischen_Weiterbildung_vom_29.09.2015/2018_09_17_DKG-Empfehlung_Weiterbildung_Pflege.pdf (letzter Zugriff: 11. November 2021).

Europäisches Parlament, Rat der Europäischen Union. Richtlinie 2005/36/EG. Anerkennung von Berufsqualifikationen vom 7. September 2005, zuletzt geändert am 13. Januar 2016. In: Igl G (Hg.). Gesetz über die Pflegeberufe (Pflegeberufegesetz – PflBG). 3 neu bearbeitete Auflage. Heidelberg: medhochzwei, 2021.

GuKg-Novelle, 2016 Bundesgesetzblatt für die Republik Österreich. Aus: https://www.ris.bka.gv.at/Dokumente/BgblAuth/BGBLA_2016_II_301/BGBLA_2016_II_301.pdfsig (letzter Zugriff: 29. Oktober 2021).

Hundenborn, Darman-Finck et al. Rahmenpläne der Fachkommission nach § 53 PflBG. Aus: http://onlinesplitter.de/data/documents/Rahmenlehrplan_Generalistik._2020.pdf (letzter Zugriff: 31. Oktober 2021).

Igl G. Gesetz über die Pflegeberufe (Pflegeberufegesetz – PflBG). 3 neu bearbeitete Auflage. Heidelberg: medhochzwei, 2021.

Jusline®. Gesundheits- und Krankenpflegegesetz. Aus https://www.jusline.at/gesetz/gukg/paragraf/63 (letzter Zugriff: 29. Oktober 2021).

Klesper M. Pflegestudiengänge im Überblick. Aus: https://www.pflegestudium.de/studiengaenge/ (letzter Zugriff: 11. November 2021).

OdASantè. Rahmenlehrplan für Bildungsgänge der höheren Fachschulen „Pflege“ mit dem geschützten Titel „dipl. Pflegefachfrau HF“ „dipl. Pflegefachmann HF“. 2016. Aus: https://www.sbk.ch/files/sbk/bildung/Pflegeausbildung/RLP_Pflege_HF_09.11._2016-d.pdf (letzter Zugriff: 29. Oktober 2021).

Organisation der Arbeitswelt für gesundheits- und Sozialberufe. Qualifikationsverfahren. Aus: https://www.odags.ch/qv/ (letzter Zugriff: 29. Oktober 2021).

PflAPrV 2018 https://www.gesetze-im-internet.de/pflaprv/BJNR157200018.html

Redaktionsteam Personalwissen. Übernahme nach der Ausbildung – Infos für Arbeitgeber. 2019. Aus: https://www.personalwissen.de/auszubildende/ausbildung/uebernahme-nach-der-ausbildung/ (letzter Zugriff: 11. November 2021).

Schlütersche Fachmedien GmbH. Wo Kammern die besten Chancen haben. https://www.pflegemagazin-rlp.de/wo-kammern-die-besten-chancen-haben (letzter Zugriff: 29. Oktober 2021).

Schweizerisches Gesundheitsobservatorium (Obsan) Bildungsabschlüsse im Bereich Pflege und Betreuung. 2013. Aus: https://www.obsan.admin.ch/sites/default/files/publications/2015/obsan_dossier_24.pdf (letzter Zugriff: 29. Oktober 2021).

Schweizerisches Gesundheitsobservatorium (Obsan). Bildungsabschlüsse im Bereich Pflege und Betreuung. Aus: https://www.obsan.admin.ch/sites/default/files/publications/2015/obsan_dossier_24.pdf (letzter Zugriff: 29. Oktober 2021).

2 Situation des zu pflegenden Menschen und seiner Bezugspersonen

2.1 Pflege im Kontext von Entwicklung und Alter

Was ist der Unterschied zwischen Anlage und Umwelt?

Der Begriff Anlage meint **genetische Faktoren** (*Disposition*). Die Umwelt bezeichnet die **Gesellschaft** und **äußere Einflüsse,** die auf ein Individuum einwirken. Somit werden auch *Kultur, soziale Schicht* und *Familie* zur Umwelt gezählt. Anlage und Umwelt lassen sich kaum voneinander trennen, denn durch Stimmungen und Reaktionen der Person wirken diese auf die Umwelt ein und umgekehrt. Somit stehen die Begriffe in einer dauerhaften *Wechselwirkung* zueinander.

Welche Unterschiede gibt es in den Modellen von E.-H. Erikson, R.-J. Havighurst und J. Piaget?

Alle drei Modelle (▶ Tab. 2.1) beziehen sich auf die *Entwicklungsphasen von Kindern und Jugendlichen* bis zum erwachsenen Menschen.

Was ist mit Sozialisation gemeint?

Sozialisation ist ein **Prozess,** den die Person durchlebt, wenn eine **Eingliederung in die Gesellschaft** stattfindet. Die Normen, Werte und Verhaltensweisen bzw. Rollen der Gruppe werden übernommen, damit die Person in der Kultur handlungsfähig wird. Man unterscheidet:

Primäre Sozialisation

- Findet bereits in der frühen Kindheit statt (Kreis der Familie).
- Die Verhaltensweisen, Werte und Normen werden von der Familie oder von Gleichaltrigen vermittelt.

Sekundäre Sozialisation

- Erweiterung der Personengruppe, welche die Sozialisation mit unterstützen, z. B. bei Jugendlichen die Peergroups.
- Dauert bis zum Ende des Erwachsenwerdens.
- Die Verhaltensweisen, Werte und Normen werden von der Gesellschaft und den Instanzen vermittelt.

Tertiäre Sozialisation

- Generell lässt sich sagen, dass die Sozialisation ein **lebenslanger Prozess** ist und nicht nach der Pubertät aufhört.
- Das Individuum passt sich in dem sozialen Umfeld, z. B. im Beruf, immer wieder neu an.

Welche Störungen und Auswirkungen gibt es in der Sozialisation?

- Wenn die Wertevorstellungen und Verhaltensweisen zwischen Familie und Kindergarten/Schule im **Widerspruch** stehen.
- Durch **Erziehungsmethoden** der Eltern kann es zu **Verhaltensproblemen** der Kinder in der Gesellschaft kommen.
- Störungen in der Sozialisation führen zu **Frust** und **Aggressionen** gegenüber anderen Personen aus der Gesellschaft.

Tab. 2.1 Entwicklungsmodelle

Merkmale	E.-H. Erikson	R.-J. Havighurst	J. Piaget
Modell	Stufenmodell der psychosozialen Entwicklung	Entwicklungsaufgaben	Modell der kognitiven Entwicklung
Zeitspanne	• Von der Geburt bis zum Tod • Erste 5 Phasen betreffen das Kind bis zum Jugendlichen	Mittlere Kindheit bis zum frühen Erwachsenenalter	Säuglingsalter bis zum Jugendalter
Entwicklungsphasen	8 Phasen	3 Stufen	4 Phasen
Schwerpunkt	• In jeder Phase muss ein Konflikt/eine Krise gelöst werden • Menschliche Entwicklung ist ein lebenslanger Prozess	• Eine (neutrale) Aufgabe muss bewältigt werden • Das Individuum, aber auch Gruppen und Systeme werden berücksichtigt • Art und Abfolge der Stufen können variieren • Bewältigungsmechanismen für die einzelnen Stufen werden erarbeitet	• Das Kind setzt sich aktiv mit der Umwelt auseinander und fördert damit seine eigene Entwicklung • Das Denken und Wahrnehmen in den verschiedenen Phasen des Alters steht im Vordergrund
Übergänge	Das Kind kommt in eine Krise und erst wenn es diese bewältigt hat, kommt es in die nächste Phase	Erst wenn die Entwicklungsaufgabe in der Stufe erfüllt wurde, führt das zu Glück und Erfolg	Die Übergänge der Phasen sind fließend

- Es entstehen Störungen bei der **Aufrechterhaltung von Beziehungen** mit anderen Menschen.
- **Werte** oder **Normen** können nicht verinnerlicht werden, dies führt zu Störungen.

Was sind kritische Lebensereignisse?

Kritische Lebensereignisse sind ein **großer Einschnitt im Geschehensablauf.** Diese Situationen können erfreulich oder auch unerfreulich sein und damit den Betroffenen zunächst überfordern. Eine Anhäufung von kritischen Lebensereignissen kann zu Erkrankungen führen (physisch und psychisch).

Wie können Personen mit kritischen Lebensereignissen umgehen?

- Durch Anpassungen kann es zu **neuen sozialen Rollen** kommen → Sozialisation verändern.
- Hohe Stressbewältigung und Belastungsfähigkeit wird gefordert → **Kompensation** notwendig (Umgang mit Stress und Burnout, ▶ Kap. 3.5.1).
- **Ressourcen** zum Ausgleich nutzen.

Was bedeutet Coping?

Der Begriff Coping *(Bewältigung)* wird genutzt, wenn es um **Bewältigungsstrategien (alle Mühen und Anstrengungen)** im Umgang mit einem Problem oder einer belastenden Situation geht. Die Person nutzt ihre *Strategien,* um mit den neuen Situationsanforderungen umgehen zu können.

Was ist der Unterschied zwischen dem problemorientierten Coping und dem emotionsorientierten Coping?

Problemorientiertes Coping

Der Schwerpunkt liegt auf der Lösung des Problems. Es werden Strategien entwickelt, um das Problem schnellstmöglich zu lösen.

Emotionsorientiertes Coping

Hier stehen die Emotionen des Betroffenen im Vordergrund. Die Emotionen sollen so verändert werden, dass ein Wohlbefinden des Betroffenen wieder möglich ist.

Was bedeutet Resilienz?

Der Begriff Resilienz bedeutet, dass eine Person eine **starke psychische Widerstandskraft** besitzt. Im Gegensatz zum Coping (s. o.) hat die Person die Fähigkeit, schwierige Lebenssituationen ohne anhaltende Beeinträchtigung zu überstehen und zu bewältigen.

Wie lauten die sieben Säulen der Resilienz?

In der nachfolgenden Grafik sind die sieben Säulen der Resilienz zur innen Stärkung zusammengefasst (▶ Abb. 2.1).

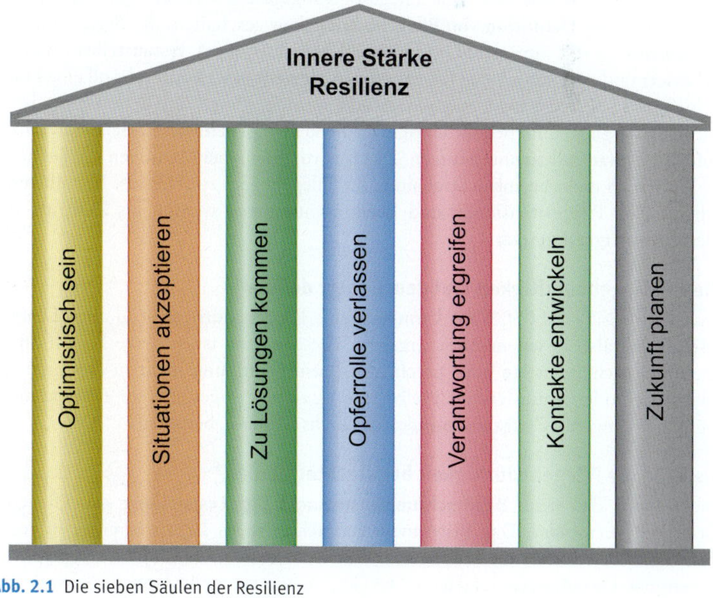

Abb. 2.1 Die sieben Säulen der Resilienz

Was bedeutet Adhärenz?

Adhärenz beschreibt die „Hingebung" sowie das gemeinsame Einverständnis vom zu pflegenden Menschen und dem Arzt, die vereinbarten Ziele der Therapie einzuhalten.

2.2 Pflegesituation, Pflegebedürftigkeit und Pflegephänomene

Was ist mit Pflegesituation gemeint?

In der Pflegesituation, die sich **durch berufliches Handeln ergibt,** werden verschiedene Tätigkeiten am zu pflegenden Menschen bzw. Pflegebedürftigen durchgeführt. Eine Pflegesituation ist **immer einmalig,** da der Pflegeanlass von den Personen (Pflegefachperson und zu pflegender Mensch) individuell erlebt wird und jede Person ihre eigenen Besonderheiten in die Situation (objektiv und subjektiv) und in die vorgegebene Umgebung mitbringt. Das bedeutet, eine Pflegesituation besteht immer aus vier Komponenten:

- Pflegeanlass
- Pflegefachperson
- Zu pflegender Mensch als Pflegeempfänger
- Umgebung

Die Ausbildung wird durch exemplarische oder spezielle Pflegesituationen gestaltet, welche in der Praxis erlebt werden und ebenfalls Bestandteil der theoretischen Ausbildung sind.

Wozu dient das Pflegestärkungsgesetz?

Zum Jahr 2017 wurde das neue Pflegestärkungsgesetz in Kraft gesetzt. Hiermit wurde eine **neue Definition von Pflegebedürftigkeit** geschaffen; die *Begutachtungsinstrumente (s.u.),* um den Grad der Pflegebedürftigkeit festzustellen, wurden verbessert und es wurden neue *Pflegegrade* implementiert. Hierdurch soll eine Hilfsbedürftigkeit besser erfasst und unterstützt werden. Durch das neue Gesetz ist es erstmalig möglich, eine Beeinträchtigung, die keine körperliche Ursache hat, einzustufen und finanziell zu unterstützen. Ziel war vor allem, bei Menschen mit Demenz, die körperlich nicht beeinträchtigt sind, den Pflegebedarf zu erfassen. Vor allem die individuellen Pflegesituationen und Beeinträchtigungen werden ins Zentrum der Pflegebedürftigkeit gesetzt.

Wie ist Pflegebedürftigkeit laut dem Gesetz definiert?

Laut dem Gesetz (§ 14 SGB XI) kann sich eine Pflegebedürftigkeit in **allen Lebensabschnitten,** also in jedem Alter, ergeben. Entscheidend ist, ob eine Person durch eine **körperliche, geistige oder psychische Beeinträchtigung** nicht in der Lage ist, Belastungen oder Anforderungen selbstständig zu bewältigen. Dieser Zustand muss über einen längeren Zeitraum, **mindestens sechs Monate,** bestehen.

Wie kann die Pflegebedürftigkeit begutachtet werden?

Hierzu wird das **neue Begutachtungsinstrument zur Feststellung der Pflegebedürftigkeit** verwendet. Das Instrument betrachtet sechs Lebensbereiche in sechs Modulen. Pro Modul werden Punkte verteilt, welche wiederum unterschiedliche prozentuale Verteilungen aufzeigen. Die Gesamtsumme ergibt dann die Schwere der Pflegebedürftigkeit. In der nachfolgenden Tabelle ist das neue Begutachtungsinstrument kurz zusammengefasst (▶ Tab. 2.2).

Tab. 2.2 Neues Begutachtungsinstrument zur Feststellung der Pflegebedürftigkeit

Modul	Bezeichnung	Beispiele
Modul 1	Mobilität	• Treppensteigen möglich • Umsetzen, Halten einer Sitzposition
Modul 2	Kognitive und kommunikative Fähigkeiten	• Erinnerung/Orientierung • Mitteilen von Bedürfnissen
Modul 3	Verhaltensweisen und psychische Problemlagen	• Unruhe in der Nacht • Autoaggressives und selbstschädigendes Verhalten
Modul 4	Selbstversorgung	• Selbstständige Übernahme der Körperpflege • Essen und trinken
Modul 5	Bewältigung von und selbstständiger Umgang mit krankheits- oder therapiebedingten Anforderungen und Belastungen	• Medikamentengabe/Injektionen • Arztbesuche • Wundversorgung • Einhalten von Diäten
Modul 6	Gestaltung des Alltagslebens und sozialer Kontakte	• Tagesablauf gestalten • Teilnahme an Veranstaltungen

Info

Das Modul 7 „außerhäusliche Aktivitäten“ und Modul 8 „Haushaltsführung“ werden in der Bewertung des Pflegebedarfs nicht mit bewertet, die Informationen können für die pflegerische Betreuung jedoch von Bedeutung sein.

Wie sind die Pflegegrade definiert?

Die **fünf Pflegegrade** zeigen die Art und die Schwere der Beeinträchtigungen auf, unabhängig davon, **ob eine körperliche, geistige oder psychische Ursache zugrunde liegt.** ▸ Tab. 2.3 zeigt die Unterteilung der Pflegegrade.

Was ist ein Pflegephänomen?

Ein Phänomen ist eine **abstrakte Begrifflichkeit/Erscheinung oder eine Variable,** die nicht genau beschrieben werden kann. Bei einem Pflegephänomen reagiert der zu pflegende Mensch auf seinen eigenen Gesundheitszustand. Durch die Veränderung benötigt die Person *Unterstützung* und eine *Pflegeintervention.*

Tab. 2.3 Pflegegrade

Grad	Erläuterung
Grad 1	Geringe Beeinträchtigungen der Selbstständigkeit oder der Fähigkeiten
Grad 2	Erhebliche Beeinträchtigungen der Selbstständigkeit oder der Fähigkeiten
Grad 3	Schwere Beeinträchtigungen der Selbstständigkeit oder der Fähigkeiten
Grad 4	Schwerste Beeinträchtigungen der Selbstständigkeit oder der Fähigkeiten
Grad 5	Schwerste Beeinträchtigungen der Selbstständigkeit oder der Fähigkeiten, die mit besonderen Anforderungen an die pflegerische Versorgung einhergehen

2

Literatur

Bundesministerium für Gesundheit Ratgeber Pflege. Alles, was Sie zum Thema Pflege wissen sollten. 2021. Aus: https://www.bundesgesundheitsministerium.de/service/publikationen/details/ratgeber-pflege.html (letzter Zugriff: 16. November 2021).

Duden. Adhärenz. Aus: https://www.duden.de/rechtschreibung/Adhaerenz (letzter Zugriff: 14. November 2021).

Duden. Coping. Aus: https://www.duden.de/rechtschreibung/Coping_Bewaeltigungsstrategie (letzter Zugriff: 14. November 2021).

Duden. Resilienz. Aus: https://www.duden.de/rechtschreibung/Resilienz (letzter Zugriff: 14. November 2021).

Filipp S. H. Kritische Lebensereignisse. 3. A. 1995; Beltz. Weinheim.

Hornung R., Lächler J. Psychologisches und soziologisches Grundwissen für Gesundheits- und Krankenpflegeberufe. 10. A. 2011; Beltz. Weinheim.

Hundenborn, Darman-Finck et asl. Rahmenpläne der Fachkommission nach § 53 PflBG. Aus: http://onlinesplitter.de/data/documents/Rahmenlehrplan_Generalistik._2020.pdf (letzter Zugriff: 14. November 2021).

https://www.md-bund.de/themen/pflegebeduerftigkeit-und-pflegebegutachtung/das-begutachtungsinstrument.html (letzter Zugriff 11. November 2021)

Pervin L. A., Cervone D., John P J. Persönlichkeitstheorien. 5. A. 2005; Ernst Reinhardt. München, Basel.

Polit D F, Beck C.T., Hungler B.P. Lehrbuch Pflegeforschung. 2012; Hans Huber. Bern, Göttingen, Toronto, Seattle.

Seidel T., Krapp A. Pädagogische Psychologie. 6. A. 2012; Beltz. Weinheim, Basel.

Stangl, W. (2021). Stichwort: Coping – Online Lexikon für Psychologie und Pädagogik. Aus: https://lexikon.stangl.eu/36/coping (letzter Zugriff: 14. November 2021).

www.https://md-bund.de/themen/pflegebeduerftigkeit-und-pflegebegutachtung/das-begutachtungsinstrument.html (letzter Zugriff 11. November 2021)

3 Grundlagen pflegerischen Handelns

3.1 Hygiene

Was ist der Unterschied zwischen Arbeitskleidung, Dienstkleidung und Schutzkleidung?

Arbeitskleidung

Arbeitskleidung ist im Gesundheitswesen vorhanden. Dies ist z.B. der Kasak bei den Pflegefachpersonen. Die Anschaffung der Kleidungsstücke wird, je nach Einrichtung, vom Arbeitgeber oder -nehmer bezahlt.

Dienstkleidung

Als Dienstkleidung bezeichnet man spezielle Uniformen, damit die entsprechenden Personen eindeutig zu erkennen sind, Beispiele sind die Uniformen der Berufsfeuerwehr sowie der Polizisten. Dient diese Arbeitskleidung auch zum Schutz des Arbeitnehmers, was im Gesundheitswesen i. d. R. der Fall ist, müssen die Kosten nach dem Arbeitsschutzgesetz vom Arbeitgeber getragen werden.

Schutzkleidung

Die Schutzkleidung stellt der Arbeitgeber zur Verfügung, um Ihre Gesundheit nicht zu gefährden. Zur Schutzkleidung gehören z.B. Schutzhandschuhe, -kittel, -brille oder Einmalschürzen.

Stellt der Arbeitgeber die Schutzkleidung zur Verfügung? Welche Schutzkleidung benötigt man im Arbeitsalltag?

Ja. Der Arbeitgeber muss Ihnen Schutzkleidung zur Verfügung stellen, wenn die Gefahr besteht, dass Sie bei einer Tätigkeit Ihre Arbeitskleidung kontaminieren könnten. Wenn Sie eine Tätigkeit durchführen, bei der Ihre Arbeitskleidung kontaminiert wird, müssen Sie diese unverzüglich wechseln.

Eine Schutzausrüstung besteht aus folgenden Materialien:

- Augenschutz (Schutzbrille) oder Visier
- Mund-Nasenschutz oder Atemschutz
- Schutzkittel oder Schürze
- Kopfhaube
- Schutzhandschuhe
- Flüssigkeitsdichte Schuhüberzieher

Merke
Die persönliche Schutzausrüstung ist nur dann wirkungsvoll, wenn sie korrekt angelegt, getragen, ausgezogen und entsorgt wird.

Wird im Krankenhaus Arbeitskleidung getragen? Gibt es einen Unterschied zum ambulanten Pflegedienst?

Krankenhäuser

- Aus *hygienischen Gründen* werden Sie im **Krankenhaussektor mit Arbeitskleidung ausgestattet.**

- Die Stoffe sind desinfizierbar und können bei hohen Temperaturen gewaschen werden.
- Die Reinigung wird vom Krankenhaus übernommen.
- Sie erhalten mehrere Garnituren an Kasacks/Hosen.
- Der Wechsel erfolgt spätestens nach zwei Tagen.

In Funktionsbereichen wie Operationsbereich oder Intensivstation erhalten Sie gesonderte Arbeits- bzw. Bereichskleidung, die täglich gewechselt werden muss. Ein weiterer wichtiger Faktor für die Bereitstellung der Berufskleidung von Ihrem Arbeitgeber ist, ein einheitliches Bild der Einrichtung nach außen zu zeigen.

Ambulanter Pflegedienst

- Hier **kann auch Privatkleidung** getragen werden.
- Die Kleidungsstücke sollten Sie aber nur während der Arbeit tragen und nicht im privaten Bereich.
- Waschen Sie die Privatkleidung, die Sie während der Arbeit tragen, gesondert und auf hohen Temperaturen (mindestens 60 °C/90 °C).
- Ziehen Sie sich um, bevor Sie die Einrichtung verlassen und fahren Sie nicht in der Kleidung nach Hause, die Sie während der Arbeitszeit getragen haben.

Welche Schuhe darf ich in meinem Berufsalltag tragen?

Arbeitsschuhe werden vom Arbeitgeber, außer in gewissen Funktionsbereichen (Operationsbereich, Pathologie), *nicht gestellt oder bezahlt.* Achten Sie beim Kauf auf gewisse **Sicherheitsmerkmale:**

- Vorne geschlossen, hinten mit einer geschlossenen, festen Fersenkappe versehen
- Die Auftrittssohle ist gut profiliert und großflächig (rutschhemmend)
- Dämpfende Sohle
- Bequemes Fußbett
- Oberfläche der Schuhe sollte desinfizierbar/abwaschbar sein
- Atmungsaktiv (Leder/antimikrobielle Futterstoffe), sodass der Arbeitsschuh über die dienstfreie Zeit auslüften kann (ggf. mit Wechselschuhen arbeiten)

Vorsicht

Mit geschlossener Fersenkappe ist kein Fersenriemchen gemeint. Dieses bietet keinen umfangreichen Schutz für Ihren Fuß im Schuh.

Darf man im Winter ein Langarmshirt unter oder eine Jacke über dem Kasack tragen?

Hier wird je nach Arbeitsbereich/Aufenthaltsort und Kleidung unterschieden (▶ Tab. 3.1).

Vorsicht

Wenn Sie eine Jacke über Ihre Arbeitskleidung anziehen, nutzen Sie diese nur zu diesem Zweck und tragen Sie diese nicht privat. Achten Sie außerdem darauf, dass sie mindestens 60° gewaschen werden kann, da Sie die Jacke auf der (kontaminierten) Arbeitskleidung getragen haben.

Tab. 3.1 Zusätzliche private Oberbekleidung

Kleidung	Arbeitsbereich
Langarmshirts	Da die Langarmshirts unter dem Kasack getragen und kurzfristig nicht ausgezogen werden können, wenn Kontakt mit dem zu pflegenden Menschen ansteht, dürfen diese in den Gesundheitseinrichtungen aus hygienischen Gründen nicht getragen werden.
Jacken	• Im Kontakt mit zu pflegenden Menschen darf keine private Kleidung getragen werden, somit müssen Sie die Jacke ausziehen, wenn Sie das Zimmer betreten. • Im Pausenraum/Stationszimmer werden Jacken vom Arbeitgeber toleriert, denn diese können Sie schnell ablegen, bevor Sie ins Zimmer gehen oder Kontakt mit dem zu pflegenden Menschen aufnehmen.

Darf man während der Arbeitszeit Schmuck tragen?

Schmuck am Oberkörper („Ketten/Ohrringe")

Diese Art von Schmuck sollten Sie aus Eigenschutz und Verletzungsgründen **nicht während der Arbeitszeit** tragen. Wenn ein orientierungsloser zu pflegender Mensch an Ihre Ohrringe greift oder an der Halskette hängen bleibt, kann das zu Verletzungen bei beiden führen. Deshalb sollten Sie möglichst auf Schmuck am Oberkörper verzichten.

Schmuck an den Unterarmen und Händen

Da Sie an den Unterarmen und Händen während Ihrer Arbeit ständig eine hygienische Händedesinfektion durchführen müssen, dürfen Sie **keinen Schmuck** an den Händen und Unterarmen tragen.

Merke
Auch der Verlobungsring/Ehering muss während der Arbeit abgelegt werden.

Sind lackierte oder künstliche Fingernägel erlaubt?

Nein. Aufgrund der Farbe der lackierten Nägel können *Verunreinigungen und Verschmutzungen* schlechter erkannt und gesehen werden. Je länger die Farbe auf den Nägeln vorhanden ist, desto höher ist die *Kolonisation von Mikroorganismen* auf den Nägeln. Bei künstlichen Fingernägeln besteht eine erhöhte Gefahr der Keimansiedlung/-übertragung. Des Weiteren führen künstliche Fingernägel häufiger dazu, dass Einmalhandschuhe reißen. Aus den oben genannten Gründen werden die Fingernägel kurz, rund und bis zur Fingerkuppe geschnitten, sodass sich unter den Nägeln kein Schmutz ansammeln kann.

Darf man mit Piercings/Tattoos im Gesundheitswesen arbeiten?

Ja, denn von einem verheilten Tattoo in einem gesunden Hautareal geht keine Infektionsgefahr aus. Das Gleiche gilt für Piercings.

Wann muss man eine hygienische Händedesinfektion durchführen?

▶ Abb. 3.1

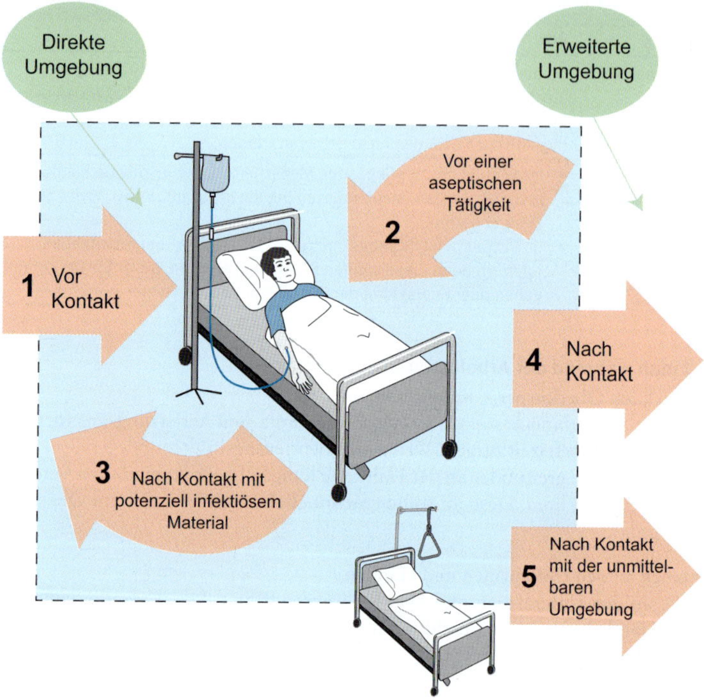

Abb. 3.1 Fünf Indikationen zur hygienischen Händedesinfektion [L143]

Wann muss man eine chirurgische Händedesinfektion durchführen?

Die chirurgische Händedesinfektion ist vor dem Anziehen der OP-Handschuhe notwendig, wenn direkter Kontakt zum OP-Feld oder sterilen Medizinprodukten oder Materialien stattfinden wird. Dies gilt auch für sonstige Eingriffe, die den gleichen aseptischen Anforderungen unterliegen.

Was sind (weitere) Unterschiede zwischen einer chirurgischen und einer hygienischen Händedesinfektion?

Tab. 3.2 Unterschiede der chirurgischen und der hygienischen Händedesinfektion

Merkmal	Chirurgische Händedesinfektion	Hygienische Händedesinfektion
Wirkungsweise	Reduktion der transienten und residenten Keimbesiedlung der Hautflora: • Transiente Hautflora = **Anflugkeime** • Residente Hautflora = physiologisch vorhandene Keime	Elemination der transienten Hautflora (**Anflugkeime**) • Wirksamste Einzelmaßnahme, um die Infektionskette zu unterbrechen
Wirkungsspektrum	• Verhinderung der Übertragung von Mikroorganismen bzw. Keimen • Reduzierung der postoperativen Wundinfektionen	• Verhinderung der Übertragung von Mikroorganismen bzw. Keimen • Bei Viruserkrankungen → spezielles viruzides Händedesinfektionsmittel notwendig • Dient auch dem Eigenschutz

Tab. 3.2 Unterschiede der chirurgischen und der hygienischen Händedesinfektion *(Forts.)*

Merkmal	Chirurgische Händedesinfektion	Hygienische Händedesinfektion
Einwirk-zeit	1,5 Minuten	>30 Sekunden
Technik	Hände und Unterarme für die Dauer der Einwirkzeit durch bestimmte Einreibetechnik benetzen: • Beide Hände benetzen (10 Sek.) • Beide Unterarme inkl. Ellbogen benetzen (10 Sek.) • Desinfektion der Hände (70 Sek.) Lufttrocknung für eine weitere Minute	Mit 3–5 ml Desinfektionsmittel desinfizieren: • Oberflächen der Hand • Fingerspitzen • Daumen • Fingerzwischenräume • Innen- und Außenflächen • Nagelfalze

Info

Eine Waschung findet nicht mehr im Zuge der chirurgischen Händedesinfektion statt. Die Hände sollten jedoch vor Betreten des OP-Traktes, spätestens in der Schleuse, gewaschen werden. Zwischen der Waschung und der Desinfektion sollten mind. 10 Minuten liegen.
Auch das Bürsten der Hände wird nicht mehr durchgeführt, da es hierbei zu Mikroverletzungen kommt. Die Nägel sollten jedoch kurz gehalten und zusammen mit der Nagelfalz zu Beginn des Dienstes mit einer weichen und keimfreien Nagelbürste desinfiziert werden.

Wann wäscht man sich im Arbeitsalltag die Hände?

Info

Die Hände sollten nicht zu häufig gewaschen werden, denn vermehrtes Waschen lässt die *Hornschicht* der Haut aufquellen, der hauteigene *Fettschutz* wird weggespült.

Die Hände werden während der Arbeitszeit bei folgenden **Anlässen** gewaschen:

- Bei sichtbaren Verschmutzungen/Verunreinigungen
- Bei starker Belastung mit nassgeschwitzten Händen
- Vor und nach dem Toilettengang
- Vor und nach dem Dienst
- Vor und nach der Pause
- Vor der Vor- bzw. Zubereitung von Speisen

Nutzen Sie *Einmalhandtücher,* um die Hände abzutrocknen. Diese werden vom Arbeitgeber zur Verfügung gestellt.

Darf man seine Pausenbrote auch am Arbeitsplatz (PC, Stationszimmer) einnehmen?

Nein. In Gesundheitseinrichtungen besteht eine hohe Gefahr, sich während der Arbeit mit biologischen Arbeitsstoffen (Bakterien, Pilze, Viren) anzustecken. Aus diesem Grund ist es Ihnen nur gestattet, in dem vom Arbeitgeber eingerichteten Pausenraum Nahrungsmittel zu sich zu nehmen.

Wie lange darf das Mittagessen von den zu pflegenden Menschen in stationären Einrichtungen aufbewahrt werden?

Eine *warme Mahlzeit* darf **maximal zwei Stunden nach der Entnahme** aus den Kühlvorrichtungen in der Mikrowelle erwärmt werden, wenn die Kühlkette vorher nicht unterbrochen wurde.

Was ist der Unterschied zwischen einer Epidemie, Endemie und Pandemie?

- **Epidemie: örtlich und zeitlich begrenztes** Auftreten einer Erkrankung. Es wird häufig von einer „*Erkrankungswelle*" gesprochen, z. B. Infektionskrankheiten.
- **Endemie: örtlich begrenztes** Auftreten einer Erkrankung, die vor Ort ständig und somit zeitlich unbegrenzt besteht, z. B. Cholera in Afrika.
- **Pandemie: zeitlich begrenztes** Auftreten einer Erkrankung, die sich **über mehrere Kontinente ausbreitet.** Die Pandemie hat hohe Erkrankungszahlen, z. B. Tuberkulose.

Was ist der Unterschied zwischen Morbidität und Mortalität?

Morbidität ist ein zusammenfassender Begriff für die **Häufigkeit von Krankheiten** der Bevölkerung oder das Kranksein in einem bestimmten Zeitraum. Zusätzlich gibt es noch den Begriff der *Komorbidität*. Dieser Begriff wird genutzt, wenn gleichzeitig zwei oder mehrere Erkrankungen in einem Körper vorliegen.

Mortalität beschreibt die **Sterblichkeit** in der Bevölkerung in einem bestimmten Zeitraum.

Was ist mit dem Begriff Infektionskette gemeint?

Die Entwicklung einer Infektion nimmt immer den gleichen Weg. Die Infektionskette beschreibt die **Art der Übertragung:**

Infektionsquelle → Übertragungsweg → Eintrittspforte → Empfänger

Was ist der Unterschied zwischen einer ambulanten und einer nosokomialen Infektion?

Ambulante Infektion

Die ambulant erworbene Infektion **entsteht außerhalb der Behandlung im Krankenhaus oder vor einem ambulanten Eingriff** in einer medizinischen Einrichtung. Der zu pflegende Mensch hat bereits systemische oder lokale Infektionszeichen.

Nosokomiale Infektion

Hier entsteht die **Infektion während des Krankenhausaufenthalts oder während eines ambulanten Eingriffs** in einer medizinischen Einrichtung. Der zu pflegende Mensch entwickelt während der Zeit im Krankenhaus systemische oder lokale Infektionszeichen, soweit die Infektion vorher nicht bestand.

Welche Isolationsformen gibt es in Gesundheitseinrichtungen?

- Schutzisolierung/Umkehrisolierung
- Strikte Isolierung
- Standardisolierung
- Kohortenisolierung

Was ist der Unterschied zwischen einer Standard- und einer strikten Isolierung?

Tab. 3.3 Standardisolierung versus strikte Isolierung

	Standardisolierung	Strikte Isolierung
Indikation (Schutz anderer Personen, wie Besucher, Personal oder andere zu pflegende Menschen, vor den Keimen der infizierten Person)	• Salmonellen • VRE • Durchfallerkrankungen	• MRSA • 4 MRGN • Norovirus • Offene TBC
Verbreitung	Erreger sind im Stuhl, Urin und Blut vorhanden (Ausscheidungsprodukte)	Erreger sind im Stuhl, Urin, Blut und Atem- bzw. somit Raumluft vorhanden
Zimmer	• Einzelzimmer nicht unbedingt erforderlich • Barriere-Isolation	• Einzelzimmer mit eigener Sanitäranlage notwendig • Vorraum • Tür zum Zimmer muss geschlossen sein
Schutzkleidung	• Schutzhandschuhe • Eigene Pflegeutensilien pro zu pflegendem Menschen • Schutzkittel bei Kontakt mit Ausscheidungsprodukten	• Schutzhandschuhe • Nasen- und Mundschutz • Schutzkittel • Ggf. Kopfhaube
Verlassen des Zimmers	• Schutzkleidung im Zimmer ablegen • Nach dem Verlassen des Zimmers eine hygienische Händedesinfektion durchführen	

Was muss man bei einer Schutzisolierung beachten?

Die Schutzisolierung wird auch „Umkehrisolierung" genannt. Hier steht der **Schutz des zu pflegenden Menschen im Vordergrund,** denn dieser muss aufgrund einer Immunschwäche (angeboren oder erworben) vor Erregern anderer Personen (andere zu pflegende Menschen, Besucher, Personal) geschützt werden. Vom zu pflegenden Menschen selbst geht keine Gefahr aus. Regeln der Umkehrisolation:

- Zu pflegender Mensch wird in einem Einzelzimmer mit eigener Sanitäranlage untergebracht
- Hygienische Händedesinfektion und Anlegen der Schutzkleidung (Handschuhe, Schutzkittel, Mund-Nasenschutz) vor Betreten des Zimmers
- Kein Besuch oder Betreuung durch Personen, die gerade selbst an einer akuten infektiösen Erkrankung leiden (Schnupfen, Husten oder Fieber)

Merke

Bei der Schutzisolierung wird die Schutzkleidung erst nach dem Verlassen des Zimmers ausgezogen und in einen Abwurfbehälter entsorgt.

Wann kann man eine Kohortenisolation (Gruppenisolation) durchführen?

Wenn **zwei zu pflegende Menschen mit den gleichen Erregern** infiziert sind. Dabei ist darauf zu achten, dass beide den *gleichen Übertragungsweg* haben.

Gibt es einen Unterschied in der Pflege bei MRSA in einer Wunde oder im Nasen-Rachen-Bereich?

Ja. *Beide Gruppen dürfen nicht gemeinsam in einer Kohortenisolation untergebracht werden.* Der eine hat den MRSA „nur" in der Wunde. Wenn die Wunde durch einen Verband abgedeckt wurde, darf er das Zimmer verlassen. Wenn der MRSA jedoch im Nasen-Rachen-Bereich vorhanden ist, muss der zu pflegende Mensch saniert werden, bevor er das Zimmer verlassen darf. Mit Sanierung oder Sanierungstherapie ist die Entfernung der MRSA-Bakterien von Haut oder Schleimhaut gemeint, also mit einer antibiotisch oder antiseptisch wirksamen Nasensalbe oder Waschlotion über wenige Tage.

Erst wenn nach der umfassenden Sanierung, an drei aufeinander folgenden Tagen der *MRSA-Abstrich* negativ ist, kann der zu pflegende Mensch die Isolierung verlassen.

Die beiden zu pflegenden Menschen tragen zwar denselben Keim, jedoch wird der MRSA in der Wunde nur durch eine Kontakt- oder Schmierinfektion übertragen, die durch das Abdecken mit einem Wundverband verhindert wird. Der MRSA im Nasen-Rachen-Bereich wird über Husten oder Niesen bereits als Tröpfcheninfektion übertragen und bedarf somit vermehrter Schutzmaßnahmen gegenüber anderen Personen.

Kann man Personen mit 3MRGN und 4MRGN zusammen isolieren?

MRGN steht für: **M**ulti**r**esistente **g**ram**n**egative Stäbchen. Diese sind resistent gegen 3 der 4 Antibiotikagruppen (3MRGN) bzw. sogar gegen die 4 Leitantibiotikagruppen (4MRGN). Aus diesem Grund dürfen Personen mit einem 3MRGN **nicht** mit einer Person mit einem 4MRGN **zusammengelegt werden.** Eine Übertragung der Keime muss unbedingt verhindert werden, damit bei der Person mit dem 3MRGN das Antibiotikum weiter sensibel ist.

> **Merke**
> Eine Person mit einem 4MRGN wird immer in einem Einzelzimmer untergebracht. Ein zu pflegender Mensch, der einen 3MRGN außerhalb der Atemwege/Ausscheidungsprodukte hat, darf auch in einem Mehrbettzimmer untergebracht werden.

Was muss man im Umgang mit sterilen Materialien beachten?

- Vor Beginn der Tätigkeit eine **hygienische Händedesinfektion** durchführen
- **Genügend Arbeitsfläche** für die Materialien vorbereiten und vorher eine **Flächendesinfektion** durchführen
- Materialien erst **kurz vor der Nutzung auspacken**
- Die Materialien **an der Peel-Öffnung auseinanderziehen** und nicht durch die Verpackung durchstoßen
- Während des Umgangs mit den sterilen Materialien, die Sie vorbereiten, **nicht sprechen oder husten** oder einen **Mundschutz tragen**
- Im Umgang mit den Materialien die **Non-touch-Technik** (sterile Handschuhe/sterile Instrumente) nutzen

- **Keine unsterile Fläche berühren,** während Sie die Materialien benutzen. Sollte dies doch passieren, müssen Sie eine hygienische Händedesinfektion durchführen und die sterilen Handschuhe wechseln. Material, das evtl. unsteril geworden ist, muss erneuert werden
- Ggf. eine **zweite Person zum Anreichen** hinzubitten, die Sie dann unterstützt

Welche Übertragungswege für Infektionskrankheiten gibt es?

Tab. 3.4 Übertragungswege von Infektionskrankheiten

Übertragungsweg	Erläuterung	Beispiel
Kontakt-/Schmier-infektion	Übertragung durch Berührung von: • Mensch zu Mensch • Gegenstände	Durchfallerkrankungen: • Noroviren • Rotaviren
Alimentäre Infektion	Krankheitserreger haften an Lebensmitteln oder Wasser und werden über die Nahrung aufgenommen	• Salmonellen • E. coli • Toxoplasmose
Tröpfcheninfektion	Krankheitserreger, die vorwiegend im Rachenraum/Atmungstrakt vorkommen, gelangen durch Husten, Niesen oder Sprechen in die Luft und werden eingeatmet	Viren: • Grippe • Windpocken
Hämatogene Infektion	Übertragung der Krankheitserreger über Blut	• HI-Viren • Hepatitis B und C
Iatrogene Infektion	Übertragung der Krankheitserreger durch die ärztliche Behandlung, z. B. bei Injektionen oder Punktionen	• Staphylokokkus

Welche verschiedenen Wirksamkeiten von Desinfektionsmitteln gibt es?

Durch eine Desinfektion werden die **Keime auf den Oberflächen reduziert** (Haut, Gegenstände, Flächen, Möbel). Je nachdem, welche Erkrankung oder Keimbelastung vorliegt, muss ein spezielles Desinfektionsmittel genommen werden. Desinfektionsmittel speziell gegen Pilze = **fungizid,** gegen Viren = **viruzid** und gegen Bakterien = **bakterizid.**

Welche Schutzhandschuhe zieht man an, wenn man eine Fläche desinfiziert?

Hier steht Ihr *Eigenschutz* im Vordergrund. Daher werden Ihnen vom Arbeitgeber **spezielle Schutzhandschuhe** zur Verfügung gestellt. Diese müssen den TRBA 250 (Technische Regeln für Biologische Arbeitsstoffe im Gesundheitswesen und in der Wohlfahrtspflege) und den TRGS 401 (Technische Regeln für Gefahrstoffe) entsprechen und folgende Eigenschaften aufweisen:

- **Flüssigkeits- und chemikaliendicht**
- **Verlängerter Schaft** zum Schutz der Handgelenke
- Sie können bis zu **10 Minuten anbehalten** werden
- Entsprechen **DIN EN Norm 374**

Welche Flächen und Gegenstände kann man desinfizieren?

Die Arbeitsflächen und Möbel, die Sie desinfizieren können, sind so hergestellt, dass sie eine **glatte Oberfläche** besitzen und **gut abwischbar, fugendicht** und desinfizierbar sind. Möbel mit Stoff- oder Holzoberflächen können Sie nicht wischdesinfizieren. An Arbeitsplätzen, an denen Sie im weiteren Verlauf **aseptische Tätigkeiten** durchführen, z.B. Infusionen aufziehen, Arzneimittel stellen oder Verbände wechseln, wird jedes Mal vor Beginn der Tätigkeit eine Flächendesinfektion durchgeführt.

Haben die Flächendesinfektionsmittel unterschiedliche Einwirkzeiten?

Ja. Dies muss unbedingt beachtet werden und kann *je nach Hersteller* unterschiedlich sein. Aus diesem Grund sollte vor der ersten Benutzung des Flächendesinfektionsmittels in der *Produktinformation* nachgelesen werden, welche Einwirkzeit festgeschrieben ist.

Wie wendet man die Flächenschnelldesinfektion richtig an?

- **Uhrzeit und Datum des Anbruchs** beachten, eventuell neue Desinfektionslösung mischen
- **Schutzhandschuhe** für Flächendesinfektionsmittel anziehen
- **Einmaltuch** aus dem Behälter **herausziehen** bzw. in die Desinfektionslösung **eintauchen**
- Fläche **vollständig benetzen** und mit leichtem Druck desinfizieren
- Die Fläche **nicht trocken nachwischen**
- **Material-/Oberflächenverträglichkeit beachten**
- **Keine weiteren Seifen** oder Putzsäuren ins Desinfektionsmittel zugeben

Merke

Die Desinfektionstücher werden nach **einmaligem Gebrauch** verworfen. Das Wiedereintauchen des Tuchs in die Desinfektionslösung kann zu einer Keimverbreitung und -verschleppung führen.

Wie viele Liter Desinfektionsmittel muss man aus einem Konzentrator entnehmen, damit die richtige Konzentration gewährleistet wird?

Hier sollten Sie **je nach Hersteller die Mindestentnahmemenge** kennen, da sonst die Konzentration und das Mischverhältnis unzureichend sind. Eine nicht ausreichend konzentrierte Desinfektionsmittellösung führt dazu, dass das Desinfektionsmittel nicht ausreichend wirken kann.

Info

Nicht nur eine zu niedrig konzentrierte Desinfektionslösung ist gefährlich, sondern auch eine zu hohe Konzentration, denn diese führt zu Materialschäden.

Was ist bei einer Endflächendesinfektion zu beachten?

Hier bereiten Sie im **ersten Schritt die Endreinigung** für die geschulte Reinigungskraft vor. Sie **entnehmen alle medizinischen Geräte** (Thermometer, Blutdruckmanschette, Infusomat usw.) aus dem Zimmer und desinfizieren diese mit einer geeigneten Lösung. Alle **nicht desinfizierbaren Materialien** (Verbandmaterial/Mundpflegeprodukte usw.) werden **im Zimmer verworfen.** Im Krankenhaus wird das Bett abgedeckt und als infektiös gekennzeichnet im Flur oder vor der **Bettenaufbereitung** abgestellt. Die **Reinigungskraft beginnt die Desinfektion im leeren Zimmer.** Dort reinigt sie alle Möbel, Schränke, Schubladen und die Wände bis zu einer Höhe von zwei Metern. Erst nach der Trocknung des Flächendesinfektionsmittels kann das Zimmer neu aufgerüstet, ausgestattet und neu belegt werden.

3.2 Rechtliche Grundlagen

3.2.1 Strafrecht

Was regelt das Strafrecht?

Im Strafrecht werden die **Voraussetzungen für eine Strafbarkeit** festgelegt. Des Weiteren bestimmt es die **Merkmale einzelner Straftaten** und deren **Strafen.** Das heißt, dass hier geklärt wird, ob sich jemand strafbar gemacht hat oder nicht. Es regelt die **rechtlichen Beziehungen** zwischen dem Staat und dem Bürger. Neben dem *Strafgesetzbuch* gibt es weitere Gesetze, z. B. das Infektionsschutzgesetz, das Arzneimittelgesetz oder das Betäubungsmittelgesetz, die wichtige Vorschriften für das Gesundheitswesen enthalten.

Worin liegt der Unterschied zwischen Vorsatz und Fahrlässigkeit?

Beim Vorsatz wurde die **Tat bewusst begangen.** Es werden *drei Formen* unterschieden:

- Dem Täter kommt es genau auf die Erreichung der Tat an.
- Die Tat wird als sichere Folge gesehen, es kommt dem Täter aber nicht direkt darauf an.
- Die Tat wird für möglich gehalten und in Kauf genommen.

Info

Wenn es im Gesetz nicht anders steht, werden alle drei Formen des Vorsatzes gleich behandelt, d. h., für das Strafmaß ist es egal, welche Form des Vorsatzes vorliegt.

Um Fahrlässigkeit handelt es sich, wenn es durch (hohe) **Unachtsamkeit bei Außerachtlassen der gebotenen Sorgfaltspflicht** zur Tatverwirklichung kommt. Das Entscheidende dabei ist, dass dem Täter das Eintreten des Unglücks **nicht bewusst** ist und er dies nicht erreichen möchte.

Ist Fahrlässigkeit strafbar?

Grundsätzlich soll die fahrlässige Handlung **nicht bestraft** werden. **Ausnahmen** hierfür müssen explizit im Gesetz stehen. Dies ist zum Beispiel bei der fahrlässigen Körperverletzung (§ 229 StGB) oder der fahrlässigen Tötung (§ 222 StGB) der Fall, was gerade im Gesundheitswesen von hoher Bedeutung ist.

Wer muss den Beweis für eine Straftat erbringen?

Im Strafrecht muss das **Gericht in Zusammenarbeit mit dem Staatsanwalt** den Beweis für einen begangenen Fehler erbringen. Es gilt: Im Zweifel für den Angeklagten.

Gibt es Rechtfertigungsgründe für eine Tat?

Es gibt **verschiedene Gründe,** weshalb eine eigentlich strafbare Handlung gerechtfertigt ist. Neben Gründen wie **Notwehr** oder **Notstand** ist für das Gesundheitssystem vor allem die **Einwilligung** als Rechtfertigung zu nennen.

3.2.2 Unterlassene Hilfeleistung

Gibt es verschiedene Arten der unterlassenen Hilfeleistung?
Im Strafrecht unterscheidet man ein **echtes und ein unechtes Unterlassungsdelikt.**

Unechtes Unterlassungsdelikt
- „Unterlassene Hilfeleistung“
- Kann jedem zur Last gelegt werden, der bei Unglücksfällen oder Gefahr keine Hilfe leistet, obwohl ihm dies ohne eigene Gefährdung zuzumuten gewesen wäre
- Strafe: bis zu einem Jahr Haft oder Geldstrafe

Echtes Unterlassungsdelikt
- „Begehen durch Unterlassen“
- Wenn eine Person zur Abwendung des Erfolgs (also des Unglücks) verpflichtet ist
- Diese Erfolgsabwendungspflicht bezeichnet man auch als *Garantenpflicht* (s. u.)
- Hier wird vor Gericht individuell bewertet, ob das Unterlassen einem positiven Tun gleichgesetzt werden kann
- Dies bedeutet, dass in Verbindung mit dem jeweiligen Paragrafen, der den eingetretenen Tatbestand erläutert, verurteilt werden kann, z. B. Unterlassen in Verbindung mit Körperverletzung oder in Verbindung mit Totschlag
- Strafe: dadurch eventuell deutlich höher, da die Strafe über den zweiten Paragrafen des StGB, z. B. die Körperverletzung (§ 223) geregelt wird. Körperverletzung durch Unterlassen kann dann genauso hoch bestraft werden wie eine selbst aktiv verursachte Körperverletzung

Vorsicht
Personal aus dem Gesundheitswesen macht sich nicht „nur“ der unterlassenen Hilfeleistung schuldig, wenn es etwas unterlässt und es daraufhin zum Eintritt eines Tatbestandes (Verletzung, Tod o. Ä.) kommt. Hier handelt es sich um ein echtes Unterlassungsdelikt, da eine Garantenpflicht vorliegt.

Wodurch ergibt sich die Garantenstellung?
Das Gesetz unterscheidet verschiedene Arten der Garantenpflicht. Es gibt die **Überwachungsgaranten,** die selbst eine mögliche Gefahrenquelle schaffen und vor dieser schützen müssen, z. B. nach Verkehrsunfällen oder Baustellen, und es gibt die **Hütergaranten,** die Gefahren von anderen abwenden müssen. Hierunter fallen z. B.:

- Personensorge (Eltern haben Garantenpflicht gegenüber ihren Kindern)
- Garantenstellung als Amtsträger (z. B. die Polizei)
- Garantenstellung durch faktische oder vertragliche Übernahme von Schutz- und Beistandspflicht, hierzu zählen z. B. Ärzte und Pflegefachpersonen, weil sie einen Behandlungsvertrag mit dem zu pflegenden Menschen haben

Merke
Auch Sie als Auszubildende haben bereits eine Garantenpflicht. Auch wenn dies in vielen Fällen „nur“ bedeuten kann, dass Sie Hilfe holen.

3.2.3 Schweigepflicht

Warum gibt es die Schweigepflicht?

Für die Therapie ist es wichtig, dass zwischen dem zu pflegenden Menschen und dem Behandlungsteam eine **Vertrauensbasis** entsteht. Damit der zu pflegende Mensch sich gegenüber dem Team öffnet, muss er wissen, dass **mit seinen Informationen respektvoll umgegangen** wird. Für viele Menschen ist es unangenehm, Dinge über ihren Körper oder ihr Leben preiszugeben. Aus diesem Grund zählt die Schweigepflicht zu *einer der wichtigsten Pflichten im Gesundheitswesen.* Dies zeigt sich auch dadurch, dass sowohl im Straf- als auch im Zivilrecht *Sanktionen für einen Bruch der Schweigepflicht* vorgesehen sind.

Welche Informationen fallen unter die Schweigepflicht?

Neben den offensichtlichen Einzelheiten wie **Krankheitsbild, Diagnose, Therapie und Prognose** fällt unter die Schweigepflicht auch die Information über den **Namen** und die **Tatsache, dass der zu pflegende Mensch überhaupt in Behandlung ist.** Dies gilt neben den **Informationen,** die einem **durch die Person selbst anvertraut** werden, auch für **Informationen, die einem anders bekannt werden,** z. B. aus Erzählungen durch den zu pflegenden Menschen im Nachbarbett. Ein besonders sensibler Bereich ist das Erstellen von **Fotos des zu pflegenden Menschen,** was (ohne Einverständnis) einem Bruch der Schweigepflicht gleichkommt. Dies ist besonders im Bereich der Wund- und Dekubitusdokumentation häufig der Fall.

> **Vorsicht**
> Schon der Bericht über einen Namen und die Tatsache, dass jemand im Krankenhaus ist, fällt unter die Straftat des Schweigepflichtbruchs! Das Erstellen von Fotos ist ohne das Einverständnis verboten, auch wenn sie ausschließlich zur Dokumentation erstellt werden!

Gilt die Schweigepflicht auch für Gesundheitsinformationen, die mir im privaten Umfeld erzählt werden?

Personal des Gesundheitswesens hat nicht grundsätzlich immer und überall eine Schweigepflicht. Wird Ihnen eine Information privat berichtet, fällt dies nicht unter die Schweigepflicht. Die Schweigepflicht gilt **nur für Informationen, die in Zusammenhang mit der Berufstätigkeit** in Erfahrung gebracht werden.

Kann ein Bruch der Schweigepflicht auch anders als durch Erzählen verursacht werden?

Um die Schweigepflicht zu brechen, ist es **irrelevant, wie die Information weitergegeben wird.** Nicht ausschließlich ein Erzählen bedeutet einen Schweigepflichtbruch, auch schriftliche Dokumente oder Bilder, die in Hände anderer gelangen, können einen Schweigepflichtbruch bedeuten.

> **Vorsicht**
> Bereits das offene Liegenlassen einer Akte mit der Gefahr der Einsicht durch Dritte ist ein Schweigepflichtbruch!

Habe ich auch Schweigepflicht gegenüber Personal anderer Stationen?

Da man die Schweigepflicht gegenüber **allen Personen hat, die nicht an der Behandlung des zu pflegenden Menschen beteiligt sind,** gilt dies auch gegenüber Personal anderer Abteilungen. **Ausnahme** wäre eine **Verlegung** in eine andere Abteilung, da somit eine Übermittlung der Informationen im Sinne einer Übergabe zwingend erforderlich wird.

> **Merke**
> Die Schweigepflicht gilt sofort mit Beginn der Ausbildung!
> Die Schweigepflicht gilt nicht für Personal des Krankenhauses, das nicht an der Behandlung beteiligt ist, z. B. Personal der Pforte oder Reinigungspersonal.

Gilt die Schweigepflicht auch gegenüber direkten Bezugspersonen des zu pflegenden Menschen?

Ja, die Schweigepflicht gilt **gegenüber allen anderen Personen** (außer dem Behandlungsteam), also auch gegenüber den nächsten Bezugspersonen. Eine Information der Bezugspersonen ist nur durch eine Einwilligung des zu pflegenden Menschen gerechtfertigt. Auf gar keinen Fall dürfen die Bezugspersonen vor dem zu pflegenden Menschen über eine Diagnose oder Prognose informiert werden!

Kann die Schweigepflicht aufgehoben werden?

Es gibt verschiedene Gründe, die es möglich machen, die Schweigepflicht aufzuheben:

- **Ausdrückliche Einwilligung:** direkt, durch den zu pflegenden Menschen
- **Mutmaßliche Einwilligung:** gemutmaßt wird nach Erfahrungen des täglichen Lebens, z. B. in einem Notfall die Information der Bezugspersonen über die Aufnahme
- **Konkludente Einwilligung:** die Einwilligung wird implizit gegeben, durch das Stellen einer Frage durch den zu pflegenden Menschen, auf die er offensichtlich eine sofortige Antwort wünscht, während Dritte anwesend sind
- **Gesetzliche Offenbarungspflichten** (s. u.)
- **Rechtfertigender Notstand:** z. B. die Weitergabe einer ansteckenden Erkrankung an den Ehepartner, hier muss der Arzt sehr sorgfältig zwischen dem Interesse des zu pflegenden Menschen und dem Schutz Dritter abwägen. Eine Pflegefachperson darf diese Information nicht weitergeben, auch wenn sie dies für richtig erachtet.

Erlischt die Schweigepflicht nach dem Tod des zu pflegenden Menschen?

Nein, auch nach dem Tod bleibt die Schweigepflicht gegenüber Informationen, die den Verstorbenen betreffen, bestehen.

Gilt die Schweigepflicht auch gegenüber Eltern einer minderjährigen Person?

Prinzipiell ja, die Schweigepflicht ist auch gegenüber Eltern zu wahren, da auch einem Minderjährigen die *Grundrechte,* z. B. die Wahrung der Menschenwürde oder das Recht auf Selbstbestimmung, zustehen. Dennoch haben die Eltern über ihre **Fürsorgepflicht** und ihre **Vertretungsmacht** ein Recht auf Informationen über ihr Kind. Hier muss der Arzt also zwischen dem Selbstbestimmungsrecht des Minderjährigen und dem Recht der Eltern auf Informationen abwägen. Da ggf. eine Einwilligung zu einer Maßnahme eingeholt werden muss, die die Eltern eventuell übernehmen müssen, spielen bei der Abwägung *Alter, Reife und Einsichtsfähigkeit des Minderjährigen* eine Rolle, ebenso die *Schwere des Eingriffs in die Privatsphäre* durch die Informationsweitergabe. Zusätzlich spielt die Schwere der Erkrankung bzw. der bevorstehenden Therapie eine Rolle.

Info

Grundsätzlich sollten die Eltern von Kindern unter 14 Jahren stets informiert werden.

Wie wirkt sich die Schweigepflicht bei betreuten Personen aus?

Grundsätzlich gelten die **gleichen Regeln wie bei Eltern minderjähriger Personen** (s. o.). Zunächst ist zu prüfen, ob sich die *Aufgaben des Betreuers oder Bevollmächtigten* überhaupt auf den Gesundheitsbereich beziehen. Ist dies nicht der Fall, gilt die Schweigepflicht generell ihm gegenüber. Ist der Betreuer oder Bevollmächtigte für Gesundheitsfragen zuständig, sollen die gleichen Abwägungskriterien wie bei den Eltern Minderjähriger genutzt werden, da auch eine betreute Person ein Recht auf Selbstbestimmung hat.

Wird die Schweigepflicht bei Gerichtsverfahren grundsätzlich gebrochen?

Nicht unbedingt, da sowohl Ärzte als auch sonstiges Personal des Gesundheitswesens ein sogenanntes *Zeugnisverweigerungsrecht* haben. Dies bedeutet, dass man eine Aussage vor Gericht verweigern kann, wenn dies bedeuten würde, dass man die Schweigepflicht brechen muss. Eine Ausnahme bilden hier die *gesetzlichen Offenbarungspflichten* (s. u.).

Was versteht man unter gesetzlichen Offenbarungspflichten?

Es gibt **Gesetze, die zur Offenlegung** von bestimmten Krankheitsdaten oder anderer sensibler Daten **verpflichten.** Hierzu zählen:

- Infektionsschutzgesetz
- Personenstandsgesetz
- Sozialgesetzbuch zum Thema Berufskrankheiten und gesetzliche Krankenversicherung
- Röntgenverordnung
- Strahlenschutzverordnung
- Betäubungsmittelverschreibungsverordnung
- Strafgesetzbuch zum Thema Anzeige bei Vorbereitung bestimmter sehr schwerer Verbrechen

Welche Konsequenzen hat der Bruch der Schweigepflicht?

Strafrecht: Ein Schweigepflichtbruch kann mit einer **Geldstrafe** oder einer **Freiheitsstrafe** von bis zu einem Jahr sanktioniert werden.

Zivilrecht: Daneben ist auch im Zivilrecht mit dem § 823 des BGB die Schweigepflicht verankert, wodurch ein zu pflegender Mensch die betreffende Person auf **Schadensersatz** oder in schweren Fällen sogar auf **Schmerzensgeld** verklagen kann.

3.2.4 Anordnung/Delegation

Was ist die Anordnungsverantwortung?

Die Anordnungsverantwortung bezeichnet die **Verantwortung für die richtige Anordnung,** nicht aber für die Durchführung.

Die Anordnung von diagnostischen und therapeutischen Maßnahmen obliegt dem Arzt. Dies beinhaltet auch die Verantwortung für die Auswahl des richtigen Adressaten, der die Maßnahme durchführen soll. Somit muss der Arzt sich zunächst davon überzeugen, dass die Pflegefachperson die formelle und materielle Qualifikation erfüllt.

Merke
Die Pflegefachperson trägt die Anordnungsverantwortung für die Auswahl des richtigen Adressaten, wenn sie eine ihr angeordnete Maßnahme weiter delegiert.

Was bedeutet Durchführungsverantwortung?

Die Durchführungsverantwortung meint die **Verantwortung dafür, ob eine Diagnose- oder Therapiemaßnahme sach- und fachgerecht durchgeführt wird.** Hier wird nicht die Frage nach der Richtigkeit der Anordnung gestellt (s. o.), sondern nach der *Richtigkeit der Durchführung.* Diese Art der Verantwortung tragen häufig Pflegefachpersonen, die eine vom Arzt angeordnete Therapie durchführen.

Vorsicht
Hat ein Mediziner die richtige Maßnahme angeordnet und sie der richtigen Pflegefachperson übertragen, haftet diese (zivil- und strafrechtlich) alleine, wenn sie bei der Durchführung einen Fehler macht.

Was ist ein Übernahmeverschulden?

Übernimmt eine Pflegefachperson die Durchführung einer Aufgabe, hat sie wie oben beschrieben die Durchführungsverantwortung. Ist sie selbst **der Aufgabe nicht gewachsen,** macht sie sich durch die Übernahme dieser Aufgabe schuldig.

Vorsicht
Die Pflegefachperson ist auch haftbar, wenn sie die Anordnung einer fehlerhaften Maßnahme durchführt, obwohl sie dies von ihrem Erkenntnisstand her hätte wissen müssen!

Was besagt das Remonstrationsrecht/die Remonstrationspflicht?

Um eine Maßnahme nicht durchführen zu müssen, zu der man nicht in der Lage ist bzw. die man nicht beherrscht, haben Pflegefachpersonen das Recht und vor allem auch die Pflicht, eine **angeordnete Maßnahme zu verweigern.**

Info
Das Remonstrationsrecht bezieht sich auch auf die momentane Verfassung. So kann eine Maßnahme auch verweigert werden, wenn man sie sich z. B. wegen Überlastung nicht zutraut.
Das Remonstrationsrecht und vor allem die Remonstrationspflicht gelten bereits für Auszubildende!

Vorsicht
Handelt eine Pflegefachperson ohne ärztliche Anordnung, trägt sie die gesamte Verantwortung für die Auswahl und Durchführung ihrer Maßnahme!

Gibt es vorbehaltende Tätigkeiten für Pflegefachpersonen?

Ja. Im Gesetz der Pflegeberufe (Pflegeberufereformgesetz) wird in §4 erstmalig über vorbehaltene Tätigkeiten in der Pflege gesprochen. Diese Tätigkeiten sind Teile des Pflegeprozesses, die damit unter besonderen Schutz gestellt werden. Dazu zählen folgende Tätigkeiten:

- Erhebung und Feststellung des individuellen Pflegebedarfs (§4 Abs. 2 Nr. 1 PflBG)
- Organisation, Gestaltung und Steuerung des Pflegeprozesses (§4 Abs. 2 Nr. 2 PflBG)
- Analyse, Evaluation, Sicherung und Entwicklung der Qualität der Pflege (§4 Abs. 2 Nr. 3 PflBG)

Merke
Diese Aufgaben dürfen damit nicht mehr an andere Berufsgruppen übertragen werden.

Gerechtfertigt werden diese Tätigkeiten durch den Schutz der Gesundheit des zu pflegenden Menschen. Daraus entsteht für die Pflegefachperson eine besondere rechtliche (und ethische) Verantwortung.

Hieraus ergibt sich, dass die Bedarfsermittlung, die Planung und die Evaluation der Pflege komplett in pflegerische Hände gegeben werden. Somit sind der Pflegeprozess und die Pflegeplanung (▶ Kap. 3.3) der Pflege vorbehaltene Tätigkeiten. Werden Aufgaben aus diesem Bereich dennoch delegiert, drohen rechtliche Konsequenzen.

Merke
Die **Durchführung** von einzelnen Pflegemaßnahmen kann an entsprechend qualifiziertes und geschultes Personal anderer Berufsgruppen oder Auszubildende delegiert werden. Dabei übernimmt die delegierende Pflegefachperson die Anordnungsverantwortung und die ausführende Person die Durchführungsverantwortung (s. o.).

Sind telefonische Anordnungen gestattet?

Telefonische Anordnungen sind wegen der Gefahr der Hör- und Übermittlungsproblematik **höchst bedenklich.** Sie sind aber in der Praxis **nicht immer zu vermeiden.** In der Regel sollte es zu einer *Einzelfallbeurteilung* kommen.

Für *Übermittlungsfehler* haftet grundsätzlich der Arzt, da er sich für die telefonische Anordnung entschieden hat. Um sicherzugehen, dass die Anordnung richtig verstanden wurde, sollte die Pflegefachperson die *Anordnung ein weiteres Mal wiederholen.* Grundsätzlich gilt hier natürlich auch das gleiche Remonstrationsrecht (s. o.) wie bei jeder anderen Anordnung.

Merke
Zur Beweissicherung sollten telefonische Anordnungen von der Pflegefachperson dokumentiert und bei nächster Gelegenheit vom Arzt abgezeichnet werden.

Wann ist eine Bedarfsmedikation rechtmäßig?
Damit Pflegefachpersonen keinen Entscheidungsspielraum über eine Therapie haben, ist eine Bedarfsmedikation nur zulässig, wenn folgende Parameter genau festgelegt werden:

- **Art und Dosis** des Medikaments
- **Konzentration**
- **Zeitpunkt,** z. B. bestimmte Vitalparameter oder Symptome des Betroffenen
- **Art der Applikation**
- **Höchstdosis/Wiederholungen**

Vorsicht
Pflegefachpersonen machen sich des **Übernahmeverschuldens** (s. o.) schuldig, wenn sie eine unzureichend angeordnete Bedarfsmedikation verabreichen!

3.2.5 Ausführung ärztlicher Tätigkeiten

Darf ein Arzt medizinische Aufgaben an die Pflege delegieren?
Ob und welche Aufgaben der Mediziner an Pflegefachpersonen delegieren darf, hängt davon ab, ob für die Durchführung der Tätigkeit medizinisches Fachwissen benötigt wird, wie gefährlich die durchzuführende Tätigkeit ist und welche subjektiven Fähigkeiten die jeweils angewiesene Person mitbringt. Der **Arzt muss also entscheiden,** ob bei der Übertragung der Aufgabe eine Gefährdung für den zu pflegenden Menschen entsteht. Ist dies nicht der Fall, ist die Übertragung bestimmter Tätigkeit i. d. R. rechtmäßig. Hier wird jedoch immer der *Einzelfall* geprüft und es kann keine pauschale Antwort gegeben werden.

Gibt es Aufgaben, die nie vom Arzt delegiert werden dürfen?
Ja, es gibt Aufgaben, die in den Kernbereich des ärztlichen Handelns fallen und somit nie an eine andere Profession übertragen werden dürfen. Hierzu zählen:

- Aufklärungsgespräche
- Ärztliche Untersuchungen und Beratungen
- Invasive Diagnostik, Endoskopie, Sonografie, Punktionen zur Materialentnahme
- Therapieentscheidungen
- Psychotherapie
- Transfusionen (Anlegen und Wechseln von Blutkonserven)
- Verabreichung von besonders gefährlichen Wirkstoffen
- Transplantationen
- Operationen

Gibt es Medikamente, die ausschließlich von Ärzten verabreicht werden dürfen?
Ja, hierzu zählen Medikamente mit einem hohen Grad an Gefährlichkeit, z. B.:

- Röntgenkontrastmittel

- Zytostatika
- Herzmedikamente
- Alle Medikamente, bei denen häufig Zwischenfälle auftreten

Vorsicht
Verabreicht eine Pflegefachperson eines dieser Medikamente, macht sie sich strafbar, auch wenn sie vom Arzt dazu angewiesen wurde (Durchführungsverantwortung)! Ausnahmen gibt es auf Stationen/Bereichen mit erhöhter Arztanwesenheit, wie Intensivstationen, Anästhesieabteilung oder Radiologie.

Darf eine Pflegende eine Blutkonserve anhängen?

Da eine Transfusion ein sehr hohes Nebenwirkungsspektrum aufweist, fällt das Anhängen und Wechseln der Konserven in den Kernbereich der ärztlichen Aufgaben und darf somit nicht an die Pflege delegiert werden. Hierzu zählen auch die Durchführung des *Bedside-Tests* und die *Kreuzblutbestimmung*.

Darf ich i.v.-Injektionen durchführen?

Grundsätzlich gehört das Verabreichen einer Injektion in den **ärztlichen Tätigkeitsbereich.** Dies kann jedoch **unter bestimmten Voraussetzungen delegiert** werden. Hierfür muss der Arzt das *objektive Risiko* abschätzen (Nebenwirkungsspektrum des Medikaments, Häufigkeit der Nebenwirkungen) und die *subjektiven Fähigkeiten* der Person, an die er delegiert. Hier zählt sowohl die formelle (Ausbildung) als auch die materielle (Fähigkeiten, Kenntnisse, Erfahrungen) Qualifikation.

Die angewiesene Person darf die Injektion nur durchführen, wenn sie sich dazu in der Lage fühlt. Dazu zählt, dass sie die Injektionstechnik beherrscht, den Wirkstoff mit seinen Nebenwirkungen kennt, zur Patientenbeobachtung in der Lage ist und Erste-Hilfe-Maßnahmen einleiten kann.

Da ein Auszubildender sowohl die formelle als auch häufig die materielle Qualifikation nicht erfüllt, sollte er nicht routinemäßig Injektionen durchführen. Die Rechtsprechung ist sich jedoch einig, dass Auszubildende unter Aufsicht zu *Ausbildungszwecken* Injektionen durchführen dürfen. Die Verantwortung trägt dann die anleitende Person.

Merke
Sogenannte *Spritzenscheine* entbinden den Arzt nicht davon, sich selbst von den materiellen Fähigkeiten der Pflegefachperson, also von ihren Fähigkeiten, Kenntnissen und Erfahrungen, zu überzeugen. Die Pflegefachperson wird auch nicht von ihrer Durchführungsverantwortung befreit!

Darf ich eine Blutentnahme durchführen?

Da eine Blutentnahme ein geringes Komplikationsrisiko aufweist, **darf diese Tätigkeit ebenfalls delegiert** werden, wenn der Angewiesene die *formelle und materielle Qualifikation* erfüllt.

Auch hier sollten Auszubildende zurückhaltend sein, da sie noch nicht die formelle Qualifikation erreicht haben.

3.2.6 Dokumentation

Auf welchen Dokumenten dokumentieren die Pflegefachpersonen?

Die Pflegefachpersonen nutzen verschiedene Dokumente, um Pflegemaßnahmen und Beobachtungen zu dokumentieren. Folgende Dokumente werden in den Pflegeeinrichtungen genutzt:

Anamnesebogen: Hier werden alle Daten und die Vorgeschichte des zu pflegenden Menschen aufgenommen, um den Pflegebedarf des zu pflegenden Menschen zu erheben.

Pflegeplanung: Hier werden alle geplanten Maßnahmen, die für den zu pflegenden Menschen ausgewählt wurden, aufgelistet. Ergänzt werden diese um die festgestellten Pflegeprobleme sowie die angestrebten Ziele der Pflege.

Pflegebericht/Durchführungsnachweise: Hier werden Beobachtungen, Besonderheiten und Abweichungen von der Pflegeplanung dokumentiert. Der Durchführungsnachweis dient dazu, Maßnahmen, die nach Plan durchgeführt wurden, schnell abzeichnen zu können.

Warum muss in der Pflege ausführlich dokumentiert werden?

Die Dokumentation dient hauptsächlich als **Gewährleistung einer fachgerechten Behandlung,** da sie ersichtlich macht, was getan wurde, noch getan werden soll und wie es dem zu pflegenden Menschen ging bzw. geht. Zusätzlich nützt sie der **Qualitätssicherung** und dient gleichzeitig als **Beweissicherung** über die Richtigkeit der durchgeführten Maßnahmen. Eine lückenhafte oder nachträglich veränderte Dokumentation kann zur *Beweiserleichterung* oder sogar zur *Beweislastumkehr* führen (▶ Kap. 3.2.12). Beweiserleichterungen ergeben sich aus Dokumentationsmängeln, Aufklärungsfehlern sowie groben Behandlungsfehlern, sodass sich nicht nachvollziehen lässt, ob die Behandlung standardmäßig verlaufen ist. Damit erhält der zu pflegende Mensch eine Erleichterung bezüglich der Anforderungen an seine Beweise während des Prozesses.

Vorsicht
Was nicht dokumentiert ist, gilt als nicht durchgeführt!

Muss ich als Auszubildender dokumentieren?

Jeder, der eine Maßnahme anordnet oder an einem zu pflegenden Menschen durchführt, muss diese dokumentieren. Dies gilt für alle Berufsgruppen und Ausbildungsstände.

Wann muss die Dokumentation erfolgen?

Die Dokumentation muss **in unmittelbarem zeitlichem Zusammenhang** mit der Maßnahme stehen und zeitnah erfolgen. Eine nachträgliche Dokumentation ist verboten und kann die Beweiswirkung aufheben.

Wie muss dokumentiert werden?

- In **unmittelbarem zeitlichem Zusammenhang**
- **Lesbar, verständlich**
- **Mit Handzeichen** bzw. persönlichem Passwort bei digitaler Dokumentation (s. u.) zur eindeutigen Identifikation des Dokumentierenden

- Mit einem dokumentenechten Stift
- Keine Freiräume oder Leerzeichen lassen
- Falsche Dokumentationen, z. B. durch Verwechslung der Akte, sichtbar durchstreichen, sodass der Text noch lesbar ist

Was muss in der Pflege dokumentiert werden?

- Pflegediagnose
- Durchgeführte Therapie (medizinische und pflegerische Maßnahmen)
- Durchgeführte Prophylaxen
- (Atypischer) Verlauf

Sind Standardbögen zur Dokumentation erlaubt?

Ja. Um den Aufwand für die Pflegefachpersonen zu minimieren, sind vorgefertigte Bögen in Form eines Durchführungsnachweises, bei denen Standardmaßnahmen nur abgehakt werden müssen, zur Dokumentation gestattet. Der dazugehörige Standard muss schriftlich vorliegen und in dem Bogen muss die Möglichkeit bestehen, Besonderheiten oder Abweichungen zusätzlich mit Signatur dokumentieren zu können.

Vorsicht

Liegen für bestimmte Maßnahmen keine Standards vor, muss die Durchführung der Maßnahme (wie, wann, womit) genau beschrieben werden.

Gibt es Besonderheiten, die bei der elektronischen Dokumentation beachtet werden müssen?

Auch bei einer elektronischen Dokumentation muss der **Urheber des Geschriebenen erkennbar sein.** Daher ist es zwingend geboten, dass die Dokumentation signiert werden kann. Um einer *Manipulation* vorzubeugen, muss passwortgeschützt gearbeitet werden und nach jeder Dokumentation muss der Schreiber darauf achten sich abzumelden.

Merke

Elektronische Dokumentationen müssen eine genaue Signatur enthalten, damit sie einer bestimmten Person zugeordnet werden können.

3.2.7 Aufklärung/Einwilligung

Was sind die Voraussetzungen für die Einwilligungserklärung des zu pflegenden Menschen?

- **Ausdrücklichkeit** der Einwilligung
- **Einwilligungsfähigkeit** des Betroffenen
- **Aufklärung**
- **Keine Willensmängel**

Muss eine Einwilligung immer schriftlich vorliegen?

Nein. Auch eine mündliche Einwilligung ist rechtlich bindend. Eine schriftliche Einwilligung dient jedoch der Beweissicherung und ist daher zu empfehlen.

Info
Eine Einwilligung kann, egal ob sie schriftlich oder mündlich vorliegt, jederzeit formfrei widerrufen werden.

Muss der zu pflegende Mensch in jede Maßnahme, die an ihm vorgenommen wird, einwilligen?

Ein zu pflegender Mensch muss über die Therapie, die vorgenommen werden soll, **aufgeklärt werden** und in diese **einwilligen.** Dies bedeutet, dass er tendenziell mit allen Maßnahmen, die zu der Behandlung gehören, einverstanden ist. Dennoch muss er natürlich über jede Maßnahme vorher informiert werden und **kann auch einzelne Behandlungen ablehnen.** Bei den täglichen Routinemaßnahmen bzw. kleineren Eingriffen, z. B. Blutabnahmen, wird die Einwilligung des zu pflegenden Menschen meist stillschweigend (konkludent) gegeben. Dies bedeutet, dass er durch sein Verhalten in die bevorstehende Maßnahme einwilligt, z. B. den Ärmel hochkrempelt, wenn die Blutabnahme angekündigt wird.

Wann gilt ein zu pflegender Mensch als einwilligungsfähig?

Der zu pflegende Mensch muss durch seine *natürliche Einsichtsfähigkeit,* seine *Urteilskraft* und seine *Reife* fähig sein, die **Art und Tragweite des Eingriffs erkennen und abwägen zu können.** Somit gibt es hierfür auch keine feste Altersgrenze und die Einsichtsfähigkeit muss in jedem Fall individuell beurteilt werden. Je schwerwiegender der Eingriff, desto höher sind die Anforderungen an die Beurteilungsfähigkeit des Betroffenen.

Info
Minderjährige **unter 14 Jahren** sind generell **einwilligungsunfähig.** Bei Jugendlichen zwischen 14 und 18 ist die Einwilligungsfähigkeit individuell zu prüfen.

Worüber muss ein zu pflegender Mensch vor einer Behandlung aufgeklärt werden?

Der zu pflegende Mensch muss über **Anlass, Dringlichkeit, Umfang, Schwere, Risiken** (hierzu zählen z. B. Schmerzen, Nebenwirkungen und Heilungschancen) und **Nutzen** aufgeklärt werden. Je weniger er eine Behandlung braucht, desto mehr muss man ihn aufklären, da eine *Inkaufnahme von Risiken* dann weniger geboten ist. Zusätzlich muss er über *alternative (konservative) Behandlungsmöglichkeiten* und über das *Risiko der Nichtbehandlung* aufgeklärt werden. Besondere Aufklärungspflicht besteht bei *neuen Behandlungsmethoden.*

Merke
Wichtig ist, dass dem zu pflegenden Menschen in der Aufklärung kein medizinisches Fachwissen vermittelt wird, sondern ihm aufgezeigt wird, was der Eingriff für ihn persönlich bedeutet.

Wer darf/muss aufklären?

Es ist grundsätzlich die **Aufgabe des behandelnden Arztes** über Heileingriffe aufzuklären. Er kann die Aufklärung an einen ärztlichen Kollegen delegieren (muss sich dann aber von der Richtigkeit überzeugen), nicht aber an eine Pflegefachperson. Die Pflegefachpersonen sind verpflichtet, den zu pflegenden Menschen über eine (Pflege-)Maßnahme, die durch sie durchgeführt werden soll, aufzuklären oder nach erfolgter ärztlicher Aufklärung über bevorstehende Maßnahmen zu informieren.

Vorsicht
Eine Aufklärung über Heileingriffe durch Pflegefachpersonen ist unrechtmäßig!

Wann können Pflegefachpersonen wegen Körperverletzung haftbar gemacht werden?

Es gibt verschiedene Konstellationen, bei denen sich Pflegefachpersonen wegen Körperverletzung haftbar machen:

- Bei **Fehlern innerhalb ihres Aufgaben- bzw. Verantwortungsbereichs**
- Bei der Durchführung von **Aufgaben, zu denen sie nicht befähigt sind** bzw. die sie nicht übernehmen dürfen
- **Unterbleibende Information des Arztes** bei offensichtlicher Gefahrenlage (s. o., echtes Unterlassungsdelikt)

Wann muss die Aufklärung erfolgen?

- Die Aufklärung muss **ausreichend lang vor dem Eingriff** erfolgen, sodass der zu pflegende Mensch noch genug Bedenkzeit hat, um die Vor- und Nachteile abzuwägen, im Besitz seiner *Erkenntnisfreiheit* ist und sich nicht unter Druck gesetzt fühlt. Hier sind immer die jeweiligen konkreten Umstände zu beachten.
- Bei stationären Behandlungen ist eine Aufklärung **am Tag der Behandlung (außer bei Notfällen) zu spät.**
- Eine **nachträgliche Einwilligung ist nie rechtswirksam.**
- Bei ambulanten Maßnahmen ist eine Aufklärung an dem Tag selbst rechtens, wenn es sich um eine „normale" Maßnahme mit kalkulierbarem Risiko handelt und die Aufklärung so erfolgt, dass der zu pflegende Mensch nicht unter Druck gesetzt wird.

Was sind die Folgen einer fehlenden oder unzureichenden Aufklärung?

Wenn eine Aufklärung nur unzureichend oder gar nicht vorliegt, kann der zu pflegende Mensch nicht in einen Eingriff einwilligen bzw. die **Einwilligung ist unrechtmäßig.** Dadurch wird der vorgenommene Eingriff zur (vorsätzlichen) **Straftat** (i. d. R. Körperverletzung), da die Strafbarkeit nur durch eine wirksame Rechtfertigung (i. d. R. ist dies die Einwilligung) entfällt.

Vorsicht
Eine Einwilligung wird aufgehoben, wenn die Tätigkeit durch unzureichend qualifiziertes Personal durchgeführt wird!

Gibt es weitere Rechtfertigungsgründe, einen Eingriff ohne eine Einwilligung durchzuführen?

In **Notfallsituationen,** in denen der zu pflegende Mensch nicht in der Lage ist einzuwilligen und es nicht möglich ist, mit der Maßnahme zu warten, bis dies wieder der Fall ist, ist eine medizinische Maßnahme ohne Einwilligung erlaubt, da prinzipiell davon auszugehen ist, dass eine Person behandelt werden möchte, wenn dies ihr

Leben schützt. Hier wird der mutmaßliche Wille des zu pflegenden Menschen als Grundlage genommen. Man spricht hier auch von einer *mutmaßlich rechtfertigenden Einwilligung.*

3.2.8 Sterbehilfe

Gibt es Hilfe zum Sterben?

Ja, man kann einem zu pflegenden Menschen, auch wenn der Sterbeprozess bereits begonnen hat, mit weiteren Maßnahmen helfen. Hiermit sind Maßnahmen gemeint, die dem zu pflegenden Menschen den **Sterbevorgang erleichtern,** z. B. Maßnahmen zur Linderung von Schmerzen. Diese Maßnahmen haben jedoch *keine lebensverkürzende Wirkung.* Hier drohen *keine strafrechtlichen Konsequenzen* bzw. es ist sogar die Pflicht der Mediziner und Pflegefachpersonen, diese Maßnahmen zu ergreifen, da auch ein Sterbender sein Recht auf Würde und körperliche Unversehrtheit hat.

Was sind die Unterschiede der aktiven und passiven Sterbehilfe?

Die Bedeutung, Unterschiede und Strafbarkeiten der aktiven und der passiven Sterbehilfe werden in nachfolgender Tabelle erläutert (▶ Tab. 3.5):

Info

Auch wenn das Abschalten eines lebenserhaltenden Geräts ein aktiver Vorgang ist, kann dies unter die passive Sterbehilfe fallen. Entscheidend ist nicht, ob das Personal eine Handlung aktiv vollzieht, sondern ob mit dem Abschalten eine vom zu pflegenden Menschen nicht gewollte Behandlung abgebrochen wird und seinem krankheitsbedingten Sterbeprozess sein Lauf gelassen wird.

Ist eine schmerzlindernde Therapie, die eventuell den Tod beschleunigt, strafbar?

Jeder Mensch hat das Recht auf ein **schmerzfreies, würdiges Sterben.** Wenn dies bedeutet, dass starke Medikamente verabreicht werden müssen, kann eine Lebensverkürzung in Kauf genommen werden, wenn dies im Verhältnis zu den Schmerzen steht. Hierzu zählt z. B. eine palliative Sedierung, wenn das Leid eines Menschen nicht anders in den Griff zu bekommen ist. Man spricht hier auch von indirekter Sterbehilfe. Diese ist nicht strafbar.

Müssen Pflegefachpersonen Anweisungen im Rahmen einer Sterbehilfe oder Hilfe zum Sterben durchführen?

- Die Entscheidung, ob ein zu pflegender Mensch weiter behandelt oder im Tod begleitet wird, obliegt (auf Grundlage des Willens des zu pflegenden Menschen) dem Arzt. Die **Entscheidung des Arztes ist für die Pflegefachpersonen bindend.**
- Wird eine Therapie eingestellt oder gar nicht erst begonnen, muss der zu pflegende Mensch dennoch **weiterhin pflegerisch versorgt** werden (Dekubitusprophylaxe, Mundpflege usw.), denn auch ein Sterbender hat *ein Recht auf Würde und körperliche Unversehrtheit.*
- Liegt erkennbar die Anordnung zur aktiven oder zu einer nicht straffreien passiven Sterbehilfe vor, müssen die Pflegefachpersonen die Anordnung verweigern *(Durchführungsverantwortung/Remonstrationspflicht, s. o.).*

Tab. 3.5 Sterbehilfe

Sterbehilfe	Bedeutung	Strafe
Aktiv	• Gezielte, aktive Tötung des zu pflegenden Menschen • Ziel: ihn aus seinem unerträglichen, todgeweihten Zustand zu befreien	• Strafbar • Tatbestand: Mord, Totschlag, Tötung auf Verlangen • Motiv (Mitleid oder gar Wunsch des zu pflegenden Menschen) ändert daran nichts • Der Versuch ist strafbar
Passiv	• Alle Maßnahmen, bei denen durch ein Unterlassen der Tod des zu pflegenden Menschen eintritt • Beispielsweise werden eine notwendige Beatmung, eine Bluttransfusion oder Ernährung nicht durchgeführt	• Nicht strafbar, wenn ausdrücklich oder mutmaßlich vom zu pflegenden Menschen eingewilligt wurde und dieser sich in unmittelbarer Todesnähe befindet • Durch das Recht auf Selbstbestimmung (und damit auch die Selbstbestimmung zum Tod) erklärt

Gibt es in Deutschland sogenannte Sterbehilfevereine?

Nein, aktuell gibt es solche Vereine, wie es sie in einigen anderen europäischen Ländern gibt, nicht. Aber im Februar 2020 wurde vom Verfassungsgericht das bis dahin geltende *„Verbot der geschäftsmäßigen Förderung der Selbsttötung"* als verfassungswidrig eingestuft. Somit wurde der § 217 des StGB als nichtig erklärt. Dies wurde begründet mit dem Recht auf Selbstbestimmung, dem Recht auf einen selbstbestimmten Tod und damit dem Recht auf die Freiheit, sich das Leben zu nehmen.

Dies bedeutet nicht, dass der Staat nicht das Recht hat, diese Suizidhilfe zu regulieren. Er muss „lediglich" sicherstellen, dass dem Einzelnen ausreichend Raum zur Entfaltung und Umsetzung der selbstbestimmten Beendigung seines Lebens gegeben wird.

Dies bedeutet, dass nun nach der Entscheidung des Verfassungsgerichts weitere Regelungen durch den Bundestag bezüglich der Rahmenbedingungen geschaffen werden müssen. Diese können z. B. bestimmte Zeitfenster zwischen der Entscheidung und der Durchführung der Selbsttötung vorgeben oder die Pflicht einer psychiatrischen Beratung fordern. Des Weiteren wird vermutlich geregelt, wer wo die geschäftsmäßige Förderung der Selbsttötung durchführen kann/darf. Denn dies kann nicht von jedem (Arzt) verlangt und in jeder medizinischen Einrichtung legalisiert werden. Somit ist es möglich, dass hierfür spezielle Vereine gegründet werden.

Merke

Die Streichung des § 217 StGB bedeutet nicht, dass die aktive Sterbehilfe legalisiert wird. Es ist lediglich möglich, einer Person, die ihr Leben beenden möchte, die entsprechenden Mittel hierfür zur Verfügung zu stellen. Dies bedeutet z. B., der Person ein Medikament, das den Tod herbeiführt, zur Verfügung zu stellen. Die Einnahme des Medikaments muss durch den Betroffenen selbst erfolgen.

Dies ist ein Kritikpunkt der Befürworter der (aktiven) Sterbehilfe, da nicht alle Personen in der Lage sind, dies zu tun, z. B. durch einen hohen Querschnitt. Diese Personen können Tabletten/Medikamente nicht selbst einnehmen und damit diese Hilfe weiterhin nicht in Anspruch nehmen.

Mittlerweise gab es eine 1. Lesung zu dem Gesetz und es wurde entschieden, dass das BTM-Gesetz verändert werden muss, um überhaupt die Herausgabe entsprechender Medikamente zu ermöglichen.

Ist Beihilfe zum Suizid strafbar?

Da die Haupttat, also der Suizid, nicht strafbar ist, kann auch die **Beihilfe hierzu nicht strafbar** sein. Der Tatbestand der *unterlassenen Hilfeleistung* ist jedoch erfüllt, wenn man bei einem Suizid anwesend ist und nach der Tat keine helfenden Maßnahmen ergreift.

3.2.9 Schwangerschaftsabbruch

Ist ein Schwangerschaftsabbruch strafbar?

Im Grundsatz ist der Schwangerschaftsabbruch sowohl für den Durchführenden und seinen Gehilfen als auch für die Schwangere selbst **strafbar.** Dies ist im StGB (§ 218) geregelt. Es gibt jedoch **Ausnahmen,** die ebenfalls im StGB (§ 218a) geregelt sind. Hier werden drei Formen unterschieden:

- **Beratungslösung:** Hier muss die Schwangere nachweisen, dass sie in einer anerkannten Beratungsstelle war, sich drei Tage Bedenkzeit genommen hat und dann den Eingriff weiterhin möchte.
- **Medizinische Indikation:** Des Weiteren kann das Vorliegen einer medizinischen Indikation zum Abbruch und damit zur Straffreiheit führen. Dies muss durch einen Arzt bestätigt werden.
- **Kriminologische Indikationen:** Kommt es durch sexuellen Missbrauch zur Schwangerschaft, bleibt der Abbruch straffrei, wenn die Empfängnis nicht länger als 12 Wochen her ist.

Kann ich die Assistenz bei einem Schwangerschaftsabbruch verweigern?

Durch § 12 des Schwangeren- und Familienhilfeänderungsgesetzes wurde festgelegt, dass niemand zur Hilfe eines Schwangerschaftsabbruchs (außer in Notfällen) verpflichtet werden kann. Somit gibt es hier ein **Arbeitsverweigerungsrecht** für das Klinikpersonal.

Wer darf den Schwangerschaftsabbruch vornehmen?

Ein Schwangerschaftsabbruch darf nur in einer **speziell dafür geeigneten Klinik** durchgeführt werden. Der **durchführende Arzt** muss die Schwangerschaftswoche feststellen, die Schwangere anhören und aufklären und er darf nicht derjenige sein, der die vorherige Beratung der Schwangeren durchgeführt hat.

Info

Paragraph § 219a, in dem die Werbung für Schwangerschaftsabbrüche verboten wird, wurde mittlerweile (im Juni 2022) gestrichen, damit es Ärzten möglich ist, darüber zu informieren, dass sie Schwangerschaftsabbrüche in ihrer Praxis vornehmen.

3.2.10 Freiheitsberaubung

Wann spricht man von Freiheitsberaubung?

Eine Freiheitsberaubung begeht, wer **einen Menschen einsperrt oder auf andere Weise der Freiheit beraubt.** Dabei reicht jedes Mittel aus, das auf irgendeine Art und Weise geeignet ist, einem anderen die Fortbewegungsfreiheit zu nehmen.

Vorsicht
Bereits das Entfernen eines Hilfsmittels (Rollstuhl o. Ä.), das zur Fortbewegung benötigt wird, gilt als Freiheitsberaubung.

Welche Maßnahmen fallen unter Freiheitsberaubung?

- **Einsperren** (Festsetzen in einem Raum)
- **Fixierung** an Möbeln
- **Bettgitter** (auch geteilte)
- **Verschlossene Türen** oder **Trickschlösser**
- **Betäubung/Sedierung**
- **Wegnahme von Mobilisationshilfen** (Rollstuhl, Gehstock usw.)
- **Festhalten** (gewaltsam oder durch Drohung)

Vorsicht
Auch das Anbringen eines Tisches an einen Stuhl, z. B. eines Vorsatztisches an einen Rollstuhl, ist eine Freiheitsberaubung.

Was ist unter Fixierung zu verstehen?

Die Fixierung ist die **gravierendste Form der Freiheitsberaubung.** Dabei wird der zu pflegende Mensch regelrecht gefesselt. Doch nicht nur das Anbinden mit speziellen Gurten ist damit gemeint, sondern auch **jegliches andere Festbinden,** z. B. mit Kleidung oder Bettlaken. Hierbei spielt es keine Rolle, ob der Betroffene an Bett, Stuhl oder Rollstuhl gebunden wird.

Wann darf ein zu pflegender Mensch fixiert werden?

Eine Fixierung ist zulässig, wenn dafür ein **Rechtfertigungsgrund** vorliegt. Das kann neben einer Einwilligung des zu pflegenden Menschen eine akute Selbst- oder Fremdgefährdung sein, dann greifen folgende Paragraphen:

- **Notwehr oder Nothilfe** (§ 32 StGB) → Eine Pflegefachperson kann den Angriff von sich oder einem anderen durch eine Fixierung abwehren.
- **Rechtfertigender Notstand** (§ 34 StGB) → Die Freiheit des zu pflegenden Menschen wird eingeschränkt, aber um ihn vor sich selbst (oder auch vor anderen) zu schützen.

In jedem Fall darf die Fixierung/Freiheitsberaubung nur als letztes Mittel angewendet werden, also nur dann, wenn keine anderen/milderen Maßnahmen möglich sind. Das Anbringen einer kompletten Fixierung ist verboten, wenn z. B. Bettgitter ausreichen, um den zu pflegenden Menschen zu schützen.

Schließlich kann sich die Rechtfertigung aus einem Gesetz ergeben. Am häufigsten ist die gerichtliche Genehmigung von freiheitsentziehenden Maßnahmen nach § 1906 BGB oder aufgrund der Unterbringungsgesetze der Bundesländer.

Gibt es in Sonderfällen die Pflicht zur Freiheitsberaubung?

Eine Pflicht zur Freiheitsberaubung kann bestehen, **wenn der zu pflegende Mensch vor sich selbst oder andere vor ihm zu schützen sind.** Dann greift der rechtfertigende Notstand (s. o.). Außerdem kann es sein, dass der zu pflegende Mensch selbst eine Freiheitsberaubung verlangt, z. B. wenn er zur Nacht wünscht, dass Bettgitter angebracht werden. In diesem Fall besteht ebenfalls die Pflicht, dem nachzukommen.

Vorsicht

Wird eine Fixierung, die zum Schutz des zu pflegenden Menschen geboten ist, nicht durchgeführt und der Betroffene erleidet einen Schaden, kann die zuständige Pflegefachperson wegen Unterlassung haftbar gemacht werden.

3

Wie muss eine Fixierung vorgenommen werden, damit sie rechtlich korrekt ist?

Da eine Fixierung mit Gurten ein hohes Verletzungsrisiko birgt, darf die Fixierung **nur nach Anleitung des Herstellers des Fixierungssystems** vorgenommen werden und unterliegt einigen weiteren **Sicherheitsaspekten:**

- **Schriftliche Anordnung** der Fixierung durch den Arzt sowie Überprüfung der Fixierung und deren Notwendigkeit in geeigneten Zeitabständen (formale Absicherung)
- Erlaubt ist **ausschließlich eine 5-Punkt-Fixierung** (Bauchgurt und Fixierung aller Extremitäten) **oder eine 3-Punkt-Fixierung** (Bauchgurt und ein Arm und ein Bein [jeweils gegenüberliegend] fixiert)
- **Durchführung und Kontrolle** der Fixierung muss durch **geschultes Personal** erfolgen
- **Engmaschige Beobachtung** des zu pflegenden Menschen
- **Ausführliche Dokumentation** der Maßnahmen

Vorsicht

Bei Verletzungen durch eine unsachgemäße Fixierung kann die Pflegefachperson wegen Körperverletzung belangt werden!

Braucht man eine Sitzwache bei einer 5-Punkt-Fixierung?

Da das Unterbringungsrecht auf Landesebene geregelt ist, ist dies auch **von Bundesland zu Bundesland unterschiedlich geregelt.**

Info

Die meisten Landesgesetze sehen einen ständigen Sichtkontakt zur fixierten Person vor!

Wie lange darf ein zu pflegender Mensch ohne richterliche Anordnung fixiert werden?

Grundsätzlich gilt bei jedem Freiheitsentzug: Die **richterliche Entscheidung muss spätestens bis zum Ablauf des nächsten Tages nachgeholt** worden sein (Art. 104 GG). Danach wäre ein Zeitraum von maximal 48 Stunden möglich. Allerdings fordert die Rechtsprechung bei massivem Freiheitsentzug, z. B. bei einer Fixierung, eine schnellere Entscheidung durch das Gericht: möglichst innerhalb von 12 bis 24 Stunden.

Info

Bei einer Vollfixierung sollte die ärztliche Anordnung alle 24 Stunden erneuert werden! Eine Pflegefachperson darf bei Gefahr für den zu pflegenden Menschen oder Dritte eine Fixierung vornehmen, muss dann aber umgehend den Arzt informieren und sich die schriftliche Anordnung einholen. Die Genehmigung durch das Betreuungsgericht muss so schnell wie möglich eingeholt werden.

3.2.11 Zivilrecht

Was regelt das Zivilrecht?

Im Zivilrecht werden (im Gegensatz zum Strafrecht) die **Beziehungen der Bürger untereinander** geregelt. Die meisten Vorschriften hierzu sind im **Bürgerlichen Gesetzbuch** *(BGB)* geregelt. Der Bürger muss selbstständig Klage einreichen, damit es zu einem Verfahren kommt. Durch das Zivilrecht kann der **Anspruch auf Schadensersatz oder Schmerzensgeld,** z. B. nach Pflege- oder Behandlungsfehlern, geltend gemacht werden.

3.2.12 Schadensersatz in Gesundheitseinrichtungen

Was bedeutet Schadensersatz?

- Ein **Recht auf Schadensersatz** hat derjenige, dessen Leben, Körper, Gesundheit, Freiheit, Eigentum oder ein sonstiges Recht verletzt wurde.
- Bei Schadensersatzanspruch hat der Geschädigte das Recht, dass man ihm den **entstandenen Schaden ersetzt.** Dies bedeutet, dass man den *Zustand wiederherstellt,* der ohne Schädigung vorliegen würde. Somit wird beim Schadensersatz häufig eine sogenannte *Naturalrestitution* verlangt.
- Ist der **Zustand,** der ohne Schädigung vorliegen würde, **nicht wiederherstellbar,** kann stattdessen eine **Geldforderung** erhoben werden.
- Der Schadensersatz soll einen **Ausgleich des Schadens** bezwecken, er dient nicht als Bestrafung.

Was ist Schmerzensgeld?

Wie beim Schadensersatz bereits erläutert, wird einem eine Geldzahlung zugesprochen, wenn der erlittene Schaden nicht materiell wiederherstellbar ist.

Liegt nun ein besonders **schwerer Schadensfall** vor, kann **zusätzlich Schmerzensgeld** gefordert werden. Hiermit wird neben dem Ersatz des Schadens eine **erweiterte Ausgleichszahlung** geleistet.

Gibt es im Zivilrecht den Begriff der Fahrlässigkeit?

Die Definition der Fahrlässigkeit entspricht der des Strafrechts. Jedoch wird hier ein anderer Maßstab angesetzt. Im Gesundheitswesen bedeutet dies, dass sich der **Sorgfaltsmaßstab am aktuellen medizinischen und pflegerischen Forschungs- und Wissensstand orientiert.**

> **Vorsicht**
> Fahrlässig handelt der, der nicht nach den aktuellen wissenschaftlichen Erkenntnissen arbeitet!

Wer haftet in Einrichtungen des Gesundheitswesens für Fehler?

Bei zugesprochenem Schadensersatz durch das Zivilrecht haftet im Schadensfall **grundsätzlich derjenige, der den Schaden verursacht hat.** Zu unterscheiden sind hierbei die Haftungsformen der *Haftung durch eine Vertragsverletzung* und der *Haftung wegen einer unerlaubten Handlung* (▶ Tab. 3.6).

3

Tab. 3.6 Haftungsrecht

Vertragliche Haftung	Haftung aus unerlaubter Handlung
Haftungsanspruch durch die **Verletzung eines Vertrags** durch eine der Vertragsparteien	Schadensersatz kann gegen jeden, der **widerrechtlich und schuldhaft handelt,** geltend gemacht werden
• Haftungsgrundlage in Einrichtungen des Gesundheitswesens: Behandlungsvertrag zwischen dem zu pflegenden Menschen und der Einrichtung • Dieser verpflichtet alle Mitarbeiter zur fachlich einwandfreien Leistung • Da der Vertrag mit der Einrichtung geschlossen wurde, haftet diese bei Schadensersatzanspruch und nicht die Pflegefachperson oder der Arzt • Personal ist Erfüllungsgehilfe der Einrichtung und diese muss für deren Fehler so haften, als hätte die Einrichtung selbst bzw. der Träger den Fehler begangen	• Eigenes persönliches Verschulden • Ausnahme liegt dann vor, wenn der Arbeitgeber nicht ausreichend qualifiziertes Personal einsetzt • Bei Rechtsfragen im Gesundheitswesen wird i. d. R. auf vertragliche Haftung zurückgegriffen • Auch weil eine mögliche Zahlung von Schmerzensgeld von Privatpersonen häufig nicht geleistet werden kann

Merke
Die Gesundheitseinrichtung kann für nicht ausreichend qualifiziertes Personal haftbar gemacht werden. Selbst wenn dieses keinen Fehler macht!

Was bedeutet Organisationsverschulden?

Sind die **Organisation der Abläufe und die Arbeitsbedingungen nicht ausreichend,** um eine einwandfreie Arbeit zu gewährleisten, macht der Betrieb sich durch das Organisationsverschulden haftbar. Eine Gesundheitseinrichtung muss also dafür Sorge tragen, dass Arbeitsabläufe gut organisiert, Dienstpläne angemessen und technisch einwandfreie Geräte vorhanden sind und Hygienemaßnahmen kontrolliert werden.

Merke
Für ein Verschulden durch Überbelegung der Station, Unterbesetzung des Personals, Überstunden oder Doppelschichten haftet die Gesundheitseinrichtung, da sie sich durch Organisationsverschulden schuldig gemacht hat.

Wer muss beweisen, dass ein Fehler gemacht wurde?

Der Kläger muss den Beweis erbringen, dass ihm Unrecht getan wurde bzw. **beide Parteien** müssen selbst die für sie günstigen Fakten erbringen und beweisen. Dies bedeutet auch, dass neben dem Fehler auch bewiesen werden muss, dass der entstandene Schaden damit wirklich in kausalem Zusammenhang steht (Ausnahme: Beweislastumkehr, s. u.). Da dies für viele zu pflegende Menschen eine sehr große Hürde und schwer zu belegen ist, verzichten viele auf den Rechtsweg, auch wenn sie meinen, dass ein Fehler gemacht wurde.

Was bedeutet Beweislastumkehr?

Die oben genannte Beweisführung kehrt sich unter *bestimmten Voraussetzungen* um. Dies bedeutet, dass nicht mehr der zu pflegende Mensch die Beweise vorbringen muss, dass bei ihm ein Behandlungsfehler gemacht wurde, sondern die **beschuldigte Person muss den Beweis erbringen,** dass von ihr kein Fehler begangen wurde.

Bei folgenden Begebenheiten kommt es zur Beweislastumkehr:

- Vorliegen eines **groben Behandlungsfehlers** – ob ein grober Behandlungsfehler vorliegt, entscheidet das Gericht per Gutachten
- Einsatz von **nicht ausreichend qualifiziertem Personal**
- **Fehler in der Organisation** der Behandlung oder den hierfür zur Verfügung stehenden Geräten und Materialien (Herrschafts- und Organisationsbereich der Einrichtung)

Vorsicht

Unter den sogenannten Herrschaftsbereich fallen auch Stürze der zu pflegenden Menschen. Dies bedeutet, dass bei einem Sturz immer die Beweislast beim Personal liegt, da es sich um einen beherrschbaren Gefahrenbereich handelt.

Kann mich der Träger einer Einrichtung haftbar machen, wenn durch meinen Fehler Schadensersatzleistungen fällig werden?

Wird von einem zu pflegenden Menschen sowohl die Gesundheitseinrichtung als auch die Pflegefachperson verklagt, bilden beide die **Gesamtschuldnerschaft.** Übernimmt der Träger der Einrichtung die Zahlung, kann er einen **Rückforderungs- bzw. Ausgleichsanspruch bei der Pflegefachperson** geltend machen. Die Höhe hängt vom Grad des Verschuldens ab. Dies bedeutet, dass der Träger nicht die volle Summe von der Pflegefachperson verlangen kann, wenn beide verantwortlich für den Eintritt des Schadens sind.

Merke

Der Träger kann einen Anspruch auf Rückzahlung nur geltend machen, wenn auch die Pflegefachperson angezeigt wird. Bei einem reinen Anspruch aus vertraglicher Haftung (s. o.) ist dies nicht möglich.

Kann mir die Berufserlaubnis nach einem Fehler entzogen werden?

Der Paragraf des Berufsverbots (§70 StGB) dient als Sicherungsmaßregel, um vor Pflichtverstößen zu schützen. Dies ist für das Gesundheitswesen relevant, da hierunter auch fahrlässig verursachte Behandlungsfehler fallen, die dann die **Möglichkeit eines Berufsverbots** bieten. Bei einmaligem fahrlässigem Verschulden wird in der Regel jedoch kein Berufsverbot ausgesprochen.

Was macht man, wenn man alleine auf der Station ist und zwei Notfälle gleichzeitig eintreten?

In besonderen Ausnahmefällen kann es passieren, dass eine Pflegefachperson oder ein Arzt zwei gleich wichtige Maßnahmen ergreifen müsste. Kann nur die eine auf Kosten der anderen erfüllt werden, *kann die Person hierfür nicht bestraft werden.* Dies nennt man *rechtfertigende Pflichtenkollision.* Dennoch **müssen weitere Personen zur Hilfe geholt werden,** um möglichst beide Notfälle parallel behandeln zu können.

3.2.13 Patientenverfügung

Worin liegt der Unterschied zwischen einer Patientenverfügung und einer Vorsorgevollmacht?

Eine **Patientenverfügung** dient zur *Darlegung des Willens des zu pflegenden Menschen,* was in bestimmten Situationen getan werden soll. Sie ist für die Mediziner bindend, auch ohne die Entscheidung eines Dritten.

In einer **Vorsorgevollmacht** (s. u.) kann bestimmt werden, wer die *Verantwortung für anstehende Entscheidungen* übernehmen soll, wenn dies der Betroffene nicht mehr selbst erledigen kann.

Was muss/kann in einer Patientenverfügung stehen?

Was in einer Patientenverfügung steht, **entscheidet individuell der Ausfüller,** um hiermit seinem Willen Ausdruck zu verleihen, was in bestimmten Situationen getan oder unterlassen werden soll. Es gibt neben **Namen** und **Geburtsdatum** zur eindeutigen Identifizierung und der **Unterschrift** keine Daten, die zwingend in einer Verfügung enthalten sein müssen.

> **Info**
> Je detaillierter die Verfügung ist, desto leichter fällt es dem behandelnden Mediziner, den Willen des zu pflegenden Menschen zu erkennen und danach zu handeln.

Ist eine Patientenverfügung rechtlich bindend?

Da bei einem Menschen, der nicht in der Lage ist, seinen Willen zu äußern, grundsätzlich nach seinem mutmaßlichen Willen gehandelt werden soll, **müssen sich die behandelnden Personen an die Verfügung halten,** da hiermit dem Selbstbestimmungsrecht des Betroffenen Rechnung getragen wird.

Problematisch sind Patientenverfügungen, die nicht eindeutig bzw. zu unpräzise formuliert sind, da hier der Wille des zu pflegenden Menschen eventuell nicht klar genug ist. Hier sollten weitere Aspekte zur Ergründung des mutmaßlichen Willens hinzugezogen werden.

Muss eine Patientenverfügung regelmäßig erneuert werden?

Nein. Es gibt für eine Patientenverfügung **keine zeitliche Limitierung** und sie kann somit nicht ablaufen. Ein zu pflegender Mensch drückt in einer Verfügung seinen Willen aus und es ist davon auszugehen, dass sich dieser nicht geändert hat, so lange der Betroffene die Verfügung nicht ändert. Um seinen Willen zu bekräftigen, ist es jedoch möglich, die Verfügung immer wieder mit einer aktuellen Unterschrift zu versehen.

Wie wird der Wille des zu pflegenden Menschen ohne Verfügung ermittelt?

Hier dienen **vorherige Aussagen des zu pflegenden Menschen,** die er gegenüber dem Arzt gemacht hat, als Anhaltspunkt. Zusätzlich werden i. d. R. die **Bezugspersonen hierzu befragt.** Bei einer Entscheidung über die weitere Therapie berücksichtigt der Arzt zusätzlich das **Alter,** den **vorherigen Gesundheitszustand,** die **zu erwartenden Schmerzen oder Einschränkungen** und die **Erfolgsaussichten** der Behandlung.

Was passiert, wenn der mutmaßliche Wille des zu pflegenden Menschen nicht zu ergründen ist?

Lässt sich trotz sorgfältiger Prüfung der Wille des zu pflegenden Menschen nicht ermitteln, muss **auf objektive Kriterien,** die den allgemeinen Wertvorstellungen entsprechen, **zurückgegriffen** werden.

> **Merke**
> Im Zweifel für das Leben!
> Ist der Wille eines zu pflegenden Menschen nicht ergründbar, sollte im Zweifel alles zur Lebensrettung unternommen werden.
> Bezugspersonen können niemals eine bindende Willenserklärung für einen zu pflegenden Menschen abgeben!

Kann eine Patientenverfügung auch zurückgezogen werden?

Ja. Natürlich kann ein zu pflegender Mensch seinen in einer Verfügung erklärten Willen **jederzeit ändern** und die **Gültigkeit der Verfügung beenden.** Dies kann *jederzeit formlos, auch mündlich* erfolgen. Auch während eines stationären Aufenthalts kann ein zu pflegender Mensch seine Meinung über eine Behandlung ändern und das behandelnde Team hat sich danach zu richten, auch wenn dies die Änderung, den Abbruch oder die Wiederaufnahme einer Therapie bedeutet.

3.2.14 Betreuungsrecht

Wozu dienen eine Betreuung oder eine Bevollmächtigung?

Da, außer in **Notfallsituationen,** eine Behandlung ohne Einwilligung des zu pflegenden Menschen nicht möglich ist, bedarf es in Situationen, in denen der zu pflegende Mensch nicht einwilligungsfähig ist, einer Vertretung, die **nach dem Willen des zu pflegenden Menschen entscheidet.** Dazu dienen ein Betreuer oder ein Bevollmächtigter. Es ist nicht rechtens, in solchen Situationen Bezugspersonen, die keine Betreuung oder Bevollmächtigung innehaben, entscheiden zu lassen.

> **Merke**
> Eine Behandlung ist auch bei richtiger Durchführung rechtswidrig, wenn sie von einer Bezugsperson eines nicht einwilligungsfähigen zu pflegenden Menschen, der nicht Betreuer oder Bevollmächtigter ist, entschieden wurde.

Kann ein Betreuter noch selbst Entscheidungen treffen? Ist der betreute zu pflegende Mensch entmündigt?

Betreuung ist **nicht mit Entmündigung gleichzusetzen.** Auch ein Betreuter kann *in bestimmten Bereichen,* in denen ihm dies zuzutrauen ist, **weiterhin selbst entscheiden.** Die Geschäfts- und Einsichtsfähigkeit bleibt dem Betroffenen erhalten. Eine **vollständige Entmündigung** ist seit Einführung des Betreuungsrechts (1992) **nicht mehr möglich.** Den Betreuten soll so weit wie möglich ihre Freiheit zur Entfaltung der Persönlichkeit und ihr Recht auf Selbstbestimmung erhalten bleiben und nur in unbedingt nötigen Fällen eine Entscheidung (unter Kontrolle des Betreuungsgerichts) für sie übernommen werden. Der Betreuer hat ausschließlich ein *Vertretungsrecht* für den Betreuten und muss zu dessen Wohl entscheiden. Eine Betreuung ist als letztes Mittel anzusehen und wird nur eingesetzt, wenn es keine andere Möglichkeit gibt, den Betroffenen zu unterstützen, z. B. durch Bezugspersonen oder soziale Dienste. Liegt eine Vorsorgevollmacht (s. u., ▶ Kap. 3.2.13) vor, wird keine Betreuung benötigt.

Was sind die Voraussetzungen für eine Betreuung?

Damit eine Betreuung überhaupt als nötig erachtet werden kann, muss bei dem Betroffenen eine **Hilfsbedürftigkeit, die nicht anders behoben werden kann,** vorliegen. Diese Hilfsbedürftigkeit kann durch folgende **Einschränkungen** entstehen:

- Psychische Krankheit
- Geistige Behinderung
- Seelische Behinderung
- Körperliche Behinderung

Zu diesen Einschränkungen muss **zusätzlich ein Fürsorgebedürfnis** vorliegen. Dies bedeutet, dass der Betroffene nicht in der Lage ist, seine Angelegenheiten selbst zu regeln.

Was sind die Aufgaben/Pflichten eines Betreuers?

Ein Betreuer hat gegenüber dem Betreuten in bestimmten Lebensbereichen ein Vertretungsrecht. Dabei hat der Betreuer folgende Pflichten:

- Handeln zum **Wohle des Betroffenen**
- **Persönliche Betreuung,** keine reine verwaltungsmäßige Zweckmäßigkeit
- Handeln **nach dem Willen des Betroffenen,** wenn dies nicht seinem Wohl zuwiderläuft
- **Haftung,** wenn die Betreuungspflicht verletzt wird
- **Mitteilung an das Betreuungsgericht,** wenn keine Betreuungsbedürftigkeit mehr vorliegt

Kann sich eine Betreuung auf verschiedene Bereiche beziehen?

In den meisten Fällen bezieht sich eine Betreuung ausschließlich auf **bestimmte wenige Lebensbereiche,** in denen der Betreuer dann ein Vertretungsrecht hat. Eine Betreuung über den gesamten Rechtskreis des Betroffenen ist ausgesprochen selten. In welchen Lebensbereichen eine Betreuung als nötig anzusehen ist, wird *per Sachverständigengutachten ermittelt* und *individuell vom Gericht entschieden.* Das Gericht kann die Aufgabenbereiche eines Betreuers frei festlegen, es haben sich aber folgende **typische Bereiche** in den letzten Jahren herauskristallisiert:

- Gesundheitsvorsorge
- Aufenthaltsbestimmungsrecht
- Vermögensangelegenheiten
- Wohnungsangelegenheiten
- Alle Angelegenheiten des täglichen Lebens

Wer wird zum Betreuer ernannt?

Das **Betreuungsgericht entscheidet,** wer zum Betreuer ernannt wird. Dabei liegt eine eindeutige Präferenz vor:

1. Wunsch des zu Betreuenden
2. Angehörige/Bezugsperson des zu Betreuenden
3. Personen aus Betreuungsvereinen
4. Bedienstete der Betreuungsbehörde

5. Es ist möglich, mehrere Betreuer zu benennen und ihnen bestimmte Aufgabenbereiche zuzuordnen. So werden beispielsweise häufig neben Bezugspersonen Anwälte für die Vermögensgeschäfte eingesetzt

Vorsicht
Personal oder deren Angehörige aus Einrichtungen, in denen der zu Betreuende wohnt, dürfen nicht zum Betreuer bestellt werden.

Kann ein Betreuer in jede Untersuchung/Maßnahme einwilligen oder sie auch ablehnen?

Zum Schutz des Betreuten gibt es **bestimmte Entscheidungen, die zusätzlich vom Betreuungsgericht genehmigt werden müssen.**

Hierzu zählen:

- Durchführung von gefährlichen Heileingriffen. Bei Therapien, die ein besonders hohes Gesundheitsrisiko bis hin zum möglichen Tod aufweisen, bedarf die Einwilligung des Betreuers zusätzlich einer Genehmigung durch das Betreuungsgericht, es sei denn, mit dem Aufschub ist eine noch höhere Gefahr für das Leben verbunden
- Ablehnung von ärztlichen Maßnahmen. Ebenso muss eine Genehmigung des Betreuungsgerichts eingeholt werden, wenn ein Betreuer eine medizinisch angezeigte Maßnahme, bei deren Unterlassung Gefahr für den Betreuten besteht, ablehnt oder widerruft
- Sterilisation
- Betreuungsrechtliche Unterbringung
- Postkontrolle
- Wohnungsauflösung
- Geld- und Wertpapiergeschäfte
- Grundstücksgeschäfte

Kann eine Betreuung auch beendet werden oder gilt sie für immer?

Eine Betreuung darf immer **nur so lange wie nötig** gelten. Ist der Betreute wieder selbst in der Lage, Entscheidungen zu treffen, muss die Betreuung beendet werden. Eine Betreuung wird **nach spätestens sieben Jahren vom Betreuungsgericht überprüft.** Gerade bei Betreuungen, die sich ausschließlich auf Entscheidungen im Gesundheitsbereich beziehen, kommt eine zügige Beendigung des Betreuungsverhältnisses häufig vor, da die Betreuung nach der Akutphase einer Erkrankung oft unnötig wird.

Info
Eine Betreuung endet, wenn sie durch das Betreuungsgericht aufgehoben wurde.

Wie entsteht eine Vorsorgevollmacht und in welchen Bereichen kann sie eingesetzt werden?

Eine Vollmacht **kann theoretisch mündlich erteilt werden,** dies ist aus Beweisgründen jedoch ungünstig. Es gibt vier Bereiche, in denen die Vorsorgevollmacht schriftlich vorliegen muss und die genauen Maßnahmen, die (nicht) durchgeführt werden sollen, ausdrücklich benannt sein müssen, dazu zählen:

- Unterbringung
- Unterbringungsähnliche Maßnahmen
- Einwilligung in gefährliche Heileingriffe
- Nichteinwilligung oder Widerruf notwendiger medizinischer Maßnahmen

Info
Ein zu pflegender Mensch kann seinen in der Vorsorgevollmacht erklärten Willen jederzeit ändern und die Gültigkeit der Verfügung beenden. Dies kann jederzeit formlos, auch mündlich, erfolgen.

Was ist der Unterschied zwischen einem Betreuer und einem Vorsorgebevollmächtigten?
Im Unterschied zum Betreuer **unterliegt der Bevollmächtigte nicht den Genehmigungserfordernissen des Betreuungsgerichts.** Dies erleichtert einerseits dem Bevollmächtigten die Arbeit, bedeutet aber andererseits, dass er weniger kontrolliert tätig werden kann.

3.2.15 Unterbringungsrecht

Was bedeutet Unterbringung?
Hiermit ist das **Unterbringen von Personen** (gegen deren Willen) **in einer abgeschlossenen Abteilung** gemeint.

Was sind die Voraussetzungen für eine Unterbringung?
Es gibt unterschiedliche Gesetze, über die eine Unterbringung möglich ist. In der Pflege am relevantesten sind das *Betreuungsgesetz* und das *Psychisch-Kranken-Gesetz* (PsychKG).

Damit eine Unterbringung durch das **Betreuungsrecht** zulässig ist, müssen folgende Voraussetzungen vorliegen:

- **Psychische Krankheit, seelische oder geistige Behinderung,** bei der eine *Äußerung des eigenen Willens nicht mehr möglich* ist
- **Selbstgefährdung**
- **Notwendige Untersuchung/Heilbehandlung,** für die eine Unterbringung nötig ist
- **Wohl des Betroffenen**
- Sie ist erforderlich, es gibt **keine mildere alternative Möglichkeit**

Eine Generalvollmacht reicht nicht aus, um über eine Unterbringung zu entscheiden. Die Unterbringungsmaßnahmen müssen in einer Vollmacht ausdrücklich genannt werden, damit der Bevollmächtigte hierüber entscheiden darf. Dann gelten die gleichen Vorschriften wie für einen Betreuer (s. o.).

Voraussetzungen für eine Unterbringung nach **PsychKG:**

- **Psychische Erkrankung**
- **Selbst- und/oder Fremdgefährdung**
- Sie ist erforderlich, es gibt **keine mildere alternative Möglichkeit**

Merke
Eine Unterbringung aus Gründen der Fremdgefährdung ist ausschließlich durch das PsychKG, nicht aber durch das Betreuungsrecht, möglich.

Gibt es Rechtfertigungsgründe für eine Zwangsuntersuchung?

Eine Zwangsuntersuchung sollte – auch wegen einer möglichen Traumatisierung – tunlichst vermieden werden und gilt als **letztes Mittel**, wenn folgende *Voraussetzungen* erfüllt sind:

- **Starke Anhaltspunkte für das Vorliegen einer Erkrankung im Sinne des PsychKG**
- Eine daraus resultierende **Gefährdung** für den Erkrankten oder für Dritte
- **Kein freiwilliges Untersuchen** nach der Aufforderung durch das Gesundheitsamt

Gibt es Rechtfertigungsgründe für eine Zwangsbehandlung?

Wie für die Zwangsuntersuchung gilt auch für die Zwangsbehandlung, dass sie ausschließlich als **letztes Mittel** in die Wege geleitet werden darf. Dies geschieht nur unter folgenden *Voraussetzungen:*

- **Behandlungen,** die geboten sind und dem Zweck der Unterbringung entsprechen
- **Einwilligung** durch den gesetzlichen Vertreter oder Bevollmächtigten, wenn der Betroffene nicht einsichtsfähig ist
- Ohne Einwilligung ist eine Zwangsbehandlung nur **bei erheblicher** (**Lebens-**) **Gefahr** für den Betroffenen oder für Dritte geboten

An wen wendet man sich, wenn ein zu pflegender Mensch in eine Psychiatrie eingewiesen werden muss?

Die **Ordnungsbehörde** ist für Unterbringungen in geschlossene Abteilungen zuständig. Diese informiert das Betreuungsgericht.

Merke
Bei zu pflegenden Menschen, die eingewiesen werden sollen, wird das Ordnungsamt informiert, nicht die Polizei.

3.2.16 Patientenrechtegesetz

Wozu dient das Patientenrechtegesetz?

In Deutschland sind die **Rechte der zu pflegenden Menschen besonders geschützt.** Mit dem neuen Patientenrechtegesetz aus dem Jahr 2013 wurde dies weiter gefestigt. Hier wird ein besonderer Schwerpunkt auf *Transparenz* und mit der *Normierung des Behandlungsvertrags* ein weiterer Schwerpunkt auf die *Pflichten der Behandler* gelegt.

Welche Rechte werden damit dem zu pflegenden Menschen eingeräumt?

Ein besonderer Schwerpunkt wird bei den neuen Regeln auf Folgendes gelegt:

- **Informations- und Aufklärungspflicht** durch die Mediziner
- Regelungen zur **Dokumentation**
- **Einsichtsrecht des zu pflegenden Menschen** in die Unterlagen
- **Beweislastregeln**
- Stärkung der **Rechte der zu pflegenden Menschen** gegenüber den Leistungsträgern

- Stärkung der Rechte der zu pflegenden Menschen bei **Behandlungsfehlern**
- Förderung von **Fehlervermeidungsstrategien**

3.2.17 Sozialrecht

Was regelt das Sozialrecht?

Das Sozialrecht regelt **sozialpolitische Bereiche.** Das Sozialrecht gehört zum *öffentlichen Recht* und regelt viele für das Gesundheitswesen relevante Punkte. Hierzu gehören die **fünf Bereiche der Sozialversicherungen:**

- Krankenversicherung
- Pflegeversicherung
- Unfallversicherung
- Rentenversicherung
- Arbeitslosenversicherung

Die Sozialversicherungen *dienen der Solidargemeinschaft,* da die Beiträge nicht nach der Bedürftigkeit, sondern nach der Leistungsfähigkeit, also dem Einkommen, erhoben werden und somit die besser Verdienenden die weniger Verdienenden unterstützen.

Was sind Leistungen der Krankenversicherung?

Die **Hauptleistungen** der Krankenkassen erstrecken sich auf folgende Bereiche:

- Krankenbehandlung
- Krankengeld
- Rehabilitation/Anschlussheilbehandlung
- Vorsorgemaßnahmen (Ausnahme IGeL-Leistungen, s. u.)
- Schwangeren- und Mutterschaftshilfen

Welche weiteren Nebenleistungen übernimmt die Krankenkasse?

- **Stellung von Hilfsmitteln,** die zur Behandlung einer Erkrankung oder zur Vermeidung einer Behinderung notwendig sind
- **Häusliche Krankenpflege**
- **Haushaltshilfe,** bei Krankheit eines Betreuers eines Kindes unter 12 Jahren
- **Ambulante Palliativ- oder Hospizversorgung**

Wer entscheidet, in welcher Krankenkasse ich mich versichern lasse?

Bei den *gesetzlichen Krankenkassen* besteht heute eine **Wahlfreiheit** und jeder kann sich seine Kasse frei wählen und nach Einhaltung einer Kündigungsfrist auch in eine andere Kasse wechseln.

In die *private Krankenversicherung* können Beamte, Selbstständige, Freiberufler und Studenten ohne bestimmte Voraussetzungen eintreten. Angestellte Personen müssen ein bestimmtes Einkommen erreichen, um eintreten zu können. Aktuell liegt die Grenze bei einem Jahreseinkommen von 64.350 Euro (Stand 2022). Aber auch dann kann man sich *freiwillig gesetzlich versichern* lassen und muss nicht automatisch einer privaten Kasse beitreten.

Warum gibt es bei der Ausstattung im Krankenhaus einen Unterschied zwischen einer Normalstation und der Privatversichertenstation?

Bei Zahlung der privaten Kassen ist für die Unterbringung der **Unterschied zur Normalstation entscheidend** und nicht die Ausstattung selbst. Würde ein Krankenhausträger allen seinen zu pflegenden Menschen z. B. einen Balkon, Fernseher o. Ä.

zugänglich machen, würden die privaten Versicherungen nicht dafür bezahlen, da es keinen Unterschied zwischen den Versicherten gäbe. Um an die erhöhten Zahlungen durch die privaten Krankenkassen zu kommen, muss das Krankenhaus demnach Unterschiede in der Ausstattung machen.

Müssen Auszubildende bereits eine Krankenversicherung bezahlen?

Ja. Der Beitrag der Krankenkasse wird *zu einem bestimmten Teil vom Arbeitgeber und einem bestimmten Teil vom Arbeitnehmer* übernommen. Damit zahlt man also auch als Auszubildender in eine Krankenkasse ein. Die Höhe des Beitrags wird *prozentual vom Einkommen errechnet* und ist somit bei einer Ausbildungsvergütung vergleichsweise niedrig.

Was sind IGeL-Leistungen?

Die Abkürzung IGeL steht für **I**ndividuelle **Ge**sundheits**l**eistungen. Dabei handelt es sich um *freiwillige Leistungen zur Vorsorge, die nicht von den gesetzlichen Kassen übernommen werden,* sondern vom Versicherungsnehmer selbst gezahlt werden müssen.

Wozu dient die Pflegeversicherung? Was übernimmt sie?

Die Pflegeversicherung wurde in den 1990er Jahren eingeführt, um die steigenden Kosten für Plätze in der stationären Langzeitpflege u. Ä. zu decken, die von der Sozialhilfe übernommen wurden, wenn der Betroffene nicht selbst zahlen konnte.

Sie **übernimmt Kosten für Pflegemittel, technische Hilfsmittel** (Rollstuhl usw.) und **Zuschüsse für Umbauten.** Zusätzlich werden von der Pflegekasse **Geldleistungen,** wenn der Betroffene zu Hause versorgt wird, z. B. durch Bezugspersonen, und **Sachleistungen,** also die Zahlung an ambulante Dienste und die stationäre Pflege in Langzeitpflegeeinrichtungen, (anteilig) übernommen.

Wer hat Anspruch auf Pflegeleistungen?

Der Antragsteller muss **in den letzten zehn Jahren mindestens zwei Jahre in die Pflegekasse eingezahlt** haben **oder familienversichert** gewesen sein.

Wer stuft die Pflegegrade ein?

Um die *Pflegebedürftigkeit* und deren Schwere festzustellen, wird von den Pflegekassen ein Gutachten gefordert. Dieses wird vom **Medizinischen Dienst der Krankenversicherung** *(MDK),* vom **Sozialmedizinischen Dienst** *(SMD)* oder anderen **unabhängigen Gutachtern** erstellt. Hierfür wird immer ein Termin vereinbart, bei dem auch die betreuende Person (also auch Pflegepersonal) zur Beantwortung von Fragen anwesend sein sollte. Überraschungstermine gibt es nicht.

Worauf wird bei der Begutachtung der Schwerpunkt gelegt?

Nach der neuen Definition der Pflegebedürftigkeit nach dem Pflegestärkungsgesetz wird der **Fokus auf die fehlende Selbstständigkeit** gelegt, egal, ob die Ursache körperlich oder geistig ist. Daher gibt es folgende **sechs Schwerpunktthemen,** die bei der Begutachtung abgefragt werden:

- Mobilität
- Geistige und kommunikative Fähigkeiten
- Verhaltensweisen und psychische Problemlagen
- Selbstversorgung

- Selbstständiger Umgang mit krankheits- oder therapiebedingten Anforderungen und Belastungen – sowie deren Bewältigung
- Gestaltung des Alltagslebens und sozialer Kontakte

Welche baulichen Anforderungen an eine stationäre Langzeitpflegeeinrichtung gibt es?

Es gibt **Mindestanforderungen** zu:

- Raumgröße
- Vorzuhaltende Gemeinschaftsräume
- Ausgestaltung barrierefreier Zugangsmöglichkeiten
- Sanitäranlagen
- Brandschutzvorrichtungen

Welche Qualifikationen müssen die Mitarbeiter einer stationären Langzeitpflegeeinrichtung haben?

- **Leiter einer stationären Pflegeeinrichtung oder Leiter des Pflegedienstes:** Fachkraft im Gesundheits- oder Sozialwesen, in einem kaufmännischen Beruf oder in der öffentlichen Verwaltung, mindestens zweijährige Berufserfahrung
- **Pflegefachpersonen:** abgeschlossene Berufsausbildung, die es ihnen ermöglicht, die ihnen auferlegten Aufgaben fach- und sachgerecht selbstständig und eigenverantwortlich zu erfüllen

Des Weiteren gibt es die **Möglichkeit, Hilfspersonen anzustellen,** hier bestehen keine besonderen Anforderungen an die berufliche Vorbildung.

Haben Bewohner einer stationären Langzeitpflegeeinrichtung die Möglichkeit zur Mitbestimmung?

Den Bewohnern sollte ermöglicht werden, die Gestaltung ihres Lebens **so weit wie möglich mitzugestalten.** Hierzu zählen Bereiche wie Ausstattung der Zimmer, Essen oder Freizeitaktivitäten. Um diese Mitbestimmung zu ermöglichen, gibt es eine sogenannte **Bewohnervertretung.**

Wie sieht die Bewohnervertretung aus?

- **Größe:** mindestens drei Bewohner, je größer die Einrichtung, desto mehr Mitglieder; teilweise sind auch externe Vertreter, also nicht Bewohner, möglich
- **Aufstellung:** Die Mitglieder werden für zwei Jahre von den Bewohnern demokratisch gewählt
- **Aufgaben:** Mitwirkung an der Gestaltung des täglichen Lebens in der jeweiligen Einrichtung, Behandlung von Anliegen, Anregungen oder Beschwerden der Bewohner

Wie sind die Wohnverhältnisse zwischen dem Bewohner und dem Betreiber geregelt?

Der Bewohner einer stationären Langzeitpflegeeinrichtung schließt einen **Vertrag** mit dem Betreiber der Einrichtung ab.

Welche Besonderheiten gibt es bei Heimverträgen?

- **Keine ordentliche Kündigung durch den Betreiber.**
- Bei Änderungen des Gesundheitszustands müssen **Anpassungen vorgenommen** werden.
- Der Vertrag **endet automatisch mit dem Tod** des Bewohners (keine Erbfolge).

- Der Vertrag muss **schriftlich abgeschlossen** werden.
- Die **Vergütung** durch den Bewohner muss **angemessen** sein.
- **Keine rückwirkende Geschäftsunfähigkeit,** d. h., stellt sich heraus, dass der Bewohner bei Vertragsabschluss bereits geschäftsunfähig war, bleibt das Wohnverhältnis dennoch bestehen.

Merke
Auch wenn normalerweise bei Verträgen Inhaltsfreiheit besteht, gibt es bei sogenannten Heimverträgen die Regel, dass keine Veränderungen zulasten der Bewohner vorgenommen werden dürfen!

Was sind die Leistungen der Unfallversicherung?

Die Unfallversicherung greift bei *Unfällen, die im Zusammenhang mit dem Beruf oder der Schule stehen.* Die Unfälle auf dem Weg von oder zur Arbeit werden auch berücksichtigt. Dabei übernimmt die Unfallversicherung folgende Leistungen:

- **Behandlungen** im Zusammenhang mit dem Unfall
- **Rehabilitationsmaßnahmen**
- **Umschulungen,** wenn die Folgen des Unfalls dies nötig machen
- **Berufs- oder Erwerbsunfähigkeitsrenten**
- **Hinterbliebenenrenten**

Was sind die wesentlichen Leistungen der Rentenversicherung?

- Altersrente
- Hinterbliebenenrente
- Berufs- und Erwerbsunfähigkeitsrente
- Rehabilitationsmaßnahmen in Form von Kuren
- Umschulungsmaßnahmen

Was sind die wesentlichen Leistungen der Arbeitslosenversicherung?

Die Arbeitslosenversicherung wird im Sozialgesetzbuch III geregelt. Folgende Leistungen übernimmt die Versicherung, wenn die Person ihre Arbeit verliert:

- **Erwerbseinkommen ausgleichen,** um die Existenz nicht zu gefährden (Zahlung von Arbeitslosengeld)
- **Suche nach neuem Arbeitsplatz** unterstützen
- **Berufsvorbereitende Kurse,** Weiterbildungen unterstützen
- Aufnahme einer **selbstständigen Tätigkeit** fördern

3.2.18 Ordnungsrecht

Was ist das Ordnungsrecht?

Das Ordnungsrecht, als *Teil des Verwaltungsrechts,* **regelt die Abwehr von Gefahren.** Relevant für das Gesundheitswesen sind hieraus das *Arzneimittelgesetz* (▶ Kap. 3.2.19), das *Betäubungsmittelgesetz* (▶ Kap. 3.2.19), das *Medizinproduktegesetz* (▶ Kap. 3.2.20), das *Infektionsschutzgesetz* (▶ Kap. 3.2.21).

3.2.19 Arzneimittel- und Betäubungsmittelgesetz

Wozu dient das Arzneimittelgesetz (AMG)?

- Das AMG dient der **ordnungsgemäßen Versorgung von Mensch und Tier mit Medizin.** Hierfür werden in dem Gesetz der *Umgang* und die *Herstellung von Medikamenten* und die *Haftung bei Schäden* geregelt.
- Daneben regelt das AMG die *Apothekenpflicht* und welche Medikamente *frei verkäuflich* und welche *verschreibungspflichtig* sind und was ein Rezept enthalten muss.

Welche Anforderungen werden an ein Arzneimittel gestellt?

Das **Nebenwirkungsspektrum** eines Medikaments muss **ausreichend getestet** werden und darf ein **bestimmtes vertretbares Maß nicht überschreiten,** bevor es in den Verkehr gelangt. Es ist klar geregelt, welche Kennzeichnungen ein Fertigmedikament enthalten muss und was in der Packungsbeilage geschrieben steht.

Wie werden Arzneimittel hergestellt und zugelassen?

- Die Herstellung eines Medikaments muss zunächst **durch eine Bundesbehörde gestattet** werden (*Paul-Ehrlich-Institut* oder *Bundesinstitut für Arzneimittel und Medizinprodukte*).
- Vor der Zulassung muss ein Medikament ausreichend **durch diese Behörden geprüft** werden.
- Bei einer danach stattfindenden **klinischen Prüfung,** also am zu pflegenden Menschen, ist eine sorgfältige Risiko-/Nutzenabwägung und eine umfassende Aufklärung erforderlich.

Was sind die Unterschiede zwischen apothekenpflichtigen, verschreibungspflichtigen und frei verkäuflichen Medikamenten?

- *Frei verkäuflich:* jederzeit erhältlich, ohne jegliche ärztliche Kontrolle
- *Apothekenpflichtig:* nur in Apotheken erhältlich
- *Verschreibungspflichtig:* kann nur von Ärzten, Zahnärzten oder Tierärzten verschrieben werden und ist ebenfalls apothekenpflichtig

> **Info**
> Nimmt ein zu pflegender Mensch eigenmächtig Medikamente ein, die nicht angeordnet wurden, können sie ihm nur verwehrt werden, wenn sie verschreibungspflichtig sind. Sollte dies der Fall sein, informieren Sie den Arzt!

Wozu dient das Betäubungsmittelgesetz (BtMG)?

Das Gesetz dient zur **Vorbeugung von Medikamentenmissbrauch und Suchtgefahren.** Es regelt die Verschreibung, die Abgabe, den Umgang und den Nachweis des Verbleibs von Betäubungsmitteln (BtM).

Welche Medikamente fallen unter die BtM?

Im **Anhang des BtMG sind Listen** der Medikamente aufgeführt, die unter die BtM fallen. Diese werden ständig durch das Bundesinstitut für Arzneimittel und Medizinprodukte überarbeitet und angepasst.

- **Anlage 1:** nicht verkehrsfähige BtM sind therapeutisch ohne Bedeutung, z. B. LSD oder Heroin, somit ist jeglicher Umgang mit ihnen verboten

- **Anlage 2:** verkehrs-, aber nicht verschreibungsfähige BtM sind in ihrer Ausgangsform nicht verschreibungsfähig, dürfen aber von Arzneimittelherstellern und Apotheken verarbeitet werden, z. B. Dextromethadon, Isocodein oder Oxymorphon
- **Anlage 3:** verschreibungsfähige BtM, die mittels besonderer Rezepte (s. u.) verschrieben werden dürfen

Wie muss auf Station mit BtM umgegangen werden?

- BtM müssen **gesondert und diebstahlsicher** in einem verschließbaren Schrank **gelagert** werden. Der Schlüssel darf nicht frei herumliegen.
- Im Krankenhaus darf **immer nur eine bestimmte Menge an BtM gelagert** werden; meist der durchschnittliche monatliche Verbrauch, bei einigen Medikamenten sogar nur der durchschnittliche zweiwöchentliche Verbrauch.
- Der **Verbleib** und der **Bestand** müssen in einem extra hierfür vorgesehenen Buch, dem sogenannten BtM-Buch, **dokumentiert** werden.
- Die **Vernichtung** eines BtM muss von **zwei Zeugen dokumentiert** werden.

Gibt es besondere Rezepte für BtM?

Ja, BtM werden auf gesonderten, durchnummerierten Rezepten angefordert. Diese dürfen nur von hierzu berechtigten Ärzten ausgefüllt werden. Die Rezepte müssen *diebstahlgesichert* gelagert und ausgegeben werden. Die Weitergabe muss *dokumentiert* werden.

> **Vorsicht**
> Der Durchschlag des BtM-Rezepts muss über drei Jahre aufbewahrt werden. Das gilt auch für fehlerhaft ausgefüllte Rezepte.

Was gehört in das BtM-Buch?

In einem BtM-Buch sind vorgefertigte Karteikarten für jedes Medikament auszufüllen. Diese müssen fortlaufend nummeriert sein und folgende Daten enthalten:

Bezeichnung des Medikaments:

- Gewichtsmenge je Packung (Dosis, Anzahl)
- Darreichungsform

Eingaben bei Neulieferung:

- Datum
- Zugegebene Menge (in Gewicht, Stückzahl oder Flüssigkeitsmenge, je nach Packungs- bzw. Darreichungsform)
- Neue Gesamtmenge
- Lieferant bei Eingabe (mit Anschrift bzw. Angaben zur Herkunft)
- Empfänger bei Eingabe (Stationsname, Wohngruppe)
- Name/Anschrift des Verschreibers
- Nummer des BtM-Rezepts
- Unterschrift der Pflegefachperson, die die Eingabe gemacht hat

Eingaben bei Ausgaben an zu pflegende Menschen:

- Datum
- Abgegebene Menge (in Gewicht, Stückzahl oder Flüssigkeitsmenge, je nach Packungs- bzw. Darreichungsform)
- Neue Gesamtmenge

- Vor- und Zuname des zu pflegenden Menschen, eventuell Geburtsdatum
- Unterschrift der Pflegefachperson, die das Medikament entnommen hat

Am **Monatsende müssen die Bestände überprüft** und durch den Anforderungsberechtigten mit Namen und Datum abgezeichnet werden.

Info
Alle Eintragungen von Auszubildenden im BtM-Buch sollten sicherheitshalber immer durch einen examinierten Kollegen gegengezeichnet werden.

Kann ein BtM-Buch elektronisch geführt werden?

Ja, ein elektronisches BtM-Buch ist zulässig, wenn alle oben genannten Informationen enthalten sind und die Möglichkeit besteht, jederzeit einen Ausdruck der Datei zu machen.

3.2.20 Medizinprodukterecht

Wozu dient das Medizinproduktegesetz (MPG)?

Durch das Medizinproduktegesetz werden die **Anforderungen, der Umgang und die Sicherungsvorkehrungen im Umgang mit Medizinprodukten** geregelt. Dadurch dient es neben dem Schutz des zu pflegenden Menschen auch dem Schutz des Anwenders eines Produktes.

Was ist ein Medizinprodukt?

- Zu den Medizinprodukten gehören alle **physikalischen Gegenstände mit einer therapeutischen oder helfenden Wirkung.**
- Neben den **technischen Geräten und Instrumenten,** die hierunter fallen, gehören auch **Stoffe und Zubereitungen von Stoffen** dazu, die im Gesundheitswesen eingesetzt werden.
- Medizinprodukte werden nach ihrem Gefährdungspotenzial in *vier Klassen* eingeteilt.

Welche Anforderungen werden an ein Medizinprodukt gestellt?

Folgende Anforderungen muss ein Medizinprodukt erfüllen:

- Verfallsdatum
- Eindeutige (Gebrauchs-)Angaben
- Sicherheit des zu pflegenden Menschen gewährleisten (nach aktuellem Wissensstand)
- CE-Kennzeichnung (gut sichtbar angebracht) (s. u.)

Was ist die CE-Kennzeichnung?

Die Abkürzung steht für Communauté Européenne, also Europäische Gemeinschaft. Mit diesem Siegel werden Geräte gekennzeichnet, die den **Sicherheits- und Gesundheitsanforderungen der Europäischen Union** entsprechen.

Was ist bei der Benutzung von Medizinprodukten zu beachten?

Voraussetzungen für die Benutzung eines Medizinprodukts sind:

- Passende Ausbildung bzw. Kenntnisstand
- Prüfung der Funktionsfähigkeit und des ordnungsgemäßen Zustands

- Einweisung nach MPG
- Meldepflicht bei Störungen
- Regelmäßige Kontrollen des Produkts
- Bestandsverzeichnis
- Bei implantierten Medizinprodukten dem zu pflegenden Menschen Informationsbroschüre aushändigen

3.2.21 Infektionsschutzgesetz (IfSG)

Wozu dient das Infektionsschutzgesetz?

Das Gesetz trat 2001 in Kraft und soll vor auf den Menschen **übertragbaren Krankheiten** und deren Verbreitung durch ein frühzeitiges Erkennen und Behandeln **schützen.**

Was bedeutet Meldepflicht?

Das IfSG gibt vor, welche Krankheiten (§ 6 Abs. 1), welche Erregertypen (§ 7) und welche in Zusammenhang stehenden nosokomialen Infektionen (§ 6 Abs. 3) **an das Gesundheitsamt gemeldet** werden müssen, um dadurch eine Verbreitung zu verhindern und eine Behandlung zu vereinfachen/beschleunigen.

Merke

Bei bestimmten Erkrankungen ist bereits der *Verdacht* des Auftretens der Erkrankung meldepflichtig.

Das Auftreten welcher Erkrankungen ist meldepflichtig?

Meldepflichtig sind aktuell 22 Krankheiten (Arztmeldepflicht) bei Krankheitsverdacht, Erkrankung sowie Tod (Stand 2022). Beispielhaft hierfür sind folgende Krankheiten:

- Coronavirus-Krankheit-2019 (COVID-19)
- Masern
- Rabies (Tollwut)
- Meningokokken-Meningitis, -sepsis
- Anthrax (Milzbrand)
- Virusbedingtes hämorrhagisches Fieber
- Typhus abdominalis/Paratyphus
- Botulismus
- Akute Virushepatitis
- Enteropathisches HUS (hämolytisch-urämisches Syndrom)

Erkrankung und Tod bei:

- Tuberkulose (auch ohne bakteriologischen Nachweis)
- Clostridioides-difficile-Infektion

Krankheitsverdacht und die Erkrankung bei Personen, die beruflich mit bestimmten Lebensmitteln oder in bestimmten Bereichen des Lebensmittelverkaufs arbeiten oder **bei dem Verdacht eines epidemischen Zusammenhangs** bei:

- mikrobiell bedingten Lebensmittelvergiftungen
- akuter infektiöser Gastroenteritis

Welche Erregernachweise sind meldepflichtig?

Im IfSG sind über 50 Erreger aufgelistet, die bei **direktem oder indirektem Nachweis** meldepflichtig (**Labormeldepflicht**) sind. Beispielhaft hierfür sind folgende Nachweise:

- Hepatitis A–E
- Influenza (Grippe) → nur bei direktem Nachweis
- Masernvirus
- Salmonella
- Gelbfieber
- Anthrax (Milzbrand)
- Clostridium botulinum
- Ebolavirus
- FSME-Virus (Frühsommer-Meningoenzephalitis)

Wer ist zur Meldung verpflichtet?

In § 8 des IfSG ist geregelt, welche **Berufsgruppen** zur Meldung verpflichtet sind. Dazu zählen:

- Feststellende Ärzte (oder deren Vorgesetzte)
- Tierärzte, z. B. bei Rabies (Tollwut)
- Leiter von Medizinaluntersuchungsämtern und Laboren
- Pathologen
- Pflegefachpersonen
- Kapitäne (zu Wasser und zu Luft)
- Leiter von Pflegeeinrichtungen, Justizvollzugsanstalten u. Ä.

Was bedeutet namentlich meldepflichtig?

Es gibt verschiedene Erkrankungen bzw. Infektionen, bei denen neben dem Ausbruch auch der **Name des Infizierten** gemeldet werden muss, da hierüber (auch) eine Weiterverbreitung vermieden werden soll, hierzu zählen z. B.:

- Coronavirus-Krankheit-2019 (COVID-19)
- Rabies (Tollwut)
- Diphtherie
- Poliomyelitis (Kinderlähmung)
- Virusbedingte hämorrhagische Fieber, z. B. Ebola

Sind AIDS und HIV namentlich meldepflichtig?

Nein. Wahrscheinlich würden viele Menschen vor einem Aidstest zurückschrecken, wenn diese Erkrankung mit Namen meldepflichtig wäre, da diese Erkrankung weiterhin eine *Stigmatisierung* bedeutet. Da dadurch ein Großteil der Erkrankten keine Therapiemaßnahmen ergreifen würde, wurde auch mit Einführung des IfSG **auf eine namentliche Meldepflicht des HI-Virus verzichtet.** Es ist auf den anonymen AIDS-Test und die umfangreiche Aufklärung zurückzuführen, dass heute eine hohe Quote an Untersuchungen und damit Behandlungen erreicht wurde.

Info

Die Infizierung mit dem HI-Virus wird anonym vom Labor gemeldet, womit ein Überblick über das Auftreten der Erkrankung und den Aufklärungsbedarf erreicht wird.

Was regelt die Dokumentationspflicht im IfSG?

Seit dem vermehrten Auftreten nosokomialer Infektionen mit (**multi-)resistenten Keimen** besteht eine **Dokumentationspflicht** über das Auftreten dieser Erkrankungen seitens der Träger (§ 23) der Gesundheitseinrichtungen.

Welche (weiteren) Maßnahmen regelt das Infektionsschutzgesetz?

Neben den oben aufgeführten Melde- und Dokumentationspflichten regelt das IfSG Maßnahmen zur **Verhütung und Bekämpfung übertragbarer Krankheiten.** Hierzu zählen neben *Hygienevorschriften* und *Entseuchungs- und Quarantänemaßnahmen* im Fall des Auftretens einer Erkrankung auch die Regelungen über Beratungen und Untersuchungen bezüglich sexuell übertragbarer Krankheiten und die Information über Schutzimpfungen, die von den Gesundheitsämtern gewährleistet werden müssen.

Info

Das „*Gesetz zum Schutz der Bevölkerung bei einer epidemischen Lage von nationaler Tragweite*" wurde als Teil des IfSG seit Ausbruch der Corona-Pandemie im Jahre 2020 mehrfach überarbeitet.

Welche Strafen drohen beim Verstoß gegen das IfSG?

Das IfSG regelt selbst die Straf- und Bußgeldvorschriften (§§ 73 ff.) beim Verstoß gegen einen der Paragrafen. Neben **Geldstrafen** ist z. B. bei Missachtung der Meldepflicht das Verhängen einer **Freiheitsstrafe** von bis zu fünf Jahren möglich.

3.2.22 Transplantationsgesetz

Was ist das Ziel des Transplantationsgesetzes?

Mit dem Transplantationsgesetz soll die **Bereitschaft zur Organspende gefördert** werden. Zusätzlich regelt das Gesetz die *Aufklärung der Bevölkerung* über die Möglichkeiten der Organ- und Gewebetransplantation, damit die Betroffenen eine unabhängige Entscheidung über eine Spende treffen können.

Wann können einer Person Organe entnommen werden?

Es gibt zwei Arten der Organ- und Gewebespende:

- **Lebendspende,** nicht lebensnotwendige Organe oder Gewebe einer lebenden Person
- Spende von Organen oder Gewebe **Hirntoter**

Wie ist der Hirntod definiert?

Beim Hirntod handelt es sich um ein **irreversibles Koma,** bei dem ein endgültiger **Ausfall des gesamten Gehirns,** also von Großhirn, Kleinhirn und Hirnstamm, vorliegt. Damit wird der Tod des Menschen rechtlich verbindlich festgestellt.

Stimmt es, dass sich hirntote Personen manchmal noch bewegen?

Da auch bei einer hirntoten Person **Reflexe auf Rückenmarksebene** erhalten sein können, kann es bei Manipulationen an dem Betroffenen zum Anstieg des Blutdrucks und der Herzfrequenz kommen. Zusätzlich können spinale Reflexe sogar zu Bewegungen führen. Dies ist sogar in 75 % der Fälle zu sehen. Im Extremfall kann es passieren, dass der Verstorbene die Arme komplett anhebt und in die Hände klatscht oder Gehbewegungen ausführt. Dieses Phänomen bezeichnet man als *Lazarus-Zeichen*.

Merke
Über dieses Phänomen müssen unerfahrene Personen (z. B. Praktikanten o. Ä.) und die Bezugspersonen vor Betreten des Zimmers aufgeklärt werden, damit es nicht zu Fehleinschätzungen oder Traumatisierungen kommt.

Wie wird der Hirntod festgestellt?

Zur Hirntodfeststellung wird die sogenannte **Hirntoddiagnostik** angewendet. Hierbei handelt es sich um *neurologische, körperliche Untersuchungen,* bei denen das *Ausfallen verschiedener Reflexe* getestet wird, z. B. Würge- oder Hustenreflex. Diese Untersuchungen müssen nach 12, 24 oder 72 Stunden wiederholt und eventuell durch eine apparative Diagnostik ergänzt werden.

Wer darf den Hirntod feststellen?

Die Diagnostik bei einem fraglichen Hirntod muss von **zwei Fachärzten** mit langjähriger intensivmedizinischer Erfahrung im neurologischen Bereich durchgeführt werden. Mindestens einer der beiden Ärzte muss *Facharzt für Neurologie oder Neurochirurgie* sein. Zwischen den beiden Untersuchungen muss eine genau definierte *Latenzzeit* liegen und die Ärzte, die den Hirntod diagnostizieren, dürfen nicht an der Entnahme oder der Übertragung der Organe beteiligt sein.

Was kann alles in einem Organspende-Ausweis vermerkt werden?

In einem Organspende-Ausweis wird vermerkt, **ob man** im Fall des Hirntods **Organe spenden möchte.** Es ist auch möglich, die Verweigerung einer Spende in einem Ausweis zu vermerken. Daneben kann man eine mögliche Spende auf bestimmte Organe oder Gewebe begrenzen.

Welche Regelungen gibt es, wenn es keinen Organspende-Ausweis gibt?

In Deutschland gilt aktuell die sogenannte **Entscheidungslösung.** Liegt kein Organspende-Ausweis vor, **entscheiden die nächsten Bezugspersonen** nach dem mutmaßlichen Willen des Verstorbenen über eine mögliche Spende. Ist der mutmaßliche Wille nicht ermittelbar, sollen die Bezugspersonen nach ihren eigenen moralischen Werten eine Entscheidung treffen. Dies nennt man *erweiterte Zustimmungslösung.* In den europäischen Ländern gibt es unterschiedliche Regelungen zur Entscheidung über eine Organspende. So ist die **Widerspruchsregelung** die in Europa am meisten verbreitete Regelung. Hier wird ein Hirntoter automatisch Organspender, wenn er zu Lebzeiten nicht widersprochen hat.

Was passiert mit einer Person mit vermutetem Hirntod?

Da eine hirntote Person nicht in der Lage ist, selbstständig zu atmen, findet ihre Versorgung automatisch auf einer *Intensivstation* statt.

Zunächst muss bei dem Betroffenen der **Hirntod eindeutig nachgewiesen** werden. Während der Hirntoddiagnostik und in der Zeit bis zur Entscheidung über eine Spende läuft die **Intensivtherapie** weiter.

- Wird eine Entscheidung gegen eine Spende ausgesprochen, wird die Therapie eingestellt und dem Hirntod folgt der **Herztod.**
- Fällt die Entscheidung zu Gunsten einer Spende aus, beginnt die sogenannte **organprotektive Intensivtherapie.** Das heißt, der Betroffene wird für tot erklärt, wird aber weiterhin behandelt, um seine Organe zu schützen und sie im bestmöglichen Zustand transplantieren zu können.

Zusätzlich finden **weitere Untersuchungen** an dem Spender statt, um mögliche Kontraindikationen für eine Spende zu erkennen und eine Aussage über den Zustand der Organe machen zu können. Mithilfe dieser Diagnostik wird eine **Auswahl des möglichen Empfängers** getroffen. Ist die gesamte Diagnostik durchgeführt und sind die Empfänger festgelegt, wird der Spender zur **Organentnahme in den Operationssaal** gebracht.

Nach der Organentnahme wird der **Leichnam wieder verschlossen** und den Bezugspersonen eine Verabschiedung ermöglicht. Im Transplantationsgesetz ist ein würdiger Umgang mit dem verstorbenen Spender festgeschrieben.

Wie wird die Organvergabe geregelt?

Für die Organvergabe in Deutschland ist die *Deutsche Stiftung Organtransplantation* (DSO) zuständig. Behandelt man einen zu pflegenden Menschen mit möglichem Hirntod, wird die DSO informiert und diese kümmert sich um die weitere Organisation. Wer Empfänger eines Organs wird, entscheidet die DSO anhand der **Daten und Befunde des Hirntoten und des möglichen Empfängers.** Hierbei werden neben der **Blutgruppe** auch die **Morbidität,** das **Alter** und der **Fortschritt der Erkrankung** beachtet.

Gibt es Kontraindikationen für eine Organspende?

Zu den Kontraindikationen für eine Organspende zählen:

- **Metastasierende Krebsleiden**
- **Creutzfeldt-Jakob-Krankheit,** andere Prionen-Erkrankungen oder eine chronische Organfunktionsstörung
- Einige Kontraindikationen bestehen **organspezifisch:** Hepatitis B oder C für Leberspenden, Niereninsuffizienz für Nierenspenden u. Ä.

> **Info**
> Drogenabhängigkeit ist keine unbedingte Kontraindikation.

Kann ein zu pflegender Mensch mit HIV Spender werden?

Ja. HIV ist **keine absolute Kontraindikation** für eine Spende. So ist z. B. die Spende für einen anderen zu pflegenden Menschen mit dem HI-Virus oder AIDS möglich.

Ist eine Organspende nur bis zu einem bestimmten Alter möglich?

Da es auch ein sogenanntes **Old-for-old-Programm** gibt, ist eine Spende auch im höheren Alter an ebenfalls ältere Empfänger möglich.

Wann sind Lebendspenden möglich?

Eine Spende durch eine lebende Person ist **ausschließlich bei nicht lebensnotwendigen Organen oder Geweben** möglich, z. B. eine Niere, Haut oder Knochenmark.

Diese Spenden werden genauestens kontrolliert, damit es nicht zu Organhandel, Erpressungen oder Bereicherungen kommt.

Was sind die Voraussetzungen für Lebendspenden?

- Es steht **kein Organ eines Verstorbenen** zur Verfügung
- **Spenderkriterien:** umfassend aufgeklärt, neben OP-Risiko keine weiteren Gefahren, volljährig, geschäftsfähig
- **Zustimmung durch die Landeskommission**

3.3 Pflegeprozess

Was ist der Pflegeprozess?

Der Pflegeprozess ist ein **Instrument zur Strukturierung der Pflege.** Er bildet den Rahmen für die Entwicklung und dauerhafte Abwägung der Pflege. Dies sollte möglichst im Einklang mit dem zu pflegenden Menschen und ggf. seinen Bezugspersonen geschehen. Der Prozess ist in *einzelne Schritte* unterteilt und bildet somit einen *flexiblen Ablauf,* der sich an die variablen Bedürfnisse und Veränderungen der zu pflegenden Menschen jederzeit anpassen lässt. Der Pflegeprozess dient als *Handlungsanweisung* für das gesamte Pflegeteam.

Wozu dient der Pflegeprozess?

- Sicherheit für den zu pflegenden Menschen
- Transparenz der Pflegetätigkeit
- Nachvollziehbarkeit der Pflege
- Kontinuität
- Individuelle Bedürfnisse, Wünsche, Ressourcen und Einschränkungen des zu pflegenden Menschen beachten
- Selbstständigkeit des zu pflegenden Menschen unterstützen
- Qualität sichern bzw. steigern
- Professionalisierung

Welche Schritte beinhaltet der Pflegeprozess?

Es werden **verschiedene Modelle des Pflegeprozesses** unterschieden. Begonnen wurde mit dem sechsschrittigen Modell von *Meier und Fiechter,* das im deutschsprachigen Raum bis heute geläufig ist. Es gibt auch vier- und fünfschrittige Modelle, die in folgender Tabelle (▶ Tab. 3.7) dargestellt sind und Unterschiede sowie Gemeinsamkeiten aufweisen.

> **Merke**
> Welches Modell des Pflegeprozesses am besten geeignet ist, hängt von den Rahmenbedingungen der Institution ab, z. B. davon, ob mit Pflegediagnosen gearbeitet wird.

Wann findet im Pflegeprozess die Evaluation statt?

- Die Evaluation steht in allen Modellen **am Ende des Pflegeprozesses,** da man diesen rückblickend beurteilen möchte.
- Zusätzlich sollte **bei jeder unvorhergesehenen Veränderung** eine Evaluation durchgeführt werden, um im laufenden Prozess Änderungen vornehmen zu können.
- Die Pflegemaßnahmen unterliegen einer **ständigen Evaluation,** um sie den Bedürfnissen des zu pflegenden Menschen anzupassen.

Tab. 3.7 Pflegeprozess

Sechs Schritte nach Meier und Fiechter	Fünf Schritte nach NANDA (für die Arbeit mit Pflegediagnosen)	Vier Schritte nach WHO
1. Informationen sammeln	1. Informationen sammeln	1. Assessment: Informationen sammeln und Pflegeprobleme und Ressourcen identifizieren
2. Pflegeprobleme und dazu passende Ressourcen identifizieren	2. Pflegediagnosen stellen	
3. Pflegeziele festlegen	3. Pflegeziele festlegen und Pflegemaßnahmen planen	2. Planung: Pflegeziele festlegen und planen
4. Pflegemaßnahmen planen		
5. Pflegemaßnahmen durchführen	4. Durchführung	3. Intervention, Durchführung
6. Evaluation	5. Evaluation	4. Evaluation

Was ist eine Pflegeanamnese?

Unter Pflegeanamnese versteht man das **systematische und strukturierte Vorgehen zum Erfassen pflegerelevanter Informationen.** Hierzu werden persönliche Daten des zu pflegenden Menschen, seine Vorgeschichte und die aktuelle psychosoziale Eigen- und Familienanamnese erfragt. Zusätzlich werden anhand von *Assessmentinstrumenten* pflegerische Daten zu fraglichen pflegerelevanten Risiken erhoben und eine körperliche Untersuchung zur Einschätzung des zu pflegenden Menschen durchgeführt.

Was sind Assessmentinstrumente?

Bei Assessmentinstrumenten handelt es sich meist um **Skalen oder Punktescores,** die z. B. durch Befragung oder Beobachtung des zu pflegenden Menschen erhoben werden können und so der **Einschätzung (meist eines Risikos) des zu pflegenden Menschen** dienen. Damit helfen sie bei der Erstellung der Pflegeplanung im Sinne der Informationssammlung und der Auswahl der Pflegemaßnahmen. Zusätzlich können sie als *Verlaufsinstrument* genutzt werden. Durch eine regelmäßige Erhebung können Veränderungen registriert und die Pflegemaßnahmen angepasst werden.

Was ist eine Pflegeplanung?

Mit der Pflegeplanung wird die **Pflege des zu pflegenden Menschen geplant.** Hierzu werden die *Pflegeprobleme* des Betroffenen erfasst, *Pflegeziele* formuliert und passende *Pflegemaßnahmen* zur Erreichung des Pflegeziels geplant. Man entscheidet also, welche Maßnahmen warum, wie, wann und wie oft bei einem bestimmten zu pflegenden Menschen durchgeführt werden sollen.

Viele stationäre und ambulante Pflegeeinrichtungen nutzen mittlerweile die *Strukturierte Informationssammlung (SIS®)*, um die Pflege des zu pflegenden Menschen ausführlich zu planen. Hierzu werden sechs Themenfelder zur Strukturierung der Informationssammlung genutzt. Mit diesem Erfassungsbogen werden Ressourcen,

Probleme und Bedürfnisse des zu pflegenden Menschen erfragt und daraus Pflegemaßnahmen abgeleitet. Die sechs Themenfelder lauten:

1. Kognition und Kommunikation
2. Mobilität und Bewegung
3. Krankheitsbezogene Anforderungen und Belastungen
4. Selbstversorgung
5. Leben in sozialen Beziehungen
6. Je nach Setting:
   a) Haushaltsführung (ambulanter Pflegesektor)
   b) Wohnen und Häuslichkeit (stationären Sektor)
   c) Erhalt/Förderung von Alltagsfähigkeiten bzw. Sicherstellung von Rückzugsbedürfnissen (Tagespflege)
   d) Wahrung der Individualität während des Aufenthalts/erste Einschätzung zur weiteren Versorgung nach der Kurzzeitpflege (Kurzzeitpflege)

Merke

Diese sechs Themenfelder nehmen bewusst Bezug auf die Module des neuen Begutachtungsassessments, um den zu pflegenden Menschen in einen der fünf Pflegegrade einstufen zu können (▶ Kap. 3.2.17).

Was ist der Unterschied zwischen einer Pflegeplanung und dem Pflegeprozess?

Mit der Pflegeplanung wird ein Plan darüber aufgestellt, welche Maßnahmen bei einem zu pflegenden Menschen warum und wie durchgeführt werden sollen. Erst der laufende Pflegeprozess macht eine **Beurteilung und Verifikation der Planung** möglich. Hier werden also die Evaluation und Anpassung der Maßnahmen hinzugefügt.

Wie kann die Informationssammlung erfolgen?

Es gibt **verschiedene Möglichkeiten,** an Informationen über den zu pflegenden Menschen zu gelangen:

- Anamnesegespräch
- Befragung des zu pflegenden Menschen
- Befragung der Bezugspersonen
- Andere Berufsgruppen, z. B. Ärzte, Therapeuten, Seelsorger
- Beobachtung des zu pflegenden Menschen
- Pflegeberichte
- Befunde aus der Hausarztpraxis
- Pflegeüberleitungsbogen – bei Verlegung aus ambulanter oder stationärer Langzeitpflege oder anderer Klinik
- Alte Arztbriefe aus vorherigen Klinikaufenthalten

Welche unterschiedlichen Arten an Informationen gibt es?

Man kann verschiedene Arten der Informationen unterscheiden (▶ Tab. 3.8). Eine Informationssammlung ist von besonders hoher Qualität, wenn alle Arten an Informationen enthalten sind.

Tab. 3.8 Informationsarten

Art der Information	Bedeutung
Direkte Information	• Unmittelbar vom zu pflegenden Menschen • Auch eigene Beobachtungen oder Messungen
Indirekte Information	• Über andere, z. B. Bezugspersonen, Ärzte, Dokumente
Objektive Information	• Messbar • Überprüfbar
Subjektive Information	• Persönliche Ansichten einer Person • Eindrücke/Einschätzungen einer Person

Vorsicht

Nur weil objektive Informationen messbar sind, sind sie nicht zwangsläufig besser. Jeder zu pflegende Mensch ist anders und es ist die Aufgabe der Pflege, die objektiven Informationen mit den subjektiven abzugleichen und die individuellen Bedürfnisse des zu pflegenden Menschen zu beachten und in die Pflege einzubeziehen.

Was ist das Erst-/Anamnesegespräch?

Mit dem Anamnesegespräch ist das erste Gespräch mit dem zu pflegenden Menschen gemeint, wenn er in eine Einrichtung kommt. Es ist eines der wichtigsten Gespräche, um Informationen über den zu pflegenden Menschen zu erlangen. Gleichzeitig dient es dazu, dem zu pflegenden Menschen die Einrichtung bekannt zu machen.

Merke

Das Erstgespräch der Mediziner kann das Erstgespräch der Pflege ergänzen, nicht aber ersetzen. Da die Pflege einen anderen Fokus setzt, ist ein Erstgespräch von Seiten einer Pflegefachperson dringend erforderlich!

Reicht das Stammblatt als Informationssammlung aus?

Nein. Das Stammblatt kann als Orientierung sehr nützlich sein, ist jedoch recht administrativ geprägt und für eine pflegerische Informationssammlung nicht ausreichend. Um den zu pflegenden Menschen ausreichend kennenzulernen und seine Pflegeprobleme, Bedürfnisse und Ressourcen zu erfassen, müssen weitere Informationen gesammelt werden.

Was ist ein Pflegeproblem?

Pflegeprobleme sind Probleme, die durch eine **aktuelle Beeinträchtigung oder ein Risiko** vorliegen. Sie stehen in Zusammenhang mit einer gefährdeten oder bereits beeinträchtigten Gesundheit und *erfordern professionelles Pflegehandeln.*

Info

Ein Pflegeproblem kann auch durch sich negativ auswirkende Lebensumstände entstehen. Hierzu kann z. B. ein stressiger Lebensstil oder die Tatsache, dass es keine Bezugspersonen gibt, zählen.

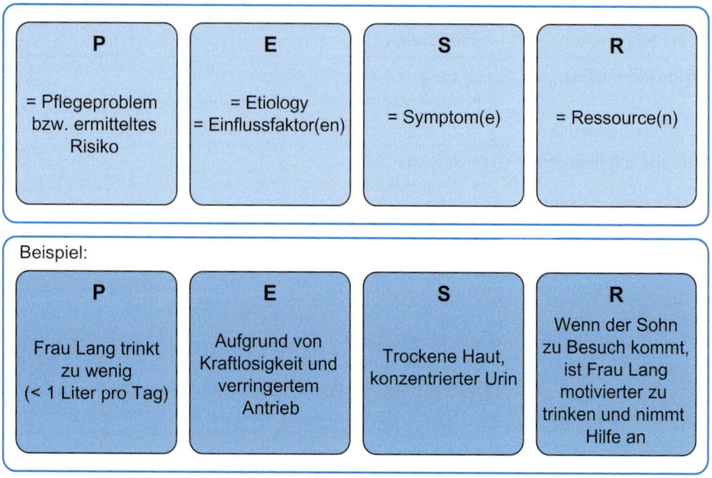

Abb. 3.2 PESR-Regel [L143]

Wie formuliert man ein Pflegeproblem?

Beim Formulieren der Pflegeprobleme kann die **PESR-Regel** helfen (▶ Abb. 3.2).

Welche Aspekte muss ein Pflegeproblem enthalten?

Um das Pflegeproblem zu beschreiben, müssen folgende Aspekte benannt werden:

- **Problem:** Was ist das genaue Problem?
- **Ätiologie:** Was ist die Ursache für das Problem?
- **Symptom:** Wie äußert sich das Problem?
- **Ressourcen:** Welche Aspekte helfen bei der Lösung des Problems?

Wie kann man verschiedene Pflegeprobleme einstufen?

Aktuelle Pflegeprobleme liegen zurzeit vor und sollten akut behandelt werden.

Potenzielle Pflegeprobleme könnten in Zukunft auftreten, wenn keine pflegerischen Maßnahmen ergriffen werden, um sie zu verhindern.

Was ist mit Ressourcen gemeint?

Ressourcen sind **Voraussetzungen, die der zu pflegende Mensch selbst mitbringt und** die sich auf die Bewältigung eines Pflegeproblems positiv auswirken. Hierzu zählen neben körperlichen Fähigkeiten auch Einstellungen und Haltungen. Zusätzlich können helfende oder aufbauende Bezugspersonen eine Ressource darstellen.

Wie grenzt sich eine Pflegediagnose von einem Pflegeproblem ab?

Bei der Pflegediagnose wird neben dem bestehenden bzw. drohenden Problem mit der Gesundheit oder Lebensführung auch der **Umgang damit bzw. die Reaktion darauf eingeschlossen.**

Wie ist eine Pflegediagnose nach NANDA aufgebaut?

- Diagnosetitel
- Definition

- Bestimmte Merkmale
- Risikofaktoren
- Beeinflussende Faktoren
- Risikopopulationen
- Assoziierte Bedingungen

Was sind Vorteile der Arbeit mit Pflegediagnosen?

Pflegediagnosen erfassen die am häufigsten vorkommenden Pflegeprobleme. Ihre Aussagen sind **evidenzbasiert** und sie dienen der **Qualitätssicherung.** Ist eine Diagnose gesichert, ist der Umgang mit ihr bzw. die **Behandlung eindeutig.** Pflegediagnosen können als **Nachschlagewerk** genutzt werden, sodass die Pflegeplanung einfacher und zeitsparender erstellt werden kann. Pflege kann durch Pflegediagnosen systematisiert und somit **besser erfasst und abgerechnet** werden.

Wie komme ich an Pflegediagnosen?

Listen von Pflegediagnosen und deren Erläuterungen gibt es von **verschiedenen Anbietern,** z. B. NANDA International oder POP, die je nach Hausstandard in Ihrer Einrichtung vorliegen, wenn dort mit Pflegediagnosen gearbeitet wird. In manchen Fällen liegen die Listen auch digital vor und können in einer elektronischen Dokumentation genutzt werden.

Vorsicht

Auch bei der Arbeit mit Pflegediagnosen liegt es in der Verantwortung der Pflegefachpersonen, die passende Diagnose und damit die Auswahl der passenden Maßnahmen zu treffen.

Was besagt die SMART-Regel?

Die **SMART-Regel** kann bei der Formulierung der **Pflegeziele** behilflich sein. Die Abkürzung steht für:

- S = **spezifisch** – Was soll der zu pflegende Mensch wann erreichen?
- M = **messbar** – konkrete Maßeinheit
- A = **akzeptiert** – auch der zu pflegende Mensch möchte das Ziel erreichen
- R = **realistisch** – Fern-/Nahziel, s. u.
- T = **terminiert** – Wann soll das Ziel erreicht werden?

Info

Ein Pflegeziel beschreibt den Zustand, der durch die Pflegemaßnahmen erreicht werden soll.

Wie können Pflegeziele unterschieden werden?

- **Nahziele:** lassen sich in einer abschätzbaren, konkreten Zeit erreichen
- **Fernziele:** sind schwerer abschätzbar, wann sie erreicht werden können; eine konkrete Zeitangabe ist schwieriger, sie bauen auf dem Nahziel auf

Wie muss eine Pflegemaßnahme formuliert sein, damit jeder sie durchführen kann?

Eine Pflegemaßnahme muss präzise formuliert dokumentiert werden und der Informationsfluss muss gewährleistet werden. Hierzu sollten folgende Punkte beschrieben sein: **Wer macht was, wann, wie, womit und wie oft.**

Info
Liegt für eine Pflegemaßnahme ein Standard vor, muss diese nicht ausformuliert werden – es sei denn, es soll in bestimmten Punkten vom Standard abgewichen werden.

Darf ich bei der Erstellung einer Pflegeplanung vorgefertigte Bausteine benutzen?

Ja, gerade bei elektronisch erstellten Pflegeplanungen bietet es sich an, Textbausteine zu benutzen. Diese dürfen aber **nur als Hilfe** dienen und müssen durch weitere Fakten in allen Bereichen der Planung individuell an den entsprechenden zu pflegenden Menschen angepasst werden.

Gibt es Dinge, die man nicht planen sollte bzw. die eine Planung verschlechtern?

Da eine Pflegeplanung aus vielen Faktoren besteht, bedarf sie einer *gewissen Übung* und ist fehleranfällig. **Typische Fehler** sind aber leicht zu vermeiden (▶ Tab. 3.9).

Tab. 3.9 Typische Fehler bei der Pflegeplanung

Fehler	Änderungsmöglichkeiten
Vage Formulierung	• Genaue Angaben machen • Keine Aussagen wie „wenn nötig" o. Ä.
Negative Zielformulierung	• Beschreiben Sie, was erreicht werden soll, nicht, was verhindert werden soll
Medizinische Fakten	• Die Pflegeplanung fokussiert sich ausschließlich auf Pflegeprobleme
Fachlich falsche Maßnahmen	• Auf Expertenwissen zurückgreifen
Logische Fehler	• Individuelle Maßnahmen aussuchen und keine eigenen willkürlichen Schlussfolgerungen ziehen • Zu pflegende Menschen zu passenden Pflegemaßnahmen befragen und nicht aus der Logik heraus zu einem bestimmten Krankheitsbild standardisierte Maßnahmen auswählen
Ärztliche Anordnungen unter den Maßnahmen	• Auf Anordnungen nur verweisen (nicht abschreiben – Fehleranfälligkeit!), wenn sie für ein bestehendes Pflegeproblem relevant sind • Nicht aus einer Anordnung ein Pflegeproblem herleiten

Was ist beim Schreiben des Pflegeberichts zu beachten?

Die Dokumentation dient einem *lückenlosen Informationsfluss,* damit alle an der Behandlung Beteiligten über den Verlauf informiert sind. Im Pflegebericht werden alle Informationen genannt, die nicht anderweitig in der Kurve ersichtlich sind. Das erneute Nennen gemessener Werte, die z. B. in der Fieberkurve eingetragen sind, ist nicht nötig. *Beschrieben werden Beobachtungen, Äußerungen des zu pflegenden Menschen, Auffälligkeiten oder Besonderheiten bei der Versorgung,* z. B. wenn diese von der ursprünglichen Planung abweichen. Da der Pflegebericht auch als Beweissicherung dient, müssen einige Punkte beachtet werden:

- **Zeitnah** dokumentieren
- **Datum und Uhrzeit** nennen
- **Lückenlos** dokumentieren

- **Nachvollziehbar** beschreiben
- **Lesbarkeit erhalten,** Fehler nur mit einem Strich durchstreichen
- **Keine rückwirkenden Veränderungen**
- **Verfasser kenntlich machen,** auch bei elektronischer Dokumentation
- **Datenschutz** beachten

3.4 Pflegewissenschaft/Evidence-based Nursing/Pflegemodelle und -theorien

3.4.1 Pflegewissenschaft

Wie unterscheidet sich Alltagswissen von wissenschaftlichem Wissen?

Alltagswissen erwirbt eine Person durch **Erfahrungen,** wenn sie in konkreten Situationen handelt. Meist ist das Alltagswissen in den Köpfen der erfahrenen Pflegefachpersonen vorhanden und nicht schriftlich dokumentiert, denn das Wissen wird in der Situation unbewusst abgerufen. Wenn Alltagswissen an andere Personen weitergegeben wird, dann meistens in der eigenen **Umgangssprache** und mit persönlichen Theorien. Die Richtigkeit der Erkenntnisse wird nicht geprüft. Jeder Mensch verfügt über sein eigenes Erfahrungs- und Alltagswissen.

Im Gegensatz hierzu steht das wissenschaftliche Wissen. Es ist unabhängig von Personen und somit **objektiv.** Diese Art von Wissen wird **wissenschaftlich erforscht,** indem eine bestimmte Zielgruppe beobachtet wird. Die Ergebnisse werden durch bewährte **Prüfungsverfahren** analysiert, schrittweise dokumentiert und ausgewertet. Das wissenschaftliche Wissen wird in Fachzeitschriften und Veröffentlichungen des jeweiligen Fachgebiets in **Fachsprache** zur Verfügung gestellt.

Was bedeutet das Wort Profession/Professionalisierung?

Profession bedeutet, einen Beruf oder ein Gewerbe auszuführen. Folgende Berufe werden im Gesundheitswesen und in der Gesellschaft bereits als Profession angesehen:

- Ärzte
- Apotheker
- Theologen
- Juristen

Die genannten Berufsgruppen haben ein **hohes soziales Ansehen,** eine **akademische Ausbildung** und eine **Autonomie in ihrer Berufsausübung.**

Der Pflegeberuf befindet sich gerade im Prozess der Professionalisierung. Das bedeutet, dass sich der Beruf **zu einem meist akademischen Beruf verändert** und damit ein höheres Ansehen in der Gesellschaft erhält. Des Weiteren bringt der Beruf hohe Anforderungen an wissenschaftliches Fachwissen und ein hohes eigenverantwortliches Aufgabenspektrum mit sich. Die vorbehaltlichen Tätigkeiten, die im neuen Pflegeberufereformgesetz genannt werden (▶ Kap. 3.2.4), dienen zusätzlich der Professionalisierung.

Wie ist der Forschungsprozess aufgebaut?

Mit dem Forschungsprozess wird eine *Fragestellung systematisch wissenschaftlich bearbeitet*. Er wird, je nach Literatur, in *vier oder sechs Phasen* unterteilt. Die häufigste zitierte Form des Forschungsprozesses ist der folgende vierphasige Prozess:

Theoretische Phase:

- Problembeschreibung: Themenfindung durch die Praxis, Literatur, Interesse oder Auftrag.
- Fragestellung/Forschungsziel durch eine klare Eingrenzung der Forschungsfrage; weitere Bearbeitung des Forschungsprozesses ist damit einfacher.
- Durch eine erste Recherche der Literatur kann die Forschungsfrage vor der Auswahl der Methode nochmals verändert oder spezifiziert werden.
- Auswahl der Methode: Je nach Auswahl des Designs werden bestimmte Entscheidungen für die weiteren Punkte wie Stichprobe, Datenerhebungsverfahren, Ablauf, Datenanalyseverfahren, Ethik und Datenschutz vorgegeben.
- Die passenden Instrumente werden ausgearbeitet.
- Pretest: Hier wird das Vorgehen der Studie an einer kleinen Gruppe vorab getestet, um ggf. blinde Flecken, Lücken oder Fehlerquellen zu erkennen. Diese werden dann bearbeitet, mit dem abgeänderten Test wird die Hauptstudie durchgeführt.

In der **Datenerhebungsphase** wird die Studie unter Einhaltung der geplanten Durchführung ausgeführt.

In der **Datenauswertungsphase** werden die erhaltenen Daten ausgewertet und analysiert. In einem weiteren Schritt werden die Daten diskutiert und bewertet. Zum Ende der Auswertung werden eine Schlussfolgerung und ein Ausblick gegeben.

In der **Abschlussphase** wird der gesamte Forschungsprozess beschrieben und veröffentlicht.

Was bedeutet das Wort Hypothese?

Eine Hypothese ist eine Annahme, die erst noch bewiesen werden muss. Dabei werden *zwei oder mehr Variablen* wissenschaftlich untersucht. Die Vermutung, die aufgestellt wurde, wird auf ihre Gültigkeit hin überprüft, dabei gibt es zwei Möglichkeiten:

- **Forschungshypothese H_1:** Hier wird nach einer Beziehung zwischen abhängigen und unabhängigen Variablen gesucht.
- **Nullhypothese H_0:** Bei dieser Hypothese geht man davon aus, dass es keine Beziehung zwischen den abhängigen und unabhängigen Variablen gibt. Werden in der Studie nun Belege gefunden, dass es doch eine Beziehung zwischen den Variablen gibt, wird die H_0 Hypothese verworfen.

Wofür steht die Abkürzung DNQP?

Die Abkürzung DNQP steht für: **Deutsches Netzwerk für Qualitätsentwicklung in der Pflege.** Hier werden jeweils zu einem Themenbereich Pflegeexperten aus allen Handlungsfeldern der Pflege sowie Kooperationsmitglieder von Instituten, Universitäten, Fachhochschulen zusammengerufen, um den Themenbereich wissenschaftlich zu bearbeiten und die Qualitätsentwicklung in der Pflege voranzubringen. **Ziele des DNQP sind:**

- Internes und externes Qualitätsentwicklungsinstrument
- Einheitliche Durchführung von Maßnahmen
- Wissensbasierte (evidence-based) Problemlösung

Das DNQP ist durch die Veröffentlichung der Expertenstandards bekannt geworden. Bis zum Jahr 2021 sind folgende Expertenstandards veröffentlicht worden:

- Dekubitusprophylaxe in der Pflege (2002/2010/2017)
- Entlassungsmanagement in der Pflege (2004/2009/2019)

- Schmerzmanagement in der Pflege (2020) → hier wurden die beiden Expertenstandards Schmerzmanagement in der Pflege bei akuten Schmerzen (2005/2011) und Schmerzmanagement in der Pflege bei chronischen Schmerzen (2015) aktualisiert und zusammengeführt
- Sturzprophylaxe in der Pflege (2006/2013)
- Förderung der Harnkontinenz in der Pflege (2007/2014)
- Pflege von Menschen mit chronischen Wunden (2009/2015)
- Ernährungsmanagement zur Sicherung und Förderung der oralen Ernährung in der Pflege (20010/2017)
- Förderung der physiologischen Geburt (2014, z. Zt. vergriffen)
- Beziehungsgestaltung in der Pflege von Menschen mit Demenz (2018 – Sonderdruck/2019)
- Expertenstandard Förderung der Mundgesundheit in der Pflege (2021 – Sonderdruck)
- Expertenstandard Erhaltung und Förderung der Mobilität (2014/2019) → über den Spitzenverband der gesetzlichen Krankenkassen erhältlich

Welche ethischen Aspekte sind zu Beginn einer Studie zu beachten?

Da die Studien im Gesundheitswesen vorwiegend mit zu pflegenden Menschen als Studienteilnehmer zu tun haben, ist es wichtig, die folgenden **drei Grundprinzipien** einzuhalten:

Umfassende Information/freiwillige Zustimmung
Den Studienteilnehmern wird der **Zweck und das Ziel der Studie ausführlich erläutert.** Nachdem die Teilnehmer alle Informationen bekommen haben, müssen sie eine **Einwilligung** mündlich oder schriftlich abgeben.

Anonymität und Vertraulichkeit
Bei der Information über das Forschungsprojekt wird die Anonymität den Studienteilnehmern **schriftlich zugestanden** und die Akten dürfen nur von den Forschern gelesen werden. Sobald ein Teilnehmer seine Daten oder Ergebnisse nicht mehr veröffentlichen möchte, muss das vom Forscher akzeptiert und die Ergebnisse aus der Studie entnommen und vernichtet werden.

Schutz des Einzelnen
Hier liegt der Fokus vor allem auf physischen und psychischen Schäden, die während der Studie/Forschung entstehen können. Aus diesem Grund muss für die Teilnehmer eine **engmaschige Beobachtung** auf Nebenwirkungen, Unannehmlichkeiten oder Schäden gewährleistet werden.

Info
Um die ethischen Aspekte während Forschungsarbeiten und Forschungsprojekten zu gewährleisten, wurden **Ethikkommissionen** als oberste Instanz gegründet. Hier sitzen Experten aus den Bereichen Ethik und Forschung zusammen, um die Forscher in ihren Projekten zu begleiten und in ethischen Fragestellungen zu unterstützen.

3

Was ist der Unterschied zwischen einer qualitativen und einer quantitativen Forschung?

Tab. 3.10 Unterschied qualitative und quantitative Forschung

Merkmale	Qualitativ	Quantitativ
Untersuchungsansätze	• Philosophisch • Sozial- und geisteswissenschaftlich	• Empirismus • Naturwissenschaftlich
Untersuchungsmethoden	• Gegebenheiten werden angepasst • Individualisiert	• Alle Daten werden als Zahlen erhoben • Statistisch analysiert
Ansatz	• Induktiv • Einzelfall wird detailliert beschrieben	• Deduktiv • Realität wird objektiv dargestellt und bewiesen oder zurückgewiesen
Einsatzgebiet	• Darstellung/Erfahrung des Erlebens von Menschen	• Abhängige und unabhängige Variablen bestimmen
Stichprobe	• 1–30 Personen	• Zufallsstichprobe • Möglichst große Stichproben-/Teilnehmerzahl
Setting	• Natürliches Umfeld	• Labor
Datensammlungsmethoden	• Einzelinterviews • Gruppeninterviews • Beobachtungen • Tagebuchaufzeichnungen • Narrative Erzählungen	• Experimentell • Quasi-experimentell • Nicht experimentell
Rolle des Forschenden	• Durch die Beobachtung oder Interviews nicht vom Forschungsgegenstand unabhängig	• Der Forscher geht objektiv vor • Seine Meinung oder seine Werte werden nicht beurteilt

Welche Gütekriterien nutzt man in der qualitativen Forschung?

Für die qualitative Forschung gibt es viele Autoren, die Gütekriterien beschrieben haben. In der Pflegeforschung werden die **sechs Gütekriterien von Philipp Mayring** sehr häufig genutzt (▶ Tab. 3.11).

Welche Gütekriterien nutzt man in der quantitativen Forschung?

Es werden folgende drei Gütekriterien in der quantitativen Forschung angewendet:

Objektivität

Die Objektivität meint die **Nachprüfbarkeit.** Hier wird geprüft, ob die Ergebnisse der Studie vom Forscher unabhängig sind und somit von einem anderen Forscher genauso wiederholt werden können, sodass beide Forscher auf die gleichen Ergebnisse kommen. Damit ist es eindeutig ein Gütekriterium der quantitativen Forschung.

Beispiel: Mit einem Maßband wird das rechte Bein des zu pflegenden Menschen an den standardisierten Messpunkten ausgemessen, beide Forscher kommen unabhängig voneinander auf Strumpfgröße S.

Tab. 3.11 Gütekriterien der qualitativen Forschung von Philipp Mayring

Gütekriterium	Erläuterung
Verfahrensdokumentation	• Dokumentiert der Forscher den Forschungsprozess nachvollziehbar und detailliert? • Sind alle Forschungsschritte des Forschungsprozesses dokumentiert und enthalten?
Argumentative Interpretationsabsicherung	• Interpretationen spielen in der qualitativen Forschung eine entsprechende Rolle • Interpretationen müssen argumentativ begründet sein • Argumentation muss in sich schlüssig sein
Regelgeleitetheit	• Hält sich der Forscher an die Regeln qualitativer Forschung? • Analysen der einzelnen Schritte werden systematisch angewandt
Nähe zum Gegenstand	• Lehnt sich der Forscher möglichst nah an die Alltagswelt bzw. die Lebenswelt der untersuchten Person an?
Kommunikative Validierung	• Werden die gewonnenen Ergebnisse anschließend mit den untersuchten Personen nochmals diskutiert?
Triangulation	• Werden verschiedene Verfahren angewendet bzw. verschiedene Datenquellen genutzt und die Ergebnisse miteinander verglichen?

Reliabilität

Der Begriff Reliabilität wird häufig mit dem Wort **Zuverlässigkeit** in Verbindung gebracht. Mit diesem Gütekriterium wird die Genauigkeit des Assessments bestimmt. Das bedeutet, es wird nachgeprüft, ob zwei Forscher mit dem gleichen Instrument zum selben Ergebnis kommen, ob das Instrument also zuverlässig ist.

Beispiel: Zwei Pflegefachpersonen schätzen in ihrer jeweiligen Schicht die Dekubitusgefahr von Frau X ein. Beide nutzen die Bradenskala als Assessment zur Einschätzung der Dekubitusgefahr. Pflegefachperson A kommt auf 16 Punkte, Pflegefachperson B auf 17 Punkte, sodass beide auf das Ergebnis eines erhöhten Dekubitusrisikos kommen.

Validität

Validität wird auch mit **Gültigkeit** umschrieben und bedeutet, dass kontrolliert wird, wie gut das Assessment oder Instrument ist, um genau das zu erfassen, was es zu erfassen gibt.

Beispiel: Soll ein Instrument den Druck auf der Haut messen, so wäre es nicht valide, wenn es den Druck auf die Umgebung, z. B. das Bett, messen würde.

Wo liegt der Unterschied zwischen interner und externer Validität?

Interne und externe Validität **hängen zusammen** und beeinflussen sich gegenseitig. Mit der internen Validität wird aufgezeigt, dass die Veränderung der unabhängigen Variablen auch die Veränderung der abhängigen Variablen erklärt und nicht durch externe Faktoren verursacht wurde. Die externe Validität zeigt auf, inwieweit die Forschungsergebnisse auf die Realität übertragbar sind und inwieweit sie verallgemeinert werden können.

Was sind eine Beobachtungsstudie und eine Interventionsstudie?

Diese beiden Studien werden bei der **quantitativen Forschung** genutzt.

In der **Beobachtungsstudie** werden die Daten in **„natürlichen Settings"** erhoben, das zu erforschende Umfeld wird somit nicht verändert.

In **Interventionsstudien** wird das Setting manipuliert und verändert. Das Umfeld wird verändert, um die Maßnahme experimentell zu testen. Das **Umfeld wird „künstlich" erschaffen.**

Was ist der Unterschied zwischen einer Querschnittstudie und einer Längsschnittstudie?

Hier spielt der **Zeitfaktor** eine zentrale Rolle. Bei einer Querschnittstudie werden an einem **bestimmten Zeitpunkt einmalig** die Daten für die Studie erhoben. Demgegenüber steht die Längsschnittstudie. Hier werden die Teilnehmer über einen **gewissen Zeitraum mehrfach** befragt, sodass sich ein Verlauf darstellen lässt.

Was ist der Unterschied zwischen einem experimentellen und einem quasi-experimentellen Design?

Bei beiden Forschungsdesigns liegt das Hauptaugenmerk darauf, **Zusammenhänge zu erkennen und aufzuzeigen.**

Beim experimentellen Design wird die **Auswirkung einer Maßnahme** oder Pflegeintervention auf eine bewusst ausgewählte Personengruppe untersucht. Die *Interventionsgruppe* erhält einen *Pre-Test,* daraufhin die *Maßnahme* oder Pflegeintervention und einen *Post-Test.* Die *Kontrollgruppe* hingegen erhält den Pre-Test, die Standardintervention und nachfolgend den gleichen Post-Test. Die Daten werden mit einem *statistischen Verfahren* mathematisch ausgewertet. Die Aussagekraft einer experimentellen Forschung wird als sehr hoch und stark bewertet.

Beim quasi-experimentellen Design **fehlt** im Vergleich zum experimentellen Design die **Kontrolle oder die zufällige Verteilung der Teilnehmer.**

Welche drei Forschungsmethoden werden in der qualitativen Forschung genutzt?

Grounded Theory: Bei dieser Forschungsmethode steht die *Interaktion* im Fokus der Forschung. Die Erfahrungen werden aus *Sicht des Betroffenen* aufgezeigt und dadurch die Prozesse der Interaktion erforscht. Die Datensammlung und -auswertung werden abwechselnd durchgeführt, bis es zu einer Datensättigung kommt. Abschließend werden die Daten eines *Phänomens zu einer Theorie* verfasst.

Phänomenologie: Hier steht die *Auseinandersetzung der Person mit sich selbst* im Vordergrund. Die Daten werden aus der *Perspektive der Menschen* und ihrer eigenen Wahrnehmung aufgezeigt, um die selbst erlebten Erfahrungen aufzuzeigen. Der Forscher nimmt selbst an den Interviews teil und führt diese aus. Die Teilnehmer werden häufig mehrfach befragt, um alle Erkenntnisse des Phänomens zu erforschen und zu erkennen. Somit kann das Phänomen umfassend beschrieben werden.

Ethnografie: Bei dieser Forschungsmethode liegt der Fokus darauf, *kulturelle Lebenswelten* und deren Gruppen zu erforschen. Hier werden die verschiedenen Strukturen der Gesellschaft und deren Verhaltensweisen erforscht. Bei dieser Methode ist der *Forscher selbst in die Umgebung integriert,* um die neue Kultur zu verstehen und sich dort zurechtzufinden.

Was ist mit Booleschen Operatoren gemeint?

Die Booleschen Operatoren (▶ Tab. 3.12) werden genutzt, um **in der Literaturrecherche Suchbegriffe zu verbinden.**

Tab. 3.12 Boolesche Operatoren

Operatoren	Erläuterung
AND	• Verbindung von zwei oder mehr beliebigen Begriffen • Zeigt nur die Treffer, die alle eingegebenen Wörter enthalten • Zwei oder mehrere Konzepte werden in Verbindung gebracht • Trefferanzahl wird dadurch i. d. R. reduziert
OR	• Verbindung von Wörtern, um unzureichend verschlagwortete Datensätze zu finden • Zeigt alle Treffer an, die einen der eingegebenen Suchbegriffe enthalten • Erweiterung von Suchwörtern oder Konzepten • Trefferanzahl wird dadurch i. d. R. erweitert
NOT	• Ausschluss bestimmter Suchbegriffe oder Konzepte • Trefferanzahl wird dadurch i. d. R. reduziert

Merke

Da mit dem Booleschen Operator NOT wichtige Daten verloren gehen können, sollte vorwiegend mit den Operatoren AND und OR gearbeitet werden.

Wozu kann man den Abstract nutzen?

Der Abstract ist eine **Zusammenfassung,** welche die Autoren selbst schreiben. Hier werden Fachaufsätze/Bücher/wissenschaftliche Arbeiten mit den wichtigsten Schlüsselbegriffen, Zielen, Hypothesen und Methoden zusammengefasst und vor den eigentlichen Text gestellt. Mit dem Abstract kann **herausgefunden werden, ob der Text für die eigene Arbeit,** z. B. Facharbeit, **geeignet ist.** Bevor Sie die Bücher/wissenschaftliche Arbeiten gesamt lesen, ist es sinnvoller, sich zunächst den Abstract anzuschauen, um den Text in Ihre Arbeit ein- oder ausschließen zu können. Des Weiteren werden Abstracts genutzt, um sich z. B. für Kongresse oder Publikationen in Fachzeitschriften zu bewerben.

3.4.2 Evidence-based Nursing

Welchen Unterschied gibt es zwischen EbM, EbN und EbP?

Tab. 3.13 Unterschiede der EbM, EbN und EbP

Abkürzung	Bedeutung	Erläuterung
EbM	**E**videnz-**b**ased **M**edicine	• Bedeutet, dass vorhandene Gründe/Auffälligkeiten geprüft und abgewägt werden • Wissenschaftlich und evidenzbasierte Forschungsergebnisse werden genutzt, um die Entscheidungen in der Therapie des zu pflegenden Menschen zu treffen • Nach weiteren Schritten wird entschieden, wie der zu pflegende Mensch bestmöglich behandelt werden kann
EbN	**E**vidence-**b**ased **N**ursing	• Hier werden für die Pflege die neuesten wissenschaftlich belegten Erfahrungen genutzt • Problemlösungsprozess in der klinischen Pflege
EbP	**E**vidence-**b**ased **P**ractice	• Bedeutet eine forschungsbasierte Praxis • Fasst EbN und EbM zusammen

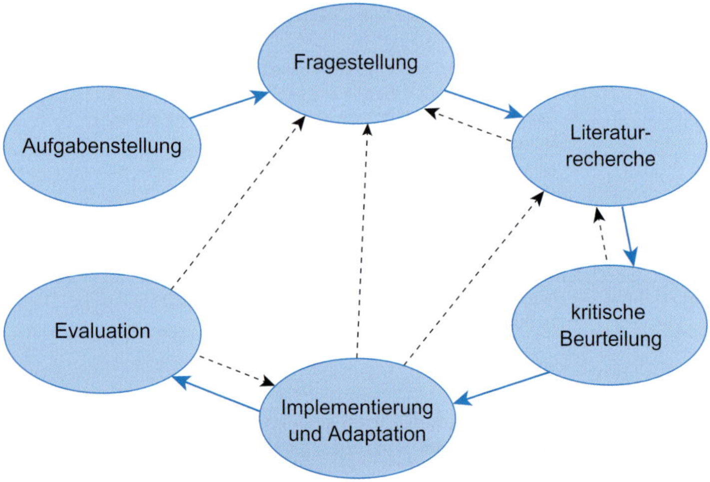

Abb. 3.3 Die Schritte der EbN-Methode bilden einen Kreislauf [L143]

Welche Schritte gehören zur EbN-Methode?

▶ Abb. 3.3

Was bedeutet die Abkürzung PIKE-Schema?

P – Pflegebedürftige/Patient: Auf welche Gruppe zu pflegender Menschen bezieht sich mein Problem?

I – Intervention: Hier wird die Intervention beschrieben, die überprüft, erforscht oder verglichen wird.

K – Kontrolle/Kontrollintervention: Bei der Vergleichsintervention wird die pflegerische Maßnahme beschrieben, die in der Kontrollgruppe eingesetzt wird. Das ist in den meisten Fällen die bereits bekannte oder gängige Intervention.

E – Ergebnis: Unter Ergebnis wird beschrieben, welches Ziel der Forscher erreichen möchte. Es wird formuliert, welches Ziel mit der Intervention erreicht werden soll.

Das PIKE-Schema ist ein *Bestandteil der EbN-Methode.* Das Schema wird an zwei Stellen/Schritten der EbN-Methode genutzt. Erstens bei der Fragestellung: Hier sollten alle Bestandteile der Abkürzung PIKE in die Fragestellung einfließen und ausformuliert werden. Zweitens beim Schritt der Literaturrecherche, um mit den Schlüsselbegriffen effektiver suchen zu können.

Was kann man anhand von Evidenzklassen einschätzen?

Mit den Evidenzklassen werden wissenschaftliche Arbeiten nach dem **Grad ihrer Wissenschaftlichkeit** eingestuft. An der Evidenzklasse können Sie erkennen, wie hochwertig Ihre recherchierte Studie ist und wie gut sich die Ergebnisse übertragen lassen.

In der Pflege werden zurzeit die Empfehlungen der Agency for Healthcare Research and Quality (AHRQ) oder die *Scottish Intercollegiate Guidelines Network* (SIGN) genutzt, um vorhandene Studien einzuschätzen.

- Die AHRQ nutzt *vier Evidenzklassen:*
  - **Ia:** Evidenz durch Metaanalysen von mehreren randomisierten, kontrollierten Studien
  - **Ib:** Evidenz aufgrund mindestens einer randomisierten kontrollierten Studie
  - **IIa:** Evidenz aufgrund von mindestens einer gut angelegten und kontrollierten Studie, die nicht randomisiert wurde
  - **IIb:** Evidenz aufgrund mindestens einer gut angelegten, nicht randomisierten und nicht kontrollierten klinischen Studie, z. B. Kohortenstudie
  - **III:** Evidenz aufgrund einer angelegten, nicht experimentellen, deskriptiven Studie, z. B. Fall-Kontroll-Studien, Vergleichsstudien
  - **IV:** Evidenz aufgrund von Berichten der Expertenausschüsse oder Expertenmeinungen
- Die SIGN nutzt ebenfalls vier Evidenzklassen von 1++: qualitativ hochwertige Metaanalysen, systematische Übersichten von RCTs (randomisierte, kontrollierte Studien) oder RCTs mit sehr geringem Risiko systematischer Fehler bis Klasse 4: Expertenmeinung

3.4.3 Pflegemodelle und -theorien

Was besagen die Definitionen Pflegekonzept, Pflegemodell und Pflegetheorie?

In einem *Pflegekonzept* sind zunächst **Ideen und Phänomene in einem Text zusammengefasst** und werden dann **durch einen Plan in die Praxis** gebracht und dort umgesetzt. Hier wird die systematische und effektive Pflege der einzelnen Einrichtung beschrieben.

Bei einem *Pflegemodell* werden **die Inhalte/Zusammenhänge in vereinfachter Form dargestellt.** Der Inhalt wird verkürzt dargestellt, um eine komplexe Theorie in ihrer Gesamtheit leichter erfassbar zu machen. Dadurch wird ein Pflegemodell für die Praxis handhabbar.

In der umfassenden *Pflegetheorie* werden **die einzelnen Pflegesituationen und Pflegephänomene systematisch und logisch erläutert.** Die einzelnen Aussagen werden miteinander **in Beziehung gesetzt** und erklärt. Durch Pflegetheorien entstehen Handlungsanweisungen für die Pflegefachpersonen.

Vorsicht

Die Definitionen werden in der Literatur je nach Autor unterschiedlich definiert, sodass die Unterscheidung der Begriffe nicht immer eindeutig ist. Vor allem bei den Begriffen Pflegemodell und Pflegetheorie ist nicht immer eine detaillierte Unterscheidung möglich.

Welches sind die bekanntesten Pflegemodelle/-theorien in der Pflegeausbildung?

Tab. 3.14 Pflegetheorien

Pflegetheoretiker	Pflegetheorie
D. Orem	Selbstpflegedefizittheorie
N. Roper, W. W. Logan, A. J. Tierney	Lebensmodell
H. Peplau	Zwischenmenschliche Beziehungen in der Pflege
M. Krohwinkel	Aktivitäten, Beziehungen und existenzielle Erfahrungen des Lebens (ABEDL)
L. Juchli	Aktivitäten des täglichen Lebens (ATL)
M. Leininger	Transkulturelle Pflege
I. M. King	Interaktionsmodell
M.-L. Friedemann	Theorie des systemischen Gleichgewichts
V. Henderson	Modell der 14 Grundbedürfnisse

Was bedeutet es, wenn Pflegetheorien unterschiedliche Reichweiten aufzeigen?

Die Pflegetheorien können in verschiedene Reichweiten eingeteilt und damit unterschieden werden. Die häufigste Unterteilung wird in drei Reichweiten vorgenommen.

Theorien großer Reichweite (Meta-Theorien)

Eine Theorie großer Reichweite **steht sozusagen über den anderen Theorien.** Dadurch lässt sich der Begriff **Meta-Theorie** erklären. Die Theorien großer Reichweite sind **am abstraktesten** und setzen sich theoretisch mit anderen Theorien und Modellen auseinander. Hier entstehen *zentrale Begriffe* und *Definitionen* von Pflegetheorien oder zentrale Begriffe werden evaluiert. Sie erläutern auf abstraktem und allgemeinem Niveau, was Pflege ist (Ziele, Schwerpunkt, Ergebnisse).

Theorien mittlerer Reichweite

Mit einer Theorie mittlerer Reichweite werden **mehrere Phänomene unter einer Beschreibung zusammengefasst** und gelten somit für einen *bestimmten Ausschnitt der Pflegesituation*. Mit einer Theorie mittlerer Reichweite werden **Verhaltensweisen oder umfangreiche Praxissituationen** näher **beschrieben.** Sie sollen bestimmte Phänomene, wie z. B. Schmerz, Demenz oder Angst, erklären.

Theorien geringer Reichweite (Theorien der Mikroebene)

Die Theorien geringer Reichweite sind die kleinste Ebene in der Unterscheidung der Reichweite. Bei dieser Art von Theorie wird **nur ein kleiner Ausschnitt aus der Realität/Praxis** aufgezeigt. Mit einer Theorie geringer Reichweite wird ein **spezielles Phänomen in der Pflege näher beleuchtet.** Hierunter fallen z. B. Expertenstandards oder Pflegekonzepte wie die Basale Stimulation.

Was ist der Unterschied zwischen einem Interaktions-, einem bedürfnisorientierten und einem Ergebnismodell?

Die bekannteste Typologie für die Einteilung von Pflegemodellen ist die von *Afaf Ibrahim Meleis* (▶ Tab. 3.15).

Tab. 3.15 Einteilung von Pflegemodellen

Pflegemodell	Erläuterung
Interaktionsmodell	• Fokus liegt auf der **Interaktion** zwischen zu pflegendem Menschen und Pflegefachperson • Pflege wird in einem **gemeinsamen Prozess** gesehen und durchgeführt • **Beziehung** zwischen zu pflegendem Menschen und Pflegefachperson steht im Fokus
Bedürfnisorientiertes Modell	• **Bedürfnisse des zu pflegenden Menschen** stehen im Vordergrund • Pflegeprozess wird so gestaltet, dass den **Bedürfnissen des zu pflegenden Menschen** durch die **pflegerische Begleitung entsprochen** wird • In der Pflegesituation wird entschieden, welche Aufgaben von der Pflegefachperson übernommen werden können und welche der zu pflegende Mensch eigenständig übernimmt – **Balance finden**
Ergebnismodell	• **Ergebnisse,** die die Pflege erreichen soll, stehen im Vordergrund • Pflegefachperson überlegt, **warum** sie gewisse Pflegemaßnahmen auswählen und zu welchem Ergebnis sie gelangen will • **Ergebnisse und Resultate** des Pflegeprozesses werden betrachtet

Was ist mit „Metaparadigma" gemeint?

Der Begriff Metaparadigma zeigt den **gemeinsamen Nenner oder Konsens** („**Weltanschauung**") **einer wissenschaftlichen Disziplin** auf. Hier werden alle Geltungsbereiche der Disziplin angegeben und veranschaulicht, inwieweit sie sich von anderen Disziplinen unterscheiden. Durch den Begriff Metaparadigma wird den Theorien, Modellen und Konzepten, die in der Pflege verankert sind, ein Rahmen gegeben. **Im Bereich der Pflege stehen vier zentrale Begriffe** im Vordergrund:

- Person/Mensch
- Umwelt
- Gesundheit
- Pflege

Welchen Schwerpunkt hat das Pflegemodell von Corbin und Strauss?

Das **Trajectory-Work-Modell** von Corbin und Strauss legt den **Schwerpunkt auf chronisch kranke Menschen** und hat somit eine *langfristige Perspektive im Fokus.* Das Modell wurde von der Pflegewissenschaftlerin Juliet Corbin und dem Soziologen Anselm Strauss in den USA entwickelt. Die *Biografie des zu pflegenden Menschen* steht im Vordergrund und das *soziale Umfeld* wird in die Pflege einbezogen. Hierzu wurde eine empirische Studie über 30 Jahre durchgeführt. Dabei haben Corbin und Strauss herausgefunden, dass es im Verlauf von chronischen Erkrankungen Ähnlichkeiten gibt, und haben hierzu ein *Modell mit acht Phasen* entwickelt. In jeder Phase erhält der zu pflegende Mensch genau die Unterstützung von der Pflegefachperson, die er benötigt. Mit der chronisch kranken Person wird eine retrospektive Krankheitsverlaufskurve gezeichnet, um für sie einen individuellen Maßnahmenplan aufstellen zu können und eine bestmögliche Selbstständigkeit und Stabilität zu gewährleisten. Die **acht Phasen** sind in der folgenden Reihenfolge beschrieben:

- Vor-Trajectory-Phase (Vorphase)
- Diagnose und Anfang/Symptome ohne Diagnose
- Krise/Gesundheitsgefährdung
- Akute Phase

- Stabile Phase
- Instabile Phase
- Abnehmende Phase/Abfallende Phase
- Sterben

Welchen Schwerpunkt hat das Phasenmodell von E. Kübler-Ross?

E. Kübler-Ross hat sich in ihrer Forschung intensiv mit den Erfahrungen sterbender Menschen auseinandergesetzt und dabei ein **5-Phasen-Modell** entwickelt. Diese Phasen zu kennen, kann bei der Versorgung Sterbender hilfreich sein. Wichtig ist dabei zu wissen, dass die Phasen nicht linear verlaufen und nacheinander erlebt werden müssen, sondern dass es auch zu Sprüngen zwischen den Phasen und zur Auslassung von Phasen kommen kann. Eine weitere Besonderheit des Modells ist, dass zu pflegende Menschen Phasen doppelt erleben oder in eine bereits durchlebte Phase zurückkehren können. Des Weiteren ist es unterschiedlich, wie lange eine Person in einer Phase verharrt. Auch Bezugspersonen von sterbenden Menschen können die fünf Phasen durchleben. Ebenso können die Phasen auch auf Lebenssituationen, bei denen eine existenziellen Bedrohung vorliegt, übertragen werden.

- 1. Phase: Nicht-Wahrhaben-Wollen
- 2. Phase: Zorn
- 3. Phase: Verhandeln
- 4. Phase: Depressionen
- 5. Phase: Zustimmung

Im pflegerischen Alltag hilft Ihnen das Modell, Sie im Umgang mit Sterbenden zu sensibilisieren und es führt zum besseren Verständnis der sterbenden Person, wenn einem bewusst wird, in welcher Phase sie sich gerade befindet.

Info

V. Kast hat sich als Psychotherapeutin mit dem Trauerprozess im Allgemeinen auseinandergesetzt und dabei ähnliche Phasen beschrieben:

- Nicht-Wahrhaben-Wollen
- Aufbrechende Emotionen
- Suchen, finden, sich trennen
- Neuer Selbst- und Wertbezug

Welche Schwerpunkte hat die Pflegetheorie „Transkulturelle Pflege" von M. Leininger?

Im Modell der transkulturellen Pflege werden die **Kultur** und die **Fürsorge** mit den damit verbundenen Aspekten wie Wohlbefinden, Eigenschaften und Empfindungen zum Thema Gesundheit und Krankheit der zu pflegenden Menschen **in den Fokus gesetzt.** In der Theorie wird deutlich, dass es in den verschiedenen Kulturen viele Unterschiede, aber auch Gemeinsamkeiten zum Thema Gesundheit und Krankheit gibt. Um die einzelnen Aspekte der Kultur in den Pflegeprozess einbinden zu können, wurde von M. Leininger das **Sunrise-Model** entwickelt (▶ Abb. 3.4). Die verschiedenen Einflussfaktoren werden beim zu pflegenden Menschen und dessen Bezugsperson erfragt, um diese in die professionelle Pflege einbinden zu können. Hiermit wird gewährleistet, dass die zu pflegenden Menschen mit den unterschiedlichsten Kulturen im Gesundheitswesen ihre menschliche Fürsorge erhalten, die sie benötigen, um sich wohlzufühlen.

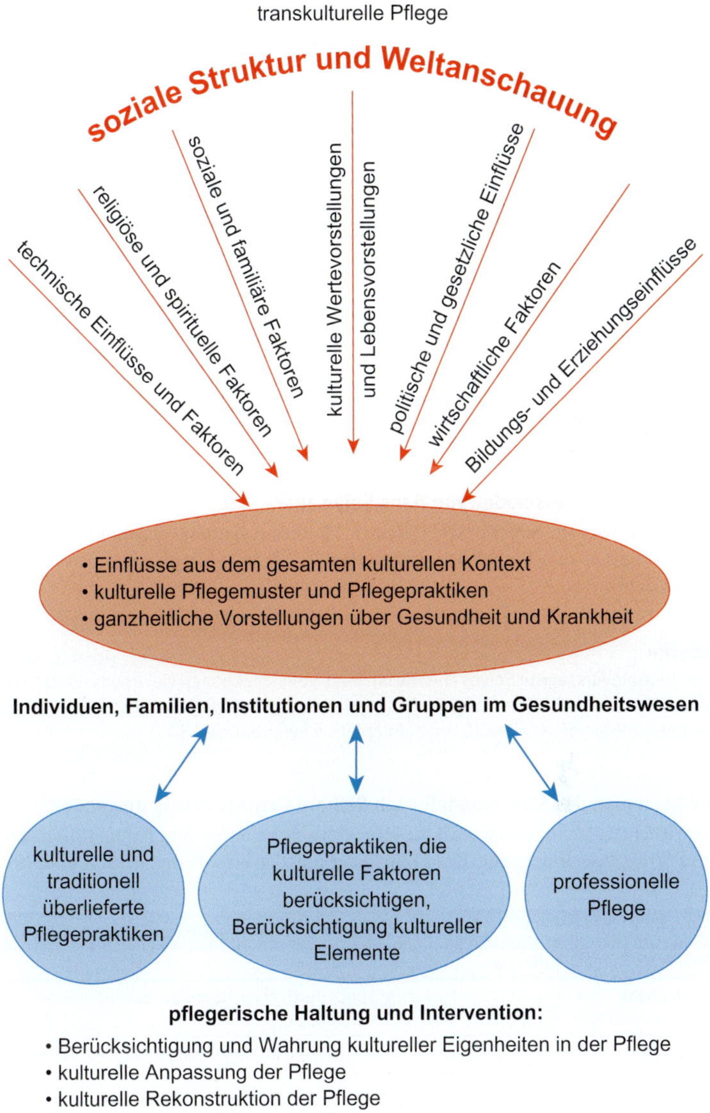

Abb. 3.4 Sunrise-Model nach M. Leininger [L143]

3.5 Anforderungen im Pflegeberuf

3.5.1 Psychische Belastungen im Pflegeberuf

Was versteht man unter dem Begriff Stress?

Der Begriff Stress ist, je nach Wissenschaft, **unterschiedlich definiert.** Da hier der Kontext der Anforderungen im Pflegeberuf im Vordergrund steht, wurde eine psychologische Definition ausgewählt. Hier bedeutet Stress, dass **eine Person anhaltend einer physischen oder psychischen Belastung ausgesetzt** ist. Stressoren lösen eine Reaktion aus, diese und auch die Reaktion der Person darauf können sehr individuell sein.

Info

Es gibt positiven Stress, sogenannten **„Eustress"**, der durch Leistungs- und Zeitdruck motiviert, Aufgaben/Anforderungen zu erledigen. Der negative Stress, sogenannter **„Disstress"**, führt hingegen zu Überforderungen und Problemen bei der Bewältigung von Aufgaben.

Was sagt das Stressmodell von Hans Selye aus?

Hans Selye war ein Stressforscher, dessen Hauptforschungsgegenstand Stress war. Somit prägte er den Begriff Stress und entwickelte ein **vier phasiges** Stressmodell (▶ Tab. 3.16).

Merke

Die zentrale Aussage in Selyes Theorie ist, dass Stressreaktionen viel Anpassungsenergie verbrauchen, die dann in Ruhephasen wiederaufgebaut werden muss (allgemeines Anpassungssyndrom = AAS/General Adaptation Syndrom = GAS).

Wie kann man das Stressmodell nach Richard Lazarus richtig anwenden?

Lazarus entwickelte sein Modell im Jahr 1960. Es ist unter dem Namen *transaktionales Stressmodell* bekannt. Der Fokus liegt auf der betroffenen Person und ihrem

Tab. 3.16 Stressmodell von H. Selye

Phase	Erläuterung
Alarmphase	• Hier entsteht kurzzeitig Stress durch einen Stimulus, der sich wieder zurückbildet, wenn es Entwarnung gibt.
Resistenzphase	• Der Körper reagiert auf anhaltenden Stress mit kurzen oder gar keinen Erholungsphasen. • Die Stressreaktion kann nicht mehr vollständig abgebaut werden.
Erschöpfungsphase	• Durch langanhaltenden und intensiven Stress kann der Körper auf die ausgereizten Alarmsignale nicht mehr reagieren. • Der Körper kann sich nicht mehr erholen → Tod.
Dauerstress	• Durch zu kurze Regenerationen kann der Körper die Kraftreserven nicht mehr auffüllen. • Stressoren summieren sich über die Zeit. • Der Körper erschöpft sich → steuert mit Bluthochdruck/Organschäden gegen.

individuellen Stresserleben. Der Stress entsteht, weil eine Person die *Situation nicht mehr bewältigen* kann und diese als bedrohlich herausfordernd erlebt. Lazarus hat **drei Bewertungskategorien** erstellt, nach denen die herausfordernde Situation eingeschätzt und Lösungen zur Bewältigung gefunden werden können.

1. **Primäre Bewertung:** Ein Reiz wird wahrgenommen und eingestuft → wichtig/unwichtig, positiv/negativ.
2. **Sekundäre Bewertung:** Hier schaue ich nun auf meine persönlichen Bewältigungsstrategien und ob ich eine erfolgreich davon anwenden kann. Durch meine Ressourcen schätze ich ein, ob ich die Situation bewältigen kann.
3. **Neubewertung:** Nun kann ich die Ausgangssituation neu bewerten und meine Strategien nutzen und damit den Stressfaktor in positive Energie umwandeln. Habe ich keine Ressourcen, steigt der negative Stress und ich muss mir eine neue Strategie überlegen.

Wie reagiert der Körper auf Stress?

Der Körper reagiert **auf verschiedenen Ebenen** auf Stress (▶ Tab. 3.17). Jede Ebene kann mehr oder weniger stark ausgeprägt sein, die Ebenen beeinflussen sich gegenseitig.

Was trägt zur Bewältigung des Stresses auf der Arbeit bei?

Ausbildungsstätte/Gesundheitseinrichtung:

- Klares und gleichberechtigtes Aufgabenprofil für alle Mitarbeiter
- Genügend Personal in den jeweiligen Settings
- Umfangreiches Hilfsmittelangebot wie (Badewannen-)Lifter, Rollbrett
- Gutes Betriebsklima
- Wertschätzende Kommunikation im Team

Eigene Bewältigungsstrategien:

- Stress positiv sehen und dadurch den Umgang damit erleichtern
- Sportliche Aktivitäten
- Entspannungsübungen

Tab. 3.17 Reaktion des Körpers auf Stress

Reaktion	Symptome
Muskuläre Reaktion	• Verspannungen • Spannungskopfschmerzen • Nächtliches Zähneknirschen • Zucken des Augenlids
Kognitive Reaktion	• Denkblockaden • Blackout/Aussetzer • Gedächtnislücken • Alpträume • Konzentrationsstörungen
Emotionale Reaktion	• Versagensangst • Unruhe • Umgebung wird kaum noch wahrgenommen • Unzufriedenheit
Vegetativ-hormonelle Reaktion	• Geschwächtes Immunsystem • Müdigkeit • Enge in der Brust • Tinnitus/Hörsturz

Was bedeuten die Begriffe Burnout und Coolout?

Beim Burnout kommt es zur **völligen emotionalen und körperlichen Erschöpfung** von Menschen, die in „helfenden“ Berufen tätig sind. Vor allem die Berufsgruppen im Sozial- und Gesundheitswesen weisen hohe Zahlen an Personen auf, die durch das Burnout-Syndrom arbeitsunfähig werden. Umgangssprachlich wird vom „Ausbrennen des Körpers“ gesprochen.

Der Begriff Coolout wird mit dem Prozess einer **moralischen Desensibilisierung** verknüpft. Denn es stehen sich zwei zentrale Themen gegenüber, die nicht zu vereinen sind. Auf der einen Seite sollen die Pflegefachpersonen eine personenorientierte individuelle Pflege gewährleisten, auf der anderen Seite stehen die ökonomischen Richtlinien und Anforderungen. Beides lässt sich nur schwer in Einklang bringen, sodass die Pflegefachpersonen mit der Zeit eine „Kälte“/kalte Ausstrahlung nutzen, um sich vor dem Zwiespalt zu schützen.

Wie kann man ein Burnout-Syndrom erkennen?

Das Burnout-Syndrom kommt **nicht von jetzt auf gleich,** sondern die Veränderungen entstehen in einem Prozess oder in einem langsamen Verlauf. Es gibt viele Verlaufsformen des Burnout-Syndroms von **drei bis zwölf Phasen.** Ein praxisnahes und einfach zu handhabendes Verlaufsmodell des Burnout-Syndroms wurde von Dagmar Ruhwandel entwickelt. Hier stehen drei Verlaufsphasen im Vordergrund:

- **Phase I:** emotionale Erschöpfung – Die betroffene Person ist **chronisch müde** und hat ein Gefühl des Ausgepowert- und Ausgelaugtseins. Eigene **Strategien zur Regeneration versagen** zunehmend.
- **Phase II:** Depersonalisierung – Die Person **zieht sich zurück** und es kommt zur Distanz zu Mitmenschen und zu einer **Gleichgültigkeit gegenüber dem Beruf.** Des Weiteren nimmt die Eigeninitiative der Person deutlich ab.
- **Phase III:** Leistungseinschränkung – Das eigene Selbstbild wird nicht mehr wertgeschätzt und es entsteht ein **Verlust des Selbstvertrauens.** Die eigenen Erfolge werden nicht mehr gesehen.

Merke

Erst in Phase drei wird das Ausmaß des Burnout-Syndroms sichtbar und es wird möglich, dem Betroffenen die benötigte Unterstützung zu geben.

Was kann man als Eigenschutz gegen ein Burnout tun?

Hier sollten folgende **vier Schwerpunkte in Kombination** berücksichtigt werden.

Individuelle Maßnahmen zur gesunden Lebensführung

- Selbstreflexion (Skalen und Fragebögen nutzen, welche die Stresssituation analysieren)
- Ratgeber (speziell für Pflegeberufe)
- Gesunde Lebensführung
- Gesunde Ernährung
- Körperliche Aktivitäten (Hobbys)
- Wenig bis keinen Konsum von Nikotin und Alkohol
- Soziales Umfeld pflegen und sich regelmäßig mit Freunden und Familie treffen
- Entspannungsübungen, z. B. Autogenes Training, Muskelentspannung, Pilates, Yoga

Maßnahmen im Arbeitsumfeld

- Dienstplangestaltung: Vorlieben berücksichtigen, Ruhe- und Pausenzeiten einhalten
- Fort- und Weiterbildungen ermöglichen: rückenschonendes Arbeiten, Seminare zur Entspannung

Maßnahmen in der Ausbildung anbieten

- Theoretische Inhalte zum Thema Burnout gewährleisten
- Seminare zum Thema Stressbewältigung durchführen
- Fortbildungen zum Thema rückenschonendes Arbeiten anbieten, um die Stressfaktoren während der praktischen Arbeit zu minimieren

Maßnahmen nach der Ausbildung

- Nicht zu hohe Ansprüche an sich selbst stellen
- Nicht auf Freizeit und Urlaub verzichten
- Nach der Arbeit abschalten
- Im neuen Team lernen, „nein" zu sagen, um sich vor Erschöpfung zu schützen

Was kann man gegen das Coolout machen?

Hier treffen zwei Welten aufeinander (die personenorientierte individuelle Pflege und ökonomische Richtlinien und Anforderungen, s. o.). Daher ist es wichtig, vorbeugende Verbesserungen zu schaffen. Das bedeutet, die Anforderungen der individuellen Pflege und die ökonomischen Ziele sollten nicht zu weit auseinanderliegen.

Prioritäten setzen: Durch die ökonomischen Anforderungen wird die Zeit, die die Pflegefachpersonen für die Versorgung der zu pflegenden Menschen nutzen können, immer knapper. Aus diesem Grund ist es wichtig, dass die Pflegefachpersonen lernen, in der individuellen Versorgung Prioritäten zu setzen. So können sie eine Überforderungssituation verhindern, indem sie erst die Maßnahmen durchführen, die wichtig sind.

Harmonisches Team: Wenn das Stationsteam gut miteinander arbeiten kann und sich die Aufgaben fair teilt, kann das zu einer hohen Motivation im Team führen. Die Arbeiten werden als weniger stressig angesehen und das Team kann sich aufeinander verlassen.

Annäherung der beiden Seiten: Durch Aushandlungsprozesse können die beiden Seiten näher aneinander gebracht werden. Zum Beispiel wird an einem Tag der zu pflegende Mensch X individuell versorgt und auf seine besondere Situation Rücksicht genommen und am nächsten Tag steht der zu pflegende Mensch Y im Vordergrund. Die zu pflegenden Menschen werden darüber in Kenntnis gesetzt, dass an jedem Tag einer von Ihnen besonders bedacht wird. Zusätzlich sollte die ökonomische Seite genügend Personal zur Verfügung stellen, um eine Annährung und individuelle Versorgung auch wirklich gewährleisten zu können.

Thematisierung/Schulung: Das Thema Coolout sollte in Fortbildungen, aber auch in den Settings thematisiert und angesprochen werden. So können sich die Pflegefachpersonen mit dem Thema aktiv auseinandersetzen, denn es betrifft nicht nur einzelne Kollegen, sondern viele Personen in den Gesundheitseinrichtungen, die den Spagat auf Dauer nicht aushalten. Im Gespräch kann das Thema analysiert und gemeinsam im Team reflektiert werden.

Was ist ein Helfersyndrom?

Von einem Helfersyndrom spricht man, wenn eine Person **pathologische Veränderungen im Rahmen der Hilfeleistungen** zeigt. Für die Person **wird das Helfen zur Sucht.** Die eigenen Schwächen werden übertrieben abwertend eingeschätzt. Ein Ansporn des Helfens ist die *Dankbarkeit und Anerkennung* der hilfebedürftigen Person. Fällt die Anerkennung irgendwann weg, führt das zu *Wut und Aggressionen* der Person, die die Hilfe leistet. Diese können sich bei Unzufriedenheit *bis zur Gewalt* gegenüber der pflegebedürftigen Person entwickeln. Dadurch, dass es schwierig wird, ihre Anerkennung dauerhaft zu befriedigen, überschreiten Personen mit Helfersyndrom regelmäßig ihre Grenzen.

Kennzeichen des Helfersyndroms sind:

- Verbergen der eigenen Wünsche nach Belohnung und Anerkennung
- Warten auf Anerkennung und Wahrnehmung der eigenen Leistung
- Schwierigkeiten, soziale Beziehungen in allen Bereichen aufrechtzuerhalten; vor allem die Beziehungen, in denen sie selbst nicht die Stärksten oder Gebenden sind, werden beendet
- Eigene Unterstützung oder Hilfsangebote für sich selbst werden abgelehnt

Worauf muss man beim Helfersyndrom achten?

Die betroffenen Personen sagen selten „nein“ und gelangen so auf Dauer in eine Überforderungssituation. Des Weiteren zeigen sie nach innen und außen dauerhaft ihre Stärke, sodass viele Personen, die an einem Helfersyndrom leiden, ihre Veränderungen nicht wahrnehmen und sich somit auch nicht helfen lassen.

> **Merke**
> Ein Helfersyndrom kann schlussendlich zum Burnout führen, sodass professionelle Hilfe von außen benötigt wird.

Wie kann man mit Situationen, die zu einer Hilflosigkeit führen, richtig umgehen?

- Konzentrieren Sie sich auf sich selbst und gehen Sie aus der Situation heraus.
- Schreiben Sie die Situation auf.
- Fordern Sie Unterstützung an.
- Machen Sie Kollegen oder Vorgesetzte auf die Situation aufmerksam, bitten Sie um Unterstützung.
- Bewegen Sie sich oder treiben Sie Sport, um auf andere Gedanken zu kommen.
- Sorgen Sie für eine selbstbewusste Körperhaltung.
- Denken Sie an positive Erlebnisse.

Welche Arten von Gewalt und Aggressionen gibt es in Gesundheitseinrichtungen?

Zu Gewalt und Aggressionen kann es auf beiden Seiten der Personengruppen (zu pflegender Mensch [und seine Bezugsperson]/Pflegefachperson) kommen.

Aggressionen

Eine Person fühlt sich physisch oder psychisch angegriffen, bedroht oder verletzt. Das aggressive Verhalten dient dazu, andere Personen zu schädigen oder Gegenstände zu zerstören. Der Täter möchte jemanden bewusst schädigen.

Gewalt

Eine Person wird direkt zum Opfer und daran gehindert, ein Bedürfnis oder einen Wunsch auszuleben. Es gibt **zwei Gruppen von Gewalt** mit jeweils zwei Formen, die sich alle im Bereich der Gesundheitseinrichtungen wiederfinden:

- Direkte Gewalt:
  - *Personale Gewalt:* Misshandlungen → physische und psychische Ebene/Vernachlässigung → aktiv oder passiv
  - *Funktionale Gewalt:* Angemessenes/nicht angemessenes Handeln gegen den Willen des zu pflegenden Menschen
- Indirekte Gewalt:
  - *Kulturelle Gewalt:* Durch Traditionen oder Leitkulturen werden Personen eingeschränkt
  - *Strukturelle Gewalt:* Normen und Rahmenbedingungen, Personaleinsparungen

Wie gehe ich mit Gewalt und Aggressionen in Gesundheitseinrichtungen um?

- **Keine Gegenaggressionen** durchführen
- Individuell schauen, warum es zu der Aggression gekommen ist, um eine **Ursache** für das Verhalten zu **analysieren,** um dann **konkret reagieren** zu können
- **Handlungsablauf** (wenn möglich) **unterbrechen** und erst mal aus der Situation herausgehen
- **Die Person beruhigen** oder ablenken
- Bei Gewaltausbrüchen → **Hilfe holen**
- Die Person darauf **aufmerksam machen, dass das Verhalten unangemessen** ist (nicht auf die Person beziehen)
- Das **Verhalten nicht ignorieren** oder verharmlosen

Was sind die prägnantesten Unterschiede zwischen Belästigung und Mobbing?

Tab. 3.18 Belästigung versus Mobbing

Merkmale	Belästigung	Mobbing
Begriffs-bestimmung	• Form der sexuellen Belästigung steht im Vordergrund • Vorwiegend gegenüber Frauen • Kann von beiden Parteien ausgeübt werden (zu pflegender Mensch/Bezugsperson und Pflegefachperson) • Körperliche Übergriffe/aktive Handlungen • Worte und Gesten	• Eine Person wird über einen längeren Zeitraum und immer wieder verbal, nonverbal, physisch oder psychisch schikaniert • Ist die Person vorgesetzt, spricht man von „Bossing" • Sind es Mitarbeiter untereinander, spricht man von „Staffing" • Ziel ist, die betroffene Person zu schädigen
Strategien	• Ziehen Sie klare Grenzen • Sprechen Sie den Übergriff freundlich aber deutlich an • Verlassen Sie das Zimmer/Wohnung, wenn das Verhalten nicht verändert wird • Informieren Sie Ihre Stationsleitung/PDL über das Geschehen • Wenden Sie sich an die Personalabteilung, Gleichstellungsbeauftragten oder Betriebsrat im Unternehmen, wenn der Täter Ihr Vorgesetzter ist	• Grenzen ziehen und diese deutlich machen • Führen Sie ein Tagebuch und dokumentieren Sie die Situation mit Datum und Uhrzeit • Informieren Sie frühzeitig Ihre Stationsleitung/PDL über das Geschehen • Station/Arbeitsplatz wechseln

Tab. 3.18 Belästigung versus Mobbing *(Forts.)*

Merkmale	Belästigung	Mobbing
Maßnahmen, die die Leitung ergreifen kann/sollte	• Klären, ob und wie eine weitere Pflege beim zu pflegenden Menschen gewährleistet werden kann • Entscheiden, wie im Team weitergearbeitet werden kann, wenn Belästigung unter Kollegen stattfindet, z. B. Täter und Opfer in verschiedene Schichten einteilen	• Teamsupervisionen • Coaching nutzen • Konflikt- oder Mobbingbeauftragten ansprechen • Für gutes Betriebsklima sorgen • Für das Entstehen und die Folgen von Mobbing sensibilisieren

Was ist eine Teamsupervision?

Eine Supervision wird von einem externen Supervisor geleitet, *wenn Konflikte im Team nicht gelöst* werden können. Der Supervisor zeigt auf, unter welchem **Streitthema das Team** leidet und dass jede Person im Konflikt zunächst einmal bei sich selbst schauen muss. Das führt oft zu Schwierigkeiten, da die Personen davon ausgehen, dass andere Teammitglieder die Schuld tragen und nicht sie selbst. Aus diesem Grund ist **die Gefahr des Misserfolgs sehr hoch.** Jedoch führt eine Supervision dazu, dass ein **Konfliktthema von einer externen Person neutral, nicht wertend und professionell bearbeitet und begleitet** wird.

Merke

Eine Supervision sollte *mehrfach durchgeführt* werden. Eine einzelne Sitzung im Team reicht nicht aus, um Probleme oder Konflikte zu lösen.

3.5.2 Gesundheitliche Belastungen im Pflegeberuf

Wie kann rückenschonendes Arbeiten in der Organisation gewährleistet werden?

Während der Arbeitsphasen sollten **drei Säulen für die Prävention von Rückenbeschwerden** berücksichtigt werden (▶ Tab. 3.19). Nur die Kombination aus Maßnahmen aller drei Bereiche führt dazu, dass die Rückenbeschwerden gemindert werden können.

Tab. 3.19 Prävention von Rückenbeschwerden

Maßnahmen	Erläuterungen
Technische/bauliche Maßnahmen	• Barrierefreie Türen/Böden • Ausreichend Platz in den Zimmern • Ausstattung mit (technischen) Hilfsmitteln
Organisatorische Maßnahmen	• Arbeitsorganisation (Dienstplangestaltung) • Personalentwicklung • Fachkraft für Arbeitssicherheit kennen und als Ansprechpartner nutzen • Hilfsmittelplanung/-einsatz
Personenbezogene Maßnahmen	• Rückengerechte Arbeitsweise • (Technische) Hilfsmittel konsequent nutzen • Geeignete Arbeitsschuhe tragen • Ressourcen des zu pflegenden Menschen nutzen

Tab. 3.20 Maßnahmen zum Erhalt der Rückengesundheit

Maßnahmen	Beispiele
Bewegung	
Bewegung im Alltag	Gehen, Laufen, Fahrradfahren
Sportliche Bewegung	Schwimmen, Badminton, Tanzen
Gezielte Bewegung	Rückenübungen (Stärkung der Rücken- und Bauchmuskulatur/ Stärkung der tiefen Rückenmuskulatur)
Entspannung	
Entspannung im Alltag	Dehnen, Strecken, bewusste Körperwahrnehmung
Gezielte Entspannung	Yoga, Qigong, progressive Muskelentspannung, autogenes Training

Welche Präventionsmaßnahmen kann man für den Erhalt der eigenen Rückengesundheit durchführen?

Hier ist eine **Kombination aus zwei Kategorien** sinnvoll. Sie sollten Maßnahmen zur **Bewegung** auswählen, aber auch den Schwerpunkt der **Entspannung** nicht vernachlässigen (▶ Tab. 3.20).

Welche rückenschonenden Techniken sind für den Arbeitsalltag hilfreich?

Für Ihren Arbeitsalltag sind vor allem **Techniken im Bereich des Hebens, Tragens und Positionierens** wichtig, damit Sie Ihren Rücken auf Dauer schonen (▶ Tab. 3.21).

Tab. 3.21 Rückenschonende Techniken beim Heben, Tragen und Positionieren

Technik	Durchführung
Schwerpunkt Heben	• *Grundsätzlich zu pflegende Menschen möglichst wenig heben, wenn der Einsatz von Hilfsmitteln oder andere Techniken möglich sind* • Körper möglichst nah und frontal zum zu pflegenden Menschen stellen • Für eine stabile Ausgangsposition sorgen: ganze Fußsohle aufstellen, Füße hüftbreit • Beine bis max. 90° beugen • Gerader Oberkörper durch Kippen des Beckens im Hüftgelenk nach vorne • Hände umfassen den zu pflegenden Menschen mit gestreckten Armen • Überprüfen, ob Sie den zu pflegenden Menschen anheben können oder besser eine zweite Person hinzubitten • Gedanklich auf den Hebevorgang einstellen (Vorstartzustand) • Rumpfmuskulatur anspannen • Zu pflegenden Menschen gleichmäßig anheben • Atem nicht anhalten
Tragen von Lasten	• Körper bewusst aufrecht halten • Keine Hohlkreuzstellung • Gegenstände nah am Körper, auf den Schultern oder auf dem Rücken tragen • Gewichte symmetrisch verteilen • Rotationen der Wirbelsäule vermeiden • Keine ruckartigen Bewegungen

Tab. 3.21 Rückenschonende Techniken beim Heben, Tragen und Positionieren *(Forts.)*

Technik	Durchführung
Positionieren des zu pflegenden Menschen im Bett	• Das Rollbrett ist die professionelle Lösung für das Umpositionieren eines zu pflegenden Menschen von Bett zu Bett oder zur Trage • Sie müssen nur wenig Kraft für diesen Transfer einsetzen • Zur Anwendung dieses Hilfsmittels ist lediglich das Drehen des zu pflegenden Menschen erforderlich • Das Arbeiten zu zweit macht den Umgang mit dem Rollbrett sicher für Sie und den zu pflegenden Menschen • Auf optimale Arbeitshöhe achten • Geeignete Ausgangsstellung für die Gewichtsverlagerung einnehmen • Angepasstes Tempo sowie körpernahes Arbeiten, z. B. indem ein Knie in das Bett gesetzt wird, entlasten Ihren Rücken

Was ist beim Transfer von der Bettkante in den Rollstuhl zu beachten, um rückenschonend zu arbeiten?

- Das Bett in der Höhe so einstellen, dass der **zu pflegende Mensch mit den Füßen optimalen Bodenkontakt** hat.
- Der **Rollstuhl** ist **leicht diagonal positioniert, arretiert** und die entsprechende **Armlehne ist entfernt** (je nach Ausstattung der Einrichtung).
- Der **Übergang** Bett/Rollstuhl ist **abgepolstert** (Sturzprophylaxe und Dekubitusprophylaxe).
- Der **zu pflegende Mensch nutzt** selbstständig seine verbliebenen **Ressourcen** und er bestimmt das Tempo des Bewegungsablaufs.
- Passen Sie sich dem **Tempo des zu pflegenden Menschen** an.
- **Schrittweise vorgehen,** das angepasste Tempo und die Berührung (unter anderem an Becken und Brustkorb) geben dem zu pflegenden Menschen Orientierung.
- Körpernah arbeiten, Sie begleiten jede Bewegung des zu pflegenden Menschen durch Ihre **eigene Gewichtsverlagerung.**
- Durch die Ausnutzung der Ressourcen des zu pflegenden Menschen sowie durch die kleinen Schritte entlasten Sie Ihren Rücken.

Wie schiebt man das Bett im Berufsalltag richtig, um den eigenen Rücken zu schonen?

- Arbeitsmittel sollten in einem einwandfreien Zustand sein, um Ihnen die Bewegung zu erleichtern
- **Schieben ist günstiger als ziehen**
- Pflegebetten **immer zu zweit** bewegen
- Lasten **langsam beschleunigen/bremsen**
- Überlastungen entstehen durch Anstoßen, Wegrutschen oder unerwartete und hohe Kräfte beim Richtungswechsel oder Anhalten → deshalb **Überlastungen vermeiden**

Welche Schichtdienstformen gibt es in den Gesundheitseinrichtungen?

Tab. 3.22 Schichtdienstformen

Bezeichnung	Erläuterung	Beispiel
Wechselschicht-modelle/rotierende Schichtarbeit	Sehen einen Wechsel zwischen den unterschiedlichen Dienstzeiten vor	• Systeme ohne Nachtarbeit (ohne Wochenende/mit Wochenende) • System mit Nachtarbeit (ohne Wochenende/mit Wochenende)
Dreischichtarbeit	Früh-, Spät- und Nachtschicht	• Sie arbeiten immer im gleichen Team, mit einem Rollplan Ihrer Schichten • Eine Woche Früh-, eine Woche Nachtdienst, eine Woche frei, eine Woche Spätdienst
Unregelmäßiges Wechselschichtsystem	Unregelmäßigkeit in Bezug auf den Arbeitsaufwand über den Tag verteilt	• Frühdienst 4 Personen • Spätdienst 2 Personen • Nachtdienst 1 Person

Info

Je nachdem, wie viele Arbeitstage in Ihrer Institution festgelegt sind, haben Sie eine 5-, 5,5- oder 6-Tagewoche. Bei einer 5-Tagewoche hat man längere Anwesenheitszeiten am Tag, dafür aber mehr freie Tage im Monat. Je höher die *Tagewoche,* desto kürzer die Anwesenheitszeit pro Tag, und desto weniger freie Tage. Alle Formen haben ihre Vor- und Nachteile.

Wie wirkt sich der Schichtdienst auf meinen Körper aus?

Die Veränderungen des Körpers fallen **sehr individuell** aus. Es kommt darauf an, wie häufig Sie vom Wechsel von Schichten betroffen sind. Vor allem im Nachtdienst sollten folgende Tipps beachtet werden (▶ Tab. 3.23).

Welche Vorteile bietet der Schichtdienst?

- **Schicht-/Wechselschichtzulage** → erhöhtes Einkommen.
- Ab einer gewissen Anzahl an Nachtdiensten erhalten Sie **mehr Urlaubstage.**
- Durch die Schicht- und Nachtdienstarbeit erhalten Sie mehr **freie Tage am Stück.**
- Sie können durch die **unterschiedlichen Anfangszeiten** z. B. Arzttermine und Behördengänge außerhalb der Arbeitszeit/Stoßzeiten planen.

Entsteht durch den Schichtdienst und die hohe Belastung eine erhöhte Gefahr einer Suchterkrankung?

Ja. Es ist **wissenschaftlich erwiesen,** dass Personen mit einem hohen Stresslevel und Personen im Burnout-Prozess zu übermäßigem Alkohol- und Nikotingebrauch neigen oder auch zu Medikamenten greifen. Vor allem im Dreischichtsystem kann es aufgrund der Nachtdienste zu Schlafstörungen kommen und dadurch bedingt zu einem Medikamentenmissbrauch oder zu einem Alkohol- oder Nikotinabusus (Alltagsdrogen).

Tab. 3.23 Auswirkungen des Nachtdienstes auf den Körper

Veränderung	Beispiel	Mögliche Maßnahmen
Schlafverhalten	• Unzureichender Schlaf (Qualität und Quantität)	• Wochenschlafzeit mind. 49 Stunden • Einschlafrituale nutzen • Keine Medikamente/Alkohol • Licht-/Lärmquellen meiden • Schlafzimmer abdunkeln • Störquellen abschalten (Handy, Klingel, Telefon)
Dienstplangestaltung	• Viele wechselnde Schichten	• Max. drei Nachtschichten • Rotation „vorwärts" (Früh/Spät/Nacht) • Freizeiten im Block nehmen • Ausreichend Ruhezeiten zwischen zwei Schichten planen (mind. 10 Stunden)
Soziales Umfeld	• Isolation • Erschöpfungsgefühl • Ängste	• Soziale Kontakte fest einplanen (Freunden, Familien den Dienstplan schicken) • Gemeinsame Mahlzeiten einnehmen
Essgewohnheiten	• Veränderte Arbeits- und Esszeiten • Magen-Darm-Beschwerden	• Feste Essenszeiten nachts wie tagsüber • Vitaminreiche, ausgewogene Ernährung • Nachts: 00:00 Uhr–1:00 Uhr eine warme, leichte, fettarme Mahlzeit • Nachts: 4:00 Uhr gesunder Snack (Obst, Salat, Brötchen, Brühe) • Vier Stunden vor dem Schlafen keine koffeinhaltigen Getränke mehr zu sich nehmen
Freizeitgestaltung	• Unzureichende Work-Life-Balance	• Aktive Freizeitgestaltung • Sport • Erholungsphasen einplanen
Pauseneinhaltung	• Regelmäßig kurze Pausen einhalten (um 2:00 Uhr und 4:00 Uhr besteht die höchste Unfallgefahr)	• Dehn- oder Entspannungsübungen durchführen, um die Akkus wieder aufzuladen • Unfallgefahr vermeiden
Arbeitsmedizinische Versorgung	• Schlafprobleme • Beschwerden (Störungen des Magen-Darm-Trakts, Kreislaufstörungen, Appetitlosigkeit, Depressionen)	• Laut ArbZG dürfen Sie sich untersuchen und betreuen lassen durch den Arbeitsmedizinischen Dienst • Kosten übernimmt der Arbeitgeber

Was ist eine Posttraumatische Belastungsstörung?

Erlebt man **nach einem extrem belastenden Ereignis** diese Situation immer wieder, obwohl die Gefahr nicht mehr besteht, spricht man von einer Posttraumatischen Belastungsstörung (PTBS). Nach dem Ereignis **vermeide ich ähnliche Situationen** und der Körper reagiert mit *Schreckreaktionen* und *Konzentrationsstörungen*. Die Symptome halten über mindestens einen Monat an (je nach Ausprägung sechs Monate und länger) und *belasten den beruflichen, sozialen und privaten Bereich* der Person. Vor allem im Bereich der Intensivstation, Ambulanz oder Psychiatrie können Pflegefachpersonen von jetzt auf gleich in eine Ausnahmesituation geraten.

Aus diesem Grund ist die PTBS-Gefahr in Gesundheitseinrichtungen gegeben und sollte berücksichtigt werden. Auf die traumatischen/extrem belastenden Ereignisse kann selten präventiv vorbereitet werden. Die meisten Gesundheitseinrichtungen versuchen, ihr Team vor Ort aus erfahrenen und unerfahrenen Kollegen zu mischen, sodass erfahrene Personen eine erste Stütze sein können. Im Nachhinein sollte es eine Nachbesprechung und eine Möglichkeit der Verarbeitung der erlebten Situation geben und eventuell sollte professionelle Hilfe hinzugezogen werden.

Info
Auch zu pflegende Menschen und ihre Bezugspersonen können nach einem dramatischen/existenziellen Ereignis an einer PTBS leiden und sollten professionelle Hilfe angeboten bekommen.

3.6 Eckpfeiler des pflegerischen Handelns

Was ist mit kompensatorischer Pflege gemeint?

Die Pflegefachperson übernimmt Tätigkeiten für den zu pflegenden Menschen, die dieser nicht mehr selbstständig durchführen kann. Somit **gleicht sie seine Einschränkungen** aus.

Was ist aktivierende Pflege?

Die Pflegefachperson **animiert den zu pflegenden Menschen,** Maßnahmen, zu denen er in der Lage ist, selbst durchzuführen. Somit wird seine **Handlungsfähigkeit wiederhergestellt oder genutzt.**

Merke
Eine Pflegehandlung ist nicht ausschließlich aktiv oder kompensatorisch, sondern enthält meist Anteile beider Arten und gleicht somit Einschränkungen aus und fördert und fordert den zu pflegenden Menschen gleichzeitig.

Welche Pflegearten/-richtungen kann man unterscheiden?

Tab. 3.24 Pflegearten und ihre Bedeutung

Pflegeart	Bedeutung
Präventive Pflege	• Gesundheit erhalten bzw. fördern • Krankheit vorbeugen • Risiken vor Ausbruch einer Erkrankung minimieren • Gesunden Lebensstil fördern • Ressourcen stärken
Kurative Pflege	• Ärztliche Therapie unterstützen • Pflegerischer Beitrag zur Behandlung • Vorhandene Erkrankung heilen
Rehabilitative Pflege	• Wiederherstellung des Gesundheitszustands • Beginnt nach der Heilung • Wiedereingliederung • Fähigkeiten fördern und wiedererlangen • Behinderungen kompensieren, überwinden, vorbeugen

Tab. 3.24 Pflegearten und ihre Bedeutung *(Forts.)*	
Pflegeart	**Bedeutung**
Palliative Pflege	• Keine Heilung möglich • Ganzheitliche Begleitung und Betreuung des zu pflegenden Menschen und seiner Bezugspersonen • Körperliche, psychische, spirituelle, soziale Unterstützung • Symptomlinderung • Lebensqualität fördern bzw. erhalten • Selbstbestimmung und Würde als wichtige Aspekte beachten

Worin unterscheiden sich Gesundheitsförderung und Prävention?

Gesundheitsförderung bezieht sich auf die **Gesamtbevölkerung** und dient der **generellen Förderung von Gesundheit.**

Prävention kann nochmals unterteilt werden in *primäre, sekundäre und tertiäre Prävention.* Hierbei richtet man sich an **Risikogruppen oder bereits Erkrankte** und versucht, das Risiko zu erkranken oder die Folgen einer bereits bestehenden Erkrankung zu minimieren.

Was ist der Unterschied zwischen Ethik und Moral?

Ethik bezeichnet eine **Lehre.** Sie hat Handeln nach den Kategorien richtig und falsch zum Gegenstand und sucht nach **allgemeingültigen Werten,** die das Handeln bestimmen sollen.

Moral bezeichnet die **Gesamtheit der Normen,** welche bestimmen, ob das Verhalten von einer Person, Gruppe oder Gesellschaft als richtig angesehen wird.

Wo erhält man Anhaltspunkte für korrektes ethisches Handeln in der Pflege?

- ICN-Kodex (s. u.)
- Pflege-Charta → Rechte des zu pflegenden Menschen
- Berufsordnung für professionell Pflegende
- Charta zur Betreuung schwerstkranker und sterbender Menschen
- Ratgeber für Patientenrechte
- Patientenrechtegesetz

Was bedeutet die Abkürzung ICN-Kodex und wofür steht er?

Die Abkürzung ICN steht für International Council of Nurses. Beim ICN-Kodex handelt es sich um einen **Ethikkodex für die Pflege.** Hier sind also **ethische Richtlinien** für den Beruf der Pflegefachpersonen festgelegt.

Zu welchen Themen nimmt der ICN-Kodex Stellung?

Es gibt im ICN-Kodex **vier Bereiche,** auf die Bezug genommen wird:

- Pflegefachpersonen und ihre Mitmenschen
- Pflegefachpersonen und die Berufsausübung
- Pflegefachpersonen und die Profession
- Pflegefachpersonen und ihre Kollegen

Wer sitzt in einem Ethikkomitee?

Im Ethikkomitee sitzen **ausschließlich Mitarbeiter des Betriebs,** in dem das Ethikkomitee tätig wird. Neben **Pflegefachpersonen und Ärzten** sind **meist Personen mit einer besonderen Qualifikation, z. B. Seelsorger oder Psychologen,** Teil des

Komitees. Eine *Weiterbildung zum Ethikberater* ist für alle Berufsgruppen empfehlenswert.

Info
Das Ethikkomitee hält auf Anfrage ethische Fallbesprechungen ab und bietet somit eine Entscheidungshilfe an.

Was ist eine ethische Fallbesprechung?

Hier werden **ethische Dilemmas**, die sich bei der Versorgung eines zu pflegenden Menschen ergeben, **besprochen und analysiert,** um eine Entscheidung für diesen zu pflegenden Menschen oder die Zukunft zu treffen.

Bei einem ethischen Dilemma handelt es sich um eine Situation, in der es mehrere Handlungsoptionen gibt, die sich aber gegenseitig ausschließen. Häufig handelt es sich hierbei um die Frage, wie weit eine Therapie ausgeweitet wird bzw. ob eine Beendigung aus ethischer Sicht vertretbar oder sogar zu bevorzugen wäre.

Anwesend sind die Mitglieder des Ethikkomitees (s. o.).

In der Fallbesprechung werden **folgende Punkte** berücksichtigt:

- Was gilt allgemein als richtig/falsch? Welche Normen können im vorliegenden Fall zugrunde gelegt werden?
- Was ist das Ziel/gewollt?
- Welche kulturellen oder religiösen Regeln sind im jeweiligen Fall zu beachten?
- Gibt es bindende juristische, ethische, religiöse Vorschriften? Gibt es im vorliegenden Fall Gründe zum Außerachtlassen der Vorschriften?

Bezieht sich eine ethische Fallbesprechung immer auf eine aktuelle Behandlung?

Nein, eine ethische Fallbesprechung kann auch retrospektiv abgehalten werden. Hierüber können Probleme oder Meinungsverschiedenheiten der Berufsgruppen verdeutlicht oder aufgedeckt werden. Es ergibt sich eventuell die Möglichkeit, Maßnahmen für ähnliche Fälle in der Zukunft abzuleiten.

Wer kann eine ethische Fallbesprechung einberufen?

Jede Person, die in dem Betrieb angestellt ist, kann eine ethische Fallbesprechung einberufen, wenn sie ethische Bedenken bei einer Betreuung hat.

Was bedeuten Pathogenese und Salutogenese?

- *Pathogenese* beschäftigt sich mit der **Entstehung und Behandlung von Erkrankungen**
- *Salutogenese* beschäftigt sich mit der **Gesunderhaltung und der Gesundheitsentstehung**

Was ist die Kernaussage des Salutogenese-Konzepts von A. Antonovsky?

Laut Antonovsky befindet sich ein **Organismus in einem Kontinuum zwischen gesund und krank,** wobei beide Enden (völlige Gesundheit oder völlige Krankheit) nicht erreichbar sind bzw. völlige Krankheit nicht mit Leben vereinbar ist.

Antonovsky hat sich damit befasst, herauszufinden, warum die Menschen in diesem Kontinuum unterschiedlich einzustufen sind und wie darauf Einfluss genommen werden kann. Hierfür ist seiner Meinung nach eine ganzheitliche Sicht auf den Organismus nötig. Für ihn ist es wichtig, nicht nur eine bestimmte Diagnose in den Blick zu nehmen, sondern die *gesamte Lebenssituation des Betroffenen*. Damit können nicht nur krankheitsverursachende Faktoren erkannt und behandelt, sondern auch gesundheitsfördernde Aspekte oder Ressourcen gestärkt werden.

Was ist das Kohärenzgefühl?

Dieser Begriff stammt ebenfalls aus der Salutogenese-Theorie nach Antonovsky und bezeichnet die **Grundhaltung eines Menschen,** die wiederum **Einfluss auf den Gesundheitszustand** hat bzw. die den Standort im Gesundheits-Krankheits-Kontinuum beeinflusst.

Es gibt an, **ob ein Individuum im Einklang bzw. Gleichgewicht mit seiner Umwelt lebt.** Dieses Gefühl wird während des Heranwachsens geprägt und ist ca. mit dem 30. Lebensjahr voll ausgebildet. Ein ausgeprägtes Kohärenzgefühl versetzt in die Lage, **mit Stressoren besser umgehen zu können** oder sie sogar als positiv zu empfinden.

Laut Antonovsky besteht das Kohärenzgefühl aus **drei Komponenten:**

- **Verstehbarkeit:** begreifen, was um einen geschieht
- **Handhabbarkeit:** Herausforderungen bewältigen können
- **Bedeutsamkeit:** dem Leben einen Sinn geben können

Was bedeutet Empowerment?

Mit Empowerment wird die **Stärkung der Selbstständigkeit** des zu pflegenden Menschen beschrieben. Die **Selbstbestimmung** des zu pflegenden Menschen und seine **Mitbestimmung** bei Diagnostik, Therapie und Pflege werden betont. Die Kompetenzen und Ressourcen des zu pflegenden Menschen sollen beachtet und gestärkt werden, um ihm zu einem eigenverantwortlichen Handeln zu verhelfen.

Was sind Anleitung und Beratung?

Anleitung

- Sie **lernen von einer anderen Person** (Praxisanleiter oder Mentor).
- Eine **neue Tätigkeit,** z. B. wie führe ich eine Blasenkatheterpflege richtig durch, wird Ihnen vom Praxisanleiter vorgemacht.
- **Beim nächsten Mal übernehmen** Sie die Aufgabe.
- Die anleitende Person lernt die lernende Person **Schritt für Schritt** in der Tätigkeit an.

Beratung

- **Unterstützung** wird angeboten.
- Die **Person erkennt ihre Probleme oder Schwierigkeiten** und versucht, **diese zu lösen.**
- Sie können **Lösungsmöglichkeiten gemeinsam erarbeiten, mögliche Informationen und Handlungsoptionen** können aufgezeigt werden.
- Wenn die Person keine eigenen Entscheidungen treffen oder Lösungen finden will, können Sie keine Beratung durchführen, da Sie **in diesem Prozess beide Parteien benötigen.**

Was ist der Unterschied zwischen Beratung, Anleitung und Schulung?

Tab. 3.25 Definitionen von Beratung, Anleitung und Schulung

Fachbegriff	Bedeutung
Beratung	• Expertenwissen weitergeben • Zur Lösung eines Problems beitragen • Angebot • Informationsdefizit beseitigen • Möglichkeiten eröffnen; darlegen, was es gibt, was gemacht werden kann; Alternativen verdeutlichen
Anleitung	• Vermittlung von Fähigkeiten • Praktische/motorische Tätigkeiten vermitteln • Umgang mit Geräten, Hilfsmitteln, anderen Gegenständen vermitteln • Prozess • Strukturiert, geplant
Schulung	• Kombination aus Beraten und Anleiten

Welche Formen von Distanz gibt es?

Gerade die *Beziehung* zwischen Pflegefachpersonen und zu pflegenden Menschen wird durch ein angemessenes Einhalten von Nähe und Distanz beeinflusst. Hierzu ist es wichtig, die verschiedenen Bereiche der räumlichen Distanz zu kennen, um nicht in einen Bereich einzudringen, in dem man nicht erwünscht ist, bzw. entsprechend sensibel damit umzugehen. Für die meisten Menschen in Mitteleuropa gelten folgende Bereiche:

- **Öffentliche Distanz** ist der Abstand, den man generell zu Fremden in der Öffentlichkeit hält. Er liegt bei etwa 3,5 Metern.
- **Soziale Distanz** ist der Abstand, den man bei formellen oder offiziellen Gesprächen einnimmt. Er liegt bei ungefähr 1,2–3,6 Metern.
- **Persönliche Distanz** ist der Abstand, den man gegenüber bekannten oder vertrauten Personen im Gespräch einnimmt. Er liegt bei ungefähr 0,5–1,2 Metern.
- **Intime Distanz** ist der Abstand, den man nur bei großer Vertrautheit ungefragt einnehmen darf. Man spricht hier auch von der *Tabuzone*. In diesem Bereich ist ein Körperkontakt möglich oder vorhanden.

Merke

Müssen Sie bei einem zu pflegenden Menschen in die intime Distanz eindringen, klären Sie ihn immer vorher auf, was Sie tun möchten und warten Sie auf sein Einverständnis.

Was ist der Unterschied zwischen Hierarchie und Autorität?

Hierarchie bezeichnet eine klare **Rangfolge einzelner Personen** gemäß ihrem Können bzw. ihrer Ausbildung oder Tätigkeit innerhalb eines Betriebs.

Autorität bezeichnet die **Macht bzw. den Einfluss,** den eine Person hat. Dies muss nicht immer mit der Hierarchie korrelieren. Häufig wird einer Person mit hoher Autorität mit Respekt und Achtung begegnet.

Info
Eine Rangfolge in einem Betrieb hat den Vorteil, dass Zuständigkeiten klar geregelt sind und eine Weisungsbefugnis möglich ist. So bietet sie auch eine Schutzwirkung für die einzelnen Mitarbeiter.

3

3.7 Organisation der Pflegearbeit

Was ist der Unterschied zwischen Funktions- und Bereichspflege?

Funktions- und Bereichspflege sind zwei mögliche Organisationsformen der pflegerischen Versorgung der zu pflegenden Menschen auf einer Station.

Funktionspflege
Bei der Funktionspflege **übernehmen die einzelnen Mitarbeiter unterschiedliche Aufgaben/Tätigkeiten und führen diese bei allen zu pflegenden Menschen durch,** die diese Versorgung benötigen. Dies bedeutet zum Beispiel, dass eine Pflegefachperson morgens eine Runde macht und bei allen zu pflegenden Menschen der Station die Vitalzeichen misst und dokumentiert.

Vorteile:

- Feste Aufgabenbereiche (auch für weniger qualifiziertes Personal möglich)
- Weniger Personalkosten
- Experten, die auf bestimmte Bereiche spezialisiert sind
- Effektiv auch bei Personalengpass
- Die Leitung der Station hat alle Informationen und delegiert die einzelnen Aufgaben

Nachteile:

- Fehlende Bezugsperson für den zu pflegenden Menschen und seine Bezugspersonen
- Erhöhter Hygieneaufwand und erhöhtes Risiko der Erregerübertragung
- Keine umfassende Pflege des einzelnen zu pflegenden Menschen
- Vermehrte hierarchische Strukturen (Delegation durch die Leitung) mit eventueller Abwertung einzelner Tätigkeiten
- Mangelnde Entfaltungsmöglichkeiten des Personals, damit weniger Antrieb und Motivation
- Einseitig, monoton
- Eventuell Koordinierungsprobleme der einzelnen Tätigkeiten
- Qualitätsminderung der Ausbildung

Bereichspflege
Bei der Bereichspflege wird eine **Pflegestation in Bereiche aufgeteilt** und die Mitarbeiter bekommen jeweils einen Bereich (eine bestimmte Anzahl an Zimmern bzw. zu pflegenden Menschen) zugeteilt. So **übernimmt jede Pflegefachperson die komplette Versorgung der zu pflegenden Menschen ihres Bereichs.**

Vorteile:

- Feste Bezugsperson pro Schicht, intensivere Pflegebeziehung, weniger zu pflegende Menschen pro Pflegefachperson
- Geringerer Desinfektionsaufwand, geringeres Übertragungsrisiko von Keimen
- Umfassende Versorgung der zu pflegenden Menschen

- Mehr Entscheidungs- und Handlungsspielraum, was die Motivation und die Freude an der Arbeit erhöht
- Bessere Ausbildungsmöglichkeiten, mehr Lernmöglichkeiten
- Individuellere Pflegearbeit

Nachteile:

- Höhere Personalkosten, mehr Personal mit höherer Qualifikation nötig
- Pflegefachperson kennt nur die eigene Gruppe von zu pflegenden Menschen, nicht die restlichen zu pflegenden Menschen der Station
- Gefahr der Gruppenbildung mit Abnahme der Hilfsbereitschaft gegenüber anderen Pflegebereichen
- Höhere Materialkosten, mehr Hilfsmittel (Blutdruckmanschetten, Thermometer usw.) erforderlich

Was ist Primary Nursing?

Beim Primary Nursing handelt es sich um ein Versorgungskonzept, bei dem **jeder zu pflegende Mensch einer Pflegefachperson als Hauptansprechpartner zugeteilt** wird. Diese übernimmt die **komplette Organisation des Aufenthalts des zu pflegenden Menschen.** Hierzu gehört die Organisation von pflegerischen, medizinischen, sozial- und verwaltungstechnischen Tätigkeiten.

Vorteile: Primary Nursing bietet zusätzlich zu den Vorteilen der Bereichspflege (s. o.) folgende Vorteile:

- Bezugsperson für den gesamten Aufenthalt
- Hohe Autonomie der Pflegefachperson, dies steigert Selbstbewusstsein, Motivation und Freude am Beruf
- Individuelle, umfassende Pflege
- Gutes Vertrauensverhältnis zwischen zu pflegenden Menschen, Bezugspersonen und der Pflegefachperson
- Qualitätssteigerung durch Kontinuität in Planung und Durchführung der Pflege
- Weniger Übertragungsfehler bzw. Fehler durch fehlende Weitergabe von Informationen, da diese alle durch eine Person gesammelt werden
- Effektiv, effizient, überprüfbare Wirksamkeit, dadurch weniger Kosten

Nachteile:

- Hoher Personalaufwand mit hochqualifiziertem Personal
- Eventuell hohe emotionale Belastung der Pflegefachperson durch die enge Pflegebeziehung, Wahrung von Nähe und Distanz dadurch erschwert

> **Info**
> Ist die Primary Nurse nicht im Dienst, übernimmt die *Associate Nurse* und führt die Pflege nach dem Plan der Primary Nurse durch.

Warum ist ein gutes Entlassungsmanagement wichtig?

In einem guten Entlassungsmanagement wird die Entlassung oder Verlegung eines zu pflegenden Menschen **frühzeitig geplant und organisiert.**

Vorteile:

- Kontinuierliche, angemessene Versorgung des zu pflegenden Menschen
- Kontinuierliche Information der beteiligten Berufsgruppen, des zu pflegenden Menschen und der Bezugspersonen

- Zu pflegende Menschen und Bezugspersonen können in die Planung integriert werden
- Keine unnötige Verlängerung des Aufenthalts
- Vermeidung von Komplikationen (die durch einen verlängerten Aufenthalt verursacht werden können)
- Gute Zusammenarbeit der Schnittstellen führt dazu, dass:
  - Bezugspersonen, amb. Pflegedienste, stationäre Langzeitpflegeeinrichtungen usw. frühzeitig informiert werden, sie können sich somit auf die Übernahme einstellen
  - Drehtüreffekte (s. u.) vermieden werden
  - keine Übergangslösungen wie Kurzzeitpflege nötig sind, nur weil die Bezugspersonen zu Hause noch nicht auf die Übernahme vorbereitet sind
- Organisation von benötigten Hilfsmitteln kann rechtzeitig erfolgen
- Kosteneinsparung durch oben genannte Punkte

Info

Drehtüreffekt bedeutet, dass der zu pflegende Mensch innerhalb von 30 Tagen mit der gleichen Diagnose erneut ins Krankenhaus muss. Das Krankenhaus darf die Diagnose dann nicht erneut abrechnen.

Worauf ist bei einer Überleitung in eine andere Einrichtung zu achten?

- Zu pflegenden Menschen und seine Bezugspersonen informieren
- Sozialdienst informieren
- Weiterbehandelnde Personen/Einrichtungen informieren
- Überleitungsbogen mit den relevanten Pflegeinformationen erstellen
- Eigentum des zu pflegenden Menschen, Entlassungsbrief und wichtigste Befunde mitgeben
- Transport organisieren

Welche Informationen gehören in den Pflegeüberleitungsbogen?

- Daten des zu pflegenden Menschen
- Verlegendes Krankenhaus und -abteilung
- Pflegediagnosen oder Pflegeprobleme
- Ressourcen des Betroffenen
- Informationen über Lage und Alter von Zu- und Ableitungen
- Informationen über alle Aktivitäten des täglichen Lebens
- Besonderheiten des Aufenthalts
- Alter der Verbände (wenn vorhanden)
- Wund- und Dekubitusdokumentation (wenn vorhanden)

Wozu dient das Case Management?

Wörtlich übersetzt bedeutet Case Management **Fallmanagement.** Hiermit wird eine **schnittstellenübergreifende Versorgung** bezeichnet. Dies bedeutet, dass **unterschiedliche Versorgungsanbieter aus verschiedenen Bereichen miteinander verbunden** werden. Der individuelle Bedarf des zu pflegenden Menschen steht im Mittelpunkt und eine optimale Versorgung soll gewährleistet werden. Dies bedeutet, dass die Versorgung pflegerischer, sozialer, physischer und psychischer Probleme miteinander verknüpft bzw. optimal aufeinander abgestimmt wird.

Wozu dient das Qualitätsmanagement?

- Instrument zur **stetigen Kontrolle und Verbesserung der Qualität** der zu erbringenden Leistungen, der Strukturen und Prozesse einer Einrichtung.
- Es umfasst also **Qualitätssicherung, -entwicklung und -verbesserung.**
- Es gibt dazu **gesetzliche Rahmenbedingungen** (Kranken- und Pflegeversicherungsgesetze, Heimgesetz, Richtlinien wie ISO- oder DIN-Normen).
- Zusätzlich kann jede Einrichtung **eigene interne Instrumente** entwickeln.
- Es gibt **externe Qualitätssicherungsinstrumente,** die von Fachpersonen, die nicht an der Einrichtung angestellt sind, geprüft werden, z. B. Zertifizierungen wie KTQ oder proCum Cert.

Literatur

AWMF-Leitlinien-Register. Händedesinfektion und Händehygiene. 2015. Aus: https://www.awmf.org/fileadmin/user_upload/Leitlinien/029_AWMF-AK_Krankenhaus-_und_Praxishygiene/HTML-Dateien/029-027l_S1_Haendedesinfektion_und_Haendehygiene_2015-08.htm#kap10 (letzter Zugriff: 27. November 2021).

Bartholomeyczik S. et al. Lexikon der Pflegeforschung. München. 2008; Facultas. Elsevier/Urban & Fischer; Wien.

Berufsgenossenschaft für Gesundheitsdienst und Wohlfahrtspflege (Hg.). Gut zu Fuß im Pflegeberuf – Kriterien für den sicheren Auftritt. Aus: https://www.bgw-online.de/DE/Home/Branchen/Pflege/Gut-zu-Fuss-Pflegeberuf-Teil1.html (letzter Zugriff: 27. November 2021).

Berufsgenossenschaft für Gesundheitsdienst und Wohlfahrtspflege (Hg.). Starker Rücken: Schmerzen vorbeugen und Hilfsmittel verwenden. Aus: https://www.bgw-online.de/bgw-online-de/service/medien-arbeitshilfen/medien-center/unterweisung-pflegepraktikum/starker-ruecken-schmerzen-vorbeugen-und-hilfsmittel-verwenden-21690 (letzter Zugriff: 27. November 2021).

Berufsgenossenschaft für Gesundheitsdienst und Wohlfahrtspflege (Hg.). Gesunder Rücken. Aus: https://www.bgw-online.de/bgw-online-de/themen/gesund-im-betrieb/gesunder-ruecken (letzter Zugriff: 27. November 2021).

Brandenburg H., Panfil E. M., Mayer H. 2. A. Pflegewissenschaft. 2013; 2: Hans Huber. Bern.

Bundesanstalt für Arbeitsschutz und Arbeitsmedizin. Biologische Arbeitsstoffe. Aus: www.baua.de/DE/Themen/Arbeitsgestaltung-im-Betrieb/Gefaehrdungsbeurteilung/Expertenwissen/Biologische-Arbeitsstoffe/Biologische-Arbeitsstoffe_node.html (letzter Zugriff: 27. November 2021).

Bundeanstalt für Arbeitsschutz und Arbeitsmedizin TRGS (Technische Regeln für Gefahrstoffe) 401. Gefährdung durch Hautkontakt. 2008. Aus: www.baua.de/DE/Angebote/Rechtstexte-und-Technische-Regeln/Regelwerk/TRGS/pdf/TRGS-401.html (letzter Zugriff: 14. September 2022).

Bundesgesetzblatt Gesetz zur Verbesserung der Rechte von Patientinnen und Patienten. 2013. Aus: www.bundesaerztekammer.de/fileadmin/user_upload/downloads/Patientenrechtegesetz_BGBl.pdf (letzter Zugriff: 22. November 2021).

Bundesgesundheitsblatt Händehygiene in Einrichtungen des Gesundheitswesens. 2016; Aus: www.rki.de/DE/Content/Infekt/Krankenhaushygiene/Kommission/Downloads/Haendehyg_Rili.pdf?__blob=publicationFile (letzter Zugriff: 27. November 2021).

Bundesgesundheitsblatt Hygienemaßnahmen bei Infektionen oder Besiedlung mit multiresistenten gramnegativen Stäbchen. 2012; Aus: www.rki.de/DE/Content/Infekt/Krankenhaushygiene/Kommission/Downloads/Gramneg_Erreger.pdf?__blob=publicationFile (letzter Zugriff: 27. November 2021).

Bundesministerium der Justiz und für Verbraucherschutz. Bürgerliches Gesetzbuch. Aus: www.gesetze-im-internet.de/bgb/BJNR001950896.html (letzter Zugriff: 22. November 2021).

Bundesministerium der Justiz und für Verbraucherschutz. Gesetz über den Verkehr mit Arzneimitteln. Aus: www.gesetze-im-internet.de/amg_1976/ (letzter Zugriff: 22. November 2021).

Bundesministerium der Justiz und für Verbraucherschutz. Gesetz über den Verkehr mit Betäubungsmitteln. Aus: www.gesetze-im-internet.de/btmg_1981/ (letzter Zugriff: 23. November 2021).

Bundesministerium der Justiz und für Verbraucherschutz. Gesetz über die Spende, Entnahme und Übertragung von Organen und Geweben. Aus: www.gesetze-im-internet.de/tpg/TPG.pdf (letzter Zugriff: 22. November 2021).

Bundesministerium der Justiz und für Verbraucherschutz. Gesetz über Medizinprodukte. Aus: www.gesetze-im-internet.de/mpg/ (letzter Zugriff: 23. November 2021).

Bundesministerium der Justiz und für Verbraucherschutz. Gesetz zur Verhütung und Bekämpfung von Infektionskrankheiten beim Menschen. Aus: www.gesetze-im-internet.de/ifsg/IfSG.pdf (letzter Zugriff: 23. November 2021).

Bundesministerium der Justiz und für Verbraucherschutz. Strafgesetzbuch. Aus: www.gesetze-im-internet.de/stgb/StGB.pdf (letzter Zugriff: 23. November 2021).

Bundesministerium für Gesundheit. Ratgeber Pflege. 17. A. 2017; https://www.bundesgesundheitsministerium.de/presse/pressemitteilungen/presse/archiv/pressemitteilungen-der-vorherigen-legislaturperioden/2015/pressemitteilungen-2015-2-quartal/ratgeber-zur-pflege.html (letzter Zugriff: 27. November 2021).

Bundesministerium für Gesundheit. Strukturierte Informationssammlung (SIS) als Element des Strukturmodells. 2016. Aus: www.bundesgesundheitsministerium.de/service/begriffe-von-a-z/s/strukturierte-informationssammlung-sis-als-element-des-strukturmodells.html (letzter Zugriff: 27. November 2021).

Bundesverband der Unfallkassen (Hg.). 2005. Psychische Belastungen am Arbeits- und Ausbildungsplatz – ein Handbuch. Aus: https://www.gesundheitsdienstportal.de/files/GUV-I_86225_Psychische_Belastungen_Arbeits-_Ausbildungsplatz.pdf (letzter Zugriff: 27. November 2021).

Bundesverfassungsgericht. Zu den verfassungsrechtlichen Anforderungen an die Fixierung von Patienten in der öffentlich-rechtlichen Unterbringung. 2018; Aus: www.bundesverfassungsgericht.de/SharedDocs/Pressemitteilungen/DE/2018/bvg18-062.html (letzter Zugriff: 23. November 2021).

Bundeszentrale für gesundheitliche Aufklärung. Übertragungswege. Aus: www.infektionsschutz.de/infektionskrankheiten/uebertragungswege/ (letzter Zugriff: 27. November 2021)

Deutsche Gesellschaft für Prävention & Gesundheitsförderung (Hg.). Burnout-Prävention. Aus: https://dg-pg.de/information/psychische-gesundheit/burnout/burnout-praevention/ (letzter Zugriff: 27. November 2021).

Deutsche Gesetzliche Unfallversicherung. Rückengerechtes Arbeiten in Pflege und Betreuung. Aus: http://www.ruecken2011.gesundheitsdienstportal.de/daten/06-bei/tra12.htm (letzter Zugriff: 27. November 2021).

Deutsche Gesetzliche Unfallversicherung. Schichtarbeit. Aus: www.dguv-lug.de/berufsbildende-schulen/gesundheitsschutz/schichtarbeit/ue/schichtarbeit-gegen-die-innere-uhr-1/ (letzter Zugriff: 27. November 2021).

Elsevier Pflegen. Grundlagen und Interventionen. 3. A. 2021; Elsevier/Urban & Fischer. München.

Everts K. Die Psychodynamik der stellvertretenden Einwilligung bei der Organspende. Arbeit zur Erlangung des Titels Bachelor of Science. 2016; GRIN Verlag. München.

Fiechter, V./Meier, M.: Pflegeplanung. Recom Verlag, 1998.

Gastmeier, P. Indikationen zur Händedesinfektion. Terminologie und Konzept. Aus: https://www.aktion-sauberehaende.de/krankenhauser/indikationen-zur-haendedesinfektion (letzter Zugriff: 30.11.2021).

Großkopf V., Klein H. Recht in Medizin und Pflege. 5. A. 2019; Spitta. Balingen.

Hallensleben J. Typologien von Pflegemodellen. Pflege & Gesellschaft. 2003; 8: 2. 59–67. Aus: https://dg-pflegewissenschaft.de/wp-content/uploads/2017/06/PG-2-2003-Hallensleben.pdf (letzter Zugriff: 27. November 2021).

Herdman T H, Kamitsuru S. Pflegediagnosen. 2016; Recom. Kassel.
Hofmann I. Stress- und Burnoutprävention in der Pflege für die Aus-, Fort- und Weiterbildung. 2010; Cornelsen. Berlin.
International Council of Nurses ICN. ICN-Ethikkodex für Pflegende. 2012. https://www.dbfk.de/media/docs/download/Allgemein/ICN-Ethikkodex-2012-deutsch.pdf (letzter Zugriff: 22. Oktober 2021).
Kienzle T., Paul-Ettlinger B. Aggression in der Pflege. Umgangsstrategien für Pflegebedürftige und Pflegepersonal. 8. A. 2017; Kohlhammer. Stuttgart.
Kübler-Ross E., Kessler D. Dem Leben neu vertrauen. 2006; Kreuz. Stuttgart.
Leoni-Scheiber C. Der angewandte Pflegeprozess. 2004; Facultas. Wien.
Mayring P. Einführung in die qualitative Sozialforschung. 6. A. 2016; Beltz. Weinheim, Basel.
Mürbe M., Stadler A. Berufs-, Gesetzes- und Staatsbürgerkunde. 12. A. 2016; Elsevier/Urban & Fischer. München.
NANDA International. Pflegediagnosen. Definitionen und Klassifikationen. 2018–2020. 2019. RECOM GmbH. Kassel.
Naumer, B., Heilig, M. Praxisleitfaden Generalistische Pflegeausbildung. 1. A. 2020; Elsevier/Urban & Fischer. München.
Panfil E. M. Wissenschaftliches Arbeiten in der Pflege. 2. A. 2013; Hans Huber. Bern.
Raddatz G., Peschers B. Burnoutprävention in der Pflegeausbildung. 2. A. 2015; Elsevier/Urban & Fischer. München.
Robert Koch-Institut (HG.). Infektionsschutz und Infektionsepidemiologie. 2015; https://www.rki.de/DE/Content/Service/Publikationen/Fachwoerterbuch_Infektionsschutz.pdf?__blob=publicationFile (letzter Zugriff: 27.11.2021).
Schmidbauer W. Helfersyndrom und Burnout-Gefahr. 2002; Urban & Fischer. München, Jena.
Selye, H.: The stress of life. McGraw-Hill, 1956.
Stefan H. et al. Praxishandbuch Pflegeprozess. 2006; Springer. Wien, New York.
Unfallkasse Nordrhein-Westfalen Stress. 2. A. 2015; Mobbing & Co. www.unfallkasse-nrw.de/fileadmin/server/download/praevention_in_nrw/praevention_nrw_13.pdf (letzter Zugriff: 27. November 2021).
Wanner, Michael. Wer muss Arbeitskleidung bezahlen? 2019. Aus: https://www.dgbrechtsschutz.de/recht/arbeitsrecht/arbeitsvertrag/themen/beitrag/ansicht/arbeitsvertrag/wer-muss-arbeitskleidung-bezahlen/details/anzeige/ (letzter Zugriff: 27. November 2021).
WHO nach: Yura, H./Walsh, M. B.: The Nursing Process: Assessing, Planning, Implementing, Evaluating. Appleton-Century-Crofts, 1967.

3

4 Beobachten, beurteilen, intervenieren

4.1 Grundlagen

Was bedeutet Wahrnehmung?

Mit Wahrnehmung ist das **unbeabsichtigte und unbewusste Erkennen und Verarbeiten der Umwelt durch Sinneseindrücke** gemeint.

Info
Wahrnehmung ist *immer subjektiv,* weil sie von der jeweiligen Situation und Person (unbewusst) beeinflusst wird.

Welche Arten der Beobachtung gibt es?

Tab. 4.1 Arten der Beobachtung

Beobachtungsart	Erläuterung/Merkmale
Subjektive Beobachtung	• Beobachtung ausschließlich durch eine Person, deren Vorurteile, Einstellungen usw. in die Bewertung/Interpretation der Beobachtung einfließen
Objektive Beobachtung	• Beobachtung auf sachlicher Ebene • Besser zu gewährleisten, wenn mehrere Personen beobachten und Ergebnisse verglichen werden oder anhand von Checklisten beobachtet wird
Selbstbeobachtung	• Zur Wahrnehmung und Interpretation bzw. Analyse eigener Gefühle
Fremdbeobachtung	• Beobachtung durch jemand anderen, nicht durch einen selbst
Teilnehmende Beobachtung	• Beobachter handelt gleichzeitig, während er jemanden beobachtet • Diese Form der Beobachtung findet in den meisten Pflegesituationen statt, in denen eine Pflegefachperson handelt und gleichzeitig (automatisch) den zu pflegenden Menschen beobachtet
Nichtteilnehmende Beobachtung	• Beobachter ist nicht an der Situation beteiligt, schaut von außen auf die Situation

Wie läuft ein Beobachtungsprozess ab?

Der Prozess der Beobachtung verläuft in **sechs Schritten:**

1. **Beobachtungsziel auswählen,** ein pflegerisches Phänomen wahrnehmen
2. **Informationen sammeln,** mit bekannten Situationen vergleichen, interpretieren
3. **Überprüfung** des Vergleichs durch Ergründung der Symptome
4. **Auswahl** geeigneter Mittel zur Diagnosestellung, Nutzung von Messinstrumenten
5. **Bewertung** der Ergebnisse
6. **Evaluation** Beobachtung sowie die geplanten und durchgeführten Maßnahmen überprüfen

Was beeinflusst meine Beobachtungsfähigkeit?

- Voreingenommenheit/Vorurteile
- Eigene Verfassung, körperliche/seelische Belastung, Stimmung, Übermüdung
- Stress/Zeitmangel

- Geeignete Sicht auf das zu Beobachtende, ausreichend Licht/Platz
- Funktionsfähigkeit der Sinnesorgane
- Ablenkung durch Dritte/Störfaktoren
- Fehlende Motivation

Worauf ist bei der Datenerhebung bei Säuglingen und Kindern zu achten?

- Da sich gerade kleine Kinder *nicht oder nur unzureichend sprachlich äußern* können, ist eine **genaue Beobachtung besonders wichtig.** Zusätzlich müssen einem die **Entwicklungsschritte eines Kindes bekannt sein,** damit Unregelmäßigkeiten erkannt werden können.
- Die **Befragung der Eltern** kann zusätzlich wichtige Informationen liefern.
- Maßnahmen, die zur Ermittlung von Daten ergriffen werden, müssen **dem Kind altersgerecht erklärt** werden.
- Es gibt **spezielle Assessmentinstrumente,** die ohne die aktive Beteiligung des Kindes/Säuglings/Neugeborenen ausgefüllt werden können, um bestimmte Einschätzungen vornehmen zu können.
- Eine **kontinuierliche Beobachtung** des zu pflegenden Kindes, Säuglings oder Neugeborenen sollte gewährleistet werden, damit Veränderungen/Komplikationen frühzeitig erkannt werden.

Worauf ist bei der Datenerhebung bei zu pflegenden Menschen mit Störungen des Bewusstseins zu achten?

- Ähnlich wie bei Kindern ist eine *direkte Befragung häufig nicht möglich*, sodass relevante Daten anders ermittelt werden müssen.
- Häufig ist eine **Befragung der nächsten Bezugspersonen** sinnvoll.
- Zusätzlich können **spezielle Assessmentinstrumente** für bewusstseinsgetrübte zu pflegende Menschen verwendet werden.
- Eine **kontinuierliche Beobachtung** kann helfen, die Fähigkeiten des Betroffenen besser zu beurteilen.
- Der **Einsatz von Kommunikationshilfen** sollte genutzt werden, damit der zu pflegende Mensch so viel wie möglich selbst mitteilen kann.

Was ist eine Beurteilung?

Bei der Beurteilung werden die **Ergebnisse,** die man durch Beobachtung, Erfragung und Messung erlangt hat, **bewertet,** um Zusammenhänge zu erkennen und passende Maßnahmen auswählen zu können.

Welche typischen Beurteilungsfehler gibt es?

Da die Beurteilung von beobachteten Informationen stark subjektiv ist und von der beobachtenden Person abhängt, können leicht Beurteilungsfehler auftreten. Diese zu kennen und sich bewusst zu machen, kann helfen, sie zu vermeiden. Typische Beurteilungsfehler sind:

Halo-Effekt

- Ein sehr stark hervortretendes Merkmal „verdeckt“ die anderen Merkmale.
- Es wird nur das Deutlichste wahrgenommen.
- Beispiel: Bei einer Person mit einer stark blutenden Wunde an der Hand wird die Beule an der Stirn nicht wahrgenommen, da die blutende Wunde deutlicher hervortritt.

Kontrasteffekt

- Merkmale, die der Beobachtende selbst nicht hat oder bei sich selbst gegenteilig vorfindet, werden deutlicher wahrgenommen.
- Beispiel: Leide ich selbst unter Adipositas, erscheinen mir schlanke Personen umso dünner.

Ähnlichkeitsfehler

- Merkmale, die einem ähnlich sind, werden mehr wahrgenommen.
- Ähnliche Menschen sind einem unbewusst sympathischer.
- Beispiel: Personen mit gleichen Hobbys fühlt man sich verbunden.

Logischer Fehler

- Subjektive Einschätzung.
- Persönliche Erfahrungen/Meinungen beeinflussen die Interpretation des Beobachteten.
- Es kommt zur Vorverurteilung.
- Beispiel: Vorverurteilung eines Obdachlosen, indem man assoziiert, dass dieser schmutzig ist oder unangenehm riecht.

Erwartungsfehler

- Erwartung eines bestimmten Verhaltens bei einer bestimmten Personengruppe.
- Auslösen dieses Verhaltens durch die eigene Haltung → selbsterfüllende Prophezeiung.
- Beispiel: Wenn mir jemand im ersten Moment unsympathisch erscheint, erwarte ich, dass er unfreundlich zu mir ist. Trete ich dann mit dieser Erwartung auf, wird diese sich wahrscheinlich erfüllen, da ich selbst nicht authentisch freundlich auftrete.

Reziprozität

- Neigung, Menschen zu mögen, von denen man glaubt, dass sie einen mögen.
- Dies funktioniert auch umgekehrt.
- Häufig Überbietungswunsch bei Gefälligkeiten.

Was bedeutet pflegerische Intervention?

Hiermit ist die **Durchführung der** (individuellen) **Pflegemaßnahmen** gemeint, die aufgrund der Beobachtungen, Messungen und Beurteilungen geplant wurden.

Was nimmt Einfluss auf meine Intervention?

Die Art der Durchführung hängt von verschiedenen Faktoren ab:

- **Auf Seiten des zu pflegenden Menschen:** Alter, Kultur, Religion, soziale Situation, Hilfe durch Bezugspersonen, Ressourcen/Grad der Beteiligung, Vorlieben, Stimmung
- **Auf Seiten der Pflegefachpersonen:** berufliche Erfahrung, Rahmenbedingungen, körperliche Verfassung, Stimmung/Beeinträchtigungen

Info

Auch wenn eine Pflegesituation standardisiert ist, nehmen die Persönlichkeit der Pflegefachperson und des zu pflegenden Menschen Einfluss auf die Situation, selbst wenn die Handlung die gleiche ist.

4.2 Gesamtbild des Menschen

Warum ist die Wohnsituation eines zu pflegenden Menschen von Bedeutung?

Eine gesunde Wohnsituation stellt eine **Ressource in der Versorgung** dar. Durch Informationen über die Wohnsituation des zu pflegenden Menschen lassen sich Vorlieben ableiten und **Ressourcen aufbauen.** Man erfährt, welche Kontakte im Privatleben bestehen, und kann versuchen, diese in die Pflege zu integrieren. Eine gesunde Wohnumgebung *schützt vor Erkrankung.*

Wann spricht man von Verwahrlosung? Was sind die Ursachen?

Mit Verwahrlosung wird allgemein ein **ungeordneter und chaotischer Lebensstil** bezeichnet. Dieser **weicht von den als normal angesehenen Lebensumständen ab.** Dadurch ist diese Lebensweise häufig mit Diskriminierung verbunden. Die betroffenen Personen sind zudem häufig ungepflegt und leben in großer Unordnung, die mit **mangelnder Körper- und Wohnhygiene** einhergeht.

Die Ursachen für eine Verwahrlosung sind vielfältig und können gemeinsam oder einzeln auftreten. Dies können **psychische Erkrankungen, verminderter Allgemeinzustand** mit körperlichen Einschränkungen, **verminderte Sinnesleistungen,** z. B. schlechtes Sehen, **nachlassende Kräfte** im Alter, **psychisches Trauma,** z. B. Tod des Partners, **finanzielle Ursachen** und **fehlende soziale Anbindung** sein.

Was bedeutet Verwahrlosung für die Pflege?

Gerade im ambulanten Bereich ist es Aufgabe der Pflegefachpersonen, den Grad der Verwahrlosung abzuschätzen. Durch Beobachtung kann die Pflegefachperson entscheiden, ob die Verwahrlosung einer akuten Situation geschuldet ist oder ob professionelle Hilfe benötigt wird.

In der Pflege spielen **vier Faktoren** eine wichtige Rolle:

- Beziehung aufbauen
- Vertrauen schaffen
- Respekt vermitteln/keine Diskriminierung zulassen
- Betroffenen in Entscheidungen/Maßnahmen einbinden

Was ist eine Family Health Nurse?

Eine Family Health Nurse oder Familiengesundheitspflegende und -hebamme ist eine Person, die ihren Klienten hilft, eine **gesunde Familie zu gestalten/zu erhalten,** indem sie mit **familienzentrierten Pflegekonzepten** arbeitet. Sie entwickelt gemeinsam mit den Familienmitgliedern *präventive und gesundheitsfördernde Strategien,* um Versorgungslücken zu schließen. Sie dient also als Vermittlerin bzw. Schnittstelle zwischen den verschiedenen Akteuren, wie Case Management, Hausarzt u. a. und begleitet die einzelnen Familienmitglieder.

Zu den Aufgaben gehört:

- Beratung, Begleitung und Entlastung pflegender Bezugspersonen
- Unterstützung bei Entscheidungsprozessen innerhalb eines Familiensystems
- Beratung und Begleitung zu Themen wie Gewalt, Armut, Migration, Gesundheitsprävention u. Ä.
- Erkennen vorliegender oder potenzieller gesundheitlicher Probleme

Um diesen Beruf auszuüben, bedarf es einer *zweijährigen Weiterbildung.* Diese kann von Pflegefachpersonen oder Hebammen absolviert werden.

Welche Informationen aus dem Kreis der Bezugspersonen sind für die Pflegesituationen wichtig?

Da die nächsten Bezugspersonen stets in die Pflege eingebunden werden sollten, wenn der zu pflegende Mensch dies wünscht, und meist auch ein Informationsbedarf besteht, ist es wichtig, die **Vertrauenspersonen des Betroffenen** zu kennen. Um sich auf die Person einstellen zu können, sollten die **Anzahl der nächsten Bezugspersonen,** ihre **Rollenverteilung** und ihr **Handeln** bekannt sein. Da diese Informationen nicht alle erfragt werden können, ist eine genaue Beobachtung der Bezugspersonen und ihrer Interaktion untereinander nötig.

Wer gehört zum sozialen Netzwerk eines zu pflegenden Menschen?

Mit sozialem Netzwerk sind **alle Personen oder Einrichtungen** gemeint, **in denen die Person sich im Alltag bewegt bzw. mit denen sie in Kontakt tritt.** Das Umfeld der Person hat großen Einfluss auf die Gesundheit, indem es förderlich und hemmend darauf einwirken kann. Die Zugehörigen eines sozialen Netzwerks sind sehr vielfältig. Hierzu zählen z. B.:

- Eltern, Geschwister, Kinder, weitere Verwandte
- Arbeit
- Bekannte
- Schule
- Peergroup (Clique, Freundeskreis)

> **Merke**
> Gerade das Arbeitsumfeld, der Freizeitausgleich und damit die sogenannte Work-Life-Balance haben großen Einfluss auf die Gesundheit eines Menschen.
> Bei Kindern und Jugendlichen hat die Peergroup großen Einfluss auf das Verhalten. Dies bezieht sich auch auf die Entwicklung einer gesunden oder ungesunden Lebensweise.

Welche Informationen über die Tagesgestaltung braucht man vom zu pflegenden Menschen?

Um die Pflege individuell auf die Bedürfnisse des zu pflegenden Menschen anzupassen und gewohnte Aspekte aufnehmen zu können, ist es unabdingbar, dass man **seine Gewohnheiten und seinen Tagesablauf** kennt. Hierzu **sollten Bedürfnisse, Vorlieben, Verpflichtungen und Ressourcen** des Betroffenen bekannt sein. Bei den verschiedenen Altersgruppen gibt es unterschiedliche Aspekte, die Beachtung finden sollten:

Kinder

- Beachtung/Ermöglichung individueller Hobbys
- Damit bei längerer Fehlzeit kein Rückstand entsteht, schulische Aufgaben wenn möglich integrieren
- Wenn gewünscht, Besuch von Freunden ermöglichen
- Art des Spielens: Spielen hat eine hohe Bedeutung, da Kinder hierüber lernen und sich zum Teil auch mitteilen. Durch die Beobachtung des Spiels können einer Pflegefachperson wichtige Hinweise zur Gefühlslage des Kindes klar werden

Jugendliche

- Beachtung/Ermöglichung individueller Hobbys
- Wenn möglich, sportliche Betätigung zulassen

- Rückzugsorte gewährleisten
- (Neue) Medien (wie Handy, Tablet) zulassen, auch Internet, damit Kommunikation mit Freunden usw. ermöglicht wird
- Damit bei längerer Fehlzeit kein Rückstand entsteht, schulische Aufgaben wenn möglich integrieren. Gerade heute ist der Leistungsdruck der Jugendlichen enorm und darf nicht unterschätzt werden
- Wenn gewünscht, Besuch von Freunden ermöglichen

Im Alter
- Gewohnheiten sind besonders gefestigt, eine Abweichung fällt vielen schwer
- Daher Tag möglichst nah an den Gewohnheiten der Person planen
- Mahlzeiten und Therapien an den Tagesablauf der Person anpassen
- Zusätzlich hilft eine gewohnte Struktur zur Prophylaxe von Delir und akuter Verwirrtheit
- Individuelle Hobbys beachten/ermöglichen
- Sportliche Aktivität ermöglichen
- Vorschläge für bestimmte Aktivitäten mit dem Betroffenen gemeinsam besprechen und planen

Was ist Geragogik?

Geragogik ist die sogenannte **Alterspädagogik.** Diese befasst sich mit dem **Lernen, Beschäftigen und Planen des Alltags im Alter.**

> **Merke**
> Bei Beschäftigungsangeboten im Alter muss man sehr genau abschätzen, was die Person kann und möchte, damit keine Über- oder Unterforderung stattfindet. Gerade bei einer Unterforderung fühlen sich ältere Menschen schnell wie ein Kind behandelt.

Was mache ich, wenn ein zu pflegender Mensch sexuelle Handlungen vollziehen möchte?

Jeder Mensch hat ein Recht auf sexuelle Selbstbestimmung. Dies gilt auch für alte oder erkrankte Personen oder Menschen mit Behinderungen, die in einer stationären Langzeitpflege untergebracht sind. Somit haben auch sie ein Recht auf Privat- und Intimsphäre, um ihren Neigungen nachzugehen. Es gehört zu den Aufgaben der Pflege, **beratend tätig zu sein,** wenn ein zu pflegender Mensch Fragen oder Probleme im Bereich der Sexualität hat. Dabei kann das PLISSIT-Modell nach Annon behilflich sein (s. u.).

> **Merke**
> Grundsätzlich sollte die sexuelle Orientierung in der Pflege keine Rolle spielen und eine LGBTO-sensible Pflege gewährleistet werden. Die Abkürzung LGBTO steht für **l**esbian, **g**ay, **b**isexual, **t**ransgender/transsexual and **o**ther.

Was ist das PLISSIT-Modell?

Das PLISSIT-Modell hilft Pflegefachpersonen, eine Beratung zum Thema Sexualität zu strukturieren (▶ Abb. 4.1).

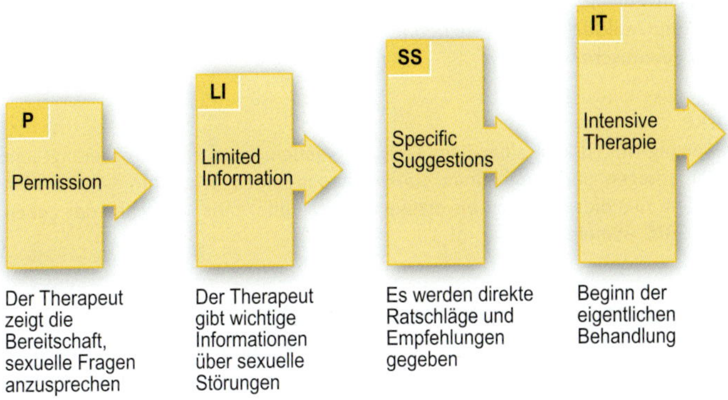

Abb. 4.1 PLISSIT-Modell [L141]

Merke
Auch wenn es zu Ihren Aufgaben gehört, Fragen zum Thema Sexualität zu beantworten und evtl. beratend tätig zu sein, müssen Sie unangemessenes oder grenzüberschreitendes Verhalten nicht akzeptieren. Dies gilt auch, wenn der zu pflegende Mensch aufgrund seiner Erkrankung oder anderer Einschränkungen zur Wahrung der Distanz nicht fähig ist bzw. sich dessen Überschreitung nicht bewusst ist. Wird Ihre persönliche Grenze überschritten, grenzen Sie sich klar ab und distanzieren Sie sich. Bekommen Sie die Situation nicht alleine gelöst, holen Sie sich Hilfe und sprechen mit einem Kollegen oder Vorgesetzen. Des Weiteren kann es sinnvoll sein, die Betreuung des zu pflegenden Menschen abzugeben.

Was bedeuten die Begriffe Trans- und Intersexualität und Transgender?

Transsexualität → der Wunsch, nicht als Angehöriger des angeborenen Geschlechts zu leben und anerkannt zu werden, Betroffene fühlen sich in den falschen Körper hineingeboren

Transgender → das Selbstverständnis entspricht nicht dem zweigeschlechtlichen Gesellschaftsbild

Intersexualität → körperlich sind Merkmale beider Geschlechter vorhanden

Merke
Sprechen Sie zu pflegende Menschen immer mit dem gewünschten Namen und Geschlecht an, unabhängig von geschlechtsangleichenden Operationen, offiziellem Personenstand, physischen Geschlechtsmerkmalen oder der Geschlechtsidentität.

Wie kann ich Personen bei ihrem Coming-Out unterstützen?

- Gesprächsbereitschaft signalisieren
- Wertneutralität zeigen
- Normalität jeder sexuellen Orientierung betonen
- Gemeinsam besprechen/planen, wie auf diskriminierendes Verhalten reagiert werden kann

- Informationsmaterial und Kontaktadressen bereithalten
- Beratung/Aufklärung zu sexuellen Fragen evtl. mit ärztlicher Unterstützung, wenn gewünscht

Merke

Ein Coming-Out ist kein einmaliges Ereignis, sondern muss situationsbedingt immer wieder erfolgen und kann einen starken andauernden Druck für die Betroffenen bedeuten. Aus diesem Grund bevorzugen viele zu pflegende Menschen das Leben in einer LGBTO-Gemeinschaft.

Was bezeichnet die transkulturelle Kompetenz?

Die transkulturelle Kompetenz ist **die Fähigkeit, die individuelle Lebenswelt des zu pflegenden Menschen zu erfassen und die Pflege danach auszurichten.** Dazu gehört es z. B., kulturelle oder religiöse Besonderheiten in bestimmten pflegerischen Settings zu ermöglichen. Hierzu muss ggf. von der eigenen Einstellung Abstand genommen und der Versuch unternommen werden, Vorurteile zu vermeiden. Ebenso muss eine eventuelle Sprachbarriere erkannt und kompensiert werden, z. B. durch einen Dolmetscher.

Info

Ein respektvoller Umgang mit Religion, Glaube und den Prioritäten Anderer ist Grundvoraussetzung für die transkulturelle Kompetenz.

Was bedeutet transkulturelle Pflege beim Sterben?

- **Willen des zu pflegenden Menschen** im Sterbeprozess und danach beachten
- Zu pflegenden Menschen oder Bezugsperson fragen, was in der jeweiligen Kultur üblich/erwünscht ist → Rituale ermöglichen und in die Pflege integrieren
- Ermöglichen, dass Fachpersonen aus der jeweiligen Kultur/Religion hinzugezogen werden können, z. B. Rabbi, Pastor
- Bezugspersonen integrieren

Info

Wenn man als Pflegefachperson bestimmte Sterberituale nicht nachvollziehen kann, hilft meist ein Austausch im Team. Hat man dennoch Schwierigkeiten mit der Durchführung bestimmter Aufgaben in diesem Bereich, sollte man die Unterstützung der betroffenen Familie erbitten bzw. die Betreuung des zu pflegenden Menschen an einen Kollegen abgeben, wenn ein respektvoller und würdiger Umgang im Sterbeprozess sonst gefährdet ist.

4.3 Atmung

Wie ist die Luft, also die Atmosphäre, zusammengesetzt?

- Stickstoff: 78 %
- Sauerstoff (O_2): 21 %
- Kohlendioxid (CO_2): 0,05 %
- Edelgase: 0,95 %

Wie ist die prozentuale Verteilung der Gase beim Ausatmen?

- Stickstoff: 78 %
- Sauerstoff (O_2): 16 %
- Kohlendioxid (CO_2): 4 %
- Edelgase: 2 %

Info
Dies zeigt, dass der in der Luft angebotene Sauerstoff nicht voll ausgeschöpft werden muss.

Wie wird die Atmung gesteuert?

Die Atmung wird über das **Atemzentrum** (*Medulla oblongata*) gesteuert. Zu diesem Zweck messen *Chemorezeptoren* permanent den pH-Wert, die CO_2- und die O_2-Konzentration im Blut, um die Atmung bei Bedarf anzupassen.

Was sind äußere und innere Atmung?

- *Äußere Atmung:* **Aufnahme von O_2** aus der Luft und **Abgabe von CO_2**
- *Innere Atmung:* **Verbrauch von O_2** zur **Energiegewinnung,** auch Zellatmung genannt

Wie funktioniert die Atmung?

- Bei der **Inspiration** strömt die Luft **passiv** durch einen vorhandenen Unterdruck in die Lungen
- Bei der **Exspiration** wird der Thorax und damit die Lunge verkleinert und die Luft strömt wieder nach außen
- Die **Ausatmung dauert etwa doppelt so lange** wie die Einatmung
- Dieser Vorgang wird durch die **Atemhilfsmuskulatur** unterstützt

Wie funktioniert der Gasaustausch?

Der Gasaustausch, also die Anreicherung des Bluts mit Sauerstoff und die Abgabe/Abatmung von Kohlendioxid, geschieht in **vier Schritten:**

1. **Ventilation:** Sauerstoffhaltige Luft gelangt in die Lunge
2. **Diffusion:** O_2 wird aus Alveolen ins Blut aufgenommen, CO_2 wird abgegeben
3. **Gastransport:** Sauerstoff gelangt über den Körperkreislauf in alle Zellen
4. **Perfusion:** Eine gute Durchblutung ist Voraussetzung für den Gasaustausch

Welche anatomischen Strukturen gehören zum oberen bzw. zum unteren Respirationstrakt?

- *Oberer Respirationstrakt:* Nase, Nasennebenhöhlen, Rachen und Kehlkopf erwärmen, reinigen die Atemluft und feuchten sie an
- *Unterer Respirationstrakt:* Trachea, Bronchien, Lungen

Was sind die Normwerte der Atemfrequenz?

Die Normwerte der Atemfrequenz (▶ Tab. 4.2) unterscheiden sich physiologisch je nach Alter.

Wie misst man die Atemfrequenz?

Zur Messung der Atemfrequenz werden die Atemzüge **eine Minute lang gezählt.** Eine Hochrechnung nach 15 Sekunden ist wegen der niedrigen Gesamtzahl nicht zu empfehlen, da man dann ungenaue Werte erhält. Ist die Atembewegung nicht zu

Tab. 4.2 Normwerte der Atemfrequenz nach Alter

Alter	Normwert Atemfrequenz (pro min)
Frühgeborene	50–70
Neugeborene	35–50
Säuglinge	25–35
Kleinkinder	25–30
Schulkinder	20–25
Jugendliche	15–20
Erwachsene	12–18

erkennen, kann **mit einer Hand auf dem Thorax** versucht werden, die Atmung zu fühlen. Alternativ kann ein **Stethoskop** verwendet und die gehörten Atemzüge über eine Minute gezählt werden.

Merke
Weiß der zu pflegende Mensch, dass seine Atemfrequenz gezählt wird, kann dies seine Atmung beeinflussen.

Was sind die Besonderheiten bei der Atmung von Neugeborenen?

- Den **ersten Atemzug** tätigen Neugeborene i. d. R. unmittelbar nach der Geburt durch Kältereiz, Berührung, Anstieg des CO_2-Werts und Absinken des O_2-Werts.
- Ein **Kollabieren der Lunge** wird unter anderem durch Surfactant **verhindert** (s. u.).
- In den ersten Lebensstunden ist die Atmung **oft unregelmäßig,** in der ersten halben Stunde sind sogar **Zeichen der Dyspnoe möglich.**
- Neugeborene sind **„Bauchatmer“.**

Was ist Surfactant?

Surfactant ist ein **Lipoproteinfilm, der bei einem Neugeborenen die Alveolen auskleidet.** Er **verhindert das Kollabieren der Lunge.** Da dieser Film erst ab der 36. Schwangerschaftswoche voll ausgebildet ist, haben Frühgeborene häufig Atemprobleme wegen des fehlenden Surfactants. Aus diesem Grund wird bei Frühgeburtsbestrebungen die Lungenreifung medikamentös beschleunigt.

Worauf achtet man bei der Krankenbeobachtung von zu pflegenden Menschen mit Atembeschwerden/Atemnot?

- Hautfarbe: Blässe, Zyanose (bläuliche Verfärbung von Haut und Schleimhäuten durch Sauerstoffmangel)
- Atemqualität/-intensität/-volumen: Tiefe der Atmung
- Atemdynamik: Thorax- oder Bauchatmung
- Haltung: Einsatz der Atemhilfsmuskulatur?
- Atemfrequenz
- Atemrhythmus
- Einziehungen (s. u.)
- Atemgeräusche
- Schweißbildung

- Foetor ex ore (Mundgeruch)
- Husten und Sputum

Was sind Einziehungen?

Bei einer Dyspnoe mit Atembehinderung beim **Einatmen entsteht im Thorax ein Unterdruck.** Hierdurch werden Haut und Gewebe in den flexiblen Abschnitten eingezogen. Man unterscheidet:

- Jugulare Einziehungen (am Hals)
- Klavikulare Einziehungen (unter dem Schlüsselbein)
- Interkostale Einziehungen (in Rippenzwischenräumen)
- Sternale Einziehungen (neben dem Brustbein)
- Epigastrische Einziehungen (im Oberbauch)

Was bedeutet Tachypnoe?

Mit Tachypnoe wird die **„Schnellatmung"** bezeichnet, also eine erhöhte Atemfrequenz im Vergleich zum alterstypischen Normwert (▶ Tab. 4.2). Der Körper versucht, einen erhöhten Sauerstoffbedarf und/oder einen Sauerstoffmangel zu kompensieren, indem er über häufigeres Atmen versucht, das Sauerstoffangebot zu steigern. Dies kann verschiedene Ursachen haben:

- *Physiologisch:* Anstrengung, Aufregung, Angst
- *Pathologisch:* Schmerzen, Fieber, Herz- und Lungenerkrankungen

Was bedeutet Bradypnoe?

Als Bradypnoe wird die **„Langsamatmung"** bezeichnet, also eine erniedrigte Atemfrequenz im Vergleich zum alterstypischen Normwert (▶ Tab. 4.2). Dies kann verschiedene Ursachen haben:

- *Physiologisch:* Schlaf, Entspannung, Sportler in Ruhe
- *Pathologisch:* Störungen im Atemzentrum bei neurologischen Erkrankungen, bestimmte Vergiftungen, Stoffwechselerkrankungen, Schwäche der Atempumpe

Was bedeuten Hypo- und Hyperventilation?

Diese Fachbegriffe beziehen sich auf die **Atemintensität bzw. -tiefe.**

- Bei der *Hypoventilation* liegt eine **Minderbelüftung der Alveolen** durch ein *zu geringes Atemvolumen* vor. Dadurch kommt es zum *Anstieg des Kohlendioxids* und im Verlauf zum *Abfall des Sauerstoffwerts.*
- Bei der *Hyperventilation* ist das **Atemvolumen erhöht** und es kommt zu einem *zu starken Abfall des Kohlendioxids.* Um das abgeatmete CO_2 zurückzuatmen, lässt man die zu pflegenden Menschen in eine Tüte atmen.

> **Merke**
> Bei der Hyperventilation ist ein typisches Symptom neben einer hechelnden Atmung das Kribbeln in den Fingern.

Was ist eine Schonatmung?

Man spricht von Schonatmung, wenn ein zu pflegender Mensch **flach und oberflächlich atmet,** um sich zu „schonen". Dies geschieht z. B. *bei Schmerzen oder körperlicher Schwäche.* Typisch ist eine Schonatmung nach abdominellen Operationen. Hier ist das *Pneumonierisiko* durch die flache Atmung und die daraus resultierende Minderbelüftung deutlich erhöht.

Wie kann die Atemtiefe beurteilt werden?

Die Tiefe der Atmung kann **ausschließlich durch einen Lungenfunktionstest** ermittelt werden.

Welche Atemvolumina gibt es bei einem Erwachsenen?

Tab. 4.3 Atemvolumina beim Erwachsenen

Atemvolumen	Bedeutung
Inspiratorisches Reservevolumen	• Kann nach normaler Einatmung noch weiter eingeatmet werden • Ca. 2–3 l
Exspiratorisches Reservevolumen	• Kann nach normaler Ausatmung zusätzlich ausgeatmet werden • Ca. 1 l
Atemzugvolumen	• Volumen, das bei einem Atemzug bewegt wird • Ca. 0,5 l
Atemminutenvolumen	• Menge, die in einer Minute geatmet wird • Ergibt sich aus Atemfrequenz × Atemzugvolumen • Ca. 5-10 l
Vitalkapazität	• Volumen, das maximal ein- und ausgeatmet werden kann • Ca. 3,5–4,5 l
Residualvolumen	• Volumen, das nach maximaler Ausatmung in der Lunge verbleibt • Ca. 1,1 l
Funktionelle Residualkapazität	• Volumen, das nach normaler Ausatmung in der Lunge verbleibt • Ca. 2,1 l
Totalkapazität	• Gesamtes maximales Volumen, das die Lunge aufnehmen kann • Ca. 6 l

Welche pathologischen Atemmuster gibt es? Was sind die Ursachen?

Es gibt bei einigen Krankheiten typische Veränderungen der Atmung (▸ Tab. 4.4). Diese können sich auf den Atemrhythmus, aber auch auf die Tiefe oder die Intensität der Atmung beziehen.

Welche Atemgerüche gibt es? Was sind mögliche Ursachen?

Der Atemgeruch ist bei **guter Mundhygiene unauffällig.** Es gibt jedoch einige Erkrankungen, die zu einer typischen Veränderung des Mundgeruchs führen (▸ Tab. 4.5).

Was ist Sputum?

Beim Sputum handelt es sich um **Bronchialsekret,** auch *Auswurf* genannt, das bei Erkrankungen der Atemwege entsteht. Wird das Sekret abgehustet, können Farbe, Geruch und Konsistenz Hinweise auf eine Erkrankung oder das Stadium einer Erkrankung geben.

Vorsicht

Sputum ist als infektiös anzusehen, daher sollten im Umgang grundsätzlich Handschuhe und Mundschutz zum Eigenschutz getragen werden.

Tab. 4.4 Pathologische Atemmuster

Bezeichnung	Atemmuster	Ursachen
Auxiliaratmung	• Einsatz der Atemhilfsmuskulatur	• *Physiologisch:* Sport, Anstrengung • *Pathologisch:* generelle Atemnot
Nasenflügelatmung	• Aufgeblähte Nasenflügel bei jedem Atemzug	• Atemnot
Paradoxe Atmung	• Asymmetrische Bewegung des Thorax • Hebung bei Exspiration, Senkung bei Inspiration	• Pneumothorax • Rippenfrakturen • Zwerchfelllähmung
Kußmaul-Atmung	• Abnormal vertieft, aber regelmäßig	• Metabolische Störungen mit einer Azidose, typisch bei Hyperglykämie
Cheyne-Stokes-Atmung	• Atemzüge schwellen periodisch auf und ab • Es folgt eine Atempause	• Schädigungen im Atemzentrum • Herzerkrankungen mit verlangsamtem Blutfluss
Schnappatmung	• Vereinzelte kurze Atemzüge • Dazwischen längere Atempausen	• Meist Zeichen eines nahen Todes • I. d. R. sind bereits **Reanimationsmaßnahmen** erforderlich
Biot-Atmung	• Tiefe, regelmäßige Atemzüge • Es folgt eine Atempause	• Neurologische Erkrankungen, die zu einem Anstieg des Hirndrucks führen • Unreife Frühgeborene
Apnoe	• Atemstillstand → sofort **Reanimationsmaßnahmen** einleiten!	• Verlegung der Atemwege • Schädigung des Atemzentrums • Folge eines Herz-Kreislauf-Stillstandes

Tab. 4.5 Pathologische Veränderungen des Atemgeruchs

Veränderung	Ursache
Azetongeruch	• Diabetisches Koma • Lange Nahrungskarenz
Fäulnisgeruch	• Zerfallsprozesse in den Atemwegen, z. B. Tumor, Gangrän
Eitergeruch	• Eitrige Verletzungen • Pneumonie
Ammoniak	• Ammoniak wird wegen Lebererkrankungen nicht mehr abgebaut
Foetor hepaticus (erdig, nach Leber riechend)	• Untergang von Lebergewebe
Foetor uraemicus	• Urämie • Nierenversagen im Endstadium

Wozu dient der Hustenreflex?

Der Hustenreflex dient als wichtiger **Schutzmechanismus**, weil durch ihn **Sekret oder Fremdkörper aus den Atemwegen entfernt** werden können.

Gibt es verschiedene Arten von Husten?

Husten, dem eine Erkrankung zugrunde liegt, kann sich unterschiedlich äußern und verschiedene Ursachen haben (▶ Tab. 4.6).

Tab. 4.6 Hustenarten und Ursachen

Husten	Aussehen/Veränderung	Ursache
Unproduktiver Husten	• Trocken • Ohne Auswurf	• Atemwegsreizung • Bronchialkarzinom • Pertussis
Produktiver Husten	• Ergiebig • Feuchtes Sputum	• (Chronische) Bronchitis • Abszesse • Pneumonie
Akuter Husten	• Vermehrtes Sputum	• Akute Atemwegsinfektion, grippaler Infekt • Oft mit Fieber
Chronischer Husten	• Meist trocken • Gefühl von „Kloß im Hals“	• > 8 Wochen • Chronische Atemwegserkrankung • Tuberkulose
Stakkatoartiger Husten	• Stoßender Husten • Nach tiefer Einatmung	• Pertussis • Mukoviszidose
Bellender Husten	• Trocken	• Entzündungen der Trachea • Pseudokrupp
Hämoptysen	• Blutiger Auswurf	• Blutendes Bronchialkarzinom • Verletzung der Schleimhaut • Tuberkulose

Wird jeder Husten gleich behandelt?

Nein. Die Behandlung des Hustens **hängt von der zugrunde liegenden Erkrankung ab.**

- **Produktiver Husten sollte nicht unterdrückt werden,** da er zum Abhusten des Sekrets dient. Er kann durch sogenannte Hustenlöser unterstützt werden.
- **Unproduktiver Husten kann durch Antitussiva unterdrückt werden.** Hier wird zentral im Hustenzentrum der Hustenreiz unterdrückt.

Was ist eine Atelektase?

Als Atelektase bezeichnet man **nicht belüftete bzw. kollabierte Alveolen.** Hier findet kein Gasaustausch mehr statt. Je größer der nicht belüftete Bereich, desto weniger Gasaustausch kann stattfinden und desto mehr *Dyspnoe* (Luftnot) empfindet der Betroffene.

Welche Atemgeräusche gibt es? Was sind mögliche Ursachen?

Atemgeräusche können im Schlaf oder bei Anstrengung physiologisch auftreten. Pathologische Atemgeräusche (▶ Tab. 4.7) können verschiedene Ursachen und Ausprägungen haben.

Tab. 4.7 Pathologische Atemgeräusche

Bezeichnung	Ursache
Schnarchen (häufigstes Atemgeräusch)	• Flattern von Gaumensegel und Zäpfchen • Schlafapnoe-Syndrom • Verengung der Atemwege, z. B. bei Infekten
Inspiratorischer Stridor	• Pfeifen beim Einatmen • Verlegung durch Fremdkörper • Verlegung durch Sekret • Verengung der Trachea, z. B. durch einen Tumor
Exspiratorischer Stridor	• Pfeifen beim Ausatmen • Verengung der kleineren Atemwege • Sekret in den unteren Atemwegen • Asthma bronchiale (▸ Kap. 7.5) • Atemnotsyndrom bei Frühgeborenen
Trockene Rasselgeräusche *(Giemen und Brummen)*	• Vorwiegend in Exspiration zu hören • Häufig auch spürbar bei aufgelegter Hand auf dem Thorax • Verengte Atemwege, durch Schleimfäden verursachtes Geräusch
Feuchte Rasselgeräusche	• Häufig auch spürbar bei aufgelegter Hand auf dem Thorax • Viel Sekret • Flüssigkeit (Lungenödem, Aspiration)
Singultus *(Schluckauf)*	• Ruckartige Kontraktion des Zwerchfells • Meist harmlos • Häufig bei Neugeborenen • Kann nach abdominellen Eingriffen oder Peritonitis auftreten • Kann bei zerebralen Krampfanfällen auftreten

Was misst die Sauerstoffsättigung? Wie funktioniert die Messung?

Die Sauerstoffsättigung informiert darüber, **wie das Hämoglobin der roten Blutkörperchen mit Sauerstoff bestückt ist.** Da es sich um einen prozentualen Wert handelt, kann er nicht über 100 % steigen. Die Sauerstoffsättigung hängt auch vom Alter ab, sollte aber beim Lungengesunden nicht unter 93 % liegen.

Die Sauerstoffsättigung **wird durch die Haut gemessen.** Eine Lichtquelle schickt Licht durch die Haut und ein Fotodetektor auf der gegenüberliegenden Seite misst das nicht absorbierte Licht. Daraus **wird die Sättigung errechnet.**

Vorsicht

Da die Lichtquelle warm wird und Verbrennungen verursachen kann (besonders bei Frühgeborenen) und die Gefahr von Druckstellen besteht, muss die Position des Sättigungsclips alle 2–3 Stunden gewechselt werden.

Welche Fehlerquellen gibt es beim Messen der Sauerstoffsättigung?

- Zu kalte Finger
- Künstliche Fingernägel
- Ikterus (gelbliche Färbung der Haut)
- (Starke) Bewegungen des zu pflegenden Menschen, z. B. durch Tremor
- Verrutschter Sättigungsclip: Lichtquelle und Detektor liegen nicht gerade übereinander

- Pulsdefizit/kein Puls in der Extremität
- Minderdurchblutung der Extremität, an der gemessen wird, z. B. durch RR-Manschette, Zentralisation

Was ist eine BGA?

Die Abkürzung BGA steht für **Blutgasanalyse**. Hier werden die verschiedenen Gase, wie Sauerstoff und Kohlenstoffdioxid, im Blut gemessen. Anders als bei der Sättigung liegen die Werte hier nicht als Prozentzahl, sondern in Partialdrücken vor. Die BGA gibt Aussagen über die Oxygenierung und mit dem pH-Wert und weiteren Parametern auch über den Stoffwechsel. Das Vorliegen einer Alkalose oder einer Azidose kann so erkannt werden (▶ Kap. 5.3).

Die BGA eignet sich also zur Überwachung und Verlaufskontrolle bei zu pflegenden Menschen mit Sauerstofftherapie, Atemwegserkrankungen oder Atemnot.

Die Probe kann arteriell (vom Arzt) oder kapillar aus den Ohrläppchen oder einer Fingerkuppe entnommen werden. Wird sie durchgeführt, um Aussagen über den Stoffwechsel zu machen, kann auch eine venöse Probe entnommen werden.

Welche Sauerstoffquellen gibt es? Was sind die Unterschiede?

Tab. 4.8 Sauerstoffquellen

Quelle	Unterschied/Beachten
Wandanschluss	• Über sechseckigen Wandadapter • Zentrales Gasreservoir → kann nicht leer sein • Immer Aquapack® zur Befeuchtung dazwischen anschließen • Eventuell störendes Zischen des Wandanschlusses und Blubbern des Aquapacks®
Flasche	• Gasförmig → Armatur zur Druckminderung nötig • Verschiedene Größen • Kein Strom nötig • Leise • Transport möglich (eventuell Reserve mitnehmen) • Im Notfall geeignet • Füllmenge beachten, rechtzeitig austauschen
Flüssigtank	• Flüssig und damit möglich, mehr Menge auf kleinem Raum zu lagern • Verdampfer nötig, um gasförmigen Zustand zu erreichen und O_2 anzuwärmen • In der Regel verwendet, wenn kein Wandanschluss vorhanden • Zum Transport geeignet • Kein Strom nötig • Leise • Befüllen ist mit hohen Kosten verbunden
Konzentrator	• Filtert Stickstoff aus angesaugter Umgebungsluft • O_2-Konzentration 90–95 % • Muss nicht aufgefüllt werden • Kostengünstig • Benötigt Strom, unhandlich, schwer • Zu pflegender Mensch örtlich gebunden • Laut

Vorsicht

- Im Umgang mit Sauerstoff besteht erhöhte Explosionsgefahr!
- Flaschen dürfen nicht umfallen, müssen daher liegend oder angekettet gelagert werden.
- Transport nur mit Schutzkappe oder am Ventil angeschlossen.
- Leere und volle Flaschen getrennt lagern.
- Nicht in warmen Räumen oder in der Nähe der Heizung lagern.
- Kein offenes Feuer in der Nähe gestattet.

Worauf achtet man bei einer Sauerstofftherapie?

- Vitalzeichen
- Bewusstsein
- Hautfarbe → Zyanose?
- Sitz des Applikationssystems → kommt Flow richtig an? Druckstellen?
- Mund- und Nasenschleimhaut → Gefahr der Austrocknung
- Dosierung des Sauerstoffs (nach ärztlicher Anordnung)
- Füllstand der Sauerstoffflasche/tragbarer Flüssigsauerstoffbehälter
- Befeuchtung → Füllstand des Aquapacks

Merke

Da bei Kindern die Nebenwirkungsgefahr deutlich höher ist, z. B. Augenlinsenschädigungen, Netzhautablösung, ist eine engmaschige Kontrolle unabdingbar. Es wird eine Sauerstoffkonzentration von höchstens 40 % empfohlen.

Welche Möglichkeiten der Sauerstoffapplikation gibt es? Wo sind die Unterschiede?

Tab. 4.9 Sauerstoffapplikation

Applikationssystem	Anwendung	Vor-/Nachteile
Sauerstoffsonde	• Einschlauchsystem • Wird 1 cm weit in ein Nasenloch vorgeschoben • Schaumstoffpolster am Ende	• Wenig Beeinträchtigung • Riechen, Essen, Trinken, Reden wenig beeinflusst • Gabe bis 6 l O_2 möglich, höherer Flow kann durch das geringe Lumen nicht verabreicht werden
Sauerstoffbrille	• Je ein Einflussstutzen pro Nasenloch • Schlaufen werden wie die Ohrbügel einer Brille hinter die Ohren geführt	• Wenig Beeinträchtigung • Essen, Trinken, Reden wenig beeinflusst • Riechen und damit Schmecken beeinträchtigt • Gut für Langzeittherapie geeignet • Gabe von 1–6 l O_2 möglich, höherer Flow kann durch das geringe Lumen nicht verabreicht werden • Dekubitusgefahr an den Ohrmuscheln und in der Nase • Fremdkörpergefühl

Tab. 4.9 Sauerstoffapplikation *(Forts.)*

Applikationssystem	Anwendung	Vor-/Nachteile
Sauerstoffmaske	• Sitzt auf Mund und Nase • Mit Gummiband an Kopf befestigt	• Höhere O_2-Gaben als bei der Brille möglich (bis zu 12 l) • Höhere Beeinträchtigung bei Essen, Trinken, Sprechen, Riechen
Sauerstoffzuleitungen Wärmebett/ Inkubator	• Bei Frühchen und Neugeborenen kann O_2 ins Wärmebett bzw. den Inkubator geleitet werden	• Kein direkter Kontakt mit einem Fremdkörper, weniger Zu-/Ableitungen am Kind • Moderne Geräte steuern O_2-Konzentration auch bei offener Tür • Höherer Verbrauch

Kann man Sauerstoff über die Maske genauso verabreichen wie über die Sauerstoffbrille?

Da die Sauerstoffmaske ein Reservoir darstellt und sich die Ausatemluft und damit das CO_2 hier sammelt, muss ein **höherer Flow** gewählt werden, um dies zu kompensieren. Empfohlen wird ein Sauerstoffflow von **mindestens fünf Litern,** da sonst die CO_2-Rückatmung zu hoch ist.

Was bedeutet High-flow-Therapie?

Hierbei handelt es sich um ein spezielles Applikationssystem mit einer Nasenkanüle, über die mit einer sehr hohen Flussrate (Flow bis zu 60 l/min) mit Sauerstoff angereicherte Luft (21–100 % möglich) verabreicht wird. Diese Therapieform wird bei Personen mit akuter Dyspnoe angewendet und wird daher auf einer IMC oder einer ITS durchgeführt.

Die Therapie hat folgende Effekte bzw. Vorteile:

- Verhinderung der Entstehung von Atelektasen, Wiedereröffnung bereits vorhandener Atelektasen
- Erleichterung der Inspiration
- Erhöhung der Sauerstoffkonzentration in den Alveolen und Verringerung des CO_2
- Durch die „Auswaschung" des CO_2 wird der physiologische Totraum reduziert
- Angenehm für den zu pflegenden Menschen; Sprechen, Essen, Trinken und Schlafen meist problemlos möglich
- Geringere Komplikationsrate als die alternativen Therapiekonzepte, wie nicht-invasive oder invasive Beatmung mit Intubation

Merke
Durch den hohen Flow muss der Sauerstoff über ein **aktives Befeuchtungssystem** angewärmt werden.

Warum muss man bei einem zu pflegenden Menschen mit einer COPD mit der Sauerstoffgabe vorsichtig sein?

COPD steht für chronic obstructiv pulmonary disease. Bei einem zu pflegenden Menschen mit einer COPD hat sich im Laufe der Zeit die **Steuerung der Atmung verändert.** Normalerweise läuft die Steuerung der Atmung über den CO_2-Wert. Steigt dieser an, atmet man automatisch ein bzw. die Atmung wird angeregt. Ein zu pflegender Mensch mit einer COPD hat einen chronisch hohen CO_2-Wert, an den er sich gewöhnt. Daher **wird bei ihm die Atmung über einen niedrigen O_2-Wert gesteuert.** Fällt der O_2-Wert im Blut, wird die Atmung angeregt. Bekommt der COPD-Betroffene nun viel Sauerstoff, fällt der O_2-Wert nicht mehr ab und der Atemantrieb fällt aus, es kommt zur verlangsamten Atmung bis hin zum Atemstillstand (▶ Kap. 7.8).

Vorsicht

Ein COPD-Betroffener, der Sauerstoff bekommt, muss beobachtet werden und darf nicht alleine gelassen werden.

Was ist mit CO_2-Narkose gemeint?

Steigt bei einem zu pflegenden Menschen mit einer COPD das CO_2 über den adaptierten Wert, kann das **Bewusstsein bis hin zum Koma eintrüben.** Dann spricht man von der sogenannten CO_2-Narkose. Dies kann auch die Folge einer zu hohen Sauerstofftherapie sein (s. o.).

Wie funktioniert die Lippenbremse?

Die dosierte Lippenbremse ist eine **Atemübung** zum kontrollierten, verlängerten, langsamen Ausatmen. Sie wird hauptsächlich bei zu pflegenden Menschen mit einer COPD genutzt, damit durch die verlängerte Ausatmung das CO_2 abgeatmet werden kann. Der zu pflegende Mensch wird zum **langsamen und tiefen Einatmen** angeleitet. Danach soll er die Lippen locker schließen und so **gegen einen leichten Widerstand langsam ausatmen.** Dabei sollte kein Druck erzeugt werden müssen und es sollten keine Geräusche beim Ausatmen zu vernehmen sein. Die Lippenbremse wird generell bei *akuter Atemnot* eingesetzt, um die Atmung zu verlangsamen und die Ein- und Ausatmung zu vertiefen.

Darf ich im Notfall bei einem zu pflegenden Menschen mit Dyspnoe Sauerstoff verabreichen, auch wenn kein Arzt anwesend ist?

Prinzipiell handelt es sich bei Sauerstoff um ein **Medikament,** das von einem Arzt angeordnet werden muss. Dennoch hat die Vermeidung einer lebensbedrohlichen Situation Vorrang, weshalb gerade **niedrig dosiert kurzzeitig Sauerstoff ohne Anordnung verabreicht werden darf.** Dennoch muss der Arzt sofort über die Situation informiert und hinzugezogen werden. Der zu pflegende Mensch darf nicht alleine gelassen werden.

Welche Ratschläge muss ein zu pflegender Mensch mit (Heim-)Sauerstoff bekommen?

- **Nasensalbe** bei einer Sauerstoffbrille wegen Austrocknung anwenden
- Sauerstoff ist **leicht entflammbar:** in der Nähe der aufgedrehten Flasche nicht rauchen/Kerzen anzünden, Kamin anmachen usw.
- **Akku** vorm Verlassen des Hauses prüfen/laden
- **Füllmenge** regelmäßig prüfen und rechtzeitig befüllen
- Sauerstoffgerät **nicht mit Gewalt** öffnen, **nicht mit frisch eingecremten Händen öffnen (Explosionsgefahr)**

Was können Ursachen für Luftnot (Dyspnoe) sein?

Es gibt vielfältige Ursachen für eine Dyspnoe (Luftnot).

Pulmonale Ursachen

- Atemwegswiderstand ist erhöht (chronisch-obstruktive Erkrankungen)
- Dehnbarkeit der Lunge herabgesetzt (Fibrose)
- Gasaustauschfläche verringert (Lungenödem)
- Durchblutung der Alveolen verringert (Lungenembolie)

Kardiale Ursachen

- Herzinfarkt
- Dekompensierte Linksherzinsuffizienz

Extrathorakale Ursachen

- Anämie
- Neuromuskuläre Erkrankungen
- Starke Schmerzen
- Psychische Faktoren, z. B. Angst, Stress

Welche Arten der Dyspnoe unterscheidet man?

Belastungsdyspnoe: Der zu pflegende Mensch empfindet Dyspnoe erst bei Belastung.

Ruhedyspnoe: Der zu pflegende Mensch empfindet bereits in Ruhe Dyspnoe.

Orthopnoe: Der zu pflegende Mensch kann nur noch aufrecht sitzen und unter Einsatz der Atemhilfsmuskulatur atmen, er wirkt dabei sehr angestrengt.

Wie kann der Schweregrad einer Dyspnoe eingestuft werden?

Es gibt zwei gängige Assessments zur Einschätzung der Dyspnoe bei Erwachsenen:

- Bei der **Borg-Skala** stufen die zu pflegenden Menschen sich selbst auf einer Skala von 0 (keine Atemnot) bis 10 (maximale Atemnot) ein.
- Mit der **ATS-Skala** (**A**merican **T**horacic **S**ociety) kann die Pflegefachperson den zu pflegenden Menschen je nach Symptomen auf einer Skala von 0–4 einstufen.

Bei Kindern kann die visuelle Skala PDS (**P**ediatric **D**yspnea **S**cale) zur Einschätzung der Dyspnoe hilfreich sein (▶ Abb. 4.2).

Welche pflegerischen Maßnahmen kann ich bei akuter Dyspnoe ergreifen?

Da eine Dyspnoe für den zu pflegenden Menschen immer eine Bedrohung darstellt und Betroffene häufig *Todesangst* empfinden, ist es sehr wichtig, den Betroffenen ernst zu nehmen und **Ruhe und Sicherheit zu vermitteln.** Die wichtigsten Erstmaßnahmen sind:

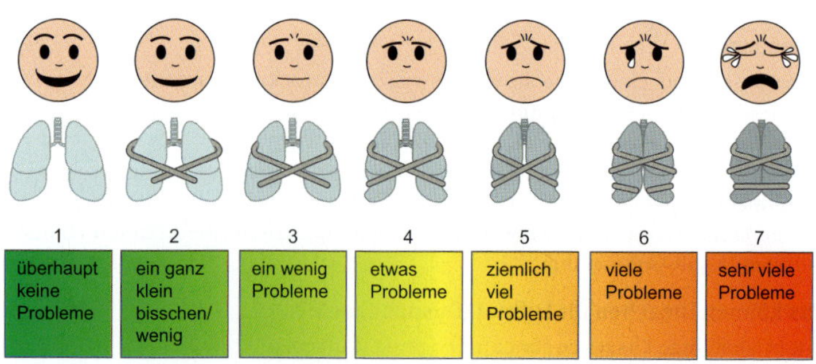

Abb. 4.2 PDS (Pediatric Dyspnea Scale)

- Hilfe holen, Arzt informieren
- Beengte Kleidung entfernen, Fenster öffnen
- Zu pflegende Menschen richtig positionieren (s. u.)
- Zu pflegende Menschen zum richtigen Atmen anleiten
- Sauerstoff verabreichen (nach Arztanordnung), O_2-Brille und -Maske bereithalten
- Weitere Bedarfsmedikation (nach ärztlicher Anordnung)
- Vitalzeichen kontrollieren, BGA veranlassen
- Eventuell absaugen
- Eventuell Intensivtransport vorbereiten
- Ursachen abklären und therapieren (in Absprache mit dem Arzt)

Warum sollte ein zu pflegender Mensch (auch) wegen der Atmung regelmäßig positioniert werden?

Durch längeres Liegen kommt es in den **aufliegenden Lungenbereichen zur Minderbelüftung.** Dadurch kann sich Sekret in diesen Bereichen ansammeln und nicht abgehustet werden. Hierdurch können sich Keime vermehren und es kommt zur Pneumonie.

Wie sollte ein zu pflegender Mensch mit Dyspnoe positioniert werden?

Ein zu pflegender Mensch mit akuter Dyspnoe sollte immer so positioniert werden, **dass die Lunge frei ist,** also nicht von außen eingedrückt wird und er **möglichst tief einatmen** kann. Zusätzlich sollte ihm ermöglicht werden, seine Atemhilfsmuskulatur einfach einzusetzen, um ein Erschöpfen zu verhindern. Hierfür gibt es verschiedene Möglichkeiten (▶ Tab. 4.10).

Tab. 4.10 Atemerleichternde Positionierungen

Positionierung	Beachten	Wirkung	Kontraindikation (KI)
Erhöhte Oberkörperpositionierung	• Runterrutschen vermeiden • Evtl. Fußstütze • Evtl. Arme unterstützen • Knierolle kann Bauchmuskeln entlasten	• Effektives Durchatmen • Einsatz Atemhilfsmuskulatur möglich • Erleichtertes Abhusten	• Minderbelüftung dorsal • Ausgeprägter Dekubitus am Steiß
Positionierung in Bauchlage	• Wenn Betroffener dies wünscht • Bei beatmeten zu pflegenden Menschen • Auf Zu- und Ableitungen achten • Positionierung (bei beatmeten Personen) immer mit 2–3 Personen	• Gute Belüftung der dorsalen Lungenabschnitte • Abfließen des Sekrets	• Kreislaufinstabilität • Relative KI: nach großer Bauch-OP • Zu pflegender Mensch sollte mindestens 12 Stunden so belassen werden, da der positive Effekt der Bauchlage (Belüftung verschlossener Lungenareale) erst nach längerer Zeit eintritt, daher erst nach Untersuchungen durchführen • Mikropositionierung der Extremitäten durchführen

Tab. 4.10 Atemerleichternde Positionierungen *(Forts.)*

Positionierung	Beachten	Wirkung	Kontraindikation (KI)
135°-Seitenpositionierung	• Kissen im Thorax und Beckenbereich entlasten das Abdomen	• Dorsale Areale besser belüftet • Sekret kann abfließen	• Ausgeprägter Dekubitus am Trochanter
Kutschersitz/ Herzbettpositionierung	• Betroffener soll im Bett aufrecht sitzen • Runterrutschen vermeiden • Arme aufgestützt, übernehmen Gewicht des Schultergürtels • Zu pflegenden Menschen ggf. stützen, um Kippen zu vermeiden	• Thorax wird gedehnt → vergrößerte Atemfläche • Tiefes Durchatmen möglich • Erleichterung bei Dyspnoe • Leichteres Abhusten	• Kreislaufinstabilität, niedriger Blutdruck, da sehr aufrechtes Sitzen dies weiter verschlechtert • Ausgeprägter Dekubitus am Steiß
Dehnpositionierung	• Nicht länger als 10–30 Minuten • Auch prophylaktisch einsetzbar • Zu pflegende Menschen wegen der Anstrengung in dieser Lage häufiger nach Befinden fragen	• Dehnung (verkürzter) Atemhilfsmuskeln • Dehnung des Lungengewebes • Vertiefte Atmung → bessere Belüftung	• Intoleranz des zu pflegenden Menschen • Dekubiti an der Auflagefläche • Schmerzen bei der Dehnung
V-Positionierung	• 2 Kissen V-förmig unter den zu pflegenden Menschen legen • Spitzen treffen sich im Sakralbereich, Hals und Wirbelsäule frei • Kopf ggf. stützen	• Basale Lungenabschnitte gedehnt → besser belüftet • Atmung bis in Flanken	• Ausgeprägte Dekubitusneigung • Vorhandene Dekubiti an Schulterblatt oder Steiß
A-Positionierung	• Kissen A-förmig unter Rücken • Spitzen im HWS-Bereich • Eventuell Kopf stützen • Kann Hohlkreuz verursachen	• Dehnung Lungenspitze → hier bessere Belüftung • Entlastung nach Thorax-OP	• Hemiplegie mit Gefahr der dislozierten Schulter oder Spastik • Ausgeprägter Dekubitus am Steiß
T-Positionierung	• Kissen T-förmig, eins unter Wirbelsäule, eins quer unter Schultern • Rippen frei	• Gesamter Thorax wird gedehnt → höhere Atemfläche • Belüftung aller Areale	• Dekubitus am Steiß

Tab. 4.10 Atemerleichternde Positionierungen *(Forts.)*

Positionierung	Beachten	Wirkung	Kontraindikation (KI)
I-Positionierung	• Ein Kissen unter der Wirbelsäule • Eventuell Kopf stützen • Nur bei kleinen/schmalen zu pflegenden Menschen möglich	• Gesamter Thorax wird gedehnt → höhere Atemfläche • Belüftung aller Areale	• Hohes Dekubitusrisiko

4

Woran erkenne ich ein erhöhtes Pneumonierisiko?

Zum Erkennen eines erhöhten Pneumonierisikos müssen allgemeine und konkrete Risikofaktoren unterschieden werden.

Allgemeine Risikofaktoren:

- Akute Bronchitis
- Alkohol- und Nikotinabusus
- Besiedlung mit Mikroorganismen bei schlechtem Mund-/Zahnstatus
- Vorerkrankungen, wie Diabetes mellitus, Herzinsuffizienz, Refluxerkrankung
- Vorerkrankungen des Atmungssystems mit Ventilationsstörung (COPD, chron. Bronchitis, Asthma bronchiale)
- Nahrungs- und Flüssigkeitskarenz
- Immunschwäche durch Grunderkrankung oder Medikamente
- Institutionalisierung (Unterbringung in stationären Langzeitpflegeeinrichtungen, Kasernen, Gefängnis)
- Beatmung (invasiv, nicht-invasiv)
- Junges oder höheres Alter: Kinder unter vier Jahren, Erwachsene über 60 Jahren
- Schlechter Allgemeinzustand
- Dysphagie
- Fehlende Schutzreflexe

Konkrete Risikofaktoren:

Beobachtung folgender Parameter, wenn allgemeine Risikofaktoren vorhanden sind:

- Atemfrequenz
- Atemgeräusch
- Atemgeruch
- Atemmechanik
- Husten und Sputum
- Körpertemperatur
- Dyspnoe, Thoraxschmerz

Was ist die Atemskala nach Bienstein?

Die Atemskala nach Bienstein ist ein **Assessmentinstrument,** das zur Einschätzung des Pneumonierisikos erschaffen wurde. Es ist *nicht wissenschaftlich belegt,* kann aber zur Vertiefung der erfolgten Einschätzung bzw. zur Überprüfung bei Unsicherheiten dienen. Hierbei werden verschiedene Risikofaktoren in 15 Kategorien eingestuft und mit Punkten belegt, um dadurch das Risiko in nicht gefährdet, gefährdet oder stark gefährdet einzustufen.

Welche Maßnahmen zur Pneumonieprophylaxe gibt es?

Die Maßnahmen der Pneumonieprophylaxe beziehen sich auf folgende drei Eckpfeiler.

Einhalten der hygienischen Anforderungen zur Vermeidung von Infektionen, wie Basishygiene (Händedesinfektion, aseptischer Umgang mit Geräten), Mund- und Nasenpflege, Soor- und Parotitisprophylaxe, Pflege von Tracheostoma

(Früh-)Mobilisation, Ventilationsförderung, wie atemunterstützende Positionierungen, atemvertiefende Maßnahmen, Schmerzmanagement (bes. bei Schonatmung, s. o.), Atemübungen, Atemtherapie, Bewegungsübungen, gute Raumluft (lüften wegen Sauerstoffverbrauch, ausreichend Luftfeuchtigkeit)

Maßnahmen zur Freihaltung der Atemwege, wie Schlucktraining, Absaugen, Sekretmanagement (Sekretolyse, -mobilisation, -elimination), Aspirationsprophylaxe

> **Vorsicht**
> Leidet der Betroffene bereits an Ruhedyspnoe, auf Mobilisation und Bewegungsübungen verzichten! Informieren Sie den Arzt.

Wozu dienen Atemübungen?

- Bewussteres Atmen
- Vertiefung der Atmung
- Training der Atemhilfsmuskulatur
- Entspannung

> **Info**
> Atemübungen lassen sich sehr gut in die Pflege integrieren, z. B. im Zuge der grundpflegerischen Versorgung oder der Positionierung.

Welche ventilationsfördernden Maßnahmen gibt es?

- Anleiten zum tiefen Einatmen
- Kontaktatmung (s. u.)
- Gähnende Einatmung durch die Nase

Was bedeutet Kontaktatmung?

Beim Kontaktatmen werden dem zu pflegenden Menschen während der Inspiration die **Hände** nacheinander **auf Abdomen, Sternum und die Seiten des Brustkorbs gelegt.** Der zu pflegende Mensch kann dadurch bewusster und tiefer einatmen, indem er versucht, die Hände „weg zu atmen". Auch die Frequenz der Atmung kann sich dadurch verbessern. Die Pflegefachperson unterstützt die Exspiration durch leichten Druck. Die Kontaktatmung dient der **Pneumonieprophylaxe.**

Was ist eine ASE?

ASE steht für **A**temstimulierende **E**inreibung. Dies ist die am häufigsten angewendete Technik zur Atemanregung. Sie hat verschiedene Wirkungen:

- Beruhigung, Stressreduktion, Schlafförderung
- Tiefe und gleichmäßige Atmung → bessere Belüftung und Vermeidung von Atelektasen
- Förderung von Wahrnehmung und Konzentration

- Steigerung des Wohlbefindens
- Positive Förderung der Beziehung zwischen Pflegefachperson und zu pflegendem Menschen

Welche Geräte zum Atemtraining gibt es?

Es gibt verschiedene Geräte, um die Ein- oder Ausatmung zu trainieren bzw. zu verlängern oder zu vertiefen (▶ Tab. 4.11).

Tab. 4.11 Atemtrainer

Gerät	Technik	Wirkung
PEP-Geräte (positive expiratory pressure)	• Zu pflegender Mensch atmet in das Gerät aus und dadurch gegen einen Widerstand	• Erhöhter Druck in den Lungen während Exspiration • Wirkt Bronchospasmen und Atelektasen entgegen • Hilft bei beginnender Dyspnoe • **CAVE:** Bei Personen mit einem Lungenemphysem nur sehr vorsichtig anwenden, da durch den Druck beim Atmen gegen einen Widerstand Emphysemblasen platzen können, in der Folge würde ein Pneumothorax entstehen
SMI-Trainer (sustained maximal inspiration)	• Zu pflegender Mensch atmet tief und lange durch das Gerät ein; Gerät gibt durch steigende Kugeln o. Ä. Rückmeldung, ob die Einatmung tief und lang genug ist	• Verlängerung der Gasaustauschzeit, somit bessere Belüftung und bessere Oxygenierung
EzPAP (easy positive airway pressure)	• Aufbau eines positiven Atemwegsdrucks (mit Manometer) mit wählbarem Flow (über Sauerstoff oder Druckluft) • Maske oder Mundstück	• Atemtherapie • Bessere Belüftung • Beugt Atelektasen vor • Löst Sekret
CPAP (continuous positive airway pressure)	• Beatmung mit Unterstützung der Atemzüge des zu pflegenden Menschen • Positiver Atemwegsdruck • Über Nasenmaske, Mund-Nasen-Maske, Vollgesichtsmaske, Helm, Tubus oder Trachealkanüle möglich	• Bessere Belüftung • Besserer Gasaustausch • Wiedereröffnung und Vermeidung von Atelektasen

Welche Möglichkeiten der Sekretlösung gibt es?

Zur Sekretolyse stehen verschiedene **medikamentöse und nicht medikamentöse Möglichkeiten** zur Verfügung:

- Ausreichende Flüssigkeitsaufnahme, um das Sekret zu verdünnen
- Abklopfen, Vibrationsmassage, um das Sekret durch Schwingungen zu lösen
- Positionierung in Drainageposition, damit das Sekret durch Schwerkraft ablaufen kann (▶ Tab. 4.10)
- Expektoranzien (n. ä. A.) steigern die Verflüssigung des Sekrets
- Einreibung/Wickel
- Ausreichend Luftfeuchtigkeit
- Inhalation (n. ä. A.)
- Dosieraerosol (n. ä. A.)
- Vernebeln mit elektrischen Verneblern (n. ä. A.)

Vorsicht

Bei der Vorbereitung und Verabreichung lokaler Medikamente sind besonders hohe Anforderungen an die Hygiene zu stellen, da die Medikamente und damit auch mögliche Keime bis tief in die Lunge eingebracht werden.

Was für Inhalationsmöglichkeiten gibt es?

- Dampfbad (Einatmen über einer Schüssel mit heißem dampfendem Wasser)
- Verneblungssysteme (spezielle Masken, elektrische Geräte)
- Pulverinhalatoren
- Dosieraerosole

Merke

Dampfbäder werden wegen der Verbrühungsgefahr und aus hygienischen Gründen innerklinisch nicht angewandt. Sogenannte Ultraschallvernebler, die feine Wassertröpfchen mittels Ultraschall erzeugen, werden aus hygienischen Gründen heute nur noch wenig genutzt!

Was ist beim Inhalieren zu beachten?

- **Hygienisch arbeiten,** da die Aerosole, die beim Inhalieren entstehen, sehr tief in die Lunge gelangen, ist die Infektionsgefahr hoch
- Sekret nach der Inhalation **absaugen,** wenn der zu pflegende Mensch es nicht abhusten kann, damit kein Sekretstau entsteht
- Genaue Anordnung des Arztes zur **Dosierung und Häufigkeit beachten**

Was ist bei der Anwendung von Dosieraerosolen zu beachten?

- Es gibt *verschiedene Formen von Dosieraerosolen* (mit Treibgas ohne Inhalationshilfe, mit Treibgas und Inhalationshilfe). Für die richtige Wirkung ist die **Anwendungsbeschreibung genau zu beachten.**
- Zu pflegenden Menschen zum **tiefen Ausatmen** anleiten, dann **Aerosol langsam einatmen,** kurz **Luft anhalten,** über **Nase langsam ausatmen.**
- Sollen verschiedene Aerosole inhaliert werden, wird das **kortisonhaltige** nach kurzer Pause **zuletzt** genutzt, damit es im geweiteten Bronchialsystem besser wirkt.

- **Kortisonhaltige Aerosole vor den Mahlzeiten** anwenden, danach **Zähne putzen** oder den Mund ausspülen, um eine Soorinfektion zu vermeiden, erst dann essen.
- Dosieraerosole werden **personenbezogen verwendet.**

Was muss ich bei der Nutzung von Pulverinhalatoren beachten?

Beim Pulverinhalator muss der zu pflegende Mensch selbstständig durch die Einatmung das Medikament einziehen. Daher sind diese in einer Situation mit Atemnot meist nicht hilfreich, da der Betroffene nicht die Kraft hat, den Wirkstoff tief einzuatmen. In **Pulverinhalatoren** darf nicht **eingeatmet werden** (Anfeuchtung des Pulvers), also:

- In den freien Raum ausatmen
- Inhalator ansetzen, sprühen und einatmen
- Inhalator entfernen und in den freien Raum ausatmen, um nicht die kontaminierte Ausatemluft in das Gerät zu blasen

Woher weiß ich, dass der zu pflegende Mensch abgesaugt werden muss?

Es gibt verschiedene Anzeichen einer Sekretverlegung:

- **Sichtbares Sekret** im Nasen-Rachen-Raum oder in der Trachealkanüle
- Zu pflegender Mensch kann **nicht richtig abhusten**
- **Rasselnde, brodelnde Geräusche** beim Atmen
- **Hörbares Sekret** beim Auskultieren mit dem Stethoskop
- Bei **Verdacht einer Aspiration** muss abgesaugt werden, auch wenn kein Sekret sicht- oder hörbar ist
- **Nach schleimlösenden Maßnahmen,** häufig nach der Positionierung, wird das Sekret mobilisiert
- Auf **Wunsch**

Merke
Bei zu pflegenden Menschen ohne Hustenreflex oder ohne Schluckreflex muss besonders auf Zeichen einer Sekretverlegung geachtet werden!

Welche Methoden gibt es beim Absaugen?

- **Nasal oder oral** als Zugangsweg
- **Obere Atemwege** (Mund-Nasen-Rachen-Raum) absaugen
- **Tracheal (blind) absaugen:** Katheter wird über Nase, Mund, Tubus oder Trachealkanüle bis in die Luftröhre vorgeschoben
- **Bronchoskopisch (unter Sicht) absaugen:** während der Untersuchung
- **Bronchiallavage** (Bronchien mittels Kochsalz spülen): bei zu pflegenden Menschen mit Tubus, Trachealkanüle oder unter Bronchoskopie (dies erfolgt i. d. R. unter Sedierung/Kurznarkose, da dies sehr unangenehm ist und starken Hustenreiz auslöst)

Worauf ist beim Absaugen zu achten?

- Zu pflegenden Menschen ausreichend **informieren**
- **Sog nicht zu hoch** einstellen (Verletzungsgefahr)
- **Absaugtechnik** je nach Katheter auswählen (s. u.)
- Katheter **nicht mit Kraft vorschieben**
- **So oft wie nötig, so wenig wie möglich** (Reizung, Verletzung)
- Wache zu pflegende Menschen nach Einführen des Katheters **auffordern zu husten,** um weniger tief absaugen zu müssen

- **Benutzten Katheter verwerfen,** wegen Kontamination der Umgebung nicht spülen
- Auf mögliche **Komplikationen achten** (s. u.)

Vorsicht
Nie länger als 20 Sekunden absaugen, da der Betroffene nicht einatmen kann, während Sog aufgebaut wird!

4

Was ist der Unterschied zwischen traumatischen und atraumatischen Kathetern? Was ist bei der Benutzung zu beachten?

Der *atraumatische Katheter* hat **seitliche Löcher** und bildet durch den Sog an der geschlossenen Spitze ein Luftkissen, weshalb er keine Verletzungen/Traumen beim Absaugen verursachen kann. Daher kann der Katheter **mit** Sog vorgeschoben werden.

Der *traumatische Katheter* hat eine zentrale **Öffnung an der Spitze,** die kein Luftkissen bildet, und muss daher unbedingt **ohne** Sog vorgeschoben werden, um die Verletzungsgefahr zu minimieren. Der Sog zum Absaugen darf erst beim erneuten Zurückziehen aufgebaut werden.

Info
Geschlossene Katheter werden bei beatmeten zu pflegenden Menschen genutzt, sie befinden sich in einer sterilen Hülle, in der der Katheter vorgeschoben werden kann, ohne diese zu entfernen. Dadurch muss die Beatmung zum Absaugen nicht unterbrochen werden, der Katheter wird von außen nicht kontaminiert und kann, je nach Hersteller, 72–96 Stunden belassen werden. Seine Funktionsweise entspricht der der atraumatischen Katheter.

Wozu braucht man den Fingertipp?

Durch Schließen des Fingertipps am Absaugkatheter kann **der Sog aufgebaut** werden. Beim Absaugen mit einem atraumatischen Katheter kann der Fingertipp permanent geschlossen werden, da der Katheter auch mit Sog eingeführt werden darf (s. o.). Beim Absaugen mit einem traumatischen Katheter darf der Fingertipp erst beim Zurückziehen mit dem Daumen verschlossen werden, um Sog aufzubauen.

Muss man zum Absaugen sterile Handschuhe tragen?

- Beim Absaugen des **Mund-Nasen-Rachen-Raums** sind **sterile Handschuhe nicht erforderlich.**
- Beim blinden Absaugen, also beim **Vorschieben des Katheters in die Trachea, müssen sterile Handschuhe** getragen werden.

Welche Komplikationen können beim Absaugen auftreten?

- **Schleimhautverletzung, Blutung**
- **Husten- und Würgereiz, Erbrechen** mit Gefahr der **Aspiration**
- **Infektion** durch eingeschleppte Keime
- **Kontamination** des Personals und der Umgebung
- **Vagusreiz** (s. u.) und daraus resultierende **Bradykardie** bis zur **Asystolie**
- **Sauerstoffmangel, Atelektasenbildung, Broncho- oder Laryngospasmus**
- **Dislokation** von Tubus oder Trachealkanüle

Merke

Wegen der Verletzungsgefahr darf der Absaugkatheter **bei einem spürbaren Widerstand niemals weitergeschoben werden!**

Was bedeutet Vagusreiz?

Der Nervus vagus ist einer der größten Nerven des parasympathischen Systems. Er verläuft an Trachea und Ösophagus entlang und kann durch das Vorschieben des Absaugkatheters gereizt werden. Da er zum parasympathischen System gehört, **führt eine Reizung zu einer Bradykardie mit möglicher Kreislaufinstabilität bis hin zur Asystolie.**

Wann bekommt ein zu pflegender Mensch eine Trachealkanüle?

Es gibt verschiedene Indikationen für eine Trachealkanüle:

- **Langzeitbeatmung** bei Atemwegserkrankungen
- **Längere/schwierige Entwöhnungsphase** nach einer Beatmung
- **Dauerhafte Beatmung** bei neuromuskulären Erkrankungen, Querschnittlähmung, Lungenerkrankungen u. Ä.
- **Dysphagie** (Schluckstörung)

Welche Trachealkanülenarten gibt es?

Da eine Trachealkanüle den genauen Bedürfnissen des Betroffenen angepasst sein muss, gibt es viele verschiedene Arten (▶ Tab. 4.12). Sie *unterscheiden sich in*

Tab. 4.12 Trachealkanülen

Kanüle	Vorteile/Anwendung	Nachteile
Silberkanüle	• Sehr dünnwandig • Viel Luft transportierbar	• Schwer • Geringer Tragekomfort
Kunststoffkanüle	• Leicht • Elastisch • Weniger Reizung • Alle Variationen erhältlich • Lässt Röntgenstrahlen durch	• Weniger Luft transportierbar, ggf. größeres Lumen oder mehr Atemarbeit nötig
Extralange Kanülen	• Schienung tieferliegender Trachealstenosen	• Eher Reizung der Trachea an der Spitze
Extrakurze Kanülen	• Offen halten des Tracheostomas bei stabiler Trachea	• Höhere Gefahr der Dislokation
Ohne Cuff (Ballon an der Spitze des Tubus, der diesen fixiert und die Trachea abschließt)	• Weniger Reizung der Trachea • Meist mit Innenkanüle (Entnahme zur Reinigung), Außenkanüle kann liegen bleiben → bei instabiler Trachea sinnvoll • Offen halten des Tracheostomas • Reizarmes Absaugen • Sauerstoffgabe möglich • Sprechventil einsetzbar	• Keine Abdichtung der Trachea möglich • Keine maschinelle Beatmung möglich • Aspirationsgefahr
Mit Cuff	• Aspirationsschutz • Maschinelle Beatmung	• Sprechen (bei geblocktem Cuff) nicht möglich • Dekubitusgefahr durch den Cuff

Material und Technik und werden je nach Fähigkeiten und Anforderungen des zu pflegenden Menschen und nach Therapiezweck eingesetzt.

Info

Benötigt der zu pflegende Mensch nach der Entwöhnung vom Beatmungsgerät keine Trachealkanüle, soll aber (sicherheitshalber) noch nicht dekanüliert werden, gibt es sogenannte Platzhalter, die anstelle einer Kanüle eingeführt werden können. Dadurch wird der physiologische „Weg“ zum Atmen benutzt, aber das Tracheostoma kann nicht zuwachsen.

Warum gibt es verschiedene Anlagetechniken?

Man unterscheidet zwei Arten der Anlagetechnik (▶ Tab. 4.13).

Was muss man bei der Pflege eines Tracheostomas beachten?

- Auf **Zeichen der Atemnot** achten (▶ Kap. 6.1)
- **Hygienischer Umgang** mit Kanüle und Verbandmaterial
- Auf **Wundinfektionen, Hautschäden** oder **Druckstellen** achten
- Immer auf **sichere Fixierung** der Kanüle achten
- Bei Kanülen mit Cuff **regelmäßig Cuffkontrolle** → ein zu stark aufgeblähter Cuff verursacht Druckstellen, bei zu wenig aufgeblähtem Cuff besteht Aspirationsgefahr
- Passende Pflegemittel und Verbandmaterialien benutzen (Trachealkompressen, Stomaöl, Haltebändchen u. Ä.)

Tab. 4.13 Anlagetechniken eines Tracheostoma

Anlagetechnik	Indikation	Vorteile	Nachteile
Punktions- oder Dilatationstracheotomie Die Trachea wird von außen im Halsbereich unter Sicht punktiert. Die Kanüle wird dann über einen dünnen Schlauch eingeführt (Seldinger-Technik)	• Vorübergehende Beatmung, z. B. in der Entwöhnung	• Kleinerer Einstich • Wächst nach Entfernung schnell zu • Kleine Narbe • Anlage auf Intensivstation möglich • Geringe Komplikationen bei Anlage	• Nach Herausrutschen der Kanüle schwierig wieder einzuführen → Hypoxiegefahr
Chirurgische Tracheotomie Wird im OP chirurgisch angelegt, einschneiden der Trachea im Halsbereich	• Dauerhafte Beatmung • Sicht bei Dilatationstracheotomie nicht einstellbar	• Kanüle kann nach Herausrutschen wieder gut eingeführt werden → geringe Hypoxiegefahr	• Komplikationsrate ist bei Anlage höher (Blutungen) • Muss chirurgisch verschlossen werden, wenn Trachealkanüle entfernt werden soll • Deutlich sichtbare Narbe

- Nach Manipulation (Verbandwechsel u. Ä.) **Lunge auskultieren,** ob beide Seiten belüftet sind
- Regelmäßig **Sekret beurteilen** und bei Bedarf absaugen
- Auf **Empfinden des zu pflegenden Menschen** achten
- Bei zu pflegenden Menschen ohne Sprechkanüle **Kommunikationshilfen anbieten** (▶ Kap. 4.10)

Merke
Gerade Betroffene mit einer Langzeit-Tracheotomie kennen sich sehr gut mit der Pflege aus und haben oft eigene Erfahrungen und Bedürfnisse. Beachten Sie diese bei der Pflege!

Kann man mit einer Trachealkanüle essen?

Solange keine Schluckstörung vorliegt, kann mit einer Trachealkanüle gegessen werden, da diese ja nicht wie ein Tubus durch den Rachen und Kehlkopfbereich verläuft und somit den Schluckakt nicht beeinflusst.

Vorsicht
Zu pflegende Menschen, die vor der Tracheotomie lange mit einem Tubus beatmet wurden, haben eventuell Einschränkungen beim Schlucken. Hier sollte zunächst ein Logopäde den Schluckakt beurteilen.

Wann muss eine Trachealkanüle gewechselt werden?

- Durch **Sekret verkrustetes Innenlumen**
- Einsatz eines **anderen Kanülentyps**
- **Defekter Cuff**
- **Herausrutschen** der alten Kanüle
- **Routinemäßiger Wechsel** je nach Herstellerangaben, i. d. R. geben diese 28–30 Tage an. In den meisten Fällen muss der Wechsel jedoch wegen der oben genannten Gründe deutlich früher erfolgen, generell entscheidet der Arzt, wann der Wechsel stattfinden soll

Was muss beim Wechsel einer Trachealkanüle beachtet werden?

- **Ersten Wechsel immer** von einem **Arzt** durchführen lassen
- Bei abgeheiltem Tracheostoma kann der Wechsel von **erfahrenen Pflegefachpersonen** durchgeführt werden
- **Hygienische Richtlinien** beachten; der eingeführte Teil der Kanüle muss steril bleiben
- Bereitlegen von **Trachealspreizer und Ersatzkanüle** in gleicher Größe und eine Größe kleiner, als die liegende Kanüle
- Bei Kanülen mit **Cuff** diesen je nach Hausstandard vorher **testen**
- Gleitmittel bereitlegen
- Alles **zur alternativen Oxygenierung bereithalten,** falls keine Kanüle eingeführt werden kann (Handbeatmungsmaske, Sauerstoff)
- **Absauggerät bereithalten,** falls Sekret bei der Entnahme der alten Kanüle mobilisiert wird
- Gegebenenfalls **Notfallmedikamente**

Merke
Nach Einführen der neuen Kanüle Lunge mit einem Stethoskop auskultieren, um sicher zu gehen, dass die Kanüle richtig positioniert und die Lunge beidseitig belüftet ist.

Was ist der Unterschied zwischen einem Sprechventil und einer feuchten Nase?

Sprechventil (SV) und Feuchte Nase (FN) sind beides Aufsätze für eine Trachealkanüle (▶ Abb. 4.3). Sie werden bei spontan atmenden zu pflegenden Menschen mit Tracheostoma verwendet. An beiden kann Sauerstoff je nach Bedarf angeschlossen werden.

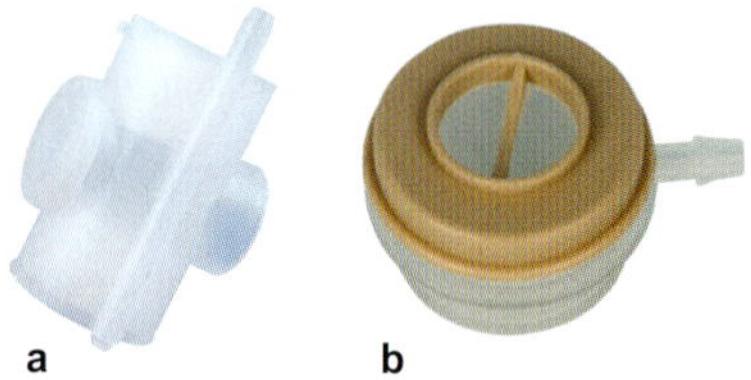

Abb. 4.3 Feuchte Nase (a) und Sprechventil (b) im Vergleich [V394]

Das **Sprechventil imitiert eine Stimmritze** und ist somit zum Sprechen geeignet. Dadurch ist der Atemwegswiderstand höher und die Benutzung ist somit **anstrengender.** Da das SV keine Filterfunktion hat, sollte es nur tagsüber verwendet werden und **zur Nacht die feuchte Nase** oder ein Beatmungsgerät angeschlossen werden.

Vorsicht
Vor dem Anlegen des SV müssen Sie immer die geblockte Kanüle zunächst entblocken, da der zu pflegende Mensch sonst ersticken würde!

4.4 Herz und Kreislauf

Was ist der große, was der kleine Kreislauf?

Mit *großem Kreislauf* ist der **Körperkreislauf** gemeint. Hier wird das mit Sauerstoff angereicherte Blut *vom Herzen zu den Organen* transportiert und das sauerstoffarme Blut zum Herzen bzw. zur Lunge zurückgeleitet.

Der *kleine Kreislauf* bezeichnet den **Lungenkreislauf.** Hier wird das sauerstoffarme Blut wieder mit Sauerstoff angereichert und dann *aus der Lunge zurück zum Herzen* und wieder in den großen Kreislauf geleitet.

Wie wird das Blut aus den Extremitäten zurück zum Herzen transportiert?

- **Muskelpumpe** → Kontraktion der an den Venen anliegenden Muskeln
- **Venenklappen** → verhindern den Rückfluss des Bluts

Wie unterteilt man Venen und Arterien?

Venen und Arterien werden nicht danach unterteilt, ob sie sauerstoffarmes oder -reiches Blut transportieren, sondern danach, ob das Blut in den Gefäßen **vom Herzen weg** fließt *(Arterien)* oder **zum Herzen hin** fließt *(Venen)*.

Merke
Die Lungenarterie führt sauerstoffarmes Blut und die Lungenvene sauerstoffreiches Blut. Dies hängt mit der Fließrichtung zum Herzen zusammen.

Was sind die Besonderheiten der Herzmuskelfasern?

- Sonderform der quergestreiften Muskulatur
- Bestehen aus einem **Netz sich verzweigender quergestreifter Muskelfasern**
- Umgeben das Herz **spiralförmig**
- Zählen zu den **unwillkürlichen Muskelfasern**

Wie wird das Herz selbst mit Blut versorgt?

Das Herz wird **während der Diastole** über die zwei **Hauptkoronararterien,** die **von der Aorta** abzweigen, versorgt. Dabei werden 5 % des insgesamt gepumpten Blutes verbraucht.

Wie unterteilt sich der Kammerzyklus?

Der Kammerzyklus unterteilt sich in die **Systole** mit der *Anspannungs-* und der *Austreibungsphase* und die **Diastole** mit der *Entspannungs-* und *Füllungsphase.*

Welche Strukturen folgen dem Erregungsbildungs- und -leitungssystem?

- Sinusknoten
- AV-Knoten
- His-Bündel
- Tawara-Schenkel
- Purkinje-Fasern

Was ist das Schlagvolumen?

Das Schlagvolumen gibt an, **welche Blutmenge bei einem Herzschlag aus dem Herzen ausgeworfen wird.** Beim gesunden Erwachsenen beträgt es etwa 70 ml. Multipliziert man das Schlagvolumen mit der Herzfrequenz, ergibt sich das Gesamtblutvolumen, das in einer Minute gepumpt wird, das *Herzminutenvolumen.*

Was misst der Puls?

Beim Pulsmessen wird die **Herzfrequenz** gemessen, indem die Pulswelle, die bei jedem Auswurf vom Herz verursacht wird, in der Peripherie gefühlt und gemessen wird.

Wie misst man den Puls? Muss man immer eine Minute lang messen?

Man setzt **Zeige-, Mittel- und Ringfinger** auf die Stelle, an der man den Puls messen möchte. Nun werden die Pulsschläge gezählt und der Herzschlag pro Minute ermittelt.

Vorsicht
Der Puls wird nicht mit dem eigenen Daumen gemessen, sonst besteht die Gefahr, die eigene Herzfrequenz zu zählen.

Es ist möglich, den Puls **nur 15 Sekunden zu tasten** und die Summe mit 4 zu multiplizieren. In folgenden **Ausnahmen** ist jedoch grundsätzlich eine volle Minute zu messen:

- Neuaufnahme
- Arrhythmien
- Bestimmte Herzerkrankungen
- Ärztliche Anordnung

Was kann man beim Pulsmessen beurteilen?

Tab. 4.14 Merkmale des Pulses

Merkmal	Bedeutung
Frequenz	• Anzahl der tastbaren Schläge, Tempo
Rhythmus	• Regelmäßig oder unregelmäßig
Extrasystolen	• Zusätzliche Schläge, Reizbildungsstörungen
Schlagkraft	• Gut/schlecht tastbar, harter/weicher Puls

Wovon hängt die Pulsqualität ab?

- Füllung der Gefäße, Volumenstatus
- Gesamte Blutmenge
- Herzzeitvolumen, Schlagvolumen (s. o.)
- Elastizität der Arterien
- Blutdruck
- (Begleit-)Erkrankungen, z. B. Schock, Kreislaufversagen, Fieber

Welche Messorte für den Puls gibt es?

Gängige Messorte:

- A. carotis communis am Hals
- A. radialis am Handgelenk
- A. femoralis in der Leiste

Weitere mögliche Messpunkte:

- A. temporalis an der Schläfe (besonders bei [Klein-]Kindern geeignet)
- A. brachialis am Oberarm
- A. poplitea in der Kniekehle
- A. tibialis posterior am unteren Schienbein
- A. dorsalis pedis auf dem Fußrücken

Was sind die Normwerte der Herzfrequenz je nach Altersstufe?

Tab. 4.15 Normwerte der Herzfrequenz

Alter	Normwert
Frühgeborene	150–190/min
Neugeborene	130–160/min
Säuglinge	120/min
Kleinkinder	80–110/min
Schulkinder	70–110/min
Jugendliche	60–90/min
Erwachsene	60–80/min
Alte Menschen	70–90/min

Welche Fehlerquellen gibt es beim Pulsmessen?

- **Messen mit dem Daumen** (s. o.)
- **Zu starker/leichter Druck** auf den Messpunkt (Blutfluss wird abgedrückt/Pulswelle wird nicht wahrgenommen)
- **Zu kurzes Messen** bei Arrhythmien → Hochrechnen ergibt fehlerhaften Wert

Wann muss man den Puls an beiden Armen messen? Warum?

Bei zu pflegenden Menschen, **die eventuell an Gefäßerkrankungen leiden,** sollte an beiden Armen der Puls gemessen werden, um einen *Gefäßverschluss* oder eine *Minderdurchblutung* zu bemerken oder auszuschließen.

Info

Auch bei zu pflegenden Menschen mit Hemiparese wird an beiden Armen der Puls gemessen, da sich dieser krankheitsbedingt unterscheiden kann.

Was ist der Erholungspuls?

Der Erholungspuls gibt darüber Auskunft, **wie schnell sich das Herz nach einer sportlichen Belastung erholt.** Hierzu wird ein Ausgangswert vor der Belastung ermittelt. Dann muss sich der zu pflegende Mensch körperlich belasten, z. B. Fahrrad fahren. Der Puls wird während der Belastung erneut ermittelt. Dies ist der *Belastungspuls*. Eine Minute nach der Belastung wird der Puls erneut gemessen. Die Differenz zwischen den beiden Werten gibt Auskunft über die Schnelligkeit der Erholung des Herzens.

Info

Addiert man den Ausgangspuls mit dem Belastungspuls und teilt das Ergebnis durch zwei, erhält man den optimalen Erholungspuls.

Beispiel: Ausgangspuls = 60, Belastungspuls = 148 → 60 + 148 = 208 → 208 : 2 = 104

Der optimale Erholungspuls eine Minute nach der Belastung läge bei diesem zu pflegenden Menschen bei 104 Schlägen pro Minute.

Was ist ein Pulsdefizit? Welche Ursachen gibt es dafür?

Pulsdefizit bedeutet, dass nicht **jede am Herzen abgegebene elektrische Aktivität** in der Peripherie, z. B. an der Arteria radialis, **als Puls tastbar** ist. Am EKG-Monitor sind also mehr Aktivitäten zu erkennen, als am Handgelenk in Form des Pulses tastbar sind. Es liegt ein **Defizit zwischen elektrischer Aktivität und getastetem Puls** vor. Dies liegt daran, dass bei einem *pathologischen Herzrhythmus* nicht jede Aktivität zu einem Herzschlag mit adäquatem Blutauswurf führt.

Merke

Selbst wenn der zu pflegende Mensch an einem Monitor angeschlossen ist und die Vitalzeichen überwacht werden, ist es sinnvoll, einmal selbst den Puls zu tasten und eine Minute lang zu zählen. So kann ein Pulsdefizit ausgeschlossen und die Qualität des Pulses beurteilt werden.

Was macht man, wenn man den Puls nicht tasten kann?

Da in diesem Fall eventuell kein Puls vorhanden ist, könnte ein Herzstillstand und damit eine reanimationsbedürftige Situation vorliegen. Daher müssen **sofort Erste-Hilfe-Maßnahmen** eingeleitet werden.

Bei manchen Erkrankungen ist der Puls so schwach, dass er schwer zu tasten ist. Kann eine Reanimationssituation ausgeschlossen werden, gibt es folgende Möglichkeiten, den Puls zu ermitteln:

- Herz mit dem Stethoskop auskultieren
- Pulswelle über den Sättigungsclip ableiten
- Anderen Messort versuchen: eventuell ein größeres Gefäß wie die A. carotis communis oder die A. femoralis

Vorsicht

Ein sehr schlecht zu tastender Puls hat meist eine pathologische, oft gefährliche Ursache. Daher sollten Sie dies sofort einem Arzt mitteilen.

Was ist eine Herzrhythmusstörung?

Hierbei ist der Rhythmus des Herzschlages gestört. Dies kann viele unterschiedliche kardiale und extrakardiale Ursachen haben. Herzrhythmusstörungen können wie folgt eingeteilt werden:

- Art der Herzrhythmusstörung:
  - Erregungsbildungsstörung (die Erregung kann nicht gebildet werden bzw. wird an einem anderen/späteren Punkt des Reizleitungssystems gebildet, z. B. Sinusknotensyndrom, auch „Sick-Sinus“)
  - Erregungsleitungsstörung (die Erregung kann nicht auf dem normalen Wege weitergeleitet werden oder wird verzögert weitergeleitet, z. B. AV-Block)
- Ursprung der Erregungsbildung (wo wird die „falsche“ Erregung gebildet):
  - Supraventrikulär (vor der Kammer, geht also vom Vorhof aus)
  - Ventrikulär (geht von der Kammer aus)
- Herzfrequenz (ist die Herzfrequenz zu niedrig, zu hoch, normal):
  - Bradykard
  - Tachykard
  - Normfrequent

Was ist eine Bradykardie? Was sind die Ursachen?

Eine Bradykardie ist eine **erniedrigte Herzfrequenz** beim Erwachsenen von unter 60 Schlägen pro Minute.

- **Physiologische Ursachen:** Schlaf, Entspannung, trainierte Sportler
- **Pathologische Ursachen:** hoher Hirndruck, Schädigung des zentralen Nervensystems, Störung des Reizleitungssystems, Herzkreislauferkrankung, Elektrolytentgleisung (vor allem eine Hyperkaliämie), bestimmte Stoffwechselerkrankungen, bestimmte Medikamente, Unterkühlung, Alkoholabhängigkeit, Bewusstlosigkeit bis hin zum Koma

Die **Symptome** hängen auch von der Ursache ab, typische Symptome sind:

- Kopfschmerzen
- Schwindel
- Übelkeit, Erbrechen
- Abgeschlagenheit, Müdigkeit, Erschöpfung
- Atemnot
- Synkope

Merke
Eine Bradykardie kann auch völlig ohne Symptome auftreten und trotzdem Zeichen einer lebensbedrohlichen Situation sein, daher informieren Sie bei Auffälligkeiten oder Abweichungen des Herzschlages immer einen Arzt!

Was ist eine Tachykardie? Was sind die Ursachen?

Eine Tachykardie ist eine **erhöhte Herzfrequenz** beim Erwachsenen von über 100 Schlägen pro Minute. Treten tachykarde Phasen anfallsweise auf, spricht man von *paroxysmaler Tachykardie.*

- **Physiologische Ursachen:** Sport/körperliche Anstrengung, Stress/Aufregung, Angst, Anpassung an größere Höhen
- **Pathologische Ursachen:** Volumenmangel (Flüssigkeit oder Blut), massive Durchfälle, Fieber, bestimmte Stoffwechselerkrankungen oder Herzkreislauferkrankungen, Elektrolytentgleisung (vor allem Hypokaliämie), Schock, bestimmte Medikamente oder Intoxikationen, Schmerzen

Die **Symptome** hängen auch von der Ursache ab, typische Symptome sind:

- Subjektives Herzrasen
- Angst, Unruhe, Beklemmung
- Angina Pectoris-Beschwerden
- Dyspnoe
- Kaltschweißigkeit
- Synkope

Merke
Eine Tachykardie kann auch völlig ohne Symptome auftreten und trotzdem Zeichen einer lebensbedrohlichen Situation sein, daher informieren Sie bei Auffälligkeiten oder Abweichungen des Herzschlages immer einen Arzt!

Vorsicht
Häufig versucht das Herz, durch eine erhöhte Frequenz ein vorhandenes Defizit auszugleichen, wie einen stark erniedrigten Blutdruck. Senkt man die Herzfrequenz ohne das Defizit bzw. die Ursache zu beheben, kann der zu pflegende Mensch dekompensieren. Dies bedeutet, dass der Körper die Fehlfunktion nicht mehr ausgleichen kann, und so kommt es zum Kollaps.

Was ist eine Arrhythmie?

Als Arrhythmie bezeichnet man eine **unregelmäßige Herzfrequenz** und fasst somit Erkrankungen zusammen, die den Herzrhythmus verändern. Eine Arrhythmie kann mit einer erhöhten (Tachyarrhythmie), einer erniedrigten (Bradyarrhythmie) oder einer normalen Herzfrequenz einhergehen. Von einer *absoluten Arrhythmie* spricht man bei einer Störung mit einer absolut unregelmäßigen Frequenz.

Was wird bei der Blutdruckmessung gemessen?

Der Blutdruck misst den **Druck in den Gefäßen.** Man kann den arteriellen, den venösen und den pulmonalarteriellen Druck mit verschiedenen Methoden ermitteln. Die häufigste Messung ist die des arteriellen Blutdrucks am Arm. Sie gibt Auskunft über die *Herzleistung.*

4

Welche Messmethoden des arteriellen Blutdrucks gibt es?

- **Manuelle oder nichtinvasive Messung** nach *Riva Rocci* mit Manschette und Stethoskop anhand Auskultation der sogenannten Korotkow-Geräusche
- **Direkte oder invasive Messung** über eine in einer Arterie liegende Kanüle mit Messfühler
- **Langzeitblutdruckmessung** meist über *24 Stunden* über eine permanent angelegte Manschette, die in einem festen Intervall misst und die Werte in einem Aufzeichnungsgerät speichert

Was sind die Normwerte des Blutdrucks je nach Altersstufe?

Tab. 4.16 Normwerte des Blutdrucks

Alter	Normwert
Frühgeborene (bis 2 kg Geburtsgewicht)	• Systolisch 45–50 mmHg
Neugeborene (über 2 kg Geburtsgewicht)	• Systolisch 70–80 mmHg
Säuglinge	• Systolisch 65–85 mmHg
Kleinkinder	• Systolisch ca. 95 mmHg Diastolisch ca. 60 mmHg
Schulkinder	• Systolisch 100–110 mmHg Diastolisch 60–70 mmHg
Jugendliche	• Systolisch ca. 120 mmHg Diastolisch ca. 80 mmHg
Erwachsene	• Systolisch 110–140 mmHg Diastolisch 70–90 mmHg
Alte Menschen	• Systolisch ca. 140 mmHg Diastolisch ca. 90 mmHg

Welche Fehlerquellen gibt es bei der Blutdruckmessung?

Tab. 4.17 Fehlerquellen der Blutdruckmessung

Grund	Erläuterung
Falsche Manschette	• Zu schmale Manschette führt zu falsch hoch gemessenen Drücken und umgekehrt
Falsche Handhabung/defekte Manschette	• Nicht vollständig entleert • Undicht
Daumen auf dem Stethoskop	• Auskultieren des eigenen Pulses
Häufiges Pumpen nacheinander	• Führt zu falsch ermittelten Werten
Abschnürende, enge Kleidung unter der Manschette	• Kann Werte verändern, Auskultation erschwert
Zu schnelles oder zu langsames Ablassen der Luft	• Auskultation nicht möglich, Ermittlung falscher Werte
Messung unmittelbar nach körperlicher Anstrengung des zu pflegenden Menschen	• Gibt nicht den normalen Ruheblutdruck wieder
Rahmenbedingungen	• Laute Umgebung • Unruhiger zu pflegender Mensch

Muss man den Blutdruck an beiden Armen messen?

Da sich aufgrund verschiedener (Gefäß-)Erkrankungen der Blutdruck beider Arme unterscheiden kann, sollte **bei der Aufnahme an beiden Armen gemessen werden.** Die folgenden Messungen sollten an dem Arm mit dem höheren Blutdruck vollzogen werden. Zusätzlich muss eventuell eine diagnostische Klärung der Differenz erfolgen.

Gibt es Gründe, aus denen der Blutdruck an einem Arm nicht gemessen werden darf?

Ja, Kontraindikationen für die Blutdruckmessung an einem bestimmten Arm sind:

- Gelähmter Arm, Paresen, Kontrakturen → Förderung von Spastiken
- Verletzungen, Gipsarm
- Shunt → könnte beschädigt und funktionsunfähig werden
- Infusion → kann nicht gleichmäßig einlaufen, Rückfluss ist gestört, kommt es zu einer Parareaktion, können schneller Komplikationen auftreten
- Mamma ablatio (Brustamputation) und Lymphödem → wegen des gestörten Lymphabflusses wird der Blutdruck auf der gesunden Körperseite gemessen

Info

Sind beide Arme nicht zum Messen geeignet, kann am Oberschenkel gemessen werden.

Was mache ich, wenn sich der Blutdruck nicht messen lässt?

Vorsicht

Da in diesem Fall eventuell tatsächlich kein messbarer Blutdruck vorhanden ist, *könnte eine lebensbedrohliche Situation vorliegen,* denn kein vorhandener Blutdruck bedeutet automatisch, dass am Herzen kein Blut transportiert wird, somit müssen sofort **Reanimationsmaßnahmen** eingeleitet werden.

Kann eine solche Situation ausgeschlossen werden, liegt die fehlende Messbarkeit eventuell daran, dass die Korotkow-Töne schwer zu hören sind. Zur Unterstützung wird beim Auf- und Abpumpen der Manschette der Puls getastet. Bei dem Wert, bei dem Sie keinen Puls mehr tasten können, liegt der systolische Blutdruck. Dieses Vorgehen ist auch sinnvoll, weil Sie die Manschette nicht unnötig hoch aufpumpen müssen, denn dies kann für den zu pflegenden Menschen schmerzhaft sein.

Wo liegen die Vor- und Nachteile der invasiven arteriellen Blutdruckmessung?

Tab. 4.18 Vor- und Nachteile der invasiven arteriellen Blutdruckmessung

Vorteile	Nachteile
• Genauere, sicherere Messung • Kontinuierliche Messung • (Pathologische) Veränderungen der Werte fallen sofort auf, schnelleres Reagieren möglich • Bessere Rückschlüsse über die Hämodynamik durch die Druckkurve am Monitor • Über liegende Kanüle kann Blut abgenommen werden	• Fehleranfälligere Messung • Invasiver, schmerzhafter • Komplikationsreicher (Nervenverletzung, Durchblutungsstörung, versehentliche arterielle Injektion) • Blutungsgefahr (bei Diskonnektion) • Infektionsgefahr (gering) • Einschränkung der Bewegungsfreiheit des zu pflegenden Menschen • Nur auf Überwachungsstationen möglich

Wann sollte der Blutdruck invasiv arteriell gemessen werden?

- Therapie mit **kreislaufunterstützenden Medikamenten** (Katecholamine)
- Bei starken **Blutdruckschwankungen**
- **Therapieresistenter Hypertonus**
- **Beatmung,** wegen der Hämodynamik und um regelmäßig Blutgaswerte kontrollieren zu können
- Nach **größeren Blutverlusten,** z. B. Polytrauma
- Nach **großen Operationen**
- **Frischer Schlaganfall,** da eine stabile Kreislaufsituation für die Prognose wichtig ist

Was ist eine Hypotonie? Was ist die Ursache?

Eine Hypotonie ist ein **erniedrigter Blutdruck,** beim Erwachsenen mit einer Systole unter 90 mmHg. Mögliche Gründe sind:

- **Physiologische Ursachen:** Schlaf, Entspannung, Hungerzustand, bei Sportlern in Ruhe
- **Pathologische Ursachen:**
  - *Sekundäre Hypotonie* als Folge von Erkrankungen des Herzkreislaufsystems, Blutverlust, Operation, Unfall oder Schockzustand
  - Bei der *essenziellen Hypotonie* ist keine Ursache erkennbar

Symptome der Hypotonie:

- Schwindel bis Synkope
- Tachykardie (als Kompensationsmechanismus, s. o.)
- Blasse, kalte Haut ggf. kaltschweißig

Was ist eine Hypertonie? Was ist die Ursache?

Eine Hypertonie ist ein **erhöhter Blutdruck,** beim Erwachsenen mit einer Systole über 140 mmHg. Mögliche Gründe sind:

- **Physiologische Ursachen:** körperliche Belastung, Sport, Erregung, Angst, Wut, Stress
- **Pathologische Ursachen:**
  - *Sekundäre Hypertonie* als Folge von Nierenerkrankungen, Arteriosklerose, Lungenerkrankung, Veränderung des Hormonhaushalts, Adipositas, Schmerzen
  - Bei der *essenziellen Hypertonie* ist keine Ursache erkennbar

Symptome der Hypertonie sind:

- Kopfdruck bis Kopfschmerz
- Ohrensausen
- Sehstörungen
- Gerötete Haut, besonders am Kopf
- Atemnot
- Eventuell Schwindel

> **Vorsicht**
> Bei einem sehr hohen Blutdruck mit einer Systole über 220 mmHg spricht man von einer hypertensiven Krise. Hier drohen lebensgefährliche Komplikationen, z. B. die Ruptur von Gefäßen im Gehirn mit anschließender Hirnblutung. Es ist sofort ein Arzt zu informieren!

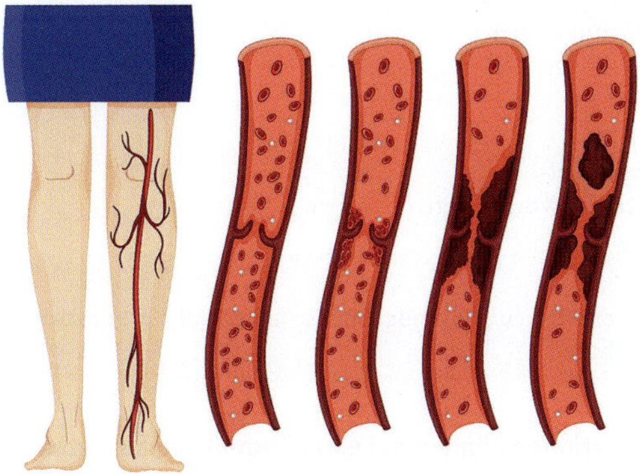

Abb. 4.4 Tiefe Beinthrombose als schematische Darstellung der Entstehung einer Thrombose [J787]

Was ist der Unterschied zwischen einem Thrombus und einer Thrombose?

Die Thrombose ist die Bezeichnung der **Erkrankung**, also die Bildung eines Blutgerinnsels in einem Gefäß. Der Thrombus bezeichnet das **Gerinnsel** selbst.

Was ist eine Thrombophlebitis?

Als Thrombophlebitis bezeichnet man die **Entzündung der Venenwand.** Diese kann in Folge einer Thrombose, durch Varizen oder iatrogen durch (länger liegende) Venenverweilkanülen durch die Reizung der Gefäßwand entstehen.

Was ist die Virchow-Trias?

Die Virchow-Trias bezeichnet die drei Ursachen einer Thrombose:

- **Strömungsverlangsamung** des Bluts
- **Gefäßwandschäden**/Veränderungen der Gefäßwand
- **Erhöhte Gerinnungsneigung** des Bluts

Was sind typische Zeichen für eine Thrombose?

▶ Abb. 4.4

- Schwere Beine, Spannungsgefühl
- Fußsohlenschmerz, besonders beim Anziehen der Zehen zum Gesicht
- Ziehender Schmerz entlang der betroffenen Vene
- Rötung, Überwärmung, glänzende Haut
- Unterschiede im Beinumfang
- Subfebrile Temperaturen
- Tachykardie

Welche Risikofaktoren begünstigen eine Thrombose?

- Immobilität, Bettlägerigkeit, Paresen, Ruhigstellung, z. B. durch Gipsverband
- Gerinnungsstörung
- Erhöhter Hämatokrit
- Varizen, Gefäßerkrankungen, Gefäßentzündungen

- Herzinsuffizienz
- Infektionserkrankungen
- Alter
- Adipositas
- Rauchen
- Ovulationshemmer
- Schwangerschaft, Wochenbett

Info
25–50 % der operierten zu pflegenden Menschen erleiden als nosokomiale Komplikation eine Thrombose.

Welche Komplikationen können bei einer Thrombose auftreten?

- Ödem
- Störungen der Haut, z. B. Ulcus cruris
- Bildung von Varizen
- Lungenembolie → Lungeninfarkt → Infarktpneumonie

Was ist das postthrombotische Syndrom?

Als postthrombotisches Syndrom bezeichnet man das Krankheitsbild der **chronisch venösen Insuffizienz.** Es bezieht sich auf die *Spätfolgen* einer nicht oder zu spät erkannten tiefen Beinvenenthrombose. Dazu gehören:

- Ödeme
- Offene Ulzera
- Hautveränderungen
- Ständige Blutstauung
- Schmerzen

Gilt für einen zu pflegenden Menschen mit Thrombose automatisch Bettruhe?

Nein. Heute ist man weniger streng mit der Bettruhe, sie wird **nicht pauschal angeordnet.** Der Arzt entscheidet je nach Schwere, Größe und Lokalisation des Thrombus.

Welche pflegerischen Maßnahmen sollten bei einer Thrombose ergriffen werden?

- Bettruhe je nach Arztanordnung (s. o.)
- Abrupte Bewegungen vermeiden
- Betroffenes Bein erhöht positionieren
- Elastische Wickel für beide Beine
- Heparin nach ärztlicher Anordnung → Gerinnungskontrollen
- Zu pflegenden Menschen vom Rauchen abraten
- Ovulationshemmer absetzen
- Obstipationsprophylaxe (Pressen vermeiden)
- Dekubitusprophylaxe

Welche prophylaktischen Maßnahmen gibt es?

- **Beine erhöht positionieren,** Knie leicht gebeugt
- **Frühmobilisation**

- Übungen zum **Anregen der Muskelpumpe** zeigen (Gymnastik, „Fahrrad fahren" im Bett, Sohlendruck erzeugen)
- **Beine elastisch komprimieren:** Beine wickeln, Kurzzugbinden, Medizinische Thrombose[prophylaxe]strümpfe (MT[P]S)
- **Low-dose-Heparinisierung** nach ärztlicher Anordnung
- Auf ausreichend **Flüssigkeitszufuhr** achten
- **Übergewicht** vermeiden

Merke
Frühmobilisation nach einer OP ist eine der wichtigsten Maßnahmen zur Thromboseprophylaxe!

Was ist bei MT(P)S zu beachten?

- Die Strümpfe benötigen in der Fesselregion einen **Druck** von 18 mmHg
- Von distal nach proximal sollte der Druck kontinuierlich abnehmen
- Bei der Erstanwendung: **korrekt ausmessen und dokumentieren**
- Regelmäßig **nachmessen** (Ödeme/Atrophien)
- Alle zwei Tage die **Strümpfe wechseln** (und nach Bedarf)

Was ist der Unterschied zwischen Kurzzug- und Langzugbinden?

Kurzzugbinden
- Unelastisch
- Geringes Dehnungsvermögen
- Hoher Arbeits-, niedriger Ruhedruck
- Binde der Wahl bei mobilen Betroffenen
- Gut geeignet bei Venenerkrankungen

Langzugbinden
- Sehr hohes Dehnungsvermögen
- Geringer Arbeits-, hoher Ruhedruck
- Für Venenerkrankungen eher ungeeignet
- Gefahr der Einschnürungen

Was kann man mit der intermittierenden pneumatischen Kompression (IPK) erreichen? Wie wird sie angewandt?

Durch den Einsatz der IPK kann die **Arbeit der Waden ersetzt** werden. Die IPK wird bei immobilen zu pflegenden Menschen eingesetzt und ersetzt zeitweise die Muskelpumpe. Das Gerät hat **1–3 Kammern,** in denen ein **Druck** von 45 mmHg regelmäßig aufgeblasen und wieder entleert wird.

Info
Die IPK gilt mittlerweile als die effektivste Maßnahme zur Verhinderung einer Thrombose.

Wie werden Kompressionsstrümpfe unterschieden/klassifiziert?

Tab. 4.19 Klassifikation von Kompressionsstrümpfen

Strumpfart	Besonderheiten
Stützstrumpf	• Frei verkäuflich • Nicht verordnungspflichtig • 9–15 mmHg (Einheitsstärke)
Medizinische Thrombosestrümpfe	• Verordnungspflichtig • Therapeutisches Hilfsmittel • Im „Liegen“ zu benutzen • Abgestuftes Druckprofil (Fessel 18 mmHg) • Im Krankenhaus als (MT[P]S) eingesetzt (s. o.)
Kompressionsstrümpfe	• Verordnungspflichtig • Therapeutisches Hilfsmittel • Einsatz bei mobilen Menschen zur Therapie von Erkrankungen • 4 Klassen (CCL → s. u.) im abgestuften Druckprofil

Welche Kompressionsklassen gibt es bei Kompressionsstrümpfen?

Tab. 4.20 Kompressionsklassen bei Kompressionsstrümpfen

Kompressionsklasse	Druck in mmHg
CCL 1 = mäßige Kompression	18–21 mmHg
CCL 2 = mittelkräftige Kompression	23–32 mmHg
CCL 3 = kräftige Kompression	34–46 mmHg
CCL 4 = extrakräftige Kompression	Mind. 46 mmHg

Was ist mit „phlebologischer Kompressionsverband“ (PKV) gemeint und wie kann man ihn anwenden?

Der PKV wird im Rahmen von phlebologischen und lymphologischen Erkrankungen eingesetzt. Der Kompressionsverband hat eine **stark komprimierende Eigenschaft,** die durch einen Anpressdruck vom Verband zum Bein entsteht. Durch den Druck steigert der Verband den venösen und lymphatischen Abstrom und verbessert die venöse Pumpfunktion.

Anwendung:

- Als Kompressionsverband im Rahmen von venösen Erkrankungen sinnvoll
- Wickeln **mit Kurzzugbinden,** z. B. nach der Fischer-/Pütter-/mod. Sigg-Technik
- **Wechselverband** → wird täglich neu angelegt, im optimalen Fall auch über Nacht belassen
- **Dauerverband** → bleibt über längeren Zeitraum bestehen und über Nacht
- *Kein Wirksamkeitsnachweis* (EbN) im Rahmen der Thromboseprophylaxe, *allenfalls Alternative,* falls Strümpfe nicht passen/nicht vertragen werden usw.

Welche Indikationen für die Kompressionstherapie gibt es?

Da die Anwendung der Kompressionstherapie spezielle Kenntnisse hinsichtlich der genauen Diagnose, der Risiken und Kontraindikationen aber auch der Verordnung des richtigen Materials und der Anlegetechnik bedarf, achten Sie genau auf die Anordnung und befolgen diese korrekt, lassen Sie sich die Anlegetechnik genau zeigen. Bei der Auswahl des Materials spielt auch das Alter bzw. der Haut-/Gewebezustand des zu pflegenden Menschen eine Rolle. Somit kann bei der gleichen Erkrankung unterschiedliches Material verwendet werden. Folgende Diagnosen können eine Kompressionstherapie rechtfertigen:

- Postthrombotisches Syndrom
- Thromboseprophylaxe
- Varikosis
- Chronisch venöse Insuffizienz/Ulcus cruris venosum
- Beinödeme/Lymphödeme

Wird das „Ausstreichen" der Beine noch durchgeführt?

Nein, da beim Ausstreichen der Beine eventuell Mikrogerinnsel gelöst werden, die eine Lungenembolie auslösen können, gilt das Ausstreichen heute als kontraproduktiv und wird nicht mehr durchgeführt.

Was passiert bei einer Lungenembolie?

Als Lungenembolie bezeichnet man den **Verschluss einer oder mehrerer Lungenarterien durch einen Embolus.** Ein Embolus ist körpereigenes oder -fremdes Material, das über den Blutkreislauf eingeschwemmt wird. Es gibt folgende Arten der Embolie:

- Thrombembolie (häufigste) → Loslösung einer tiefen Beinvenenthrombose
- Fruchtwasserembolie → unter der Geburt
- Fettembolie → durch ein Trauma im Weichteilgewebe
- Knochenmarkembolie → durch Frakturen von Knochen
- Fremdkörperembolie → z. B. abgebrochene Katheterspitze, Knochenzement bei Operationen
- Luftembolie → bei der Taucherkrankheit, aber auch iatrogen durch injizierte Luft oder z. B. bei neuro- oder kardiochirurgischen Eingriffen
- Tumorembolie → durch Tumorbestandteile oder Metastasen

Was sind die Leitsymptome einer Lungenembolie?

Eine Lungenembolie ist nicht leicht zu diagnostizieren und kann viele verschiedene Symptome aufweisen. Die wichtigsten klinischen Zeichen sind **Dyspnoe** und **Brustschmerzen.**

Welche Maßnahmen werden bei einer akuten Lungenembolie ergriffen?

- Arzt informieren, ggf. Notfallteam verständigen
- Betroffenen beruhigen, nicht alleine lassen
- Vitalzeichen kontrollieren
- Bei stabilem Kreislauf Oberkörper erhöht positionieren
- Sauerstoff geben n. ä. A.
- Eventuell Verlegung auf IMC oder Intensivstation

Neben der **sofortigen Diagnostik und Differenzialdiagnostik,** mit der andere Ursachen ausgeschlossen werden, beginnt sofort die Therapie. Diese richtet sich nach dem Schweregrad der Symptome. Neben der **Antikoagulation** wird bei einer schweren Form zusätzlich eine **Reperfusionstherapie** durchgeführt, um das Gefäß wieder zu eröffnen. Zusätzlich werden die verschiedenen Symptome gelindert. Hierzu zählen z. B. **Sauerstoffgabe** gegen Dyspnoe, **Medikamente gegen Schmerzen** oder ggf. zur **Beruhigung.**

Welche Komplikationen können bei einer Lungenembolie auftreten?

- Lungeninfarkt (Verstopfen der lungenversorgenden Gefäße)
- Infarktpneumonie (aufgrund der Minderdurchblutung der Lunge)
- Pneumosepsis
- Schock
- Kreislaufversagen
- Tod

4.5 Körpertemperatur

Wie funktioniert die Wärmeregulation des Körpers?

Das *Wärmeregulationszentrum* befindet sich im *Hypothalamus*. Hier wird die *Körperkerntemperatur* gemessen und über **afferente Nervenbahnen** wird von den **Thermorezeptoren** der Haut die *Schalentemperatur* übermittelt. Im **Wärmeregulationszentrum** werden Ist- und Sollwert der Körpertemperatur verglichen und bei einer Differenz werden durch die Ausschüttung von Prostaglandinen anpassende Maßnahmen des Körpers eingeleitet.

Wie kann der Körper Wärme speichern oder produzieren, um sich aufzuwärmen?

- **Vasokonstriktion** (Kontraktion der Gefäße) → Verminderung der Wärmeabgabe
- **Anregung des Stoffwechsels** → um mehr Wärme zu bilden
- **Hemmung der Schweißbildung** → Verhinderung der Wärmeabgabe durch Verdunstung
- **Kontraktion der Muskeln** (bei hohem Wärmeverlust) → Muskeltätigkeit zur Wärmeproduktion (Kältezittern, Schüttelfrost)
- **Gänsehaut** → Körper versucht durch Aufrichten der Haare eine isolierende Luftschicht zu bilden

Wie gibt der Körper regulär Wärme ab?

Es gibt **verschiedene Mechanismen der Wärmeabgabe,** die einen unterschiedlich hohen Anteil an der Wärmeabgabe haben:

- Evaporation (Verdunstung) → 20 %
- Radiation (Strahlung) → 60 %
- Konduktion (Wärmeleitung, auch Wärmediffusion) → 5 %
- Konvektion (Wärmeströmung, Mitführen von Wärme mit der Luftströmung) → 15 %

Wie kann der Körper Wärme bei steigender Temperatur abgeben, um sich abzukühlen?

- **Vasodilatation** → Wärmeabgabe durch geweitete Gefäße und erhöhte Durchblutung der Peripherie
- Anregung der **Schweißsekretion** → Wärmeabgabe durch Verdunstung

Gibt es Altersunterschiede in Bezug auf den Wärmeverlust?

Ja, es gibt Unterschiede beim Wärmeverlust zwischen Neugeborenen/Säuglingen und älteren Menschen.

Säuglinge und Neugeborene sind stärker durch Auskühlung bedroht. Dies hat folgende Gründe:

- Sie haben im Vergleich zum Körpervolumen eine erhöhte Körperoberfläche, über die Wärme verloren geht.
- Die Thermoregulation ist noch nicht voll ausgereift (besonders bei Frühgeborenen).
- Sie können keine Wärme durch Kältezittern bilden.

Um Neugeborene vor der Auskühlung zu schützen, haben sie zwei Arten von Fettgewebe (braunes und weißes). Das braune Fettgewebe ist in der Lage, durch Oxydation von Fettsäuren Wärme zu produzieren.

> **Merke**
> Durch die erhöhte Körperoberfläche müssen gerade Neugeborene und Säuglinge vor allem am Kopf vor Wärmeverlust geschützt werden.

Hingegen ist bei *älteren Menschen* das Wärmeempfinden herabgesetzt. Zusätzlich sorgen bestimmte Erkrankungen des Alters, z. B. Durchblutungsstörungen und Sensibilitätsstörungen, für kältere Extremitäten.

Welche Funktionen hat Schweiß?

- **Wärmeabgabe** durch Verdunstung
- Mitverantwortlich für die Bildung des **Säureschutzmantels** der Haut
- Ausscheidung von **Stoffwechselendprodukten**

Auf was sollte man bei der Schweißbildung achten?

- Aussehen/Größe der Schweißperlen
- Menge
- Geruch → kann auf verschiedene Erkrankungen hinweisen, z. B. Azetongeruch bei Hyperglykämie
- Konsistenz
- Zeitpunkt der Schweißbildung, z. B. vermehrtes nächtliches Schwitzen bei hormonellen Störungen
- Lokalisation
- Begleitsymptome
- Temperatur der Haut → Fieber oder Kaltschweißigkeit

> **Vorsicht**
> Säuglinge und Kinder schwitzen in der Regel nicht stark. Sollte das doch der Fall sein, kann dies auf eine schwerwiegende Herzerkrankung hinweisen!

Wie ist der Normwert der Körpertemperatur?

Man unterscheidet die *Körperkerntemperatur* (Temperatur des Körperinneren) und die *Körperschalentemperatur* (Temperatur der Oberfläche).

Der Normwert der Körperkerntemperatur liegt bei 36,5–37,4 °C. Die Temperatur der Körperschale kann stark schwanken zwischen 28–33 °C. Sie hängt ab von der Außentemperatur und der Durchblutung. **Die Normwerte sind für jede Altersgruppe gleich.**

Welche Messmethoden zur Ermittlung der Körpertemperatur gibt es? Wo liegen die Vor- und die Nachteile?

Tab. 4.21 Messmethoden und ihre Vor- und Nachteile

Methode	Vorteile	Nachteile
Dermal (auf der Haut, z. B. Stirn)	• Wenig störend, geringer Eingriff in die Intimsphäre • Schnelle und einfache Anwendung, ggf. vom zu pflegenden Menschen selbst durchführbar • Relativ hygienisch	• Ungenau • Evtl. durch Schweißbildung o. Ä. verfälscht • Messung der Schalentemperatur
Axillar (in der Achselhöhle)	• Geringer Eingriff in die Intimsphäre • Einfache Anwendung, ggf. vom zu pflegenden Menschen selbst durchführbar • Relativ hygienisch	• Lange Messzeit • Ungenaue Werte (durch Schweißbildung, zu kurze Messung o. Ä.) → gilt als ungenau und wenig sensibel, außer bei Neugeborenen • Messung der Schalentemperatur
Sublingual (unter der Zunge) oder **oral**	• Einfache Anwendung, ggf. vom zu pflegenden Menschen selbst durchführbar	• Nur bedingt einsetzbar (nicht bei Betroffenen mit Dyspnoe, starkem Husten) • Nicht bei Kindern unter 5 Jahren und Verwirrten (Gefahr des Zerbeißens) • Werte durch warme/kalte Getränke beeinflussbar • Messunterschiede je nach Lokalisation im Mund • Weniger hygienisch
Aurikulär/tympanal (im Ohr)	• Einfache Anwendung • Schnelle Messzeit • Geringer Eingriff in die Intimsphäre	• Genauigkeit nicht belegt; gerade, wenn nicht richtig eingeführt ungenaue Messung • Unangenehm • Messung der Schalentemperatur
Rektal (im Anus)	• Kurze Messzeit • Körperkerntemperatur • Gilt als Goldstandard, da bei gleichbleibenden Temperaturen zuverlässig, reagiert aber verzögert auf Veränderungen	• Messunterschiede je nach Einführungstiefe • Unhygienisch → Gefahr der Keimverschleppung • Starker Eingriff in die Intimsphäre, sehr unangenehm, geringe Akzeptanz bei den zu pflegenden Menschen • Verletzungsgefahr

Tab. 4.21 Messmethoden und ihre Vor- und Nachteile ***(Forts.)***

Methode	Vorteile	Nachteile
Vaginal	• Kurze Messzeit • Körperkerntemperatur	• Gefahr der Keimverschleppung • Sehr starker Eingriff in die Intimsphäre, wird meist als unangenehm empfunden
Inguinal (in der Leiste)	• Gut erreichbar • Genaue Werte	• Starker Eingriff in die Intimsphäre, sehr unangenehm • Unhygienisch • Schalentemperatur
Invasiv (über einen Blasenkatheter oder eine anale Sonde)	• Sehr genau • Körperkerntemperatur • Kontinuierliche Messung möglich	• Nur bei liegendem Blasenkatheter möglich • Meist nur auf Intensivstation oder im OP anwendbar • Höhere Materialkosten • Starker Eingriff in Intimsphäre • Unhygienisch (bei analer Sonde)
Bluttemperatur (über einen Pulmonalis – oder einen PICCO-Katheter)	• Sehr genau • Körperkerntemperatur • Kontinuierliche Messung möglich	• Sehr invasiv (wird nur angewendet, wenn diese Zugänge ohnehin aus anderen Gründen benötigt werden, nicht ausschließlich zur Temperaturmessung) • Nur auf Intensivstation oder im OP möglich

Info

Es gibt keine evidenzbasierten Studien, die eine bestimmte Messmethode eindeutig empfehlen. Daher wird je nach zu pflegendem Menschen und Indikation abgewogen, welche Technik am sinnvollsten ist. Eventuell kann es sinnvoll sein, zur Kontrolle zwei verschiedene Techniken anzuwenden. Neuere Studien empfehlen bei allen über 5 Jahren die orale oder rektale Messung, da hier die Genauigkeit in Bezug auf die Körperkerntemperatur am höchsten ist.

Was ist aus hygienischer Sicht bei der Temperaturmessung zu beachten?

- Fieberthermometer **nur für geeigneten Messort** benutzen
- Für jeden zu pflegenden Menschen eine **gesonderte Schutzhülle oder -kappe** nutzen, bei jeder Messung eine neue Schutzhülle oder -kappe benutzen
- **Gerät muss desinfizierbar sein**
- **Generelle Hygieneregeln** bei Kontakt des zu pflegenden Menschen einhalten

Vorsicht

Bei Neugeborenen und Säuglingen darf **rektal keine Schutzhülle** genutzt werden, da diese die Verletzungsgefahr durch mögliche Faltenbildung weiter erhöht.

Welche weiteren Beobachtungskriterien gibt es in Bezug zur Körpertemperatur? Welche Veränderungen können auftreten?

Tab. 4.22 Beobachtungskriterien der Körpertemperatur

Beobachtungskriterium	Normale Temperatur	Erniedrigte Temperatur	Erhöhte Temperatur
Hautfarbe	• Der eigenen Hautfarbe entsprechend, nicht blass, nicht gerötet • Gute Durchblutung	• Blass • Besonders die Finger und Zehen • Lippen und Akren ggf. bläulich	• Gerötet • Besonders im Gesicht
Temperatur der Haut	• Warm	• Kalt	• Heiß
Konsistenz der Haut	• Normal	• Trocken • Schmerz-/berührungsempfindlich	• Feucht, schweißig • Teigig • Schmerz-/berührungsempfindlich
Muskeltonus	• Normal	• Erhöht • Eventuell Gänsehaut und Kältezittern	• Erniedrigt
Verhalten	• Normal	• Antriebsarm • Eventuell angespannt	• Antriebsarm • Schläfrig • Eventuell unruhig

Gibt es physiologische Abweichungen der Körpertemperatur?

Ja. Es gibt verschiedene physiologische Faktoren, die Schwankungen der Körpertemperatur verursachen können:

- Tagesrhythmus
- Menstruationszyklus
- Belastungen (körperlich und psychisch)

Was ist Fieber?

Von Fieber spricht man bei einer **Erhöhung der Körperkerntemperatur auf über 38 °C.**

Hierbei handelt es sich immer um eine Erhöhung des Soll-Wertes, der im Hypothalamus gemessen wird. In der Folge sorgt der Körper dafür, dass sich der Ist-Wert erhöht, da dieser im Vergleich zum Soll-Wert als zu niedrig eingeschätzt wird.

Info

Den Temperaturbereich zwischen dem Normwert und Fieber, also 37,5–38,0 °C, bezeichnet man als *subfebrile Temperatur.*

Welche Begleitsymptome oder Komplikationen können bei Fieber auftreten?

- Allgemeines Krankheitsgefühl (Schwäche, Müdigkeit, Abgeschlagenheit, Appetitlosigkeit)
- Kopf- und Gliederschmerzen

- Kognitive Einschränkung/Denkprozess verlangsamt
- Licht- und Geräuschempfindlichkeit
- Erhöhtes Durstgefühl, trockene Zunge und Schleimhäute
- Tachykardie (durch Exsikkose und zur Steigerung des Herzzeitvolumens zur Kompensation des erhöhten Sauerstoffbedarfs)
- Tachypnoe (erhöhter Sauerstoffbedarf)
- Konzentrierter, verminderter Urin (durch Flüssigkeitsmangel)
- Fieberdelir mit Bewusstseinseintrübung, Unruhe und Wahnvorstellungen
- Schüttelfrost
- Fieberkrampf (s. u.)

Was ist ein Fieberkrampf?

Beim Fieberkrampf handelt es sich um einen **zerebralen Krampfanfall im Zuge einer Fiebererkrankung im Säuglings- oder Kleinkindalter.** Die Ursache ist bis heute unbekannt. Fieberkrämpfe treten bei 5 % aller Kinder auf. Der Altersgipfel liegt bei 1–4 Jahren. Die Körpertemperatur ist meist sehr hoch (über 40 °C) und die Krämpfe treten in der Regel zu Beginn der Erkrankung auf. Insgesamt hat der Fieberkrampf eine *gute Prognose.*

Welche pflegerischen Maßnahmen müssen beim Fieberkrampf ergriffen werden?

- Vor Verletzungen schützen
- Arzt informieren
- Bewusstsein und Vitalzeichen überwachen
- Medikamente nach ärztlicher Anordnung verabreichen
- Fiebersenkende Maßnahmen (n. ä. A.)
- Eltern beruhigen und informieren
- Therapie und Diagnostik (für die Ursache des Fiebers) unterstützen
- Dokumentieren (Art des Krampfs [tonisch-klonisch], Zeitpunkt, Dauer, Spontanerholung oder Medikamentengabe, Körpertemperatur und andere Vitalzeichen, weitere Maßnahmen und Besonderheiten)

Wie bezeichnet man Stoffe, die Fieber auslösen?

Pyrogene: fiebererzeugende Stoffe, die von Bakterien oder Viren freigesetzt werden.

Wie verläuft Fieber?

Fieber kann **sehr unterschiedlich** über Tage und Wochen verlaufen. Es gibt verschiedene **krankheitstypische Verlaufsformen** (▶ Tab. 4.23).

Welche Fieberphasen gibt es?

Fieber verläuft in **drei Phasen,** die durch folgende Merkmale gekennzeichnet sind (▶ Tab. 4.24).

Was bezeichnen die Begriffe Lysis und Krisis?

Mit Lysis und Krisis werden zwei unterschiedliche Verläufe des Fieberabfalls bezeichnet.

Lysis = langsamer Fieberabfall:

- Kann mehrere Tage dauern
- Wenig belastend
- Warmer, großperliger Schweiß

Tab. 4.23 Verlaufsformen von Fieber

Bezeichnung	Verlaufsform
Kontinuierliches Fieber	• Gleichbleibend hohe Temperaturen • Beispiel: Pneumonie, Scharlach, Erysipel
Remittierendes Fieber	• Maximal Schwankungen von 1,5 °C • Abends höher • Beispiel: Pyelonephritis, Sepsis
Intermittierendes Fieber	• Wechselnde Temperaturen über den Tag, fieberfreie Phasen • Beispiel: Pleuritis, Sepsis
Rekurrierendes Fieber	• Periodisches Auftreten von Fieberschüben, fieberfreies Intervall über Tage • Beispiel: Malaria, Cholezystitis
Undulierendes Fieber	• Wellenförmiger Temperaturverlauf, hohes Fieber über Tage, Verlauf wiederholt sich • Beispiel: Tumoren, Morbus Hodgkin
Biphasisches Fieber	• Temperaturerhöhung mit zwei Fiebergipfeln • Beispiel: Virusinfektionen, Meningokokkensepsis

Tab. 4.24 Fieberphasen

Phase	Erklärung	Symptome	Maßnahmen
Fieberanstieg	• Soll-Wert ist erhöht, Ist-Wert wirkt zu niedrig → Wärmeabgabe reduziert, Wärmeproduktion erhöht	• Schüttelfrost • Gänsehaut, Kältegefühl, kühle Haut • Zum Ende erhöhte Herz- und Atemfrequenz	• Raumtemperatur erhöhen • Zusätzliche Decken, warme Kleidung • Warme Getränke • Wärmflasche, Wärmedecke • Vitalzeichen kontrollieren • Arzt informieren
Fieberhöhe	• Ist-Wert hat Soll-Wert erreicht	• Müdigkeit, Erschöpfung • Trockene Haut und Schleimhäute • Warme, gerötete Haut, Hitzeempfinden • Glänzende Augen • Kopf- und Gliederschmerzen • Erhöhte Herz- und Atemfrequenz	• Normale Raumtemperatur, frische Luftzufuhr • Dünne Decke, dünne Kleidung • Physikalische Maßnahmen zum Kühlen (s. u.) • Viel Flüssigkeit geben/anbieten → Bilanzierung • Vitalzeichen kontrollieren • Medikamente zur Fiebersenkung (nach ärztlicher Anordnung)
Fieberabfall	• Soll-Wert wird im Temperaturregulationszentrum wieder gesenkt, erreichter Ist-Wert nun zu hoch → Steigerung der Wärmeabgabe	• Rötung der Haut, Hitzegefühl • Starkes Schwitzen	• Maßnahmen zum Erfrischen anbieten, lüften • Bettwäsche wechseln • Vitalzeichen kontrollieren • Elektrolyte und Vitamine ggf. ausgleichen/über Nahrung zuführen, z. B. mit Brühe • Prophylaxen durchführen (Dekubitus, Intertrigo) • Mobilisation

Krisis = schneller Fieberabfall:

- Rascher Abfall innerhalb weniger Stunden
- Starke Belastung durch hohen Energieverbrauch
- Blässe
- Hoher Flüssigkeitsverlust
- Kalter, klebriger, kleinperliger Schweiß

Vorsicht

Fieberabfall in Form der **Krisis ist ein Notfall** und kann zu einem Kreislaufversagen führen. Regulär sinkt beim Fieberabfall auch die Herzfrequenz. Steigt sie während der Krisis wieder an, ist dies ein Zeichen für einen drohenden Kreislaufkollaps.

Gibt es verschiedene Arten von Fieber?

Ja, man kann unterschiedliche Arten von Fieber je nach Ursache oder Dauer unterscheiden (▶ Tab. 4.25).

Muss Fieber immer gesenkt werden?

Nein. Fieber ist ein notwendiger und wichtiger Mechanismus. Der Körper reagiert damit auf Entzündungsprozesse und so werden Abwehrvorgänge schneller in Kraft gesetzt und die Heilung beschleunigt. Somit ist eine Senkung grundsätzlich nicht zwingend erforderlich.

Tab. 4.25 Fieberarten

Fieber	Beschreibung
Infektiöses Fieber	• Durch Bestandteile von Mikroben (Bakterien, Viren, Pilze)
Resorptionsfieber	• Temperaturerhöhung infolge der Aufnahme von Wundsekret, Gewebstrümmern, Hämatomen, z. B. postoperativ • Meist einige Tage • Höchstens 38,5 °C
Zentrales Fieber	• Durch Schädigung des Temperaturregulationszentrums im Gehirn, z. B. nach Trauma • Sehr hohe Temperatur
Toxisches Fieber	• Reaktion auf körperfremde Proteine, z. B. Transfusion, Impfungen
Dreitagefieber	• Virusinfektion bei Kleinkindern • 3 Tage, zwischen 39–40 °C
Fieber unklarer Genese	• Keine erkennbare Ursache • Länger andauernd (2–3 Wochen) → persistierend • Immer wiederkehrend → rezidivierend

Vorsicht

Steigt das Fieber in Bereiche über 40 °C, muss es gesenkt werden, denn bei 42 °C fangen Proteine an zu denaturieren und das Fieber wird somit lebensbedrohlich.

Welche fiebersenkenden Maßnahmen kann ich vornehmen?

- Fiebersenkende Medikamente nach ärztlicher Anordnung
- Dünne Decken anbieten

- Fiebersenkende Körperwaschung mit/ohne Zusätze, z. B. ätherische Öle, wie Pfefferminzöl
- Wadenwickel (s. u., ▶ Abb. 4.5)
- Kühlen Waschlappen auf die Stirn legen
- Fenster öffnen bei ausreichender Kühle draußen
- Kalte Getränke anbieten/kalte Infusionen anhängen

Merke

Da Fieber nicht immer gesenkt werden sollte (s. o.) und physikalische Maßnahmen ebenfalls Nebenwirkungen haben, müssen auch diese Maßnahmen ärztlich angeordnet sein.

Vorsicht

Fiebersenkende physikalische Maßnahmen müssen bei Frieren, Schüttelfrost, Unwohlsein, Kreislaufstörungen und einem zu schnellen Fieberabfall gestoppt werden.

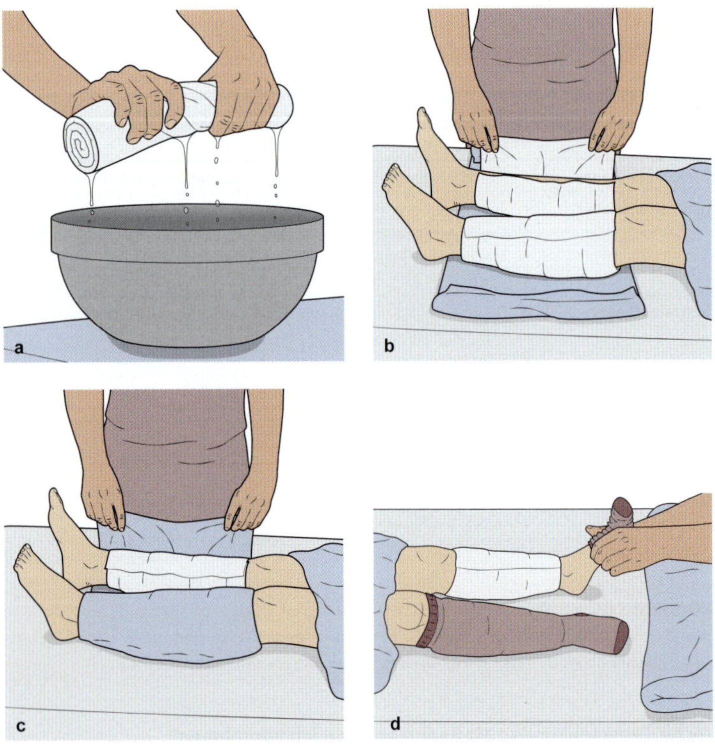

Abb. 4.5 Wadenwickel anlegen [L264]

Was muss man beim Anlegen von Wadenwickeln beachten?

- Wärmeabgabe ist nur bei Gefäßdilatation möglich → Extremitäten müssen warm sein
- Wassertemperatur 5–10 °C unter der Körpertemperatur (Wickel 3–5 × wechseln, wenn sie warm sind)
- Wärmedurchlässiges Material verwenden, sonst Wärmestau
- Gelenke aussparen → Gefahr rheumatischer Beschwerden
- Erfolgskontrolle: Temperatur vor und nach der Maßnahme messen
- Zu schnellen Fieberabfall vermeiden, wegen der Gefahr der Synkope Temperatur max. 1–1,5 °C senken
- Währenddessen Vitalzeichen kontrollieren
- Dokumentation

Vorsicht

Ist der zu pflegende Mensch zentralisiert (kalte, minderdurchblutete Extremitäten), dürfen wegen der Gefahr des Kollapses keine Wadenwickel angewendet werden!

Was ist eine Hyperthermie?

Eine Hyperthermie ist eine **Überwärmung des Körpers** durch übermäßige Wärmezufuhr, starke Wärmebildung oder mangelnde Wärmeabgabe. Der Soll-Wert (s. o.) ist hierbei normal.

Ursachen sind:

- Dehydrierung
- Reduzierte/fehlende Fähigkeit zu schwitzen
- Hohe Umgebungstemperatur
- Sehr hohe körperliche Belastung
- Erhöhter Stoffwechsel
- Nebenwirkung der Narkose (sogenannte *maligne Hyperthermie,* sehr selten, wegen Elektrolytverschiebungen lebensgefährlich)

Info

Je nach vorliegender Ursache unterscheidet man Hitzekollaps, Hitzschlag, Sonnenstich und Durstfieber (s. u.).

Welche Formen der Hyperthermie gibt es?

Hitzekollaps

Der Hitzekollaps ist eine **Form der Hyperthermie,** die durch Flüssigkeits- und Elektrolytverluste **durch starkes Schwitzen** verursacht wird.

Hitzschlag

Beim Hitzschlag kann der Körper die **Wärme nicht mit eigenständigen Maßnahmen (s. o.) ausreichend abgeben,** es kommt zum **Wärmestau.** Es handelt sich um die schwerste Form der Hyperthermie. Hierbei ist der Soll-Wert normal (im Gegensatz zum Fieber, s. o.) bei stark erhöhtem Ist-Wert. Der Betroffene hat folgende Symptome:

- Starke Kopfschmerzen
- Übelkeit/Erbrechen

- Schwindel
- Tachykardie
- Tachypnoe

Vorsicht

Wird ein Hitzschlag nicht behandelt, drohen Bewusstseinsverlust und schließlich Tod durch Überwärmung.

Sonnenstich

Diese Form der Hyperthermie wird **durch längere, starke Sonneneinstrahlung auf Kopf und Gesicht** verursacht. Dabei kommt es zum Anschwellen der Hirnhäute, was starke Kopfschmerzen, Schwindel und Übelkeit verursacht. Die zu pflegenden Menschen haben einen roten Kopf, fühlen sich abgeschlagen und sind tachykard.

Merke

Die Symptome können auch erst Stunden nach der Sonneneinstrahlung auftreten.

Durstfieber

Das Durstfieber ist eine Form der Hyperthermie, die meist **bei Neugeborenen oder Säuglingen** auftritt. Sie ist Folge eines **Flüssigkeitsmangels,** der dazu führt, dass keine Wärme über Schwitzen abgegeben werden kann.

Welche Maßnahmen sollten bei einer Hyperthermie ergriffen werden?

Um die Folgen und Komplikationen einer Hyperthermie zu reduzieren, werden **physikalische Maßnahmen zur Kühlung** (n. ä. A.) ergriffen:

- Betroffenen in kühle/schattige Umgebung bringen
- Kalte Getränke anbieten
- Kühlung von außen (Kühlpacks, kalte Waschlappen usw.)
- Kleidung entfernen
- Vitalzeichen kontrollieren
- Bewusstsein beobachten
- Zu pflegenden Menschen richtig positionieren:
  - Kreislaufstabile zu pflegende Menschen mit erhöhtem Oberkörper positionieren
  - Kollaptische Betroffene in Schockposition
  - Bewusstlose in stabile Seitenlage bringen
- Positive Flüssigkeitsbilanzierung

Merke

Da es sich nicht wie beim Fieber um eine Verschiebung des Soll-Werts handelt, sind fiebersenkende Maßnahmen wirkungslos.

Wann spricht man von Unterkühlung?

Eine Unterkühlung beginnt bei einer **Körperkerntemperatur unter 35 °C,** man bezeichnet sie als **Hypothermie**. Der Betroffene hat folgende Symptome:

- Starkes Zittern
- Schmerzen
- Blasse, kalte Haut
- Akren (körperfernste Stellen wie Finger und Zehen) und Lippen ggf. bläulich
- Eventuell Erfrierungen (Gewebsschäden durch Mangeldurchblutung)

Vorsicht
Bei Körperkerntemperaturen von unter 30 °C zittern die Betroffenen nicht mehr. Es kommt zum Bewusstseinsverlust und Erlöschen der Reflexe (auch des Atemreflexes). Somit kommt es zum Atemstillstand und Kammerflimmern und damit zum Tod.

Was können Ursachen für eine Unterkühlung sein?

- Lange Aufenthalte im Freien (Unterkühlung wird durch Alkoholgenuss verstärkt)
- Längerer Aufenthalt im Nassen oder Kalten
- Operationen mit großer Wundfläche
- Lange Operationen
- Schock
- Großflächige Verbrennungen oder Verbrühungen mit hohem Wärmeverlust
- Falsche Kleidung, besonders bei Säuglingen und Neugeborenen
- Unreife des Wärmeregulationszentrums bei Frühgeborenen
- Zentrale Störung der Temperaturregulation (z. B. durch Hirntumor, Intoxikation)

Merke
Eine Hypothermie kann auch gewollt iatrogen herbeigeführt werden. Dies geschieht z. B. bei bestimmten kardiologischen Operationen oder nach einer Reanimation, um den Sauerstoffbedarf des Körpers zu senken. Hierbei muss der zu pflegende Mensch sediert, relaxiert und künstlich beatmet werden.

Gibt es bei der Hypothermie verschiedene Phasen?

Ja, die Hypothermie wird in unterschiedliche Phasen mit verschiedenen Merkmalen eingeteilt (▶ Tab. 4.26).

Tab. 4.26 Phasen der Hypothermie

Phase	Schweregrad	Merkmale
I: Erregung/ Abwehr	• Leichte Hypothermie (37–34 °C rektal)	• Vasokonstriktion der Gefäße • Tachykardie, Hypertonie, gesteigerter Sauerstoffverbrauch • Vermehrte Wärmeproduktion (Kältezittern)
II: Erschöpfung	• Mäßige Hypothermie (34–27 °C rektal)	• Bradypnoe, Bradykardie • Muskelstarre • Abschwächung der Reflexe und der Schmerzempfindlichkeit • Energiestoffwechsel sinkt • Bewusstseinseintrübung, Bewusstlosigkeit ab ca. 32 °C
III: Lähmung	• Schwere Hypothermie (27–22 °C rektal)	• Langsames Erlöschen aller autonomen Körperfunktionen • Tod in der Folge

Welche wärmenden (physikalischen) Maßnahmen kann ich vornehmen?

- Zusätzliche/gewärmte Decken
- Wärmedecken (meist in der Anästhesie erhältlich)
- Gelkissen erwärmen, Wärmekompressen nutzen
- Warme Getränke/warme Infusionen anhängen

4

Vorsicht

Sehr stark unterkühlte Betroffene dürfen nur wenig bewegt und nicht aktiv von außen erwärmt werden. Das Blut in der Peripherie ist deutlich kühler als das Blut im Körperkern (zum Schutz der Organe). Durch Bewegungen kommt es zum sogenannten *Afterdrop* (das kalte Blut fließt zurück zum Herzen). Hierdurch kann es zu tödlichen Herzrhythmusstörungen kommen. Man spricht bei diesem Tod vom sogenannten *Bergungstod.* Lange verschüttete Personen oder Lawinenopfer überleben manchmal Tage und versterben dann während der Rettung in Folge dieser Herzrhythmusstörungen.

4.6 Haut und Körper/Mund und Zähne pflegen

4.6.1 Haut und Körper pflegen

Welche Kriterien muss man bei der Hautbeobachtung berücksichtigen?

Die Hautbeobachtung führen Sie bei jeder pflegerischen Tätigkeit durch, sowohl bei der Ganzkörperpflege, der Intimpflege als auch bei der Mobilisation bzw. Positionierung des zu pflegenden Menschen. Die Hautstellen, die nicht mit Kleidung bedeckt sind, werden inspiziert. Bei der Hautbeobachtung werden folgende Kriterien beachtet:

- **Hautfarbe**
- **Hauttemperatur**
- **Hautturgor** (s. u.)
- **Hautoberfläche**
- **Hauttyp** (s. u.)

Einige der oben genannten Kriterien können sich physiologisch und pathologisch verändern, daher ist auf den Grund der Hautveränderung zu achten.

Was kann man mit dem Hautturgor erkennen und wie kann man ihn bestimmen?

Der Hautturgor bezeichnet die **Hautspannung.** Um die Hautspannung zu ermitteln, **hebt man eine Hautfalte,** in der Regel am Handrücken, an und überprüft, wie sie sich zurückentwickelt, wenn man sie losgelassen hat.

- Kehrt die Hautfalte direkt in den Ursprung zurück, ist die Hautspannung normal.
- Bleibt die Hautfalte stehen, ist der Hautturgor reduziert, die Haut besitzt zu wenig Flüssigkeit.
- Ist die Haut extrem angespannt, kann sie eingedrückt werden, sodass der Fingerabdruck einen Moment zu sehen bleibt. Dann hat die Haut ein Überangebot an Flüssigkeit.

Welche Entzündungszeichen muss man bei der Hautbeobachtung berücksichtigen?

Es gibt **fünf Leitsymptome,** die bei Entzündungen erscheinen. Aus diesem Grund müssen diese bei der Hautbeobachtung immer berücksichtigt und erkannt werden:

1. **Rubor** (Rötung)
2. **Tumor** (Schwellung)
3. **Dolor** (Schmerz)
4. **Calor** (Erwärmung)
5. **Functio laesa** (Funktionseinschränkung)

4

Was ist der Unterschied zwischen Seborrhö und Sebostase?

Es gibt verschiedene Hauttypen. Vor allem die Hauttypen Seborrhö und Sebostase sind weit verbreitet und während der Körperpflege zu berücksichtigen.

Bei Personen mit einer *Seborrhö* kommt es zu einer **Überproduktion von Hautfetten** und damit zu einer sehr fettigen Haut. Sie kommt vor allem im jugendlichen Alter vor. Der Gegenspieler zur Seborrhö ist die *Sebostase*. Bei diesem Hauttyp kommt es zu einer **verminderten Produktion von Hautfetten** und somit zu einer sehr trockenen Haut. Dies gibt es häufig bei älteren Menschen.

Worauf muss man bei der Neugeborenen- und Säuglingshaut achten?

Die Haut eines Neugeborenen und Säuglings hat physiologische Besonderheiten, die beachtet werden müssen, um die Haut nicht zu schädigen:

- Die **Käseschmiere** (Vernix caseosa) schützt das Neugeborene vor äußeren Einflüssen, Austrocknung und Kälte, sie wird **erst nach und nach** mit den ersten Bädern **entfernt.**
- Das Verhältnis von Körperoberfläche und Körpergewicht ist bei Säuglingen doppelt so groß wie beim Erwachsenen. Dadurch **verliert die Säuglingshaut schneller Wasser** und kann zügig austrocknen.
- Die Säuglingshaut ist aufgrund der Körperoberfläche (s. o.) und dem pH-Wert von 6,7 **anfälliger für Viren, Bakterien und Pilze.**
- Die Hautschichten sind dünner als beim Erwachsenen, dadurch ist die Haut **verletzlicher,** des Weiteren ist das Unterhautfettgewebe nicht vollständig entwickelt, sodass die **Säuglinge schneller frieren** und auf Kälte reagieren.
- Die Säuglingshaut ist durchlässiger als die Haut von Erwachsenen, sodass es schneller zur **Aufnahme von Antiseptika, Antibiotika oder chemischen Stoffen über die Haut** kommen kann.

Wie verändert sich die Haut bei älteren Menschen?

Die Haut älterer Menschen **lässt in ihrer Elastizität nach,** dadurch kommt es zur typischen Faltenbildung. Die Haut **trocknet schneller aus,** da sich die Talg- und Schweißproduktion verringert. Dadurch ist auch der Säureschutzmantel der Haut verändert und **anfälliger für Infektionen.** Generell lässt sich sagen, dass sich die **Hautschichten verringern** und **weniger subkutanes Gewebe** vorhanden ist. Das führt dazu, dass ältere Menschen *schneller frieren*.

Merke

Die Sinnesfunktion der Haut nimmt im Alter ab, sodass ältere Menschen Berührungen, Schmerzen und Verletzungen weniger wahrnehmen. Da die Zellteilung und damit die Hauterneuerung seltener/langsamer stattfindet, ist auch die Wundheilung verschlechtert.

Was muss man beim An-/Auskleiden eines zu pflegenden Menschen beachten?

- **Ressourcenorientiert** an-/auskleiden: Betroffener übernimmt so viel er kann
- **Intimsphäre** wahren und Unterwäsche anziehen
- Bei der **Kleiderauswahl unterstützen,** Geschmack des zu pflegenden Menschen akzeptieren und angepasst an die Außentemperatur die Kleidung auswählen
- Kleidungsstücke mit **Klettverschlüssen oder Gummizügen** je nach Alter bevorzugen
- **Hilfsmittel** anwenden: Strumpfanzieher, Greifhilfe, Schuhlöffel und Knöpfhilfen
- Für inkontinente zu pflegende Menschen Kleidung wählen, die schnell zu öffnen ist

Merke

Bei Betroffenen mit Hemiplegie oder einer einseitigen Beeinträchtigung gilt:
Erst die betroffene, dann die nicht betroffene Seite ankleiden, um eine Überdehnung oder Luxation der betroffenen Seite zu verhindern. Beim Auskleiden wird mit der nicht betroffenen Seite angefangen und dann die betroffene Seite ausgezogen.

Wie wird die Kleidung von Bewohnern in stationären Langzeitpflegeeinrichtungen gekennzeichnet?

Damit die Privatkleidung nicht verwechselt wird, werden alle Kleidungsstücke mit dem Namen des Bewohners gekennzeichnet. Dazu wird an jedem Kleidungsstück ein Patchetikett angebracht. So kann die Wäsche nach dem Reinigen den einzelnen Bewohnern zugeordnet werden. Die Reinigung der Wäsche übernehmen Bezugspersonen oder die Wäscherei der Einrichtung.

Kann man die Haare eines zu pflegenden Menschen im Bett waschen? Funktioniert ein Trockenshampoo wirklich?

Ja, die Haare können im Bett gewaschen werden. Dazu gibt es mittlerweile Trockenshampoohauben, die für bettlägerige zu pflegende Menschen genutzt werden können. Die Hauben werden vorher in der Mikrowelle angewärmt, sodass es am Kopf nicht zu kalt wird. Das Trockenshampoo wird zwei Minuten einmassiert und reinigt so die Haare. Dadurch, dass die Haare ohne Wasser gewaschen werden, bleiben der zu pflegende Mensch und auch das Bett während der Pflegemaßnahme trocken. Danach werden die Haare abgetrocknet und müssen nicht ausgewaschen werden.

Wenn ein immobiler zu pflegender Mensch eine Haarwäsche mit Wasser im Bett wünscht, kann diese ebenfalls mit einer Spezialwanne für die Haarwäsche mit Wasser und Shampoo durchgeführt werden. Sie sollten das Haarewaschen im Bett immer mit zwei Pflegefachpersonen durchführen. In den meisten Fällen wird das Bett bei der Haarpflege nass und wird danach frisch bezogen.

Was muss man beim Haare bürsten beachten?

Bei *Kleinkindern* sollten Sie eine **spezielle Babyhaarbürste** nutzen, diese dient nicht nur dem Bürsten der Haare, sondern massiert auch die Kopfhaut und fördert den Haarwuchs. Durch die weichen Borsten werden Verletzungen der Haut vermieden, insbesondere an der sensiblen Stelle der Fontanelle.

Bei *Erwachsenen* nutzen Sie möglichst die **personenbezogene Haarbürste.** Die Kämmrichtung beginnt, anders als beim Kleinkind, an der von der Kopfhaut entferntesten Stelle. Zunächst werden erste Knoten oder Verwirbelungen der Haare ausgebürstet, dann arbeiten Sie sich langsam in Richtung Kopfhaut vor. Fragen Sie den zu pflegenden Menschen nach Wünschen, Gewohnheiten oder Scheitelvorlieben und führen Sie diese entsprechend aus.

Vorsicht

Das Schneiden der Haare des zu pflegenden Menschen ohne Einwilligung stellt eine Körperverletzung dar. Wird eine neue Frisur vom Betroffenen gewünscht, so bestellen Sie auf Kosten des zu pflegenden Menschen einen Friseur in die Einrichtung. Friseure ermöglichen auch Hausbesuche oder schneiden die Haare in der Gesundheitseinrichtung.

Was sind die wesentlichen Unterschiede zwischen Trocken- und Nassrasur?

Tab. 4.27 Unterschiede bei der Rasurtechnik

Merkmale	Trockenrasur	Nassrasur
Rasierer	• Personenbezogen nutzen • Nach der Rasur mit einem Pinsel die Haare aus dem Rasierer entfernen • Bei allgemeinem Gebrauch den Rasierer vorm Wechsel in eine Desinfektionslösung einlegen	• Einmalprodukte benutzen • Rasierer mit Mehrwegköpfen nutzen und den Rasierkopf personenbezogen einsetzen • Rasierklinge immer wieder unter Wasser während der Rasur säubern • Klingen sollten scharf sein
Richtung	• Gegen die Haarwuchsrichtung	• Mit der Haarwuchsrichtung
Barthaare	• Werden trocken rasiert, damit das Scherblatt nicht verklebt	• Werden mit Rasierschaum/-creme angefeuchtet
Handhabbarkeit	• Einfach • Geringe Verletzungsgefahr	• Benötigt Übung • Hohe Verletzungsgefahr • Bei Personen mit blutgerinnungshemmenden Medikamenten und Jugendlichen mit ausgeprägter Akne nicht geeignet
Umliegende Haut	• Wird während der Rasur angespannt	• Wird während der Rasur angespannt • Nach der Rasur wird das Gesicht vom restlichen Rasierschaum befreit und die Haut abgetrocknet

Info

Bevor eine Rasur durchgeführt wird, muss eine Einwilligung vom zu pflegenden Menschen, Betreuer oder von den Eltern vorliegen. Ansonsten fällt die unerlaubte Rasur unter den Straftatbestand einer Körperverletzung.

Warum darf ich bei einem Diabetiker die Fußnägel nicht selbst schneiden?

Diabetiker haben **Gefühlsstörungen** (Polyneuropathie) in den Füßen, dadurch entstehen **schneller kleine Wunden,** die sie sich beim Nägel schneiden selbst zufügen, ohne dass sie es merken. Deshalb sollten Nagelscheren und auch Nagelknipser bei

Diabetikern nicht benutzt werden. Diabetiker haben zusätzlich eine erschwerte Wundheilung, sodass sich die **Wunden oft infizieren** und dadurch die Wundheilung weiter erschwert wird. Die Wundheilungsstörungen können sogar dazu führen, dass Zehen, die sich infiziert haben, amputiert werden müssen. Die alltägliche Fußpflege (Pediküre) mit Waschen, Abtrocknen und Eincremen der Füße dürfen Auszubildende übernehmen.

Info

Die medizinische Fußpflege wird von einer geschulten Fachperson (Podologe) übernommen.

4

Warum werden Fingernägel rund und Fußnägel gerade geschnitten?

Die Fingernägel werden rund abgeschnitten, **um die physiologische Form der Fingerkuppe anzunehmen** und bündig mit der Fingerkuppe abzuschließen. Damit wird ein Eindringen von Bakterien und Viren unter das Nagelbett verhindert.

Bei den Fußnägeln schneiden Sie den Nagel gerade ab, **um ein Einwachsen ins Nagelbett zu verhindern.** Des Weiteren führt ein erhöhter Druck auf den Fuß durch falsches Schuhwerk dazu, dass runde Fußnägel in das Nagelbett eingedrückt werden und somit Entzündungen des Nagelbetts entstehen oder wie erwähnt das Einwachsen fördern.

Merke

Bei Neugeborenen ist noch keine Nagelpflege notwendig, da die Nägel noch so weich sind, dass sie ausfransen und dieser Teil von selbst abfällt.

Wann trägt man Handschuhe bei der Körperpflege?

Handschuhe tragen Sie immer im Rahmen der **Intimpflege** oder wenn **Veränderungen** (Pilzinfektion, Bakterieninfektion) oder **Entzündungen der Haut** sichtbar werden. Nur **bei einem Kontaminationsrisiko** für die Pflegefachperson oder den zu pflegenden Menschen werden die Handschuhe permanent getragen. Ansonsten benötigen Sie bei der Körperpflege keine dauerhaften Handschuhe.

Warum ist es so wichtig, die Zehenzwischenräume und die Hautfalten gründlich abzutrocknen?

Diese Hautareale sind besonders gefährdet, eine **Intertrigo** zu entwickeln. Das bedeutet, dass es vor allem im Bereich von Körperfalten zu nässenden Entzündungen der Haut kommen kann. Vor allem bei den Zehenzwischenräumen und bei Hautfalten liegen über längere Zeit Hautschichten übereinander. Die nasse Haut bleibt weiterhin mit einem feuchten Milieu bedeckt und kann nicht trocknen. Das führt mit hoher Wahrscheinlichkeit zu einer Entzündung der Haut (Intertrigo). Maßnahmen zur Intertrigoprophylaxe s. u.

Welche Maßnahmen nutzt man zur Intertrigoprophylaxe?

Ziel der Intertrigoprophylaxe ist, die oberste Hautschicht an den gefährdeten Stellen intakt zu halten. Dazu wird **aus folgenden Maßnahmen ausgewählt:**

- Tägliche Hautbeobachtung der besonders gefährdeten Stellen

- 2× täglich die gefährdeten Stellen mit klarem Wasser waschen und die Haut trocken tupfen, nicht mit starkem Druck „rubbeln“
- Mullkompressen auf gefährdete Körperstellen legen (z. B. Leisten, unter den Brüsten)
- Atmungsaktive und hautfreundliche Kleidung wählen (z. B. Baumwolle)
- Häufigerer Wäschewechsel (bei starkem Schwitzen)
- Regelmäßiges Toilettentraining, um eine Inkontinenz zu verhindern
- Individuelle und bedarfsgerechte Inkontinenzversorgung (Vorlagen ohne Plastik)
- Dehydratation vorbeugen
- Durchfälle behandeln
- Hautstabilisierende Intimpflege durchführen

Wo liegt der Unterschied zwischen den verschiedenen Waschlotionen, Seifen und Hautlotionen, die man im Rahmen der Körperpflege nutzen kann?

Es gibt eine große Auswahl an unterschiedlichen Waschlotionen, Seifen sowie Hautlotionen. ▶ Tab. 4.28 gibt einen ersten Überblick über die wichtigsten Hautpflegemittel und deren Wirkungsweise.

Tab. 4.28 Hautpflegemittel und ihre Wirkungsweisen

Hautpflegemittel	Wirkungsweise
Seifen	• pH > 7 und somit alkalisch (reizt den Säureschutzmantel) • Seifen waschen nicht nur Verunreinigungen, sondern auch die Lipid-Schutzschicht ab • Säureschutzmantel der Haut wird zerstört • Haut trocknet schneller aus • Häufig mit Duftstoffen kombiniert
Tensidintensive Syndets	• pH-neutrale Seifen (pH 5,5) • Syndets stabilisieren den Säureschutzmantel • Stärken die natürliche Widerstandskraft • Meist in flüssiger Form • Tenside können die Haut austrocknen → rückfettende Substanzen werden dem Produkt zugeführt
Hautöl	• Pflanzliches Hautöl ist für trockene und fettarme Haut geeignet • Nach dem Duschen/Baden auf die noch feuchte Haut auftragen • Sanyrène: aus hyperoxigenierten Fettsäuren der Linolsäure; die Elastizität und Widerstandsfähigkeit der Haut werden gefördert; das Produkt ist im Rahmen der Dekubitusprophylaxe umstritten
Puder	• Absorbiert Feuchtigkeit, wirkt austrocknend und kühlend • Kann bei viel Flüssigkeit zu Verklumpungen auf der Haut führen, welche in den Hautfalten Reibungen provozieren
Wasser-in-Öl-Hautlotion (W/Ö-Emulsion)	• Höherer Öl- als Wasseranteil • Rückfettende Eigenschaft • Verbleibt länger auf der Haut • Für trockene, schuppige sowie Altershaut geeignet
Öl-in-Wasser-Hautlotionen (Ö/W-Emulsion)	• Höherer Wasser- als Ölanteil • Spendet viel Feuchtigkeit • Zieht schnell in die Haut ein • Für normalen bis fettigen Hauttyp geeignet

Was bedeutet Basale Stimulation® und wie kann man sie in die Körperpflege einbinden?

Das Konzept der Basalen Stimulation® wurde von Andreas Fröhlich Mitte der 1970er Jahre entwickelt. Es beschäftigt sich mit der **umfassenden, körperbezogenen Kommunikation von schwer beeinträchtigten Menschen.** Das Ziel des Konzepts ist, die **Wahrnehmungs-, Bewegungs- und Kommunikationsfähigkeit zu fördern.** Christel Bienstein erkannte das Potenzial des Konzepts und übertrug es gemeinsam mit Andreas Fröhlich in den Bereich der Pflege.

Die Basale Stimulation® wird bei zu pflegenden Menschen und mittlerweile auch bei Frühgeborenen, Säuglingen und Kindern individuell angewendet. Hier können bei der Ganzkörperwaschung zwei unterschiedliche Arten durchgeführt werden, die **belebende und die beruhigende Ganzkörperwaschung** (▶ Tab. 4.29). Bei beiden Formen gilt, dass der Intimbereich separat versorgt und nicht in die basal stimulierende Waschung einbezogen wird. Die Körperpflege sollte **mit Ruhe und genügend Zeit** (15–20 Min.) durchgeführt werden und führt dazu, dass die Körperwahrnehmung des Betroffenen gefördert wird. Generell **beginnen Sie die Körperpflege am Körperstamm** und waschen erst danach die Extremitäten. ▶ Tab. 4.29 zeigt die Unterschiede bei den beiden Formen der basal stimulierenden Ganzkörperpflege.

> **Info**
> In der Basalen Stimulation® gibt es mittlerweile noch weitere Formen der Ganzkörperpflege. Zusätzlich gibt es noch die symmetrische, neurophysiologische (s. u.), diametrale (spastiklösende) sowie die entfaltende Ganzkörperwaschung.

Was kann man durch die neurophysiologische Ganzkörperwaschung erreichen?

Die neurophysiologische Ganzkörperpflege wird bei der **Versorgung von zu pflegenden Menschen mit einer Halbseitenlähmung** (Hemiplegie) angewandt. Durch die spezielle Ganzkörperpflege soll die **wahrnehmungsgestörte/betroffene Seite wieder bewusst gemacht** werden. Deshalb beginnen Sie bei der Körperpflege mit der nicht betroffenen Seite, damit der zu pflegende Mensch ein Gefühl dafür bekommt, wie sich die Versorgung auf der betroffenen Seite anfühlen wird. In der Körpermitte betonen Sie nochmals die Mittellinie, um die Wahrnehmung der Person anzuregen. Wahrnehmungsfördernd ist es weiterhin, wenn Sie einen Waschlappen ausreichend in Wasser tränken, sodass die Person bei der Körperpflege den nassen Waschlappen auch wahrnehmen kann. Sie als Pflegefachperson stehen immer auf der stärker betroffenen Seite.

Tab. 4.29 Basal stimulierende Ganzkörperwaschung

Merkmale	Belebend	Beruhigend
Wassertemperatur	• 10 Grad unter der Körpertemperatur • 23–28 °C	• 37–40 °C
Material	• Raue Materialien verwenden • Waschlappen nass/triefend benutzen	• Weiche Materialien verwenden • Waschlappen feucht verwenden
Haarwuchsrichtung	• Gegen die Haarwuchsrichtung	• Mit der Haarwuchsrichtung

Wie unterscheidet sich die Intimpflege bei Frau und Mann?

Bei der Intimpflege gibt es **geschlechtsspezifische Besonderheiten,** die bei der Durchführung der Maßnahmen berücksichtigt werden sollten.

Frau

- **Von innen nach außen** waschen (kleine Schamlippen → zu den großen Schamlippen), sodass keine Keime in den Harnröhreneingang gelangen können
- **Von vorne nach hinten** waschen, um keine Darmbakterien in Richtung Scheide zu waschen
- Nach **jedem Wischvorgang** (s. o.) die Stelle am Waschlappen sowie am Handtuch **wechseln**
- **Einmal täglich** durchführen, zu viel oder zu wenig Intimpflege führt zu Infektionen oder Veränderungen des Säureschutzmantels der Haut
- **pH-neutrale Seife** nutzen oder ganz auf Waschzusätze verzichten, Intimpflegesprays oder -deodorants sind nicht zu empfehlen
- Intimbereich **gut abtrocknen**
- **Atmungsaktive und nicht zu enge Unterwäsche** wählen, täglich wechseln
- Während der Periode **Tampons oder Binden ausreichend oft wechseln**

Mann

- **Vorhaut nur zurückziehen, wenn es keine Schmerzen verursacht,** bei Schmerzen kann eine Vorhautverengung vorliegen, die Person sollte umgehend einen Arzt aufsuchen
- Wenn möglich (s. o.) Harnröhreneingang und Eichel zuerst waschen, Vorhaut nach der Intimpflege zurückziehen, um eine Paraphimose zu verhindern
- **Smegma** (fetthaltige Substanz) täglich zwischen Eichel und Vorhaut **entfernen**
- Penisschaft zum Körper hin reinigen
- Hoden anheben und Richtung Anus waschen und gut abtrocknen
- **Analbereich als letztes waschen**
- **Atmungsaktive und nicht zu enge Unterwäsche** wählen, täglich wechseln

Vorsicht

Bei Jungen bis zum zweiten Lebensjahr ist eine physiologische Vorhautverengung vorhanden. Aus diesem Grund dürfen Sie bei einem Kleinkind die Vorhaut nicht zurückziehen.

Was muss man beim Duschen oder Baden des zu pflegenden Menschen beachten?

Generell gilt für alle Altersklassen, folgende Dinge beim Duschen oder Baden zu beachten:

- **Vitalparameter** im Vorhinein **ermitteln** und prüfen, ob das Duschen oder Baden sinnvoll ist, vorher die Blase und den Darm entleeren lassen
- **Rutschfeste Matte** im Badezimmer auslegen → Sturzgefahr minimieren
- **Angenehme Raumtemperatur schaffen**
- **Materialien** und Handtücher **in Reichweite legen** → Auskühlung vermeiden
- **Wassertemperatur erst** an den Händen/Füßen **testen,** dann auf die Bedürfnisse der Person einstellen
- **Haltestangen** an der Dusche/Badewanne **nutzen,** damit die Person sich leichter hochziehen und aussteigen kann

- **Nicht zu lange** duschen/baden → Aufquellen der Haut vermeiden
- Duschvorgang immer **von den unteren Extremitäten nach oben zum Oberkörper** durchführen
- **Baden** ist zeitlich aufwendiger als Duschen und sollte **nur mit ausreichend Personal** durchgeführt werden, um eine frühzeitige Beendigung des Badegangs zu gewährleisten (Kreislaufkollaps)
- Badewanne **nur bis zur Bauchnabelhöhe mit Wasser füllen**
- Wenn die Person in der Wanne sitzt, **Wasser nachträglich hinzufüllen,** bis die Person so weit mit Wasser bedeckt ist, wie sie es wünscht
- Bei der Haarwäsche einen **Waschlappen für die Augen anbieten,** um diese vor Shampoo und Wasser zu schützen

Welche Besonderheiten sind beim Baden von Säuglingen und Kindern zu berücksichtigen?

Der Säureschutzmantel des *Säuglings* ist noch sehr empfindlich, sodass er anfangs **nur einmal in der Woche ein Bad** nehmen sollte. Anschließend wird das Baden des Säuglings 2–3 × die Woche empfohlen, da es schonender für die Haut ist als das Waschen. Die **Wassertemperatur sollte bei 37 °C** liegen und aufgrund der empfindlichen Haut werden **keine Badezusätze** verwendet. Das Eincremen mit wirkstofffreier Feuchtigkeitscreme ist ab der 3. Lebenswoche möglich. Das Baden ist für den Säugling vor allem ein Vergnügen und führt zur Entspannung und stimuliert das Tastempfinden. 5–10 Minuten Badezeit reicht aus. Für die verschiedenen Altersstufen gibt es unterschiedliche Badevorrichtungen, welche Sie passend einsetzen sollten:

- Neugeborene bis Säuglinge im 1. Lebensjahr: Badeeimer (die Altersgruppe spürt die seitlichen Begrenzungen, welche zur Entspannung führen)
- Säuglinge und Kleinkinder: Säuglingsbadewanne (hier wird maximal 15 cm Wasser eingefüllt, um den Säugling nicht zu gefährden)
- Größere Kinder: Badewanne (nur unter Aufsicht)

> **Vorsicht**
> Nutzen Sie unbedingt ein **Badethermometer,** um die Temperatur des Badewassers korrekt einzuhalten. So kann der Säugling sich nicht unterkühlen oder Verbrennungen erleiden.

Je nach Verschmutzung, z. B. vom Spielplatz, sollten *Kinder* **1–2-mal in der Woche duschen.** Benutzen Sie beim Haarewaschen ein **mildes Shampoo,** das nicht in den Augen brennt. Ein **Waschlappen vor den Augen** kann Schaum in den Augen größtenteils verhindern.

Wann muss man das Waschwasser wechseln?

Diese Frage ist gar nicht so einfach zu beantworten, da es im Praxisalltag *verschiedene Möglichkeiten* gibt. Zunächst wird darauf geachtet, wie die Ganzkörperpflege des zu pflegenden Menschen durchgeführt wird, denn die individuelle Versorgung steht an erster Stelle.

Sie waschen zuerst das Gesicht des zu pflegenden Menschen, danach Brust und Bauch, dann die Extremitäten. **Nachdem die Füße gewaschen und abgetrocknet wurden, wechseln Sie den Waschlappen, das Handtuch und das Wasser.** Anschließend können Sie den Rücken und das Gesäß mit frischen Materialien versorgen. Greifen Sie jedoch bei den Füßen (Fußpilz?) und beim Intimbereich auf **Einmalpro-**

dukte zurück und tauchen den Einmalwaschlappen nicht erneut ins Wasser, können Sie den **Waschwasserwechsel umgehen.** Auch bei zu pflegenden Menschen mit einer hohen Keimbelastung tauchen Sie den Waschlappen nicht erneut ins Waschwasser und können damit den Wasserwechsel umgehen. Wenn Sie nur eine **Teilwaschung im Bett** vornehmen, z. B. die Extremitäten und die Intimpflege, benötigen Sie **keinen Wasserwechsel,** da der Oberkörper separat am Waschbecken versorgt wird.

Bei welchen zu pflegenden Menschen wende ich die Person-zentrierte Pflege an und warum?

Bei der Ganzkörperpflege eines zu pflegenden Menschen mit Demenz sind **Vorbereitung und ausreichend Zeit** die wichtigsten Voraussetzungen. Zunächst sollten Sie alle benötigten **Materialien bereitlegen** und mit dem zu pflegenden Menschen gemeinsam die Kleidungsstücke für den Tag aussuchen und in Reichweite legen. So können Sie während der gesamten Pflegesituation anwesend sein und den zu pflegenden Menschen darin unterstützen bzw. anleiten, sich weitestgehend selbstständig zu versorgen. Zusätzlich ist es grundsätzlich wichtig, dass Sie bei der Ganzkörperpflege **Geduld** aufbringen.

Bei Menschen mit Demenz steht die **Person-zentrierte Körperpflege** im Vordergrund. Folgende Grundsätze sollten Sie bei der Ganzkörperpflege berücksichtigen:

- Der zu pflegende Mensch steht im Mittelpunkt
- Innehalten, wenn der zu pflegende Mensch unruhig oder abwehrend reagiert
- Angebote und Alternativen aufzeigen, kein Zwang oder Drang provozieren
- Flexibel bleiben
- Gezielte Vorbereitung (s. o.)
- Unterstützung einfordern, z. B. Kollegen fragen oder Biografiearbeit nutzen

Worauf muss man beim Betten achten?

Wenn Sie einen pflegebedürftigen Menschen betten möchten, ohne dass dieser das Bett verlassen kann, sollten Sie immer eine **zweite Person hinzuziehen.** Bei Personalmangel schauen Sie, dass Sie **Seitenteile oder Bettgitter** zur Verfügung haben, sodass der zu pflegende Mensch beim Betten nicht herausfallen kann. Versuchen Sie im Vorhinein, die Sturzgefahr so weit wie möglich zu minimieren. Hat die Person starke Schmerzen bei Bewegungen und Mobilisation, verabreichen Sie im Vorhinein ein **schmerzlinderndes Medikament** (nach ärztlicher Anordnung) und warten mit dem Betten, bis dessen Wirkung eingesetzt hat. Erst dann drehen Sie den zu pflegenden Menschen auf die Seite. Aus Sicherheitsgründen sollten Sie sich vorher **alle Materialien bereitlegen,** die Sie für das Beziehen des Betts benötigen, sodass Sie das Zimmer nicht mehr verlassen müssen. Wenn Sie das Bett frisch beziehen, nehmen Sie sich immer einen **Wäscheabwurf mit ins Zimmer** und stellen sich diesen in Reichweite, sodass Sie keine Wäsche auf den Boden ablegen müssen.

Was muss man bei der Körperpflege/beim Wickeln von Säuglingen, Kleinkindern und Kindern mit Behinderungen beachten?

Lassen Sie Säuglinge, Kleinkinder und Kinder mit Behinderungen **nie unbeaufsichtigt** und haben Sie **immer eine Hand am Kind,** sodass es nicht vom Wickeltisch oder aus dem Bett fallen kann.

Integrieren Sie die Bezugspersonen in die Körperpflege, wann immer es geht, und leiten Sie die Eltern bei Bedarf an.

Wie lange muss die Nabelklemme beim Neugeborenen am Nabel bleiben?

Die Nabelklemme bleibt so lange am Nabelschnurrest, bis sich dieser von selbst ablöst. Das kann **36–72 Stunden** dauern.

Was muss man bei einer Windeldermatitis beim Säugling beachten?

Eine Windeldermatitis entsteht bei Säuglingen im Genitalbereich, wenn die Haut durch hautreizende Substanzen (z. B. Urin und Stuhl) aufeinander reibt und dadurch verletzt wird. Aus diesem Grund müssen Sie besonders darauf achten, dass die **Wechselintervalle verkürzt** werden und die **Haut gut abgetrocknet** wird. Bei gereizten und geröteten Hautstellen können Sie schwarzen Tee oder Kamillentee (abgekühlt!) nutzen und diesen auf die Haut tupfen. Versuchen Sie des Weiteren, die **Windel nicht luftdicht zu verschließen** oder für die Zeit **Stoffwindeln zu nutzen** oder sogar **zeitweise auf Windeln zu verzichten.**

Vorsicht

Keine parfümierten Produkte benutzen, da diese auf der wunden Haut brennen und Schmerzen verursachen.

Darf man Wattestäbchen für die Ohren- oder Nasenpflege benutzen?

Ja und Nein. Sie dürfen die Wattestäbchen **für das Außenohr** benutzen und damit das Ohr reinigen. Das **Innenohr darf nicht mit Wattestäbchen gereinigt werden,** da es hier schnell zu Verletzungen kommen kann. Bei Säuglingen nutzen Sie für das Außenohr einen gedrehten Zellstofftupfer.

Bei der *Nasenpflege* ist das **Wattestäbchen sehr gut geeignet,** um Salben in die Nase einzuführen oder Verkrustungen aus der Nase zu lösen. Seien Sie beim Einführen des Wattestäbchens vorsichtig, denn die Nase ist sehr sensibel, sodass Sie keine Verletzungen oder Schmerzen bei der Durchführung verursachen. Führen Sie das Wattestäbchen nur unter drehenden Bewegungen in die Nase ein.

Warum ist die Nasenpflege bei Säuglingen und Neugeborenen so wichtig?

Neugeborene und Säuglinge **atmen hauptsächlich durch die Nase,** sodass eine freie Nase essenziell für eine beschwerdefreie Atmung ist. Somit sollten Sie darauf achten, dass keine Verkrustungen oder zähes Sekret die Nase des Säuglings oder Neugeborenen verstopfen.

Was ist eine spezielle Augenpflege?

Die spezielle Augenpflege wird **bei bewusstlosen oder im Koma liegenden zu pflegenden Menschen** durchgeführt, bei denen ein **Lidschlag nicht gewährleistet** ist und die Augen vor dem Austrocknen oder vor einer Infektion geschützt werden müssen. Hier nutzen Sie *sterile Materialien,* um die Augenpflege durchzuführen. Sorgen Sie zu Beginn für eine ausreichende Arbeitsfläche und legen sich alle Materialien zusammen, die Sie benötigen. Im ersten Schritt desinfizieren Sie sich vor der speziellen Augenpflege die Hände. Sie reinigen das Auge mit einer in NaCl 0,9 % getränkten Kompresse und können damit Salbenreste oder Verkrustungen lösen und entfernen. Nach der Durchführung führen Sie erneut eine Händedesinfektion durch.

Vorsicht
Die Augen werden immer von außen nach innen gereinigt. Nur bei infektiösen Augenerkrankungen wird die Wischrichtung von innen nach außen geändert, um eine Schmierinfektion in das andere Auge zu verhindern.

Wie kann man einen zu pflegenden Menschen mit Kontaktlinsen unterstützen?

Das Einsetzen und Herausnehmen von Kontaktlinsen sollte **so lange wie möglich** vom Betroffenen selbst übernommen werden. Das Auge ist sehr sensibel und für eine außenstehende Person ist es sehr schwierig, die Kontaktlinsen korrekt einzusetzen oder herauszunehmen. Bevor Sie das Auge berühren, sollten Sie sich die Hände waschen, um keine Keime in das Auge einzuführen. Zum Einsetzen der **Linse** legen Sie diese **auf Ihren Zeigefinger** und ziehen mit der anderen Hand das Augenlid des zu pflegenden Menschen etwas nach unten, um die Linse einsetzen zu können. Zum Entfernen ziehen Sie das Augenlid herunter, nehmen dann die **Kontaktlinse mit Daumen und Zeigefinger heraus** und legen diese in einen mit spezieller Lösung vorbereiteten Aufbewahrungsbehälter.

Merke
Reinigen Sie die Linsen nicht mit Leitungswasser, dieses kann Keime und Bakterien beinhalten und Infektionen im Auge begünstigen.

Wenn der zu pflegende Mensch weiterhin nicht in der Lage ist, seine Kontaktlinsen selbst einzusetzen, sollte er für diesen Zeitraum bis zur Verbesserung des Allgemeinzustands auf das Tragen von Kontaktlinsen verzichten.

Info
Achten Sie auf die Tragezeiten der Linsen. Tageslinsen werden am Ende des Tages verworfen. Die Wochen- oder Monatslinsen werden in einem Aufbewahrungsbehälter über Nacht aufbewahrt.

Ist ein Dekubitus ein eigenständiges Krankheitsbild?

Nein. Ein Dekubitus ist eine Folge- bzw. Sekundärerkrankung. Ein Dekubitus ist eine Schädigung der Haut (örtlich begrenzt), ggf. mit Beteiligung des darunter liegenden Gewebes. Er entsteht durch langanhaltenden Druck oder Druck in Kombination mit Scherkräften.

Wie unterscheidet sich eine Mazeration von einem Dekubitus?

Eine *Mazeration* ist eine **Aufweichung des Gewebes.** Im Unterschied zum Dekubitus entsteht eine Mazeration bevorzugt durch **Feuchtigkeit und Reibung** auf der Haut. Die betroffenen Stellen sind nicht über einem Knochen lokalisiert. Des Weiteren ist bei der Mazeration die **Wundumgebung mitbetroffen** und der **Wundgrund gut durchblutet.** Die Mazeration ist **großflächig** über gewisse Körperteile und -stellen verteilt und befindet sich meist an Hautfalten.

Wie entsteht ein Dekubitus?

Hier spielen vor allem drei Faktoren eine wichtige Rolle (▶ Abb. 4.6):

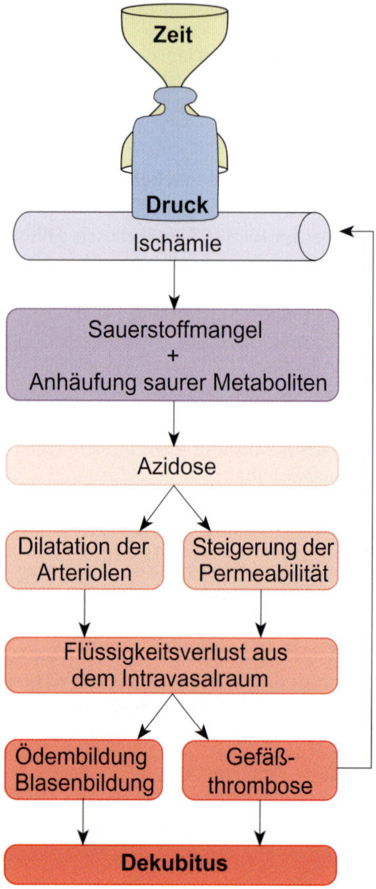

Abb. 4.6 Die Schritte von der andauernden Druckeinwirkung bis zur Dekubitusentstehung

- Druck- und/oder Scherkraftwirkung (s. u.)
- Druckstärke und Druckdauer
- Gewebetoleranz

Was kann man mit dem Fingertest im Rahmen der Dekubitusprophylaxe erkennen?

Der Fingertest wird genutzt, um eine **Hautrötung,** z. B. durch einen Sonnenbrand, von einer Hautrötung aufgrund einer **Hautschädigung** (Dekubitus) zu **unterscheiden.** Sie nutzen den Fingerdruck, um die gerötete Stelle zu kategorisieren. Wenn Sie mit Ihrem Finger in die Rötung drücken und eine nicht verblassende, umschriebene Hautrötung bei intakter Haut über Knochenvorsprüngen verbleibt, handelt es sich um einen Dekubitus Kategorie I (Fingertest positiv). Verfärbt sich bei Druck die Rötung „weißlich/weißer Umriss", handelt es sich um einen Sonnenbrand, eine allergische oder entzündliche Rötung (Fingertest negativ).

Info

Der Fingertest sollte nach jeder Positionierung an rötlich verfärbten Stellen am Körper durchgeführt werden. Handelt es sich um einen Dekubitus Kategorie I – Kategorie IV/VI (s. u.), sollte eine komplette Entlastung des umliegenden Gewebes an dieser Stelle erfolgen.

Wie kann das Dekubitusrisiko richtig eingeschätzt werden?

Das Dekubitusrisiko kann in zwei Schritten korrekt erfasst werden. Zunächst führen Sie als Pflegefachperson ein initiales Screening durch. Darauf aufbauend kann ein differenziertes Risiko eingeschätzt werden.

Initiale Risikoeinschätzung

Die Pflegefachperson führt bei der Aufnahme eine erste Beobachtung durch und fragt beim Anamnesegespräch nach Risikofaktoren für die Entwicklung eines Dekubitus. Zudem schätzt die Pflegefachperson die Einwirkung von Druck und Scherkräften auf den zu pflegenden Menschen ab. Wenn bei der initialen Risikoeinschätzung kein weiterer Handlungsbedarf besteht, wird keine differenzierte Risikoeinschätzung durchgeführt. Das initiale Screening wird wiederholt, wenn es zu Veränderungen beim zu pflegenden Menschen kommt.

Differenzierte Risikoeinschätzung

Hier führt die Pflegefachperson nun eine umfangreiche Hautinspektion am zu pflegenden Menschen durch. Zudem werden diverse Risikofaktoren, z. B. Mobilitätseinschränkungen, erhöhte Hautfeuchtigkeit etc. genauer betrachtet und erfasst.

Merke

Assessmentinstrumente können genutzt werden, sind aber vom Expertenstandard nicht empfohlen worden, da es keine wissenschaftlichen Belege für einen Vorteil des zu pflegenden Menschen gibt.

Wie viele Dekubitusklassifikationen und Kategorien gibt es?

Die Dekubitalulzera werden mittlerweile nach Dekubituskategorien unterteilt. Es gibt Unterteilungen in vier bis sechs Kategorien/Stadien. Je nachdem, welche Skala genutzt wird, gibt es kleinere Unterschiede. Die beiden bekanntesten Einteilungen von National Pressure Ulcer Advisory Panel (NPUAP) und im deutschsprachigen Raum ICD-10 sind im Gesundheitswesen ausschlaggebend (▶ Tab. 4.30).

Tab. 4.30 Vergleich der Dekubitusklassifikationen (Auszug nach DNQP)

Kategorie	NPUAP	ICD-10
Kategorie I/ Stadium I	• Haut ist noch intakt • Gewebe ist gerötet • Rötung lässt sich nicht wegdrücken (Fingertest)	• Intakte Haut • Druckzone mit nicht wegdrückbarer Rötung
Kategorie II/ Stadium II	• Es liegt ein Hautdefekt vor (Epidermis und Dermis sind geschädigt) • Es entsteht eine Abschürfung oder eine offene oder mit Flüssigkeit gefüllte Blase	• Dekubitus mit Abschürfungen • Teilverlust der Haut • Blasen

4

Tab. 4.30 Vergleich der Dekubitusklassifikationen (Auszug nach DNQP) *(Forts.)*

Kategorie	NPUAP	ICD-10
Kategorie III/ Stadium III	• Haut und Gewebe sind geschädigt (alle Hautschichten) • Subkutanes Gewebe wird sichtbar • Unterhöhlungen sind möglich • Nekrosen sind möglich	• Dekubitus mit Verlust aller Hautschichten • Nekrose des subkutanen Gewebes möglich • Nekrose kann bis auf die darunterliegende Faszie reichen
Kategorie IV/ Stadium IV	• Haut und Gewebe sind geschädigt (alle Hautschichten) und darüber hinaus werden Muskeln, Sehnen, Bänder und Knochen sichtbar	• Dekubitus mit Nekrose von Muskeln, Knochen sowie stützenden Strukturen
Keiner Kategorie/keinem Stadium zuzuordnen	• Vollständiger Gewebeverlust, durch Beläge oder Schorf im Wundbett bedeckt	
Vermutete tiefe Gewebsschädigung	• Livid/rötlich, lokalisierter Bereich von verfärbter intakter Haut aufgrund einer Schädigung des darunter liegenden Gewebes • Erst durch Freilegung des Gewebes ist die Schädigung ersichtlich	

(DNQP: Expertenstandard Dekubitusprophylaxe in der Pflege)

Was ist der Unterschied zwischen komprimierenden Kräften und Scherkräften im Rahmen der Dekubitusprophylaxe?

Tab. 4.31 Komprimierende Kräfte und Scherkräfte

Komprimierende Kräfte	Scherkräfte
• Das Gewebe wird senkrecht belastet	• Das Gewebe wird parallel belastet
• Der Druck wird von außen nach innen provoziert	• Es kommt zu einer Verschiebung der Gewebsschichten und dadurch zur Dehnung/Zerreißung der Blutgefäße im s.c.-Gewebe
• Beispiel: Falten im Bettlaken oder Krümel (außen) oder durch Knochen ohne darüberliegende Fettpolster (innen)	• Beispiel: Herabrutschen im Sessel

Entwickelt sich ein Dekubitus immer von oben nach unten?

Nein, ein Dekubitus entwickelt sich nicht generell von „oben nach unten" – es gibt kein „Fortschreiten". Sie können einen zu pflegenden Menschen nach einer 45°-Seitenpositionierung auf die andere Seite positionieren und je nach Druckverhältnissen ist bereits ein Dekubitus Kategorie II entstanden. Denn nicht die Dauer des Drucks ist der entscheidende Auslöser für einen Dekubitus, sondern die Höhe bzw. Stärke des Drucks. Je höher der Druck, desto mehr wird die Haut geschädigt. Teilweise reicht schon ein kurzer Zeitraum für eine Hautschädigung aus. Niedriger Druck für längere Zeit kann einen Dekubitus Kategorie I oder keinen Dekubitus produzieren.

Wie wird der Druck am Steiß verteilt, wenn eine Person sitzt bzw. liegt?

Zwischen diesen beiden Positionen gibt es deutliche Unterschiede in der Druckintensität und -stärke. Im **Sitzen ist der Druck 7-mal höher** als im Liegen. Aus diesem Grund sollten zu pflegende Menschen für maximal zwei Stunden (Richtwert) in die sitzende Position gebracht werden. Nach dem Sitzen sollte der Steiß mindestens eine Stunde entlastet werden. Ist die Mobilisation in einen Rollstuhl oder Stuhl für längere Zeit vorgesehen, sollten Sie unbedingt ein druckverteilendes Sitzkissen oder einen viskoelastischen Schaumstoff auf den Stuhl legen.

Was muss man bei der Freilagerung der Fersen beachten?

Bei der Freilagerung der Fersen ist darauf zu achten, dass man durch diese Maßnahme **keine anderen Körperstellen extrem belastet** bzw. einem Druck aussetzt, der die Blutzirkulation beeinträchtigt. Des Weiteren müssen Sie darauf achten, dass Sie durch die Fersenfreilagerung das **Knie nicht überstrecken.** Als Hilfsmittel zur Fersenfreilagerung können Sie ein Handtuch nutzen und dieses wie eine „Brezel“ aufrollen, ein kleines Kopfkissen nutzen oder spezielle fersenerhöhende Systeme anwenden.

Was ist der Unterschied zwischen einer Wechseldruckmatratze und einer Weichlagerungsmatratze?

Wechseldruckmatratze

- Sind „aktive“ oder „High-tech-Systeme“
- Die Haut (bestimmte Regionen) wird abwechselnd mit Druck belastet bzw. entlastet
- Die Matratze hat mehrere Luftkammern, die automatisch auf- und abgepumpt werden
- Das Körpergewicht der Person muss berücksichtigt werden
- Vor allem für zu pflegende Menschen geeignet, welche durch den gesundheitlichen Zustand einen vermehrten Positionswechsel nicht tolerieren

Weichlagerungsmatratze

- Generelle Druckentlastung der Haut durch Vergrößerung der Auflagefläche
- Die Haut wird besser durchblutet
- Gewichtsverteilung des Körpers wird auf der Matratze ausgeglichen
- Meistens Schaumstoffmatratzen
- Wenn zu pflegende Menschen in den Rollstuhl mobilisiert werden, sollte ebenfalls eine Schaumstoffsitzauflage angewendet werden

> **Vorsicht**
> Beim dauerhaften Einsatz der Matratzen kann es zu einer *Körperbildstörung* kommen, da die Person durch die Positionierung ihre Körpergrenzen nicht mehr richtig wahrnehmen kann.

Welche Matratzen und Auflagen kann man bei Säuglingen und Kindern zur Dekubitusprophylaxe benutzen?

Haut/Gewebe und Muskelstrukturen sind bei Kindern anders als beim Erwachsenen; es ist wichtig, die **richtigen Materialien** zu nutzen:

- **Schaumstoffauflage** → bei längerer Operation oder Liegedauer
- **Sitzpolster** aus Schaumstoff → bei längeren Sitzpositionen unterlegen
- Von Schaffellen (synthetisch/medizinisch, echt) wird abgeraten

- Keine Ringkissen oder wassergefüllte Handschuhe als Unterlage benutzen
- Bettlägerige mind. auf eine Schaumstoffmatratze wechseln

Vorsicht

Wenn Sie bei Säuglingen ein druckentlastendes System anwenden, dann ist dieses nur unter einem ständigen Monitoring durchzuführen, um die Gefahr des SIDS (sudden infant death syndrome, plötzlicher Kindstod, ▶ Kap. 4.11) frühzeitig zu erkennen.

4.6.2 Mund und Zähne pflegen

Wie geht man mit Zahnprothesen richtig um? Was muss man beim Einsetzen beachten?

- Die Zahnprothese mit Daumen und Zeigefinger fixieren und vorsichtig „wackeln", bis sich die Prothese löst
- Beim „Ausziehen" zuerst die obere Prothese entfernen, dann die untere, beim Einsetzen erst die untere einsetzen dann die obere (außer der zu pflegende Mensch ist es anders gewohnt!)
- Tragen Sie die Prothese **nur im Behälter zum Waschbecken** (Prothesenbecher, Glas)
- **Reinigungstabletten** für Prothesen **maximal dreimal die Woche** nutzen und maximale **Liegedauer** in der Lösung **beachten**
- Prothese **nach jeder Mahlzeit unter fließendem Wasser** von Essensresten befreien
- **Reinigen Sie alle Seiten der Prothese** unter klarem Wasser; es gibt auch spezielle Prothesenzahnbürsten mit größeren und kräftigeren Borsten
- In stationären Langzeitpflegeeinrichtungen die Zahnprothesen namentlich beschriften, um eine Verwechslung zu vermeiden

Vorsicht

Legen Sie beim Reinigen der Prothese immer einen Waschlappen ins Waschbecken oder füllen Sie Wasser hinein, so können Sie, falls die Prothese herunterfällt oder wegrutscht, Schäden/Brüche vermeiden.

Wie geht man mit Zahnspangen richtig um?

Feste Zahnspangen

Die Gefahr bei festen Zahnspangen ist, dass sich Beläge und Essensreste an den Drähten und Brackets absetzen. Deshalb sollte man die **Zähne nach jedem Essen reinigen.** Für feste Zahnspangen eignen sich vor allem **Interdentalzahnbürsten,** die sehr feine und dünne Bürstenköpfe haben, um die Zwischenräume der festen Bestandteile der Zahnspange zu reinigen. **Harte Nahrungsmittel** wie Äpfel sollten **mundgerecht zubereitet** werden, damit die Drähte beim Reinbeißen nicht kaputtgehen. Des Weiteren sollte man auf sehr klebrige Nahrungsmittel, z. B. Karamellbonbons und Kaugummis, verzichten.

Herausnehmbare Zahnspangen

Bei herausnehmbaren Zahnspangen benutzen Sie für die **Zahnpflege und für die Zahnspangenreinigung jeweils eine eigene Zahnbürste.** Legen Sie die Zahnspange in die vom Zahnarzt mitgegebene **Spangenbox,** da diese luftdurchlässig ist und eine Schimmelbildung der Zahnspange verhindert. Die herausnehmbare Zahnspange wird **einmal die Woche mit Reinigungstabletten** gereinigt. Ansonsten reicht es aus, die Zahnspange unter klarem Wasser mit der Zahnbürste zu reinigen. Fassen Sie die Zahnspange am Kunststoff an, um die Drähte nicht zu verbiegen.

Info
Für beide Zahnspangenarten gibt es spezielle „Orthobürsten", um Drähte und Brackets zu reinigen. Die Zahnbürsten haben „V-förmige" Borsten, sodass die Zahnbürsten deutlich besser durch die Drähte zu führen sind.

Welche Pflegemaßnahmen führt man durch, wenn ein zu pflegender Mensch eine Mukositis hat?

Eine Mukositis ist eine Entzündung der Mundschleimhäute, sie wird in vier verschiedene Schweregrade eingeteilt. Je nachdem, wie weit die Ulzerationen im Mund vorangeschritten sind, ist keine orale Nahrungsaufnahme mehr möglich. Die Schmerzen im Mundbereich sind sehr stark, sodass eine sanfte Mund- und Zahnpflege essenziell ist. Hierzu sollten **folgende Materialien genutzt bzw. Tipps beachtet** werden:

- Weiche Zahnbürste, Schaumstoffbürste
- Nicht reizende Fluorid-Zahnpasta
- Eiswürfel gegen Schmerzen
- Butter, um Borken zu lösen
- Keine Alkohollösung verwenden
- Keine Lemon-Sticks oder Glycerin benutzen (trocknen die Schleimhäute aus)
- Kein Ananas-/Zitronensaft oder Kamillenextrakt verwenden
- Kein saures, scharfes oder knuspriges Essen anbieten

Welche Pflegemaßnahmen helfen bei einer Xerostomie?

Xerostomie bedeutet **subjektive Mundtrockenheit.** Diese kann durch Flüssigkeitsmangel, Erkrankungen oder auch durch Medikamente verursacht werden. **Folgende Pflegemaßnahmen** können Sie bei dem zu pflegenden Menschen durchführen:

- Ausreichend Flüssigkeit zuführen oder eine engmaschige Mundpflege ermöglichen
- Mineralwasser mit Kohlensäure anbieten (speichelanregend)
- Frische Fruchtstückchen, Brotrinde, Trockenfleisch, zuckerfreien Kaugummi oder zuckerfreie Bonbons anbieten
- Eiswürfel aus Fruchtsäften zum Lutschen anbieten
- Nach ärztlicher Verordnung Speichelersatzlösungen einsetzen
- Ohrspeicheldrüse massieren und den zu pflegenden Menschen zu Kaubewegungen anregen

Wie erkennt man eine Soorinfektion im Mund?

Die Soorinfektion zeigt sich durch eine manifeste Infektion der Mundhöhle, des Lippenbereichs (Mundwinkel) oder des Rachenraums durch pathogene Hefen (Candida albicans). Erkennen kann man sie durch das Leitsymptom, den **weißen, abstreifbaren Belag,** unter dem sich **eine hochrote, leicht blutende Schleimhaut** befindet. Der zu pflegende Mensch äußert vor allem **Missempfindungen** (Geschmacksstörungen) und **Schmerzen.**

4

Welche pflegerischen Maßnahmen kann man bei einem Mundsoor durchführen?

Bei einer Soorinfektion im Mundbereich ist es wichtig, zwei Komponenten in der Mundpflege zu berücksichtigen: die Reinigung der Zungenbeläge und die Reinigung der Mundschleimhaut.

Zungenbeläge

- Mechanisch (mit einer weichen Zahnbürste) reinigen
- Mineralwasser mit Kohlensäure zur Mundpflege nutzen
- Geschmacksneutrale, kaltgepresste Öle, z. B. Rapsöl, Sonnenblumenöl, mehrmals täglich auf die Zunge auftragen, einwirken lassen, anschließend den Belag vorsichtig entfernen

Mundschleimhaut

- Einmalprodukte bei der Mundpflege verwenden
- Antimykotika nach ärztlicher Anordnung einsetzen (auch bei Zahnprothesen mit angepassten Reinigungstabletten mit Wirkstoff möglich)
- Getränke und Speisen anpassen: keine säurehaltigen Getränke und Speisen, keine harten/spitzen Speisen, keine heißen Getränke und Speisen

Info

Kortisonhaltige Medikamente zur Inhalation fördern die Infektanfälligkeit der Mundhöhle. Daher sollte der Betroffene nach der Inhalation den Mund spülen und die Inhalation sollte mindestens 30 Minuten vor der Mahlzeit stattfinden.

Welche Maßnahmen sind im Rahmen der Parotitisprophylaxe sinnvoll?

Eine Parotitis ist eine Entzündung der Ohrspeicheldrüse. Diese können Sie mit den folgenden Maßnahmen verhindern und den Speichelfluss anregen:

- Kautätigkeit anregen → Fruchtgummi, Trockenfrüchte nutzen
- Ausreichende Flüssigkeitsaufnahme gewährleisten
- Ohrspeicheldrüse massieren
- Bei Nahrungskarenz können Lebensmittel in Gaze gewickelt und dann gekaut werden oder zu Kaubewegungen animieren
- Eiswürfel lutschen lassen oder saure Bonbons wählen

Welche speziellen Pflegemaßnahmen führt man bei Aphthen, Rhagaden und Herpes labialis durch?

Aphthen

Aphthen sind rundliche schmerzhafte Erosionen der Mundschleimhaut, es wird ein **lokal anästhesierendes Gel** nach ärztlicher Anordnung auf die Aphthen aufgetragen.

Rhagaden

Rhagaden sind Einrisse an der Haut, vor allem an den Mundwinkeln/Nasenschleimhaut. Die Einrisse werden mit einem **Fettstift für Lippen** behandelt.

Herpes labialis

Herpes labialis ist eine Virusinfektion an den Lippen. Die Infektion wird mit einer **Feuchtigkeitscreme** behandelt, durch die die Lippen feucht und geschmeidig gehalten werden. **Aciclovirhaltige Salben** werden nach ärztlicher Anordnung zur Linderung von Schmerzen und Juckreiz eingesetzt.

Welche Maßnahmen sind zur Kariesprophylaxe bei Säuglingen und Kindern sinnvoll?

Karies ist eine Erkrankung der Zahnhartsubstanz, die unbehandelt zum Zahnverlust führen kann. Gefährdet sind vor allem Säuglinge und Kinder. Daher sollten folgende Maßnahmen zur Kariesprophylaxe berücksichtigt werden:

- **Nicht zu viele Süßigkeiten, kein dauerhaftes Nuckeln an Flaschen**
- **Schnuller/Löffel nicht von den Eltern ablecken lassen,** sonst werden Keime von den Erwachsenen auf das Kind übertragen
- **Fluorid** bis zum Durchbruch des ersten Zahns nur in Form von Tropfen oder Tabletten verabreichen, danach ist eine flouridhaltige Zahnpasta in der Anwendung sinnvoll
- **Nachputzen** der Zähne durch einen Erwachsenen mindestens bis zum 3. Lebensjahr, möglichst bis zum 7. Lebensjahr gewährleisten
- **Vorbildfunktion** nutzen und sich selbst nach jedem Essen die Zähne putzen

Was kann man tun, wenn der zu pflegende Mensch die Mundpflege verweigert?

Ein sensibler Umgang mit dem Betroffenen steht an oberster Stelle. Informieren Sie ihn über Ihr Vorhaben, die Wichtigkeit der Mund- und Zahnpflege und die Folgen fehlender Mundhygiene. Nehmen Sie sich Zeit, bereiten Sie die Materialien in Ruhe vor und versuchen Sie dann, die Mundpflege durchzuführen. Öffnet der zu pflegende Mensch den Mund nicht, können Sie einmal am Tag ein Mundgel auftragen (wahlweise Kamillosan nach ärztlicher Anordnung). Für das Auftragen des Gels nutzen Sie entweder Ihren Finger (mit Handschuh), Wattestäbchen, Dentalswabs oder Gaze.

Vorsicht

Keine gewaltsame Öffnung des Munds! Wenn der zu pflegende Mensch den Mund nicht öffnet, reinigen Sie nur die Außenflächen der Zähne, wenn der Betroffene dies zulässt.

Welche Zahnbürsten sollten bei Säuglingen und Kleinkindern genutzt werden?

- Für Säuglinge gibt es für die ersten Zähne eine **Kombination aus Beißring und Zahnbürste.** Wenn die Zahnpflege früh begonnen wird, kann der Säugling sich an die Zahnbürste gewöhnen und den Umgang mit der Zahnpflege üben
- Bei Kleinkindern sollten Zahnbürsten genutzt werden, die einen **kleineren Bürstenkopf** haben, um den Mundbereich gründlich reinigen zu können. Die kleinen Bürstenköpfe können im Mund gedreht und gewendet werden, ohne Verletzungen zu verursachen. Zudem haben die Zahnbürsten einen dickeren Griff, sodass die Zahnbürste besser festgehalten werden kann.

Was ist mit „angepassten Zahnbürsten" gemeint? Bei wem werden sie angewendet?

Mittlerweile gibt es viele Hilfsmittel zur Mund- und Zahnpflege. Vor allem bei den Zahnbürsten gibt es **speziell für ältere Menschen angepasste Zahnbürsten,** die durch ihre Veränderungen die Zahnpflege erleichtern.

Zahnbürstenkopf

- Zahnbürste mit weichen Nylonborsten und abgerundeten Borstenenden nutzen (verhindert Verletzungen)
- Bürstenkopf soll klein/abgerundet sein

- Spezielle Drei-Kopf-Zahnbürste
- Wenn vorhanden elektrische Zahnbürsten nutzen

Mit einem angepassten Zahnbürstenkopf fällt es älteren Menschen leichter, die Zahnpflege selbstständig durchzuführen. Durch die Drei-Kopf-Zahnbürste kann der zu pflegende Mensch gleichzeitig alle drei Flächen der Zähne reinigen und muss sich nicht so anstrengen. Des Weiteren ist es mit den drei Köpfen einfacher, sich, je nach eingeschränkter Motorik, die Zähne zu putzen.

Zahnbürsten mit handlichem Griff

- Ein dickerer/handlicher Griff erleichtert den zu pflegenden Menschen das Halten der Zahnbürste
- Schaumgummi nutzen und an den Griff anbringen
- Gummiball oder Tennisball aufschneiden und über den Zahnbürstengriff ziehen
- Schlaufen basteln, um eine Fixierung der Hand zu ermöglichen

Wie kann man Dentalswabs bei der Mundpflege einsetzen?

Dentalswabs (▶ Abb. 4.7) eignen sich als Träger für Gels und Sprays. Sie werden vor allem **in der Palliativpflege** eingesetzt, um die Befeuchtung der Mundschleimhaut zu gewährleisten. Des Weiteren werden sie genutzt, um dem zu pflegenden Menschen Geschmacksstoffe wie Lieblingsgetränke, Tees oder Säfte zuzuführen. Dadurch wird das *Wohlbefinden des Betroffenen deutlich gesteigert.*

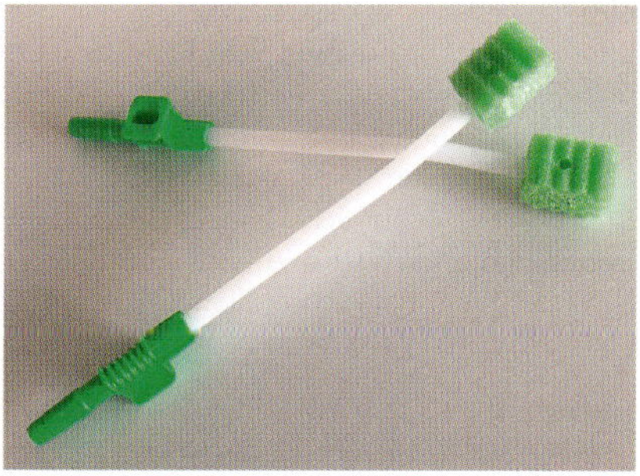

Abb. 4.7 Dentalswabs [O1080]

Wie kann die Zunge gereinigt werden?

Viele zu pflegende Menschen reinigen ebenfalls ihre Zunge im Rahmen der Mundpflege. Die Zungenpflege wird zweimal täglich nach der Zahnpflege durchgeführt. Hierzu können Sie spezielle Instrumente wie den Zungenschaber oder spezielle Aufsätze der elektrischen Zahnbürste nutzen. Reinigen Sie die Zunge des Betroffenen von hinten nach vorne. **Nicht zu weit hinten auswischen,** durch die Berührung des weichen Gaumens und des Zäpfchens kann es zum Würge- und Brechreiz kommen. Abschließend wird der Mundraum mit lauwarmem Wasser oder einem personenbezogenen Mundpflegemittel ausgespült.

Was muss man beim Auswischen der Mundhöhle beachten?

- Zum Eigenschutz **Handschuhe** tragen
- **Mundpflegelösung ausdrücken,** sodass sich die Person nicht an der Lösung verschlucken kann
- **Klemme vollständig mit der Kompresse umwickeln,** sodass keine Verletzungen entstehen können
- Mundhöhle **von hinten nach vorne** auswischen
- Für jedes Wischen einen neuen Tupfer anwenden

- **Nicht zu weit hinten auswischen,** durch die Berührung des weichen Gaumens und des Zäpfchens kann es zum Würge- und Brechreiz kommen

Vorsicht

Den Finger nicht in die Mundhöhle einführen → Gefahr des Beißens, eine daraus resultierende Verletzung kann nicht ausgeschlossen werden.

4.7 Ernährung

Was sind Makronährstoffe und wie werden sie gespalten?

Makronährstoffe sind **Eiweiße, Kohlenhydrate und Fette**. Sie sollten dem Körper ausgewogen zugeführt werden.

- Kohlenhydrate: 50–65 %
- Fette: 20–30 %
- Eiweiße: 15–25 %

Kohlenhydrate werden durch **Alpha-Amylasen** bereits in der Mundhöhle gespalten. Im Pankreas kommen **Amylase, Saccharase und Laktase** hinzu. Im Leer- und Krummdarm wird das Enzym **Maltase** noch hinzugefügt. Aus den gespaltenen Kohlenhydraten entstehen Glukose, Fruktose und Galaktose, die vom Körper resorbiert werden können.

Eiweiße werden erst im Magen durch das Enzym **Pepsin** gespalten. Im Zwölffingerdarm werden dann **Trypsinogen** und **Chymotrypsin** hinzugegeben. Im Leer- und Krummdarm kommen noch **Peptidasen** hinzu, sodass der Körper das Endprodukt der Aminosäuren verstoffwechseln kann.

Die *Fette* werden auch erst im Magen gespalten. Hierzu wird das Enzym **Lipase** in geringen Mengen abgegeben, im Zwölffingerdarm kommt erneut Lipase in größerer Menge hinzu, sodass die Fette in Fettsäuren und Glycerin aufgespalten werden. Diese Endprodukte werden vom Körper resorbiert.

Was sind Mikronährstoffe und welche Funktion haben sie?

Mikronährstoffe sind **Vitamine, Spurenelemente und Mineralstoffe**. Die Mikronährstoffe müssen dem Körper über die Nahrung zugeführt werden.

- **Vitamine** werden ihrer Löslichkeit nach eingeteilt. Es gibt wasserlösliche und fettlösliche Vitamine. Die fettlöslichen Vitamine sind A, D, E, K (Eselsbrücke: EDEKA) und die wasserlöslichen Vitamine sind B_1, B_2, B_6, B_{12} und C. Vitamine sind an vielen wichtigen Prozessen im Körper beteiligt, z. B. Gerinnung, Proteinsynthese oder als „Helfer" der Enzyme.
- **Mineralstoffe** sind Chlorid, Kalium, Kalzium, Magnesium, Natrium und Phosphor. Sie sind wichtig für den **Elektrolythaushalt** und **pH-Wert des Körpers.**
- **Spurenelemente** sind Aluminium, Chrom, Eisen, Kobalt, Kupfer, Mangan, Nickel, Selen und Zink. Sie sind nur in geringen Mengen im Körper enthalten. Sie sind an verschiedenen lebenswichtigen Stoffwechselprozessen, z. B. der Blutbildung, beteiligt.

Welchen Unterschied gibt es zwischen Grund- und Energieumsatz bei den verschiedenen Altersgruppen?

Erwachsene

Der *Grundumsatz* ist der Energiebedarf, den der Körper **in Ruhe** und bei angenehmer **Raumtemperatur** benötigt.

Der *Leistungsumsatz* ist der Energiebedarf, der entsteht, wenn sich die Person **körperlich anstrengt und bewegt.** Dieser Wert schwankt sehr stark und ist bei jeder Person individuell zu beurteilen. Hierzu eignet sich der „Physical Activity Level" (PAL), dabei wird das Ausmaß der körperlichen Aktivität berücksichtigt.

Der *Gesamtenergiebedarf* ergibt sich aus dem Grundumsatz und dem Leistungsumsatz.

Info
Die durchschnittlichen Richtwerte für die Energiezufuhr in kcal/Tag können auf der Internetseite der DGE eingesehen werden.

Kinder

Bei Kindern wechselt der Nährstoffbedarf **je nach Entwicklungsstand und Wachstumsschub.** Aus diesem Grund haben Kinder einen höheren Energie- und Flüssigkeitsumsatz pro Kilogramm Körpergewicht.

Ältere Menschen

Der Körper hat einen verlangsamten Stoffwechsel und die Muskelmasse nimmt deutlich ab. Daraus resultiert der **verminderte Grundumsatz.** Die Bewegungen und Aktivitäten werden weniger, sodass sich auch der **Leistungsumsatz reduziert.** Diese Veränderungen müssen bei der Berechnung berücksichtigt werden.

Gibt es die Geschmacksrichtung Umami wirklich?

Ja. Umami ist die fünfte Geschmacksrichtung neben süß, sauer, salzig und bitter. Mit Umami kann man Glutamate im Essen analysieren und schmecken.

Wie können Säuglinge im ersten Lebensjahr ernährt werden?

Im ersten Lebensjahr gibt es die Möglichkeit, das Kind mit **Muttermilch** zu ernähren/zu stillen oder einen Muttermilchersatz zu füttern (▶ Tab. 4.32).

Info
In der Bundesrepublik Deutschland ist die Werbung für Pre-Milch und Folgemilch vom Gesetzgeber eingeschränkt; es muss erwähnt werden, dass Stillen das Beste für das Kind ist.

Tab. 4.32 Ernährung im ersten Lebensjahr

Merkmale	Muttermilchernährung	Säuglingsanfangsnahrung
Nahrung	• Muttermilch	• Pre-Nahrung • 1-Nahrung • Hydrolysatnahrung (HA-Nahrung) wird nur bei Allergien und nach Rücksprache mit dem Arzt eingesetzt
Zubereitung	• Stillen bedarf keiner Zubereitung • Abgepumpte Muttermilch wird über die Flasche verabreicht; die Muttermilch muss dann im Vorhinein erwärmt werden	• Pulvernahrung mit frischem Trinkwasser zubereiten • Flaschennahrung immer frisch zubereiten (direkt vor der Mahlzeit) • Maximal auf 40 Grad erwärmen • Reste verwerfen • Flaschen und Sauger unter heißem Wasser, mit etwas Geschirrspülmittel und einer Flaschenbürste reinigen und trocknen lassen, einmal in 24 Stunden auskochen
Vorteile	• Ist die natürlichste Ernährungsform des Säuglings • Geeignetste Ernährungsform, da die Zusammensetzung auf die Bedürfnisse des Säuglings abgestimmt ist • In der Muttermilch sind Substanzen, die die Immunabwehr des Kindes stärken • Schützt den Säugling vor Infektionen • Immer verfügbar und kostenlos • Richtig temperiert • Präventionsfaktor für den plötzlichen Säuglingstod (▸ 4.11) • Stärkung der Bindung zur Mutter • Geringeres Risiko für Brustkrebs der Mutter	• Verabreichung der Nahrung unabhängig von der Mutter möglich
Nachteile	• Nur die Mutter kann stillen • Bei Entzündungen/Wundsein der Brustwarzen sehr schmerzhaft	• Teuer • Keine positiven Auswirkungen auf die Immunabwehr • Säugling kann unter-/überernährt werden
Zusammenhang mit Beikost	• Ab der 17. Lebenswoche beginnen/spätestens 26. Lebenswoche • Bei Verabreichung von Beikost kann trotzdem weiter gestillt werden	• Ab der 17. Lebenswoche beginnen/spätestens 26. Lebenswoche • 2er-Nahrungen/Folgenahrung wird erst angewendet, wenn das Kind Beikost erhält

4

Welche Beikost kann man ab welchem Zeitpunkt einsetzen?

Tab. 4.33 Zeitpunkte der Beikosteinführung

Beikostablauf	Art der Nahrung	Zeitpunkt
Erster Brei	Gemüse-Kartoffel-Fleisch-Brei	ab dem 4. Lebensmonat
Zweiter Brei	Milch-Getreide-Brei	ab dem 5. Lebensmonat
Dritter Brei	Getreide-Obst-Brei	ab dem 6. Lebensmonat
Brotmahlzeit/ Familienkost	Zunächst Brot, dann Übergang zu den 3 Mahlzeiten (Frühstück, Mittagessen und Abendessen) und zwei Zwischenmahlzeiten	ab dem 9./10. Lebensmonat

Eine Beikost pro Monat ersetzt jeweils eine Milchmahlzeit. Die Breimahlzeit sollte mit einem Löffel und nicht über eine Flasche oder Becher verabreicht werden. Zudem sollte die Beikost abwechslungsreich angewendet werden, um positive Geschmacksprägungen zu unterstützen. Auf Salz und Zucker bei der Herstellung verzichten.

Warum dürfen Säuglinge im ersten Lebensjahr keinen Honig essen?

Das **Botulismusrisiko** ist für Säuglinge zu hoch. Der Krankheitserreger Clostridium botulinum, der als Verunreinigung in Honig auftreten kann, führt beim Säugling bereits bei kleinen Mengen zur Darmlähmung. Im Darm vermehren sich die Erreger, sodass die Erreger in den Blutkreislauf eintreten und es zu weiteren Lähmungserscheinungen kommen kann. Unbehandelt kann es zum **Atemstillstand** und zum **Tod** des Säuglings kommen.

Worauf müssen Schwangere in der Ernährung achten?

- Der **Vitamin- und Mineralstoffbedarf steigt:** mehr Gemüse, Obst und Fisch essen
- Der **Kalorienbedarf steigt erst zum Ende der Schwangerschaft:** 200–300 kcal mehr = 1 Scheibe Vollkornbrot
- Der **Eisenbedarf verdoppelt** sich, dieser kann über Fleisch, Vollkornprodukte, grünes Gemüse substituiert werden
- **Folsäure** ist in den ersten 3 Monaten zusätzlich zu substituieren
- **Jod** ist in der gesamten Schwangerschaft zuzuführen
- Die Schwangere sollte **regelmäßig essen und sich gesund ernähren,** eine gesunde Mischkost besteht aus 3 Hauptmahlzeiten und 2 Zwischenmahlzeiten
- Ausreichend Flüssigkeit substituieren, v. a. Wasser oder ungesüßten Tee (CAVE: vorsichtiger Umgang mit Kaffee und schwarzem Tee)

Vorsicht

Schwangere sollten während der gesamten Schwangerschaft auf folgende Lebensmittel verzichten:

- Rohe und geräucherte Lebensmittel (Wurst, Fleisch, Fisch [Sushi], Schinken)
- Rohmilchprodukte
- Rohe Eier

Die Lebensmittel können zu einer Toxoplasmose oder Listeriose führen.
Zudem sollten schwangere und stillende Frauen auf Alkohol und Nikotin gänzlich verzichten.

Wie verändert sich die Ernährung physiologisch im Alter (> 65 Jahre)?

- Im Alter **nimmt der Grundumsatz ab** (s. o.)
- Ballaststoffreiche Lebensmittel werden häufig aufgrund von Schluck- und Kaubeschwerden vermieden → **Obstipationsgefahr**
- Die Proteinzufuhr (Fleisch) wird durch **Appetitmangel** reduziert
- Lebensmittel mit hohem Fettanteil (Geschmacksträger) oder zuckerhaltige Produkte sollten als Appetitanreger eingesetzt werden
- **Kleine Mahlzeiten** anbieten (dafür häufiger am Tag)
- **Mikronährstoffe substituieren**

Wie kann man die Mahlzeitengestaltung bei zu pflegenden Menschen fördern und die Nahrungsaufnahme sichern?

Verpflegungskonzept:

- Speiseplan aushängen und den zu pflegenden Menschen selbst wählen lassen
- Nach Möglichkeit Buffetform wählen, sodass jeder immer neu wählen kann, worauf er gerade Lust hat
- Lieblingsgetränke und -essen zubereiten

Essenszeiten und Rituale:

- Snacks und viele Zwischenmahlzeiten ermöglichen
- Essenszeiten großzügig planen, sodass individuelle Essenszeiten möglich sind

Anregung der Sinne:

- Dem zu pflegenden Menschen im Speisesaal Orientierung geben, z. B. er riecht bereits das Mittagessen und hört das Essen ausgeteilt wird, ausreichend Gewürze auf den Tisch stellen, sodass der Betroffene das Essen auch schmecken kann

Ambiente und Tischgestaltung:

- Buntes Geschirr nutzen
- Lieblingstasse hinstellen
- Fingerfood (mundgerecht und ohne Besteck zu verzehren)
- Passende Hilfsmittel, z. B. rutschfeste Unterlagen oder Trinkhilfen bereitstellen

Gesellschaft fördern:

- Mehrere zu pflegende Menschen zum Essen zusammensetzen
- Feste Plätze ermöglichen
- Die Pflegefachpersonen unterstützen das Essen in der Gemeinschaft oder setzen sich bei einzelnen zu pflegenden Menschen dazu

Welche Kostformen gibt es in den Gesundheitseinrichtungen?

Tab. 4.34 Kostformen

Kostform	Merkmale
Vollkost	• Vollwertige Ernährung nach den 10 Regeln der gesunden Ernährung • Keine Einschränkungen
Leichte Kost/ Schonkost	• Ballaststoffarme Kost • Keine blähenden Lebensmittel (Kohl, Zwiebel) • Scheibe Weißbrot/Marmelade
Diabeteskost	• Lebensmittel, die den Blutzucker langsam ansteigen lassen • Vollkornprodukte • Gemüse und Salat

Tab. 4.34 Kostformen *(Forts.)*

Kostform	Merkmale
Kalorienreiche Kost	• Trinknahrung • Lebensmittel, die mit Sahne und Butter angereichert werden
Laktosefreie Kost	• Bei laktoseintoleranten zu pflegenden Menschen • Keine Milchprodukte/Fertigprodukte
Pürierte Kost	• Bei Schluckstörungen wird die Kost zerkleinert/püriert und in Breiform angerichtet • Es gibt verschiedene Abstufungen der pürierten Kost, je nach Dysphagie, z. B. Breikost, weiche Kost mit kleinen Stücken
Wunschkost	• Die Essenswünsche des zu pflegenden Menschen werden in der Küche umgesetzt
Ohne Schweinefleisch	• Für muslimische zu pflegende Menschen
Vegetarische Kost	• Für Personen, die auf Fleisch verzichten, aber neben pflanzlichen Produkten auch Milchprodukte essen
Vegane Kost	• Für Personen, die gänzlich auf tierische Produkte verzichten

Was muss man bei der Flüssigkeitszufuhr beachten?

Hier wird zunächst das **Trinkverhalten** vom zu pflegenden Menschen **beurteilt,** indem ein vermindertes Durstgefühl *(Adipsie)* oder eine vermehrte Flüssigkeitsaufnahme *(Polydipsie)* der Person aufgezeigt wird. Um die genaue Flüssigkeitszufuhr festzustellen, führen Sie ein **Trinkprotokoll,** in das die getrunkene Flüssigkeitsmenge über 3–5 Tage eingetragen wird. Je nach Menge können Sie nun bei einer Adipsie das Trinkverhalten anregen oder die Flüssigkeitszufuhr bei einer Polydipsie einschränken.

Welche Trinkhilfen kann man im Alltag anwenden?

Mittlerweile gibt es viele Trinkgefäße und Trinkhilfen (▶ Abb. 4.8), die älteren und geistig eingeschränkten Menschen helfen, genügend zu trinken.

- Becher oder Tassen mit **zwei Henkeln** zum besseren Festhalten
- Becher oder Tassen mit **großen Henkeln**
- Becher mit **Gummimanschetten,** die das Wegrutschen verhindern
- **Dysphagie-Tassen,** die ein Trinken auch bei gesenktem Kopf zur Brust ermöglichen

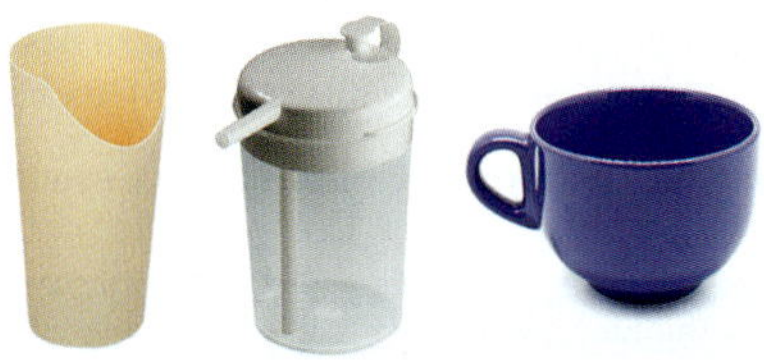

Abb. 4.8 Verschiedene Trinkhilfen [V143]

- Becher mit **konisch geformtem Innenraum** führen dazu, dass die Flüssigkeit leichter an den Rand läuft, ohne den Kopf viel bewegen zu müssen
- **Trinkhalme** (mit Halterung am Glas/Becher) fördern die selbstständige Aufnahme von Flüssigkeiten
- Wenn der zu pflegende Mensch es gewohnt ist, aus der Flasche zu trinken, diese Art von Flüssigkeitszufuhr zulassen

Welche unterschiedlichen Ernährungssonden gibt es?

Sonden sind röhrenförmige, elastische Instrumente aus Kunststoff zum Einführen in Hohlorgane zu diagnostischen oder therapeutischen Zwecken. Die unterschiedlichen Sonden werden nach ihrer Stelle am Organ und dem passenden Zugang benannt (▶ Tab. 4.35).

Tab. 4.35 Unterschiede der Ernährungssonden

Sonde/Zugang	Indikationen	Aussehen/Besonderheiten	Pflegemaßnahmen
Magensonde (nasal/oral)	• Diagnostische Untersuchung des Magensafts • Als Ablaufsonde zur Entlastung des Magen-Darm-Trakts nach Operationen • Schluckstörung (Aspirationsprophylaxe) • Zur Schienung von Anastomosen • Einbringen von Medikamenten, Kontrastmittel • Zur kurzfristigen Sondenernährung • Magenspülung	• Einlumig, dünnlumig zur Ernährung, doppellumig zur Magenspülung • 40–60 cm lang bei Kindern • 90–110 cm bei Erwachsenen • Säuglinge und Kleinkinder 5 Charrière • Kinder 8–10 Charrière • Erwachsene > 12 Charrière • Material: PVC einmaligen Anwendung, Polyurethan oder Silikon zur langfristigen Anlage • Die Sonde kann von Pflegefachpersonen gelegt werden	• Täglich Pflaster wechseln, um Druckstellen am Nasenrücken/Wange zu vermeiden • Nasen- oder Mundpflege (je nach Fixierungsort) durchführen und Schleimhäute feucht halten • Lage der Sonde vor jeder Verabreichung von Nahrung oder Medikamenten prüfen **Entlastungssonden:** • Magensaft auf Menge, Farbe, Beimengungen prüfen • Abflussbeutel/Sekretbeutel unterhalb der Bettkante befestigen
Dünndarmsonde (nasojejunal/orojejunal)	• Gewinnung von Duodenalsaft • Einbringen von Medikamenten • Entlastung des Magens	• Einlumig oder mehrlumig • Sehr dünn • > 120 cm lang • Sonde wird mit einem Führungsdraht eingeführt • Werden endoskopisch oder unter Durchleuchtung vom Arzt gelegt	• Täglich Pflaster wechseln, um Druckstellen am Nasenrücken/Wange zu vermeiden • Lage der Sonde vor jeder Verabreichung von Nahrung oder Medikamenten prüfen • Nasen- oder Mundpflege (je nach Fixierungsort) durchführen • Ein- und Ausfuhr bilanzieren **Entlastungssonde:** • Dünndarmsekret auf Farbe, Menge und Beimengungen beobachten

4

Tab. 4.35 Unterschiede der Ernährungssonden *(Forts.)*

Sonde/Zugang	Indikationen	Aussehen/Besonderheiten	Pflegemaßnahmen
PEG (perkutane endoskopische Gastrostomie)	• Langandauernde Schluckstörung • Langandauernde Passagenstörung • Zur längerfristigen Sondenernährung	• 30–40 cm lang • Polyurethanschlauch mit Rückhalteplatte • Wird vom Arzt während einer Magenspiegelung gelegt	• Vor und nach jeder Mahlzeit mit 20 ml klarer Flüssigkeit an- bzw. durchspülen (beim Kleinkind/Säugling Flüssigkeit reduzieren) • Mindestens alle 8 Stunden mit 20 ml anspülen • Sonde täglich von der Halteplatte lösen und den Schlauch um 180°–360° bewegen, um ein Anwachsen an der Bauchdecke zu verhindern • Verkrustungen lösen • Bei Neuanlage erster Verbandwechsel durch den Arzt • Verbandwechsel nach aseptischem Standard des Hauses in den ersten 10 Tagen durchführen, dann nur noch alle 2–3 Tage bis zur vollständigen Abheilung des Stomakanals • Reinigung der Wunde nur mit Wasser oder NaCl 0,9 %
PEJ (perkutane endoskopische Jejunostomie)	• Umgehung des Magens, z. B. bei Passagenstörungen • OP am Magen (Gastrektomie)	• 60–120 cm lang • Polyurethan oder Silikon • Wird vom Arzt während einer Dünndarmspiegelung gelegt	• Bei Verabreichung der Nahrung auf die richtige Sondenkost achten: Eiweiße müssen vorverdaut sein, Magen wird übersprungen • Hygienisch einwandfrei verabreichen

Tab. 4.35 Unterschiede der Ernährungssonden *(Forts.)*

Sonde/Zugang	Indikationen	Aussehen/Besonderheiten	Pflegemaßnahmen
JET-PEG	• Starker Reflux • Hohe Aspirationsgefahr • PEG-Anlage nicht möglich	• Über den gastralen Zugang wird eine Sonde in den Dünndarm vorgeschoben • Zweiteilige Sonde • Ein Schenkel liegt im Magen (zur Medikamentengabe und Entlastung des Magens) • Der zweite Schenkel zur Ernährung liegt im Dünndarm • Wird vom Arzt endoskopisch gelegt	• **CAVE:** Diese Sonde darf nicht gedreht werden, damit sich der längere Schenkel im Dünndarm nicht verknoten kann • Verkrustungen lösen • Bei Neuanlage erster Verbandwechsel durch den Arzt • Verbandwechsel nach aseptischem Standard des Hauses für mind. 10 Tage
FKJ (Feinnadelkatheter-Jejunostomie)	• Magenteilresektion • Gastrektomie	• Halteplatte an Hautoberfläche angenäht • Fäden werden erneuert/nicht dauerhaft entfernt • Die Dünndarmschlinge wird an die Bauchdecke angenäht und fixiert • Die Sonde wird über einen Stomakanal in der Hautoberfläche direkt in die Dünndarmschlinge eingeführt • Wird operativ vom Arzt angelegt	• **Sonde nicht bewegen!** • Sonde alle 6 Stunden mit (stillem) Mineralwasser spülen • Halteplatte mit sterilem Tupfer vorsichtig reinigen • Nahrung mit langsamer Geschwindigkeit einlaufen lassen, da keine Reservoirfunktion wie im Magen vorhanden ist

Was ist ein Gastrotube/Stomabutton?

Beim Gastrotube und Stomabutton handelt es sich um sogenannte **Austauschsonden** (▶ Abb. 4.9), diese können somit leicht erneuert werden. Sowohl ein Gastrotube als auch Stomabutton werden mithilfe eines Ballons im Magen mit Aqua dest. geblockt, sie benötigen keinen Verband auf der Hautoberfläche. Mit dem System kann man problemlos duschen und die Haut mit warmem Wasser reinigen. Der Wechsel ist durch den verheilten Stomakanal in der Bauchdecke auch zu Hause nach erfolgreicher

Anleitung ohne medizinisches Personal möglich. Der Gastrotube ist ab der Halteplatte etwas länger und das Schlauchsystem ähnelt einer PEG. Der Stomabutton ist minimalistisch angelegt und kaum zu erkennen. Das erhöht die Lebensqualität bei Kindern sowie sehr jungen zu pflegenden Menschen. Beide Varianten werden zur intermittierenden Nahrungsverabreichung und Medikamentengabe eingesetzt.

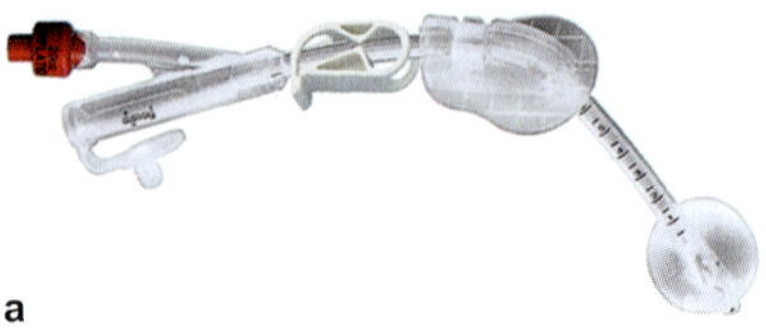

a

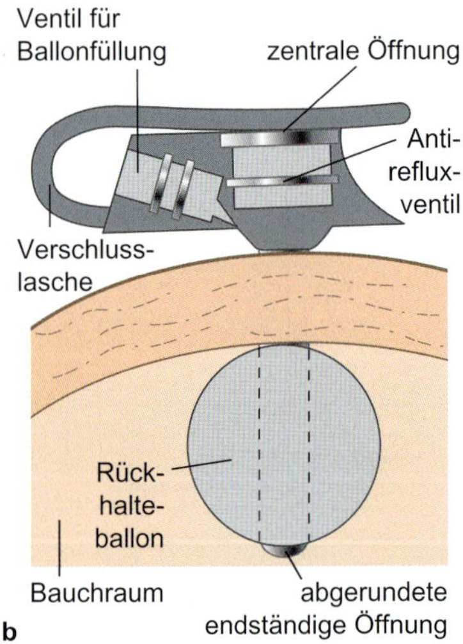

b

Abb. 4.9 a) Gastrotube und b) Stomabutton

Werden alle Medikamente einzeln über Ernährungssonden verabreicht?

Ja. Nutzen Sie die Pausen zwischen den Sondierungen der Nahrung, um die Medikamente zu verabreichen. Wenn Sie **Arzneimittel mischen, kann dies zu Inaktivierung und chemischen Veränderungen führen.** Damit die Medikamente im Schlauchsystem nicht aufeinandertreffen oder die Sonde verstopfen, ist es wichtig, dass Sie zwischen den Medikamenten 10 ml Mineralwasser ohne Kohlensäure verabreichen. Bei Säuglingen wird die Wassermenge reduziert. Säurehaltige Flüssigkeiten oder Früchtetees können zur Ausflockung der Nahrung führen. Achten Sie beim Stellen der Medikamente darauf, dass nach Möglichkeit die Tropfenform als Applikationsform genutzt wird und besprechen Sie dies mit dem anordnenden Arzt. Schauen Sie vor der Verabreichung nach, ob das Medikament gemörsert werden darf (▶ Kap. 5.2).

Vorsicht

Dokumentieren Sie die genaue Flüssigkeitsmenge bei zu pflegenden Menschen, die bilanziert werden.

Welche unterschiedlichen Sondenkostformen gibt es?

Tab. 4.36 Sondenkostformen und ihr Energiegehalt

Sondenkostform	Energiegehalt
Hochkalorisch	> 1,0 kcal/ml
Isokalorisch	= 1,0 kcal/ml
Hypokalorisch	< 1,0 kcal/ml

Info
Es gibt viele verschiedene spezielle Sondenkostformen, die Sie individuell für den Betroffenen auswählen können, z. B. wenn er an einer Leber- oder Nierenerkrankung leidet. Des Weiteren achten Sie bei Dünndarmsonden auf vorverdaute Sondenkostformen.

Warum haben zu pflegende Menschen nach der Gabe von Sondenkost häufig Durchfall?

Sondennahrung hat, im Gegensatz zur oralen Nahrung, eine **sehr hohe Osmolarität, weniger Ballaststoffe und einen hohen Laktosegehalt.** Wenn nun die Sondenkost zu schnell verabreicht wird, sodass der Magen-Darm-Trakt es nicht schafft, die Nahrung bei der hohen Geschwindigkeit ausreichend zu verstoffwechseln, reagiert die Person mit Durchfall. Des Weiteren können zu hohe Laufraten, die falsche Sondennahrung, eine gleichzeitige Verabreichung von Medikamenten und unhygienisches Arbeiten zu Durchfall führen.

Welche Applikationsform wird bei der Verabreichung von Sondenkost genutzt?

Bei der Verabreichung nutzen Sie eine **elektrische Pumpe** (Peristaltikpumpe). Sie unterliegt in den Gesundheitseinrichtungen der *Medizinproduktebetreiberverordnung.* Mit der Pumpe kann die Geschwindigkeit individuell für den zu pflegenden Menschen eingestellt werden. Die Sondenkost wird gleichmäßig und kontrolliert verabreicht. Bei Störungen, z. B. Abknicken der Sonde, gibt die Pumpe ein akustisches Signal.

Info
Die portionierte Gabe/Bolusgabe von Sondenkost und auch die Applikationsform der Schwerkraft wird nach heutigen wissenschaftlichen Erkenntnissen nicht mehr angewendet. Diese Methoden weisen eine hohe Aspirations- und Hyper-/Hypoglykämiegefahr auf.

Kann eine verstopfte Sonde mit Cola oder Vitamin-C-Tabletten freigespült werden?

Ja. Cola hat einen hohen Säuregehalt und beinhaltet viel Kohlensäure. Vitamin-C-Tabletten können Sie in einer kleinen Menge Wasser auflösen. Wenn eine Sonde verstopft ist (Sondenokklusion), kann eine kleine Menge (ca. 10 ml) in den verstopften Schenkel appliziert werden. Nun brauchen Sie Geduld. Lassen Sie die Kohlensäure der Cola bzw. die Vitamin-C-Lösung die verdickten Bestandteile in der Sonde zerkleinern. Nach und nach sollte es Ihnen möglich sein, die Sonde wieder durchzuspülen.

Da bei Kindern auch eine Gabe von 10 ml kontraindiziert sein kann, muss hier besondere Vorsicht geboten werden. Die Gabe solcher Flüssigkeiten muss immer mit einem Arzt abgesprochen werden.

Merke
Wenn das Freispülen nicht gelingt, müssen Sie eine endoskopische Fachabteilung aufsuchen. Hier wird die Sonde (PEG/PEJ) fachmännisch gewechselt. Verwenden Sie weder Druck noch Gewalt, um die Sonde freizuspülen.

Was passiert, wenn man Sondenkost an einen venösen Zugang anschließt?

Wenn Sie Sondenkost an einen venösen Zugang anschließen (periphere Venenverweilkanüle, zentraler Venenkatheter, Port), führt das innerhalb von wenigen Minuten zu **starken Komplikationen, die bis zum Tod** des zu pflegenden Menschen führen können.

> **Info**
> Aufgrund von Verwechslungen in der Vergangenheit werden in Deutschland alle **Produkte für die enterale Ernährung** mit der **Farbe Lila** gekennzeichnet. Des Weiteren passen die Anschlüsse für die enterale Ernährung nicht an das Luer-Lock-System der peripheren oder zentralen Venenverweilkanülen.

Wie wird parenterale Ernährung verabreicht?

Bei der parenteralen Ernährung wird nicht nur der Mund- und Rachenbereich umgangen, sondern auch der gesamte Magen-Darm-Trakt. Die Nahrung wird **über einen venösen Zugang** (peripher oder zentral) zugeführt. Die Nahrung wird in ihren Einzelbestandteilen, Glukose, Aminosäuren und Fette, über eine **Infusion** in den Körper eingeführt.

Parenterale Lösungen mit einer **Osmolarität von 900 mosm/l** dürfen noch über **periphere Zugänge** verabreicht werden. Alle parenteralen Ernährungen mit einer Osmolarität **über 1.000 mosm/l** dürfen nur über einen **zentralvenösen Zugang** (ZVK, Port) verabreicht werden.

> **Vorsicht**
> Alle parenteralen Ernährungen sind Arzneimittel. Aus diesem Grund ordnet der Arzt die Art der Nahrung, deren Menge, Dosierung, Laufzeit und ggf. Zusätze an.

Was muss man beim Anreichen des Essens beachten?

- Mundpflege anbieten/vorher Zahnprothesen einsetzen
- Geeignete Position wählen (Oberkörperhochpositionierung, Sitzen)
- Individuelle Hilfsmittel auswählen
- Ressourcen des Betroffenen nutzen
- **Der zu pflegende Mensch bestimmt die Geschwindigkeit** der Nahrungsaufnahme (ausreichend Zeit einplanen)
- Angemessene Temperatur des Essens gewährleisten
- Vor der Angabe des Essens/Getränks visuelle und akustische Reize setzen
- Sitzend neben dem Betroffenen auf Augenhöhe anreichen
- Besteck nicht zu weit in den Mund einführen (Würgereflex!)
- Wenn möglich/erwünscht Bezugspersonen einbinden

Was ist mit Dehydratation gemeint?

Mit Dehydratation ist die **Abnahme des Körperwassers** durch eine gesteigerte Abgabe über die Nieren, den Gastrointestinaltrakt, pulmonal oder perkutan ohne entsprechende Flüssigkeitszufuhr gemeint. Des Weiteren kann eine Dehydratation iatrogen (ärztlich verursacht) geschehen, z. B. durch eine (zu hohe) Gabe von Diuretika oder durch hohen Flüssigkeitsentzug während der Dialyse.

Die zu pflegenden Menschen zeigen typische Zeichen des **Volumenmangels** (Hypotonie, Tachykardie), sie haben trockene Schleimhäute, stehende Hautfalten, sind meist oligurisch bis anurisch und empfinden in der Regel Durst. Das Bewusstsein kann gestört sein, bei Babys und Kleinkindern ist die Fontanelle eingesunken.

Vorsicht

Das Durstgefühl ist bei älteren Menschen häufig gestört. Nur weil die Person keinen Durst empfindet, heißt dies nicht, dass sie keine Flüssigkeit benötigt!
Gerade Neugeborene oder Säuglinge können bei einer Dehydratation durch die Kreislaufbelastung schnell lebensgefährlich bedroht sein.

Welche drei Formen der Dehydratation werden unterschieden?

Isotonische Dehydratation: Hier werden Wasser und Natrium zu gleichen Teilen ausgeschieden. Häufigste Ursachen sind Durchfall und Erbrechen.

Hypertonische Dehydratation: Hier ist der Wasserverlust höher als der Natriumverlust. Es kommt dadurch zu einem intrazellulären Wasserverlust. Mögliche Ursachen sind Fieber oder das diabetische Koma.

Hypotonische Dehydratation: Der Natriumverlust ist höher als der Wasserverlust. Dadurch kommt es zu einem Verlust an extrazelluärer Flüssigkeit. Ursachen hierfür sind starkes Schwitzen oder eine Überdosierung von Diuretika.

Was ist eine Hyperhydratation?

Eine Hyperhydratation ist eine **Überwässerung,** also ein Überschuss an Körperwasser, infolge einer zu schnellen oder zu großen Flüssigkeitszufuhr und/oder nicht ausreichender Ausscheidung.

Die zu pflegenden Menschen haben dadurch einen erhöhten Blutdruck, nehmen an Gewicht zu und haben (sichtbare) Ödeme, also Wassereinlagerungen im Gewebe.

Ursachen können z. B. Herzinsuffizienz, chronisches Nierenversagen, nephrotisches Syndrom und Nebennierenüberfunktion sein. Des Weiteren kann eine Hyperhydratation iatrogen (ärztlich verursacht) geschehen, wenn die Einfuhr deutlich über der Ausfuhr liegt bzw. die angebotene Infusionsmenge nicht so schnell ausgeschieden werden kann, wie sie verabreicht wird.

Welche pflegerischen Maßnahmen kann man zur Dehydratationsprophylaxe anwenden?

- Trinkgewohnheiten und Vorlieben erfragen
- Trinkplan erstellen und auswerten
- Geeignete Trinkgefäße anbieten
- Lieblingsgetränke anbieten
- Zu jeder Mahlzeit ein Getränk anbieten
- Getränke immer in Reichweite stellen
- Ausreichend Zeit zum Trinken geben/kleine Mengen anbieten

Wie kann man einen Gewichtsverlust erkennen?

Ein Gewichtsverlust von über 5 % in einem Monat kann auf Dauer zu einer Mangelernährung führen. Um das Gewicht und die Abnahme zu ermitteln, haben Sie mehrere Möglichkeiten:

- Auf einer **Sitz-/Stehwaage** können Sie **wöchentlich** das Gewicht kontrollieren, den Verlust in Prozent umrechnen und am Ende des Monats addieren
- **Bioelektrische Impedanzanalyse:** Hier werden mit einem elektrischen Wechselstromfeld die Parameter Körpergewicht, Körperfett, Muskelmasse und Wasserhaushalt analysiert; die Messung dauert 10–20 Minuten

Was ist der Unterschied zwischen Unterernährung und Untergewicht?

Bei einer *Unterernährung* werden **unzureichend Nährstoffe** im Körper **aufgenommen,** sodass der Gesamtenergiebedarf nicht abgedeckt wird. An einer Unterernährung können auch übergewichtige oder normalgewichtige Personen leiden.

4

Von *Untergewicht* spricht man bei einem **BMI von < 18,5 kg/m²** (WHO). Für den Gewichtsverlust über längere Zeit gibt es verschiedene Ursachen, z. B. verminderte Nahrungsaufnahme, verhaltensbedingte Ursachen, organische Erkrankungen oder Stoffwechselstörungen. Die Person zeigt folgende Symptome: Leistungsschwäche, schnelle Ermüdung, schnelles Frieren und Abgeschlagenheit.

Vorsicht

Unter Kachexie versteht man den stark ausgeprägten Gewichtsverlust mit Hervortreten von Knochenkonturen, einem hohen Muskelabbau sowie Hohlwangigkeit.

Was bedeutet es, mangelernährt zu sein?

Die Person ist **nicht in der Lage, ausreichend Nährstoffe aufzunehmen,** die für den Tagesbedarf notwendig sind. Es entsteht ein **anhaltendes Defizit an Nährstoffen und Energie,** sodass eine negative Bilanz zwischen Aufnahme und Bedarf entsteht.

Ist ein zu pflegender Mensch immer untergewichtig, wenn er mangelernährt ist?

Nein. Ein übergewichtiger, normalgewichtiger oder untergewichtiger zu pflegender Mensch kann mangelernährt sein, da ihm in der Ernährung (Essen oder Trinken) wichtige Nährstoffgruppen fehlen.

Wie kann man eine Mangelernährung erkennen und richtig einschätzen?

- 3-Minute Nutrition Screening (3-MinNS)
- Body-Mass-Index (BMI)
- Geriatric Nutritional Risk Index (GNRI)
- Mini Nutritional Assessment (MNA)
- Malnutrition Universal Screening Tool (MUST)
- Innsbruck Nutrition Screening Tool (INST)
- Subjective Global Assessment (SGA)
- St. Andrews Nutrition Screening Instrument (SANSI)
- Perzentilkurven für Säuglinge/Kinder

Welche pflegerischen Maßnahmen kann man bei Mangelernährung durchführen?

- **Appetitanregende Umgebung** schaffen
- **Ausreichend Zeit** zur Nahrungsaufnahme geben/**Ersatzmahlzeiten** anbieten
- **Alternative Essensangebote** machen, z. B. Snacks, keine starren Essenszeiten, Buffet

- **Hochkalorische Trinknahrung** (in unterschiedlichen Geschmacksrichtungen) einsetzen (nach ärztlicher Anordnung)
- **Gesellschaft leisten** bei den Mahlzeiten; bei der Essenszubereitung und -anreichung **unterstützen**
- Selbstbestimmung und **Eigenaktivität fördern**
- Zum Thema Mangelernährung **beraten**

Ab wann ist eine Person übergewichtig?

Hier wird zwischen den Altersgruppen unterschieden, bei Kindern nutzen Sie die Perzentilenkurve (▶ Tab. 4.37), um das Übergewicht einzuschätzen. Bei Erwachsenen nutzen Sie den Body-Mass-Index (▶ Tab. 4.38) nach dem Stufenschema der WHO.

Welche Maßnahmen kann man zur Gewichtsreduktion bei bereits adipösen Kindern und Jugendlichen durchführen?

- **Optimierte Mischkost:** reichlich Getränke → vorzugsweise Wasser, mäßig tierische Lebensmittel, viel Obst und Gemüse, wenig fett- und zuckerreiche Lebensmittel
- Lebensmittel **mit hoher Nährstoffdichte** einsetzen; Lebensmittel mit Vitaminen, Spurenelementen
- Zur richtigen Ernährung anleiten und beraten
- **Keine Diäten**/Fasten/Verzicht auf Nährstoffe
- Drei **Hauptmahlzeiten** und zwei **Zwischenmahlzeiten** pro Tag
- **Körperliche Aktivität fördern** vor allem im Gruppensetting
- **Sitzende Tätigkeiten begrenzen** (Medienkonsum, Handy, Spielkonsolen)
- Motivation und Unterstützung in der gesamten Familie fördern
- **Verhaltenstherapeutische Arbeit** im interprofessionellen Team unterstützen (z. B. das Kind loben, Selbstwertgefühl stabilisieren und verbessern)
- Die gesamte Familie in die oben genannten Maßnahmen integrieren

Tab. 4.37 Perzentilenangaben beim Kind und ihre Bedeutung

Perzentile	Bedeutung
› 90–97	Übergewicht
› 97	Adipositas
› 99,5	Extreme Adipositas

Tab. 4.38 BMI-Werte beim Erwachsenen und ihre Bedeutung

BMI	Bedeutung
25,0–29,99 kg/m^2	Übergewicht
30,0–34,99 kg/m^2	Starkes Übergewicht (Adipositas Grad I)
35,0–39,99 kg/m^2	Adipositas Grad II
› 40 kg/m^2	Adipositas Grad III

Was kann man mit Trinknahrung erreichen?

Die meist hochkalorische Trinknahrung wird angewendet, wenn ein zu pflegender Mensch es nicht mehr selbst schafft, durch feste Nahrung seinen **Kalorienbedarf zu decken.** Dann werden zusätzlich Trinkpäckchen mit unterschiedlichen Geschmacksrichtungen zur Nahrung angeboten. Des Weiteren werden Trinknahrungen bei onkologischen zu pflegenden Menschen angewendet, die aufgrund ihrer Erkrankung einen erhöhten Kalorienbedarf haben.

Wie zeigt sich beim zu pflegenden Menschen eine Schluckstörung (Dysphagie)?

Die Ursachen einer Schluckstörung können sehr unterschiedlich sein. Am Anfang ist es gar nicht so einfach, die Schluckstörung zu erkennen. Mal sieht man die **Nahrung in den Wangentaschen,** mal gelangt die **Nahrung in den Rachen, obwohl der Betroffene noch nicht geschluckt hat,** oder die Person hat **Mühe, die Nahrung herunterzuschlucken** und benötigt **mehrere Schluckvorgänge.** Um eine Dysphagie zu erkennen, sollten Sie den zu pflegenden Menschen beim Essen genauestens beobachten:

- Bleibt vermehrt Nahrung in den Wangentaschen/Mund liegen?
- Hustet/räuspert der Betroffene nach dem Schluckakt?
- Kauschwäche? Verlängerte Kauphase?
- Häufige Lungenentzündungen (Mikroaspiration)?
- Belegte Sprache nach dem Essen?
- Vermehrtes Schlucken während der Nahrungsaufnahme?

Info

Mittlerweile gibt es auch Assessmentinstrumente, welche es ermöglichen, gefährdete zu pflegende Menschen frühzeitig zu identifizieren. Hierzu wird ein Wasserschlucktest durchgeführt und weitere Kriterien in der Anamnese erfragt. Sollten Sie eine Dysphagie erkennen, werden weitere diagnostische Verfahren vom Arzt eingeleitet.

Welche Gefahren muss man bei einer Schluckstörung berücksichtigen?

- Aspirationspneumonie
- Chronische Bronchitis
- Erstickungsanfall (starkes Husten mit Luftnot, Zyanose)
- Nahrungsverweigerung (aus Angst, sich zu verschlucken) und dadurch Gefahr der Malnutrition und Dehydratation (s. o.)
- Hohe psychische Belastung

Wie unterscheiden sich Aspiration und stille Aspiration?

Bei der *Aspiration* gelangen **Fremdkörper** (flüssige oder feste Nahrungsmittel oder Gegenstände) in die unteren Atemwege. Die Person versucht durch **kräftiges Husten,** den Fremdkörper wieder in den Mund-Rachen-Raum zu befördern. Je nach Größe des Fremdkörpers reagiert der zu pflegende Mensch mit **Luftnot, Panik und Erstickungsanfällen** (▶ Kap. 6.1).

Bei der *stillen Aspiration* zeigt die Person **keine Symptome** auf. Die Aspiration bleibt **unbemerkt,** weshalb eine Pneumonie nicht sofort mit einer Aspiration in Verbindung gebracht wird, obwohl dies die Ursache ist.

Welche pflegerischen Maßnahmen sind bei einer Dysphagie sinnvoll?

Bei einer Dysphagie ist die Arbeit im multiprofessionellen Team essenziell. Pflegende, Ärzte und Logopäden sollten gemeinsam einen Maßnahmenplan erstellen und umsetzen. Die Therapiemaßnahmen werden in **drei Schwerpunkte** unterteilt:

Restituierender Schwerpunkt
- Bewegungstraining der Muskeln (Kopfhebeübungen)
- Stimulation der Muskeln (Gaumenbögen, mit kalten Gegenständen)

Kompensatorischer Schwerpunkt
- Schlucktechniken üben (kräftiges Schlucken)
- Haltung ändern (Kopfneigung nach vorne, Kopfdrehung zur gelähmten Seite)

Adaptiver Schwerpunkt
- Texturmodifizierte Nahrung anbieten (Bolusgröße der Nahrung, Konsistenz anpassen/andicken)
- Spezielle Ess- und Trinkhilfen, z. B. Trinkbecher mit Strohhalm, spezielle Aufsätze, Trinkmenge reduzieren

Wie kann man bei einer Schluckstörung pflegerisch die Nahrungsaufnahme unterstützen?

- **Erhöhte Oberkörperpositionierung** 30–45° (bis 30 Minuten nach der Nahrungsaufnahme) auswählen
- Differenz zwischen **Nahrungsmittel- und Körpertemperatur** (zwischen 30–40 °C) regt den Schluckreflex an
- Ruhige, **langsame Aufnahme** der Nahrungsmittel, Umgebungsgeräusche minimieren
- **Mischkonsistenzen vermeiden** (Joghurt mit Stücken oder Suppen mit Nudeln)
- **Schlucktraining** → Flüssigkeiten andicken, flüssige/feste Nahrungsmittel wechseln
- **Bissgröße** anpassen, z. B. Fleischstücke klein schneiden
- **Logopädische Unterstützung** (multiprofessionelles Team)
- Nach dem Essen eine **Mundpflege anbieten** und die **Mundhöhle inspirieren**

Was bedeutet F. O. T. T® in Bezug auf die Therapie bei Schluckstörungen?

F. O. T. T. bedeutet Facial-Oral-Tract-Therapy® und wurde von der Logopädin **Kay Coombes** entwickelt. Ziele der Therapie sind:

- **Mimik** größtmöglich **wiederherstellen, erhalten und fördern**
- **Wahrnehmungsförderung im Bereich des Munds und des Gesichts** (Kaubewegungen, Stimulation des Schluckvorgangs)
- **Sprachtherapie** unterstützen
- **Kommunikationsfähigkeit** verbessern

4.8 Ausscheidung

Wie geht man mit dem Thema Ekel und Scham richtig um?

Beim Umgang mit Ausscheidungen spielen Ekel und Scham eine große Rolle.

Ekel

Jede Pflegefachperson kennt das Gefühl, einen Geruch oder eine Situation als extrem unangenehm zu bewerten. Das Gefühl des Ekels ist bereits im Säuglingsalter entwickelt worden und unabhängig vom Kulturkreis bei jedem Menschen vorhanden.

Durch die Situation entsteht bei der Person ein übelkeitserregendes Gefühl. Folgende Vorgehensweisen helfen, mit Ekel umzugehen:

- **Eigenschutz** beachten und **Distanz** schaffen:
  - Kurzzeitiges Verlassen des Zimmers
  - Schutzkleidung anlegen (Handschuhe, Kittel und Mundschutz)
  - Frischluftzufuhr gewährleisten → Geruch minimieren
- **Perspektive wechseln,** sich auf die Pflegesituation konzentrieren:
  - Die Atmung verändern, kurz Luft anhalten
- **Erholungszeiten** nutzen oder **Ablenkungen** durchführen:
  - Nach der Tätigkeit eine kurze Pause einlegen
  - Andere Gerüche in den Vordergrund stellen (Pfefferminzöl oder Rasierschaum)
  - Kurz an die Luft gehen/ans Fenster stellen
  - Sich nach der Tätigkeit mit einer angenehmen/positiv bewerteten Aufgabe beschäftigen

Info

Ein dauerhaftes Verdrängen des Ekelgefühls oder die Einstellung „ich muss das aushalten, es ist mein Job" führt auf Dauer zu Frustration, Aggression und Gewalt gegenüber den zu pflegenden Menschen. Zudem besteht langfristig die Gefahr, ein Burnout zu entwickeln.

Scham

Die Pflegefachperson empfindet das Gefühl, sich eine Blöße gegeben zu haben und deswegen verlegen zu sein, das kann die eigene oder andere Personen (Fremdschämen) betreffen. Scham dient dazu, sich selbst oder andere davor zu schützen, die Intimbereiche zu verletzen.

Folgende Vorgehensweisen helfen im Umgang mit der Scham des zu pflegenden Menschen:

- **Offene Kommunikation** über das Eindringen in den Intimbereich
- **Intimsphäre so lange wie möglich wahren,** Intimbereich bis zur Versorgung abdecken
- Komplette **Nacktheit vermeiden**
- **Schutz- oder Trennwände** in Mehrbettzimmern nutzen
- Mit der **Privatsphäre** anderer Personen bewusst umgehen, z. B. vorher ankündigen, dass man einen Nachtschrank mit persönlichen Sachen öffnet

Warum ist das Thema Ausscheidung ein Tabuthema in der Gesellschaft?

Ausscheidung (Urin- und Stuhlausscheidung) ist bis heute in der Gesellschaft ein Tabuthema, denn immer ist der **intime Bereich betroffen,** sodass sich viele Menschen nicht trauen, öffentlich darüber zu reden. Selbst vor Ehepartnern oder nahen Bezugspersonen wird das Thema meist nicht angesprochen.

Wie kann ich meinen eigenen Brechreiz unterdrücken, wenn jemand neben mir erbrechen muss?

- Ablenkung (Humor/Gespräch beginnen)
- Geruch unterbinden → Mundschutz als Eigenschutz aufsetzen und darauf einen Tropfen Pfefferminzöl oder Rasierschaum geben
- Ruhig und tief durch den Mund (Geruchsminderung) einatmen

Merke

Das Brechzentrum und das Atemzentrum stehen durch ihre Nähe im Gehirn miteinander in Verbindung. Wenn eine Person erbrechen muss, entsteht zunächst ein Übelkeitsgefühl. Durch die Nähe der beiden Zentren im Gehirn kann durch tiefes Ein- und Ausatmen das Erbrechen unter Umständen vermieden werden.

Wie unterscheiden sich reflektorisches und zentrales Erbrechen? Kann man den Unterschied durch Beobachtung erkennen?

Es gibt einen wesentlichen Unterschied zwischen reflektorischem und zentralem Erbrechen.

Beim *reflektorischen Erbrechen* liegen folgende **Ursachen im vegetativen Nervensystem** vor:

- Erkrankung des Magen-Darm-Trakts
- Überdehnung des Magens durch übermäßiges Essen
- Reizung der Rachenschleimhaut (Einführung einer Sonde)
- Drehschwindel/Reizung des Gleichgewichtsorgans
- Psychische Reize (Gerüche, Schreck, Schock)

Beim *zentralen Erbrechen* liegen die **Ursachen direkt beim Brechzentrum** im Gehirn:

- Erkrankungen des Gehirns (Hirntumor, Hirnhautentzündung, Migräne, Gehirnerschütterung)
- Chemische Substanzen (Digitalis, Narkosemittel, Zytostatika)

Bei der Beobachtung kann man folgende Unterscheidung vornehmen:

- Beim *reflektorischen Erbrechen* entsteht zunächst **Übelkeit** und der Körper reagiert mit **Schweißausbrüchen und Blässe bis hin zur Bradykardie.** Die Vorboten machen deutlich, dass der zu pflegende Mensch gleich erbrechen muss. Zusätzlich hängt das Erbrechen **häufig mit der Nahrungsaufnahme zusammen.**
- Beim *zentralen Erbrechen* gibt es **keine Vorboten** wie Übelkeit oder vermehrte Speichelproduktion und der zu pflegende Mensch **erbricht schwallartig und plötzlich.** Das Erbrechen findet **unabhängig von der Nahrungsaufnahme** statt.

Welche Gefahren entstehen bei zu pflegenden Menschen, die dauerhaft erbrechen?

Hier ist es wichtig, die Altersgruppen zu unterscheiden. Durch das vermehrte Erbrechen entsteht ein **Flüssigkeits- und Elektrolytverlust.**

- Bei *Säuglingen* kann es zum **ausgeprägten Gewichtsverlust** kommen.
- Bei *Kindern und Säuglingen* kommt es vor allem zu einer **Dehydratation.**
- Bei *älteren Menschen* ist die Folge häufig eine **Herzrhythmusstörung** bis zum Herzstillstand, da es zu einer **Elektrolytverschiebung** kommt.
- Bei *Schwangeren* ist die **Exsikkosegefahr** zu berücksichtigen (Mutter und Kind).

Merke

Bei zu pflegenden Menschen mit einer Chemotherapie besteht eine erhöhte Übelkeit und Brechgefahr über die gesamte Dauer der Behandlung. Hier steht die Gefahr der Mangelernährung und Gewichtsabnahme im Vordergrund. Daher versucht man bereits präventiv, die Übelkeit medikamentös zu verhindern.

Was ist Miserere/Kopremesis und was muss man dabei beachten?

Bei Miserere erbricht die Person ihren eigenen Kot. Der Darminhalt staut sich und durch eine retrograde Beförderung kommt es zum **Erbrechen von Stuhl.** Dies ist für die Person sehr unangenehm und führt zu ängstlichen Reaktionen. Die Ursache ist meist eine *Magen-Darm-Atonie*, sodass der Darminhalt nicht weiter befördert werden kann. Die Ursache kann ein Ileus (Darmverschluss) sein.

Vorsicht

Informieren Sie umgehend einen Arzt beim Auftreten von Miserere/Kopremesis, denn es besteht akuter Handlungsbedarf.

Warum muss man beim eigenen Blutgeschmack im Mund erbrechen?

Wenn eine Person vermehrt Blut im Mund und Rachenbereich schmeckt, führt das dazu, dass die Person schwallartig erbrechen muss. Menschliches Blut **wirkt wie ein Emetikum** und löst deshalb einen Brechreiz aus.

Vorsicht

Wenn eine Person schwallartig mehrere hundert Milliliter frisches Blut erbricht, ist das eine Notfallsituation und Sie müssen umgehend den Arzt informieren.

Was ist mit Rumination gemeint? Welche Altersgruppe betrifft das?

Rumination ist die **willkürlich ausgelöste Regurgitation**, wobei **durch Würgen, Fingerlutschen oder Zungenbewegungen der Mageninhalt in den Mund zurückbefördert** wird. Säuglinge befördern den Mageninhalt erneut in den Mund, kauen den Speisebrei abermals und schlucken ihn dann wieder hinunter.

Merke

Diese Verhaltensstörung tritt bei vernachlässigten Säuglingen (4.–5. Lebensmonat) auf.

Welche pflegerischen Maßnahmen haben beim Erbrechen Vorrang?

- Bringen Sie wache zu pflegende Menschen in eine erhöhte Oberkörperpositionierung, um eine Aspiration zu vermeiden.
- Wählen Sie die Seitenpositionierung nur bei bewusstseinsgestörten zu pflegenden Menschen, Säuglingen oder Kleinkindern, um eine Aspiration zu verhindern.
- Bieten Sie dem zu pflegenden Menschen anschließend eine Mundpflege an, um den säuerlichen Geschmack im Mund zu entfernen.
- Bewahren Sie Ruhe und vermitteln Sie Sicherheit, ggf. Lüften.
- Entfernen Sie so schnell wie möglich die Kleidungsstücke/Bettwäsche mit Erbrochenem, um den Geruch zu minimieren.
- Bringen Sie das Erbrochene so schnell wie möglich aus der Reichweite des zu pflegenden Menschen.
- Begutachten Sie das Erbrochene auf Besonderheiten wie Blut, Stuhl oder Gegenstände.

Was ist unter dem Begriff Defäkation zu verstehen?

Defäkation ist der medizinische Fachbegriff für die **Stuhlausscheidung.** Die unverdaulichen Nahrungsbestandteile werden über das Rektum ausgeschieden.

Was ist der Unterschied zwischen hellroten, rotbraunen und schwarzen Farbveränderungen im Stuhl?

Anhand dieser Farbveränderungen (▶ Tab. 4.39) kann die Ursache (Blutung) im Darm lokalisiert werden. **Je dunkler die Farbveränderung, desto höher ist der Ort der Blutung.**

Tab. 4.39 Farbveränderungen des Stuhls und ihre Bedeutung

Stuhlfarbe	Bedeutung
Schwarzer Teerstuhl	Blutung im oberen Verdauungstrakt
Rotbraun bis dunkelrot	Blutung im oberen Dickdarmbereich
Rotbraun marmoriert	Blutung im unteren Dickdarmbereich
Hellrote Blutauflagerungen bzw. frisches Blut	Ursache der Blutung im Rektum, meist an Hämorrhoiden oder Fissuren

Welche Formen und Ursachen können eine Obstipation bedingen?

Eine Obstipation (Verstopfung) kann viele unterschiedliche Formen und damit Ursachen haben:

- **Chronisch im Zusammenhang mit einer Erkrankung** → Tumorerkrankung, Divertikulitis, Querschnittsyndrom
- **Chronisch-habituell (funktionell)** → keine organische Ursache (ungünstige Lebensgewohnheiten, Bewegungsmangel, ballaststoffarme Ernährung)
- **Akut** → plötzliches Auftreten der Obstipation (Schwangerschaft, Reisen, Medikamente)
- **Pseudoverstopfung** → s. u.

Was ist mit dem Begriff Pseudoverstopfung gemeint?

Kommt es zu einer **kurzzeitigen Reduktion der Stuhlfrequenz** nach einer Ernährungsumstellung oder wenn der Darm leer ist, z. B. bei Reduktionskost, Durchfall, Fasten, spricht man von Pseudoverstopfung. Der Betroffene hat das Gefühl, verstopft zu sein, da er täglich eine Defäkation erwartet. Durch die reduzierte Masse ist der physiologische **Defäkationsrhythmus** nicht möglich und kann sich, **bis der Darm wieder gefüllt ist, um Tage verzögern.**

Welche Maßnahmen sind zur Obstipationsprophylaxe sinnvoll?

Die Maßnahmen sollten **passend zu den Ursachen** (s. o.) ausgewählt werden. Liegen chronische Ursachen im Zusammenhang mit einer Erkrankung vor, ist es schwieriger, mit rein pflegerischen Maßnahmen etwas zu bewirken, da meist operative Eingriffe im Vordergrund stehen. Bei der chronischen habituellen Obstipation können Sie selbst für den zu pflegenden Menschen **individuelle konservative Maßnahmen** aus den folgenden Kategorien wählen und ein Maßnahmenbündel erstellen:

- Obstipationsrisiken erfassen und einschätzen, z. B. Rom-IV-Kriterien
- Ernährung: stopfende Lebensmittel, z. B. Bananen, meiden; ballaststoffreiche Nahrung anbieten, mehrere kleinere Mahlzeiten anbieten
- Bewegung: viel Bewegung fördert auch die Darmbewegung (aktiv wie passiv)
- Flüssigkeitszufuhr: macht den Stuhl weicher, vor allem Pflaumen- und Sauerkrautsaft regen die Verdauung an
- Ausscheidungsumgebung: Intimsphäre wahren, geschlossener Raum
- Zeitmanagement/Stressreduktion: Betroffener entscheidet, wann er zur Toilette geht; währenddessen nicht mehrfach fragen, ob er fertig ist
- Bauchauflagen: feucht-warme Auflagen regen die Darmtätigkeit an
- Kolonmassagen: Massage in Verlaufsrichtung des Darms, also im Uhrzeigersinn, regt die Weiterbewegung des Stuhls an (s. u.)
- Leibwaschung nach Kneipp: hilft, abends verabreicht, bei der Normalisierung der Verdauung
- Digitale Stimulation: hier wird bewusst der Analreflex stimuliert, um die Entleerung zu unterstützen (letzte mögliche Maßnahme vor der digitalen Ausräumung, s. u.)

Was bewirkt die Kolonmassage?

Die Kolonmassage wurde von Paul Vogler erfunden, das Kolon wird dabei in physiologischer Verlaufsrichtung massiert. Die Massage dauert mindestens fünf Minuten und führt dazu, dass die **Darmperistaltik** von außen durch Gegendruck bei der Ausatmung **angeregt** wird. Es *werden fünf festgelegte Punkte* massiert, um die mechanischen Rezeptoren des Darms anzuregen.

Wie unterscheiden sich feucht-warme Bauchauflagen von der Leibwaschung nach Kneipp?

Bei der *feucht-warmen Bauchauflage* nutzt die Pflegefachperson **körperwarme** Handtücher oder ein erwärmtes Kirschkernkissen, um den **Bauch durch die Wärme zu entspannen.**

Bei der *Leibwaschung nach Kneipp* steht die Behandlung mit einem **kalten** nassen Waschlappen im Vordergrund. Die Leibwaschung nach Kneipp wirkt **darmanregend.**

Warum ist die digitale Ausräumung die letzte Maßnahme bei einer Obstipation?

Die digitale Ausräumung ist **sehr schmerzhaft und unangenehm** für den Betroffenen. Des Weiteren ist sie ein **großer Eingriff in die Intimsphäre.** Beide Parteien fühlen sich bei der digitalen Ausräumung unwohl und die **Situation ist für alle Parteien schambehaftet.** Aus diesem Grund sollte die digitale Ausräumung nur als allerletzte Maßnahme ergriffen werden. Bei der digitalen Ausräumung führen Sie Ihren Zeigefinger und ggf. Mittelfinger in den Anus und Mastdarm der Person ein, um Kotsteine oder feste Fäzesbestandteile manuell zu entfernen.

Vorsicht
Nutzen Sie immer einen zweiten Handschuh oder einen Fingerling über dem Schutzhandschuh, um beim Einreißen des Handschuhs keinen direkten Kontakt mit dem Ausscheidungsprodukt zu haben.

Was passiert, wenn die Defäkation ausbleibt?

Wenn der Stuhl nach mehreren Tagen nicht ausgeschieden wird, kann die Ursache eine Obstipation sein.

Wenn die oben genannten Maßnahmen nicht wirken und weiterhin kein Stuhl entleert werden kann, muss **an einen Darmverschluss** (**Ileus**) **gedacht** werden. Diese Verdachtsdiagnose ist direkt **dem Arzt zu melden,** da es zu einem lebensbedrohlichen Krankheitsbild kommen kann.

Wie unterscheiden sich der paralytische, der mechanische und der Subileus?

Der *Subileus* ist ein **unvollständiger Ileus,** bei dem noch **träge Darmgeräusche** zu hören sind. Die Darmpassage funktioniert noch in einem sehr langsamen Tempo.

Beim *paralytischen Ileus* (Darmlähmung) **stellen Dick- und Dünndarm ihre Transportfunktion** aufgrund unterschiedlicher Ursachen **ein.** Ursachen können z. B. Ischämien oder Entzündungen des Darms sein.

Beim *mechanischen Ileus* werden **Darmabschnitte im Dünn- oder Dickdarm eingeengt** oder abgeknickt, sodass ein Weitertransport des Stuhls nicht möglich ist. Ursachen können Tumoren oder Vernarbungen sein.

Merke
Wenn ein mechanischer Ileus nicht behandelt wird, folgt automatisch ein paralytischer Ileus.

Wie unterscheiden sich Klistier, Reinigungseinlauf, Darmspülung und Schwenkeinlauf?

Tab. 4.40 Verfahren zur Darmreinigung (nach ärztlicher Anordnung)

Verfahren	Merkmale	Unterschiede zu den anderen Verfahren
Klistier	• Gibt es für alle Altersgruppen (Säugling bis zum Erwachsenen) • Kann mit oder ohne Darmrohr eingeführt werden • Nach dem Einführen des Ansatzrohrs/Darmrohrs in den Darm wird das Einmalklysma ausgedrückt und zusammengerollt • Schließmuskel vom Betroffenen anspannen lassen und Stuhlentleerung nach 15–20 min durchführen	• Geringe Spülmengen • Miniklistier (5 ml) • Klysma (100–300 ml) • Plastiktube zusammengerollt/zusammengedrückt aus dem Darm entfernen

4

Tab. 4.40 Verfahren zur Darmreinigung (nach ärztlicher Anordnung) *(Forts.)*

Verfahren	Merkmale	Unterschiede zu den anderen Verfahren
Reinigungseinlauf	• Darmrohr wird vorsichtig unter drehenden Bewegungen 10–20 cm eingeführt (zu pflegenden Menschen dabei leicht pressen lassen) • Bei Widerstand → Darmrohr herausziehen • Flüssigkeit 5–10 min halten	• Von 30 ml für einen Säugling bis hin zu 1.000–2.000 ml für einen Erwachsenen • Die Flüssigkeit soll den Darm anregen und nach 10 min wieder ausgeschieden werden
Retrograde Darmspülung	• Es wird ein zusätzliches Y-Stück benötigt, um die Flüssigkeit ein- und ausleiten zu können • Der Irrigator wird mit Verschlussklemmen bedient, die jeweils ab- und aufgeklemmt werden	• Große Spülmengen von bis zu 5 l bei Erwachsenen • Flüssigkeit fraktioniert ein- und ablaufen lassen (bis zu 400 ml pro Abschnitt) • Am Ende soll die Flüssigkeit klar aussehen
Schwenkeinlauf	• Ist für den Kreislauf sehr belastend • Zunächst kleine Mengen an Flüssigkeit mit niedriger Geschwindigkeit einlaufen lassen • Langsam die Geschwindigkeit steigern	• Darmrohr bleibt nach der Einführung der Flüssigkeit liegen • Die Flüssigkeit wird geschwenkt, indem der Irrigator abwechselnd über und unterhalb des Niveaus des zu pflegenden Menschen gehalten wird • Am Ende soll die Flüssigkeit bräunlich getrübt aussehen

Warum darf man beim Säugling nicht jedes Klistier benutzen?

Für Säuglinge gibt es eigene Klistiere, die Sie – nach ärztlicher Anordnung – nutzen sollten. Diese sind von der gesamten **Flüssigkeitsmenge kleiner,** z. B. ein Mikroklist mit 5 ml Flüssigkeit. Des Weiteren müssen Sie bei Säuglingen auf die Lösung achten. Die Klistiere dürfen **nur isotonische Lösungen** vorweisen, da es **sonst zu Elektrolytverschiebungen** und damit zu Komplikationen beim Säugling kommen kann. Bei Früh- und Neugeborenen ist auch Muttermilch als Trägerlösung möglich.

Welche Unterschiede gibt es bei der Medikamentengruppe „Laxanzien"?

Laxanzien (▶ Tab. 4.41) ist der Überbegriff für die Medikamentengruppe der Abführmittel. Das sagt jedoch nicht aus, wie sie im Darm wirken. Hier gibt es deutliche Unterschiede.

> **Vorsicht**
> Bei Laxanzien, die der Gruppe der Quellstoffe angehören, ist es wichtig, ausreichend viel Flüssigkeit aufzunehmen, sonst führt das Medikament zu einer Obstipation.

Welche Gefahren entstehen bei einer dauerhaften Einnahme von Abführmitteln?

- Diarrhö
- Elektrolytverschiebung

- Missbrauch der Dosierung (Medikament ist in Apotheken frei verkäuflich)
- Veränderung des Darms (Darmatonie)
- Gewichtsreduktion (Missbrauch in der Anwendung)
- Abhängigkeit, da man ohne die Einnahme nach dauerhaftem Gebrauch eine Obstipation bekommt

Tab. 4.41 Laxanzien

Substanz	Wirkungsmechanismus	Beispiel
Osmotische Laxanzien	• Wasser wird aus der Darmwand herausgezogen • Flüssigkeit wird gebunden und das Stuhlvolumen erhöht • Durch das Volumen wird die Peristaltik angeregt	• Lactulose (Bifiteral®) • Natriumsulfat (Glaubersalz)
Darmreizende Mittel	• Steigern die Peristaltik im Dünndarm und führt zu einer kompletten Darmentleerung	• Ricinolsäure (Rizinus-Öl)
Gleitmittel	• Der Stuhl wird aufgeweicht und gleitfähiger gemacht	• Glyzerin • Paraffin
Füll- und Quellstoffe	• Saugen Wasser auf • Steigern die Peristaltik	• Flohsamenschale • Leinsamen • Macrogol (Movicol®)

Wie verabreicht man Laxanzien?

Es gibt zwei Möglichkeiten der Applikation: Zum einen gibt es Suppositorien (Zäpfchen) oder Klistiere, die **anal eingeführt** werden, zum anderen können die Laxanzien über den **oralen Zugang** in Form von Tropfen oder Tabletten eingenommen werden.

Warum ist Mekonium ein besonderes Ausscheidungsprodukt?

Dies ist immer die **erste Stuhlausscheidung** bei einem Neugeborenen und sollte *in den ersten 24–36 Stunden* ausgeschieden werden. Der Darm ist nach der Geburt und vor der ersten Nahrungsaufnahme noch keimfrei und mit Mekonium gefüllt. Das Mekonium wird umgangssprachlich als „Kindspech“ bezeichnet, denn die Konsistenz ist sehr klebrig, zäh, grünschwarz und schlecht abzuwaschen.

Vorsicht

Eine Mekonium-Aspiration unter der Geburt ist für den Säugling lebensgefährlich! Zudem kann es zu einem Mekoniumileus kommen, wenn der erste Stuhl des Neugeborenen innerhalb von 72 Stunden nicht ausgeschieden wird. Bei beiden Varianten besteht akuter Handlungsbedarf, informieren Sie umgehend einen Arzt.

Beeinflusst die Ernährung des Säuglings die Stuhlausscheidung?

Ja. Der Stuhl eines Säuglings, der mit Muttermilch ernährt wird, sieht goldgelb aus und ist sehr cremig und breiig in der Konsistenz. Er riecht aromatisch-säuerlich. Ein Säugling, der mit Kuhmilch ernährt wird, hat hingegen einen hellgelben, lehmfarbenen Stuhl, der eine feste pastenartige Konsistenz aufweist. Der Geruch ist eher käsig bis übel riechend.

Was muss man bei der Dreimonatskolik berücksichtigen?

Die Ursache der Dreimonatskolik ist nicht umfassend geklärt. Bei den Koliken handelt es sich um Bauchschmerzen in der Adaptionsphase, in der der Darm noch nicht vollständig ausgereift ist. Aufgrund des **exzessiven Schreiens kommt es zur weiteren Verhärtung** der Bauchmuskulatur. Durch das langanhaltende Schreien des Kindes entsteht ein *Teufelskreis*, der zu weiteren Koliken und Schreiattacken führt. Die **Beruhigung des Säuglings**, z. B. durch Körperkontakt, herumtragen oder feucht-warme Wärme am Bauch, steht daher im Vordergrund.

Vorsicht

Das exzessive Schreien des Säuglings führt zu einer angespannten Beziehung zwischen Kind und Eltern. Es besteht die Gefahr, dass das Kind aufgrund der Hilflosigkeit der Eltern bei dauerhafter Lärmbelästigung und Angespanntheit geschüttelt wird. Dies birgt die Gefahr eines schweren Schädel-Hirn-Traumas, das für den Säugling lebensbedrohlich werden kann.

Gibt es Parasiten als pathologische Veränderungen im Stuhl?

Ja. Ein Beobachtungsschwerpunkt bei der Stuhlausscheidung liegt auf Beimengungen. Darunter fallen auch verschiedene Arten von Parasiten, z. B. Madenwürmer, Spulwürmer und Rinder- oder Schweinebandwürmer.

Was muss man bei der Anwendung von Steckbecken und Toilettenstuhl berücksichtigen?

Es gibt einige Hinweise und Gefahrenstellen, die Sie im Umgang mit Steckbecken und Toilettenstuhl kennen sollten.

Steckbecken

- **Nicht direkt aus dem Spülautomaten** (ca. 93 °C beim Spülvorgang) beim Betroffenen anwenden → Verbrennungsgefahr
- Zu pflegenden Menschen **nicht zu lange** auf dem Steckbecken **sitzen lassen** → Dekubitusgefahr
- **Henkel** des Steckbeckens **zur Seite** herausschauen lassen (Richtung Rücken oder Beine → Dekubitusgefahr)
- **Beim Mann zusätzlich** zur Defäkation eine **Urinflasche** für die Miktion anlegen

Toilettenstuhl

- **Bremsen** des Toilettenstuhls feststellen → Sturzgefahr
- Toilettenstuhl nach Möglichkeit **ins Badezimmer** schieben → Intimsphäre wahren
- **Auffangbehälter** unter dem Toilettenstuhl nicht vergessen
- Toilettenstuhl über Toilette: **Sitzplatte zum Schluss entfernen** → beim Mann Gefahr der Genitalquetschung

Wie entnimmt man korrekt eine Stuhlprobe?

Um eine Stuhlprobe für das Labor richtig abzunehmen, benötigen Sie **vom Labor vorgegebene Hilfsmittel.** Zunächst bitten Sie den Betroffenen, die Stuhlprobe in einem **Steckbecken** aufzufangen, damit der Stuhl keinen Kontakt zum Wasser in der Toilette hat. Wenn der zu pflegende Mensch kognitiv in der Lage ist, seine Stuhlprobe selbst einzufüllen, dann erklären Sie ihm die Schritte der Entnahme (s. u.), das berührt sein Schamgefühl in geringerem Maße. Ist der Betroffene nicht in der Lage, die Probe selbstständig zu entnehmen, füllen Sie die Stuhlprobe in das Probenröhrchen. Folgende Tipps sollten Sie berücksichtigen:

- **Probenröhrchen Variante I:**
  - Das Röhrchen hat am Deckel einen integrierten Löffel, mit dem Sie die Probe aus drei verschiedenen Stellen in das Röhrchen füllen können
  - ½ Füllmenge des Röhrchens reicht
  - Deckel mit dem Löffel in der Stuhlprobe verschließen und in eine äußere Schutzhülle/Gefäß verpacken
- **Probenröhrchen Variante II:**
  - Das Röhrchen ist mit Flüssigkeit gefüllt und hat einen Dosierstab mit Klickverschluss am Deckel befestigt
  - Dosierstab an drei verschiedenen Stellen einstechen, sodass sich die Rillen der Dosierspitze mit Stuhl füllen
  - Dosierstab in das mit Flüssigkeit gefüllte Röhrchen zurückführen und verschließen
  - Probenröhrchen in einer verschließbaren Plastiktüte abschließend verpacken

Info
Beschriften Sie das Probenröhrchen immer mit dem Namen, Vornamen und Geburtsdatum des zu pflegenden Menschen und Datum und Uhrzeit der Entnahme, damit Verwechslungen ausgeschlossen werden.

Was ist der immunologische Stuhlbluttest und warum wird dieser durchgeführt?

Der immunologische Stuhlbluttest zeigt **nur positive Ergebnisse, wenn tatsächlich menschliches Blut im Stuhl vorhanden** ist. Des Weiteren kann diese diagnostische Maßnahme bereits **Krebsvorstufen genauer identifizieren.** Dieses diagnostische Verfahren hat den Hämoccult-Test, auch Guajak-Test, abgelöst, da er genauere und zuverlässigere Ergebnisse aufzeigt. Dieser Test wird 1 × im Jahr ab dem 50. Lebensjahr als Vorsorgeuntersuchung von der Krankenkasse bezahlt.

Wozu kann man einen Fäkalkollektor nutzen?

Der Fäkalkollektor eignet sich vor allem in der **pflegerischen Versorgung von zu pflegenden Menschen mit Diarrhö oder Stuhlinkontinenz** (II.–III. Grad, s. u.). Dieses Hilfsmittel wird genutzt, um **direkt am Anus** den flüssigen oder breiigen Stuhl in einem Plastikbeutel **aufzufangen.** Die perianale Haut wird dadurch vor dem aggressiven Stuhl geschützt. Der Fäkalkollektor hat eine vorgegebene Größe bei der Öffnung der Hautschutzplatte, diese kann je nach Bedarf vergrößert werden, indem Sie mit einer Schere die Öffnung vergrößern. Die Durchführung/Gebrauchsanweisung des Anbringens ist mit Nummern (1–4) am Fäkalkollektor deutlich gekennzeichnet. Befestigen Sie die Hautschutzplatte in der folgenden Reihenfolge beim liegenden zu pflegenden Menschen: Damm, Steißbein-Region, untere Gesäßhälfte, obere Gesäßhälfte. Je nach Stuhlkonsistenz können Sie einen Ablaufbeutel anschließen, die angebrachte Kappe verschließen oder den Beutel am unteren Ende aufschneiden und eine Verschlussklammer für Stomabeutel anbringen.

Merke
Durch die Körperwärme Ihrer Hände und ein kurzes Festhalten der Hautschutzplatte am Gesäß der Person kann die Hautschutzplatte besser anhaften und bis zu 24 Stunden am Gesäß kleben bleiben.

4

Wofür sind Analtampons geeignet?

Analtampons (▶ Abb. 4.10) werden in der Versorgung von **stuhlinkontinenten Personen** angewendet. Auswahl und Größe werden individuell mit dem zu pflegenden Menschen besprochen. Analtampons sind meist aus Polyurethan und **verschließen den Analkanal,** sodass kleinere Stuhlmengen vom Analtampon aufgefangen werden. Dadurch wird die Lebensqualität enorm gesteigert. Ausflüge, Spaziergänge und auch Sport sind wieder möglich. Die Anleitung ist für eine selbstständige Anwendung verfasst. Des Weiteren wird in der Verpackung immer eine Einführhilfe mitgeliefert, um den Umgang mit den Analtampons zu erleichtern. Die Versorgung mit Analtampons wird von der Krankenkasse finanziert und kann von einem Arzt auf Rezept ausgestellt werden. Analtampons können bis zu 12 Stunden am Stück getragen werden.

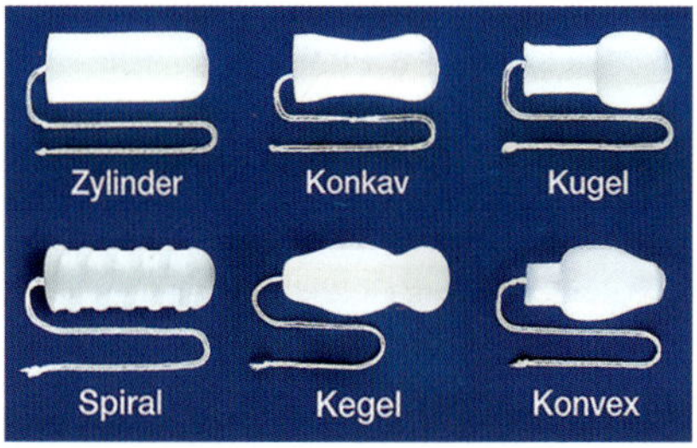

Abb. 4.10 Analtampons [V107]

Gibt es einen Expertenstandard zum Thema „Förderung der Stuhlkontinenz"?

Nein. Zum Thema „Förderung der Stuhlkontinenz" gibt es keinen Expertenstandard. Das Thema ist im Vergleich zur Urininkontinenz nicht umfangreich genug erforscht, um wissenschaftlich begründete Maßnahmen empfehlen zu können.

Wird die Stuhlinkontinenz in Schweregrade eingeteilt?

Ja. Es gibt **drei Schweregrade** der Stuhlinkontinenz, die Sie in Ihrer Beurteilung berücksichtigen sollten (▶ Tab. 4.42).

Was kann man mit einer analen Irrigation bewirken?

Die anale Irrigation kann einem zu pflegenden Menschen bei einer Stuhlinkontinenz helfen, seine **kontinenten Phasen zu verlängern** und einen Stuhlabgang zwischen den Toilettengängen zu verhindern. Bei der Irrigation wird der **Darm mit einer Darmspülung gereinigt** und die Darmwand angeregt, den Stuhlinhalt und die Flüssigkeit im Enddarm vollständig zu entleeren. Durch die dauerhafte Anwendung kann dem Körper wieder ein **physiologischer Rhythmus der Stuhlentleerung angewöhnt** werden.

Tab. 4.42 Schweregrade der Stuhlinkontinenz

Schweregrad	Bedeutung
Grad I	Flatulenzen (Blähungen) können nicht zurückgehalten werden, es kommt bei Belastungen zu geringen Stuhlschmieren in der Unterwäsche.
Grad II	Dünnflüssiger Stuhl wird nicht zurückgehalten und es kommt zu häufigeren Verschmutzungen der Unterwäsche.
Grad III	Es kommt zu einer totalen Stuhlinkontinenz, fester Stuhl und Darmgase können nicht mehr zurückgehalten werden.

Was ist der Unterschied zwischen Meteorismus und Flatulenzen?

Beim *Meteorismus* handelt es sich um eine große **Ansammlung von Darmgasen im Abdomen,** der Bauch ist gebläht. Zunächst hat man keine Symptome, viele Betroffene bleiben symptomfrei. Je nach Umfang des Meteorismus entweicht die Luft durch häufiges Aufstoßen über den Magen oder durch Winde über den Anus.

Wenn die **Darmgase über den Anus entweichen,** spricht man von *Flatulenzen.*

Welche unterschiedlichen Stomaarten gibt es bei den Enterostomaanlagen?

Die Arten von Enterostomaanlagen (künstlicher Darmausgang) werden leicht vertauscht oder die Begriffe bzw. Definitionen verwechselt. Aus diesem Grund ist es wichtig, die Bezeichnungen richtig voneinander zu differenzieren. Es gibt zwei Enterostomaarten:

- **Kolostoma**
- **Ileostoma**

Des Weiteren gibt es vier wesentliche Unterscheidungen beim Thema Enterostoma, die Sie auseinanderhalten sollten (s. u.).

Wie ist die Ausscheidung bei einem Ileostoma bzw. einem Kolostoma beschaffen?

Bei Anlage eines *Ileostomas* (Dünndarm) wird **flüssiger bis breiiger Stuhl** ausgeschieden. Aufgrund des hohen Anteils an Verdauungsenzymen ist der **Stuhl sehr aggressiv** und schädigt schnell die Haut. Aus diesem Grund wird ein Ileostoma immer 2–3 cm über Hautniveau angelegt (prominente Anlage). Mit dieser Anlageform hat der ausgeschiedene aggressive Stuhl so wenig Hautkontakt wie möglich. Die Ausscheidungsmenge bei einem Ileostoma sind **zu Anfang 900–1.200 ml pro Tag,** im weiteren Verlauf reduziert sich die Stuhlmenge auf 500–700 ml am Tag. Die Frequenz der Stuhlausscheidung ist deutlich höher als bei einem gesunden zu pflegenden Menschen und findet mehrfach (oft bis 30-mal) am Tag statt.

Bei einem *Kolostoma* (Dickdarm) ist der Stuhl **dickbreiig bis geformt.** Im Gegensatz zur Ileostomaanlage ist die Frequenz der Stuhlausscheidung auf 1–3-mal am Tag reduziert. Der Stuhl ist aufgrund der erhaltenen Dickdarmfunktion fester und die Anlage des Stomas wird nur 0,5 cm über Hautniveau angelegt, da der Stuhl deutlich weniger Verdauungsenzyme beinhaltet und die Haut weniger reizt. Die Stuhlmenge entspricht der von Personen ohne Kolostoma.

Was ist der Unterschied zwischen einem permanenten und einem temporären Stoma?

Ein *temporär angelegtes Enterostoma* ist **zeitlich begrenzt.** Es wird z. B. angelegt, wenn ein Darmabschnitt stark entzündet ist, um diesen Teil des Darms für eine **gewisse Zeit zu entlasten.** Eine Stomarückverlagerung ist nach ca. sechs Wochen jederzeit möglich. Während der Zeit des temporär angelegten Stomas ist ein *Schließmuskeltraining* (Kontinenztraining) notwendig, um die Fähigkeit der Kontinenz zu erhalten.

Im Gegensatz dazu kann ein Enterostoma auch *permanent* angelegt werden. Das bedeutet für den zu pflegenden Menschen, dass eine **Rückverlagerung des Stomas nicht mehr möglich** ist. Diese Art der Anlage wird ausgewählt, wenn z. B. das gesamte Kolon entfernt werden muss, also eine Organentfernung stattfindet und so der physiologische Weg nicht erhalten werden kann.

Was ist der Unterschied zwischen einem endständigen und einem doppelläufigen Stoma?

Ein *doppelläufig angelegtes Enterostoma* hat **zwei Öffnungen**, die über Hautniveau ausgeleitet werden. Die beiden ausgeleiteten Schenkel (Öffnungen) werden begrifflich unterschieden. Es gibt einen *oralen (zuführenden) Schenkel* und einen *aboralen (abführenden) Schenkel* (Schleimbildung möglich). Durch die Anlage eines doppelläufigen Stomas ist eine vereinfachte Rückverlagerung möglich. Die Zeitintervalle bis zur Rückverlagerung liegen zwischen circa sechs Wochen und sechs Monaten.

Ein *endständiges Stoma* hat nur **eine Öffnung** nach außen, sodass der orale Schenkel an der Bauchdecke fixiert und damit die **Darmpassage am Stoma beendet** ist. Der aborale Schenkel (Richtung Anus gelegene Darmabschnitt) des Stomas wird vollständig entfernt oder blind verschlossen. Ein endständiges Stoma ist meist einfacher pflegerisch zu versorgen und wird oft nicht zurückverlagert. Bei einem endständigen temporären Stoma ist eine Rückverlagerung möglich.

Was ist mit dem Begriff „Reiter" im Rahmen der Stomatherapie gemeint?

Ein sogenannter Reiter wird bei doppelläufigen Stomaanlagen postoperativ unterhalb des Stomas eingesetzt, damit die Darmschlinge bis zur Einheilung in die Bauchdecke über der Haut fixiert werden kann. Der Reiter **sorgt somit dafür, dass das Stoma über Hautniveau anwachsen kann** und wird in der Regel erst am zehnten postoperativen Tag entfernt.

Welche Frühkomplikationen nach einer Enterostomaanlage muss ich kennen?

Bei einem Enterostoma gibt es **viele Komplikationen und pathologische Abweichungen,** die Sie kennen sollten. Diese Abweichungen können am Stoma selber, in der Hautumgebung oder am Ausscheidungsprodukt selbst vorkommen. Eine gute Beobachtung im Rahmen der pflegerischen Versorgung ist essenziell.

Achten Sie vor allem in der postoperativen Phase auf folgende Komplikationen:

- Stomaretraktion
- Stomaödem
- Blutungen der Stomaschleimhaut
- Schleimhaut- oder Stomanekrosen
- Hautirritationen oder allergische Reaktionen
- Flatulenzen oder Obstipation

Was muss man beim Beutelwechsel eines Ileostomas beachten?

Durch die hohe Frequenz der Stuhlausscheidung sollten Sie immer **eine Kompresse auf das Ileostoma legen,** sodass Sie während des Beutelwechsels nicht mit dem flüssigen, aggressiven Stuhl in Kontakt kommen und der Stuhl nicht die parastomale Haut schädigt.

Warum wird ein Stoma vor der Operation im Liegen, Stehen und Sitzen markiert?

Bei der Stomamarkierung ist es **wichtig, eine glatte Fläche von ca. 10 × 10 cm ohne Hautunebenheiten, Narben und Hautveränderungen im Bauchbereich zu finden.** Um keine Hautfalten oder schlecht einsehbare Stellen auszuwählen, wird die Markierung in allen alltäglichen Positionen vorgenommen. Ebenso müssen die individuellen Lebenssituationen wie Kleidung, Hobbys oder Beruf berücksichtigt werden, um die optimale Stelle am Körper der Person für die Anlage des Stomas zu finden.

Durch eine umfangreiche Markierung in allen Positionen kann eine hohe Lebensqualität trotz Stomaanlage gewährleistet werden. Die Markierung des Stomas liegt im Musculus rectus abdominis (Sixpack-Muskel).

Wie ist die Wischrichtung bei der Reinigung eines Stomas?

Es ist äußerst wichtig, zwischen den Stomaarten zu unterscheiden:

- *Enterostoma:* Wischrichtung **zum Stoma hin** → Darmbakterien werden zum Stoma hin und nicht über die Haut verteilt
- *Urostoma* (s. u.): **vom Stoma weg** reinigen, um keinen Harnwegsinfekt zu provozieren

Welche Reinigungsmittel sind für die Hautpflege bei einem Stoma ungeeignet?

Bei der Versorgung eines Stomas sollten Sie auf folgende Produkte **verzichten** ▶ Tab. 4.43

Merke

Die Reinigung der parastomalen Haut mit einer weichen, saugfähigen Kompresse und klarem Wasser reicht in den meisten Fällen aus. Nur bei stark verschmutzter Haut nutzen die zu pflegenden Menschen/Pflegefachpersonen eine pH-neutrale, nicht rückfettende Reinigungslotion!

Dürfen Betroffene mit einem Enterostoma alles essen?

Ja. Die Ernährung sollte ausgewogen sein, eine **spezielle Diät ist nicht notwendig.** Zu beachten ist nur, dass bestimmte Lebensmittel zu gewissen Wirkungen im Darm führen können. Zum Beispiel führen Lebensmittel wie Bier, Zwiebeln, Kohl und frisches Brot zu Blähungen. Es empfiehlt sich, diese Speisen möglichst zu meiden, da Flatulenzen dazu führen können, dass das Versorgungssystem abplatzt/sich ablöst.

Kann man mit einem Stoma Sport treiben oder schwimmen?

Ja. Auch mit einem Stoma kann die Person schwimmen. Es gibt für die Kolostomaversorgung extra Stomakappen, die während des Schwimmens genutzt werden können. Für sportliche Aktivitäten wie Laufen oder Ballsportarten können die Stomakappen ebenfalls genutzt werden. Außerdem gibt es für die Stomaversorgung Haltegurte, die für besseren Halt sorgen.

Tab. 4.43 Ungeeignete Reinigungsmittel bei der Stomaversorgung

Produkt	Erläuterung
Öle, Salben, Cremes, Hautlotionen	Stark rückfettend, Hautschutzplatten finden keinen Halt, rutschen ab
Wundbenzin	Trocknet die parastomale Haut aus
Pflasterentferner, Reinigungslotion	Kann Allergien auslösen
Schwämme und Waschlappen	Können durch Mehrfachanwendungen zu Brutstätten von Bakterien werden und Infektionen hervorrufen

Wie kann man die Geruchsbelästigung vermindern?

Die meisten Versorgungssysteme haben einen **Aktivkohlefilter** integriert. Dieser absorbiert die Gerüche und wird nur durch Feuchtigkeit inaktiviert. Der Filter hat eine Wirkungszeit von **circa 12 Stunden, danach sollte der Beutel spätestens gewechselt werden,** um die Gerüche effektiv minimieren zu können. Des Weiteren können Deodorants oder Tropfen speziell für den Stomabeutel (innen/außen) eingesetzt werden, welche die Gerüche binden und minimieren.

Wo liegt der Unterschied zwischen einer planen und einer konvexen Hautschutzplatte?

Hautschutzplatten gibt es in zwei unterschiedlichen Varianten: plan und konvex. Eine *plane Hautschutzplatte* ist **flach** und bietet sich **bei einem prominent angelegten Stoma** an, denn dieses Stoma wurde bereits 2–3 cm über Hautniveau angelegt. Eine *konvexe Hautschutzplatte* weist **eine Wölbung** auf. Diese Platte sollten Sie nutzen, **wenn das Stoma leicht unterhalb des Hautniveaus liegt.** Hier spricht man von einem retraktierten Stoma (trichterförmige Einziehung) oder einem Komplikationsstoma, welches Unebenheiten aufzeigt. Mit der konvexen Hautschutzplatte **wird das Stoma etwas über das Hautniveau gedrückt.** In schwierigen Fällen kann auch mit Modulierstreifen, konvexen Hautschutzringen oder Stomapaste gearbeitet werden.

Wie führt man eine Kolonirrigation über das Stoma durch?

Hier wird wie bei der analen Irrigation (s. o.) der Darm mit einer Spülflüssigkeit gespült und angeregt, damit der gesamte Darminhalt entleert werden kann. Bei einer Kolonirrigation wird die **Spülflüssigkeit über das Stoma in den Dickdarm** eingeführt. Ziel der Maßnahme ist, eine entleerungsfreie Phase von 12–24 Stunden zu gewährleisten. Bei der Irrigation über das Kolostoma gibt es einige Besonderheiten. Zunächst wird mithilfe eines Trichters, der an das Stoma angesetzt wird, **mit 100–200 ml angespült.** Danach wird der Trichter entfernt und der **Stuhl, der sich hinter dem Stoma angesammelt hat, entleert.** Nach der Erstentleerung wird die **gesamte Flüssigkeitsmenge (1.000–2.000 ml) in den Darm eingeführt,** die Hauptentleerung beginnt 30–45 Minuten nach der Einfuhr. Nach der vollständigen Entleerung des Stuhls und der Flüssigkeit kann das Stoma mit einer Stomakappe für einen längeren Zeitraum verschlossen werden.

Info

Die Kolonirrigation ist, wie der Name schon sagt, nur bei einem Dickdarmstoma anzuwenden.

Was ist mit dem Begriff Miktion gemeint?

Miktion ist der Fachbegriff für die **Entleerung der Harnblase.**

Ab wann verspürt man Harndrang?

Ab 200–250 ml verspürt der Mensch Harndrang. Bei einer Blasenfüllung von 800 ml kann der zu pflegende Mensch die Blase nicht mehr manuell steuern und die Blase wird sich entleeren.

Welche Uringewinnungsarten gibt es?

Je nachdem, welche Diagnostik erforderlich ist, benötigt das Labor Urinproben, die unterschiedlich gewonnen werden müssen (▶ Tab. 4.44).

Tab. 4.44 Uringewinnung

Art	Merkmale
Spontanurin	• Uringewinnung ist zu jeder Tageszeit möglich • Reinigung des äußeren Genitals vor Probeentnahme notwendig
Konzentrierter Morgenurin	• Der erste Urin, der am Morgen nach dem Aufstehen entleert wird • Urin ist von der Nacht stark konzentriert, da der zu pflegende Mensch in den letzten 12 Stunden nichts getrunken hat • Anwendung: Schwangerschaftstest
Mittelstrahlurin	• Die erste Urinportion wird in die Toilette abgegeben • Der Harnstrahl wird unterbrochen und ein steriles Auffanggefäß in die Toilette gehalten • Die nächsten 20–40 ml werden in das Gefäß ausgeschieden • Der restliche Gesamturin kann in die Toilette entleert werden • Erst ab Kindergartenalter möglich (willkürliche Steuerung) • Anwendung: bakteriologische Untersuchungen
Sammelurin	• Erster Morgenurin wird verworfen • Danach wird der Urin über 24 Stunden in speziellen Sammelbehältern aufbewahrt • Uhrzeit der ersten Urinabgabe wird dokumentiert • Am nächsten Morgen endet das Sammeln des Urins mit der Abgabe des konzentrierten Morgenurins • Gesamturinmenge auf der Skala ablesen und auf dem Anforderungsschein dokumentieren • Der Urin wird anschließend im Behältnis umgerührt und eine Urinmonovette (10 ml) abgefüllt und ins Labor gegeben • Anwendung: um Glukose oder Hormone im Urin nachzuweisen (quantitative Bestimmung!)
Beutelurin	• Wird bei Säuglingen und Kleinkindern angewendet, die noch nicht willkürlich die Harnausscheidung steuern können • Ein Beutel wird um den Penis oder um den Bereich der Vagina aufgeklebt, sodass die Harnröhrenöffnung in der Öffnung des Beutels liegt • Dem Säugling/Kleinkind Flüssigkeiten anbieten (außer bei Kontraindikationen), sodass der Urinbeutel zügig befüllt wird • Beutel bei einer Füllmenge von bis zu 20 ml wieder entfernen, aus dem Beutel den Urin in eine Monovette umfüllen und ins Labor geben
Katheterurin	• Wird an einer extra vorgegebenen Silikonmembran am Anfang des Katheterschlauchs entnommen • Sterile Kanüle und Urinmonovette benutzen • Entnahmestelle vorher desinfizieren (mit Hautdesinfektionsmittel möglich) • Wenn nicht genügend Urin im Schlauchsystem ist, den Katheter für **max. 10 Minuten** abklemmen, angesammelten Urin entnehmen und die Klemme wieder öffnen

Vorsicht

Der Begriff „Katheterurin" bedeutet nicht, den Urin aus dem Auffangbeutel zu entnehmen. Dieser Urin ist teilweise bereits 24 Stunden im Beutel und Keime können sich bereits vermehrt haben und das Ergebnis des Urintests verfälschen.

Was muss man beim Sammelurin und der Beimengung von Säuren beachten?

Bei einigen diagnostischen Sammelurinuntersuchungen sind Salzsäurezusätze vonnöten. Bitte achten Sie auf die **Verätzungsgefahr** und **weisen Sie auch den zu pflegenden Menschen darauf hin.** Tragen Sie **Handschuhe,** wenn Sie mit dem Sammelbehälter arbeiten und weisen Sie den zu pflegenden Menschen darauf hin, dass er den **Urin langsam in den Sammelbehälter schüttet, sodass keine Spritzer** erzeugt werden, die an die Hautoberfläche gelangen können *(Verätzungsgefahr).*

Was kann man mit einer Flüssigkeitsbilanzierung erreichen?

Bei der Flüssigkeitsbilanzierung werden die Einfuhr- und Ausfuhrmengen eines Tages miteinander verglichen. Aus dem Ergebnis (▶ Tab. 4.45) erkennen Sie, ob der Betroffene **zu wenig/zu viel getrunken oder ausgeschieden** hat. Zusätzlich kann man **Rückschlüsse auf verschiedene Erkrankungen** ziehen, dazu zählen z. B. Nierenerkrankungen und Herzinsuffizienz.

Tab. 4.45 Mögliche Ergebnisse der Flüssigkeitsbilanz

Bezeichnung	Verhältnis von Ein- und Ausfuhr
Ausgeglichene Bilanz	Einfuhr entspricht der Ausfuhr
Positive Bilanz	Einfuhr ist höher als die Ausfuhr
Negative Bilanz	Ausfuhr ist höher als die Einfuhr

Was gehört bei der Flüssigkeitsbilanzierung zur Ein- bzw. Ausfuhr?

Tab. 4.46 Flüssigkeitsbilanzierung

Einfuhr	Ausfuhr
• Getränke • Infusionen • Flüssigkeiten in Speisen (fest und flüssig) • Sondenkost • Oxidationswasser	• Stuhl • Erbrochenes • Urin • Blut • Wundsekrete • Schweiß • Unwillkürlicher Flüssigkeitsverlust (Atmung/Haut) • Punktat

Info

Da bei Früh- und Neugeborenen sowie Säuglingen die Bilanzierung bei bestimmten Erkrankungen sehr wichtig ist und die Gefahr der Dehydratation ausgeschlossen werden muss, werden die Windeln gewogen, um die Urinmenge wirklich genau zu bilanzieren.

Der Mensch verliert auch über die Ausatemluft und über die Haut Flüssigkeit *(Perspiratio insensibilis).* Man spricht von 0,9 Litern pro Tag. Manche (Intensiv-)Stationen rechnen dies in ihre Bilanzierung ein. Erfragen Sie dies an Ihrem Arbeitsplatz.

Zusätzlich rechnet man bei Fieber aufgrund der vermehrten Schweißabgabe 500 ml Flüssigkeitsverlust pro 1 °C erhöhte Körpertemperatur in die Ausfuhr ein.

Vorsicht

Für die Einfuhr von Getränken nutzen Sie bitte **geeichte Messinstrumente,** die eine exakte Bilanzierung ermöglichen. Denn jedes Glas, Tasse und Becher hat unterschiedliche ml-Anzahlen und nur abzuschätzen führt zu ungenauen Einfuhrangaben.

Welche Miktionsstörungen oder -veränderungen gibt es?

- **Polyurie:** Die Urinmenge ist auf über 1.500 ml in 24 Stunden erhöht. Die Person hat eine erhöhte und vermehrte Ausscheidung.
- **Oligurie:** Die Urinmenge ist auf weniger als 200 ml in 24 Stunden reduziert. Die Person hat eine verminderte Ausscheidung.
- **Anurie:** Die Urinmenge ist auf unter 100 ml bis zu keiner Urinausscheidung in 24 Stunden reduziert.

Vorsicht

Eine Anurie ist ein urologischer Notfall, es muss sofort gehandelt werden.

Wo liegt der Unterschied zwischen einer Mikrohämaturie, einer Makrohämaturie und einer Hämoglobinurie?

Bei allen Urinveränderungen befindet sich **Blut im Urin.** Die Unterscheidung liegt in der Farbveränderung und Konzentration des Bluts im Urin:

- **Mikrohämaturie:** Das Blut kann nur durch eine Urinprobe im Labor nachgewiesen werden. Es ist kein Blut und keine Farbveränderung sichtbar.
- **Makrohämaturie:** Die Urinfarbe ist fleischwasserfarben bis rötlich. Das Blut im Urin wird sichtbar.
- **Hämoglobinurie:** Der rote Blutfarbstoff Hämoglobin wird über die Nieren ausgeschieden. Aus diesem Grund verfärbt sich der Urin rötlich bis schwärzlich.

Wann spricht man beim Kind von primärer und sekundärer Inkontinenz?

Bei der *primären Inkontinenz* konnte das Kind **noch nicht über sechs Monate die Urin- und Stuhlausscheidung selbstständig** kontrollieren.

Verliert ein Kind nach einer Kontinenz von sechs Monaten oder mehr die Fähigkeit, Urin- bzw. Stuhlausscheidung zu kontrollieren und erleidet einen Rückfall in die Inkontinenz, spricht man von *sekundärer Inkontinenz.*

Was ist mit dem Begriff Enuresis nocturna gemeint?

Enuresis nocturna bedeutet eine **intermittierende Inkontinenz während des Schlafens, die nach der Vollendung des 5. Lebensjahrs** entsteht. Eine organische Ursache ist bereits ausgeschlossen worden. Enuresis nocturna ist keine eigenständige Erkrankung, sondern ein **Symptom.** Jungen sind doppelt so häufig betroffen wie Mädchen und das Einnässen geschieht mehr als einmal im Monat und über eine Dauer von mindestens drei Monaten.

Info

Tritt die Harninkontinenz tagsüber auf, spricht man von einer nichtorganischen (funktionellen) Harninkontinenz.

Wie kann eine Enuresis nocturna behandelt werden?

- Gespräche mit den Eltern und dem Kind (altersgerecht) führen
- Urotherapeutische Beratung
- Zwei Stunden vor dem Schlafengehen nichts mehr trinken
- Protokoll (trockene und nasse Tage) führen
- Alarmtherapie → Klingelhose oder -matte (s. u.)

Helfen die Klingelhose/Klingelmatte, eine Inkontinenz zu verringern?

Ja, es wurde wissenschaftlich bewiesen, dass die Klingelhose/-matte bei motivierten Kindern und Eltern eine sehr erfolgreiche Therapie der Inkontinenz darstellt. Bei der Klingelhose/-matte wird die **apparative Verhaltenstherapieform** genutzt. Beide geben durch Feuchtigkeitssensoren Alarm, wenn das Kind nachts Urin verliert. Der Alarmton soll das Kind (anfangs auch die Eltern) wecken, sodass das Kind aufsteht und den restlichen Urin in der Blase auf der Toilette entleert. Danach kann sich das Kind umziehen und in Ruhe weiterschlafen. Durch den Alarm lernt das Kind selbstständig die Verbindung zwischen Weckalarm und seinem Harndrang kennen und wird kontinent.

> **Merke**
> Die Therapie benötigt eine Zeitspanne von zwei bis drei Monaten, bis sie wirkt. Das kann durch die dauerhaften Schlafunterbrechungen für das Kind und die Eltern sehr anstrengend werden.

Wie nutzt man das Hilfsmittel „Kindertopf" richtig?

Im Krankenhaus gibt es einige Besonderheiten, die Sie im Umgang mit dem Kindertopf berücksichtigen sollten, denn es stehen Ihnen zwei Arten zur Verfügung:

- Kindertopf für die Nutzung im Bett
- Kindertopf, der auf den Boden gestellt wird

Wenn Sie den *Kindertopf im Bett* benutzen, müssen Sie **die gesamte Zeit beim Kind bleiben,** damit dieses nicht aus dem Bett fallen kann. Des Weiteren sollten Sie eine **saugfähige und wasseraufsaugende Unterlage** unter den Topf legen, damit bei Spritzern nicht das gesamte Bett bezogen werden muss. Nutzen Sie den *Kindertopf für den Boden,* sollten Sie durch die hohe Keimbelastung im Krankenhaus eine **Schutzunterlage auf den Boden** legen, damit das Kind nicht mit nackten Füßen auf dem Boden stehen muss. Dieser Kindertopf wird genutzt, wenn das Kind das Zimmer aufgrund seiner Erkrankung nicht verlassen darf und keine Toilette im Zimmer integriert ist.

Warum sollte die Urinflasche beim Mann nicht dauerhaft angelegt werden?

Das dauerhafte Anlegen der Urinflasche **kann zur Inkontinenz des Mannes führen.** Der zu pflegende Mensch kann durch die Sicherheit der Urinflasche dauerhaft eine Miktion durchführen. Irgendwann denkt die Person nicht mehr darüber nach, miktiert bei der kleinsten Menge an Urin und verlernt, den Urin zu halten und wird inkontinent. Des Weiteren ist das dauerhafte Anlegen einer Urinflasche ein **starker Eingriff in die Intimsphäre** und die Person fühlt sich ggf. unwohl.

Was ist mit einer funktionellen Inkontinenz gemeint?

Für die funktionelle Inkontinenz hat der *Expertenstandard „Förderung der Harnkontinenz in der Pflege“* eine Definition herausgebracht. Wenn ein zu pflegender Mensch an einer funktionellen Inkontinenz leidet, **schafft er es nicht mehr rechtzeitig, die Toilette zu erreichen.** Die Person hat **keine Störung des Urogenitaltrakts,** sondern schafft es durch eine eingeschränkte Kognition oder Mobilität nicht rechtzeitig zur Toilette. Dadurch kommt es zum unwillkürlichen Harnabgang.

Welchen Unterschied gibt es zwischen Drang- und Belastungsinkontinenz? Warum werden beide Formen als Mischinkontinenz zusammengefasst?

Dranginkontinenz

Der zu pflegende Mensch verliert unfreiwillig Urin, denn die **Speicherfunktion der Blase ist gestört.** Die Person verspürt **plötzlich schwer unterdrückbaren Harndrang** und schafft es nicht mehr rechtzeitig zur Toilette, sodass die ersten Tropfen Urin in die Hose gehen. Beim Leitsymptom des schwer unterdrückbaren Harndrangs, der sich nur mit Mühe und Anstrengung unterdrücken lässt, wird häufig der Begriff „überaktive Blase“ (OAB = overactive bladder) verwendet.

Belastungsinkontinenz

Bei der Belastungsinkontinenz verliert die Person unfreiwillig Urin, wenn es zeitgleich zu einer körperlichen Belastung kommt, z. B. beim Niesen/Husten oder bei Anstrengung (Laufen). Im weiteren Verlauf kann es bereits beim Treppensteigen passieren. Wichtig bei dieser Form ist, dass die Speicherfunktion der Blase intakt ist.

Merke

Wenn Drang- und Belastungsinkontinenz vorliegen, spricht man von einer Mischinkontinenz. Die Speicherfunktion der Blase ist gestört.

Welche weiteren Inkontinenzformen hat der Expertenstandard „Förderung der Harnkontinenz in der Pflege“ beschrieben?

Neben der oben bereits erwähnten funktionalen Inkontinenz, Belastungsinkontinenz, Dranginkontinenz und Mischinkontinenz unterscheidet der Expertenstandard drei weitere Inkontinenzformen.

Extraurethrale Inkontinenz

Die Person verliert über einen anderen Kanal als die Harnröhre den Urin. Das bedeutet, sie scheidet z. B. über eine Fistel in die Scheide oder über den Anus Urin aus. Die Speicher- und Entleerungsfunktion der Blase ist nicht gestört.

Inkontinenz bei chronischer Harnretention

Hier liegt eine Störung der Entleerungsfunktion vor. Die Person schafft es nicht, die Blase vollständig zu entleeren, es kommt zu einer Restharnbildung. Der Restharn kann sich teilweise unwillkürlich entleeren. Die Harnblase bleibt nach der unvollständigen Entleerung tastbar.

Unkategorisierbare Inkontinenz

Hier sagt bereits der Name, was die Inkontinenzform ausmacht. Die Person verliert unfreiwillig Urin, die Art der Inkontinenz kann aber nicht eindeutig einer oben genannten Form zugeordnet werden. Aus diesem Grund haben die Experten eine unkategorisierbare Inkontinenzform hinzugefügt.

Sind die Risikofaktoren bei einer Harninkontinenz geschlechtsspezifisch?

Ja. Es gibt Inkontinenzformen, die vorzugsweise bei Frauen auftreten (Belastungsinkontinenz), und Formen, die bei Männern häufiger sind (Inkontinenz bei chronischer Harnretention). Durch die anatomischen Besonderheiten der Geschlechter kommt es zu unterschiedlichen Risikofaktoren.

Frau

- Ausgeprägte Belastungen des Beckenbodens, z. B. Schwangerschaft und Entbindung
- Wechseljahre
- Frauen, die in der Kindheit bereits an Enuresis nocturna gelitten haben
- Lageveränderung der Gebärmutter (Prolaps)

Mann

- Erkrankungen der Prostata
- Operationen der Prostata

Merke

Es gibt aber auch geschlechtsunabhängige Risikofaktoren, die alle Geschlechter betreffen, z. B. kognitive Einschränkungen, Erkrankungen, Medikamente oder das Alter.

Was ist mit dem Begriff „Kontinenzprofil" gemeint?

Das Kontinenzprofil ist ein **Assessmentinstrument, um eine Harninkontinenz pflegerisch einzuschätzen.** Das Assessment hat drei Merkmale, nach denen die insgesamt *sechs Profile* (Kontinenz bis Inkontinenz) eingeteilt werden. Das Kontinenzprofil wird bei der Prüfung durch den Medizinischen Dienst der Krankenversicherung (MDK) beurteilt, um z. B. eine Einstufung in die Pflegegrade vorzunehmen. Die *drei Merkmale* des Kontinenzprofils sind:

- Kontinenz oder Inkontinenz
- Selbstständigkeit oder Abhängigkeit
- Maßnahmen und Hilfsmittel

Je nachdem, wie viel Unterstützung die Person benötigt, wie stark der Abhängigkeitsgrad ist und ob die Person ihren Urin halten kann oder nicht, wird sie in eine der sechs Kontinenzprofile eingeteilt:

- Kontinenz
- Unabhängig erreichte Kontinenz
- Abhängig erreichte Kontinenz
- Unabhängig kompensierte Inkontinenz
- Abhängig kompensierte Inkontinenz
- Nicht kompensierte Inkontinenz

Welche allgemeinen Maßnahmen zur Kontinenzförderung sind sinnvoll?

- Flüssigkeitsmanagement gewährleisten
- Gewichtsreduktion (bei adipösen zu pflegenden Menschen)
- Ausgewogenes Darmmanagement
- Umgebungsanpassung
- Kontinenzfördernde Kleidung auswählen (leicht/schnell auszuziehen)
- Motivation zu kontinenzfördernden/-erhaltenden Maßnahmen

Für welche Personengruppen ist ein Beckenbodentraining im Rahmen der Kontinenzförderung sinnvoll?

Ein Beckenbodentraining ist grundsätzlich für alle Menschen sinnvoll, da jeder irgendwann von Inkontinenz betroffen sein kann. Besonders wichtig ist es für Frauen, die Kinder bekommen haben, neurologisch erkrankte Menschen oder Männer mit einer Prostatahypertrophie oder -operation.

Welche Hilfsmittel gehören zu den körperfernen, ableitenden und welche zu den körpernahen Inkontinenzhilfsmitteln?

Körpernahe Hilfsmittel

- Einlagen/Vorlagen sowie Tropfenfänger
- Schutzhosen und Pants

Ableitende Hilfsmittel

- Kondomurinale oder bei Frauen Urinkollektoren
- Einmalkatheter, Harnblasenkatheter (transurethral und suprapubisch)

Körperferne Hilfsmittel (auffangende Hilfsmittel)

- Bettunterlagen
- Sofaunterlagen
- Steckbecken
- Urinflaschen
- Möbelschutz

Nach welchen Auswahlkriterien kann man die richtigen aufsaugenden körpernahen Hilfsmittel für den zu pflegenden Menschen aussuchen?

Das Angebot der aufsaugenden Hilfsmittel ist mittlerweile unüberschaubar geworden. Viele verschiedene Hersteller bieten hunderte unterschiedliche Produkte an. Aus diesem Grund sollten Sie die nachfolgenden Kriterien bei der Auswahl des Produkts für den zu pflegenden Menschen berücksichtigten:

- Art und Schwere der Inkontinenz (Größe und Tragekomfort berücksichtigen)
- Geschlecht des Betroffenen
- Persönliche Prioritäten (Alltagsgestaltung, Diskretion, Geräuschentwicklung)
- Wechselmöglichkeiten (durch die Person selbst oder durch die Pflegefachperson)
- Präferenzen im Design
- Häusliche Umgebung → kleine Einlagen (Erreichbarkeit der Toilette)
- Außer Haus → saugfähige Hilfsmittel

Merke
Eine Einheitsversorgung innerhalb der gesamten Einrichtung macht keinen Sinn.

Was ist mit dem Begriff Vaginalkonen gemeint? Welchen Unterschied gibt es zu den Vaginaltampons?

Diese Hilfsmittel werden unter der Überschrift **funktionell-anatomische Hilfsmittel** zusammengefasst. Dazu gehören ebenfalls Pessare oder Harnröhrenstöpsel. Der Unterschied zwischen Vaginaltampons und Vaginalkonen ist in der nachfolgenden Tabelle ▶ Tab. 4.47 näher erläutert.

4

Tab. 4.47 Vaginalkonen und Vaginaltampons im Vergleich

Merkmale	Vaginaltampons	Vaginalkonen
Indikation	• Belastungs-/Drang- sowie Mischinkontinenz • Beckenbodenmuskulatur gestärkt/kontrahiert • Gebärmutterprolaps zurückführen	• Belastungsinkontinenz • Beckenbodenmuskulatur gestärkt/kontrahiert • Inkontinenz
Aussehen	• Schaumstoff • In unterschiedlichen Formen erhältlich (Würfel, zwei Tampons aneinander) • Rückholbändchen	• Unterschiedliche Farben haben jeweils unterschiedliche Gewichte (5–75 g) • Der Vaginalkonus hat einen Metallkern, der mit medizinischem Kunststoff umzogen ist • Rückholbändchen
Anwendung	• Verpackung entfernen, Schutzfolie aufreißen und den Rückholfaden abwickeln • Tampon in warmem Wasser tränken, ausdrücken, dann einführen • Kann mit oder ohne Applikator eingeführt werden • Durch das Einführen des Vaginaltampons wird die Harnröhre und das umliegende Gewebe natürlich verschlossen und dadurch ein Harnverlust verhindert	• 3–4 cm tief einführen • Nach dem Einführen des Vaginalkonus wird durch eine wiederholte Anspannung der Muskulatur (zum Halten des Konus/Herausrutschen zu vermeiden) die Beckenbodenmuskulatur trainiert • Steigerung des Gewichts alle 2–3 Wochen möglich
Zeitdauer	• 12 bis max. 16 Stunden	• 10–15 Minuten (2–3 × tägl.)
Aufbewahrung	• Nach der Anwendung im Hausmüll entsorgen	• Nach Gebrauch desinfizieren und reinigen • Trocken in einem Gefäß aufbewahren

Vorsicht

Das Vaginaltampon nicht so tief wie ein gewöhnlicher Tampon einführen, da es die Harnröhre zusammendrücken soll. Das Vaginaltampon soll noch mit der Fingerspitze tastbar sein.

Wie funktioniert das erweiterte Beckenbodentraining in Form von Biofeedback bzw. Elektrostimulation?

Biofeedback

- Durch Elektroden (Hautoberfläche/Rektal- oder Vaginalbereich) werden die **Aktionspotenziale der abdominellen Muskulatur gemessen**
- Die Potenziale werden als **akustische oder optische Signale im Sinne eines Feedbacks** wiedergegeben
- Zu **Dauer und Häufigkeit gibt es keine Empfehlungen**
- Vorteil: Die **Motivation zum Beckenbodentraining** kann **erhöht** werden

Elektrostimulation

- Durch einen **Stromimpuls wird die Beckenbodenmuskulatur angeregt**
- Die **Stromimpulse** werden durch anale/vaginale oder oberflächlich angebrachte Elektroden **an die Muskulatur im Beckenboden abgegeben,** dadurch wird die Muskulatur angeregt und kontrahiert durch den Stromimpuls
- Die **quergestreifte Muskulatur wird passiv trainiert**
- **Frequenz, Stromstärke und Dauer** können **sehr unterschiedlich** sein
- Die Therapie ist für **Frauen** geeignet, **die die Beckenbodenmuskulatur nicht aktiv anspannen können**

Vorsicht

Bei der Elektrostimulation müssen Sie auf die Nebenwirkungen achten. Wenn die Frau über vaginale Irritationen, Druckschmerz, Blutungen oder Unwohlsein klagt, wird die Therapie sofort abgebrochen.

Was ist der Unterschied zwischen Blasentraining und Toilettentraining?

Blasentraining

Ziel ist, eine **Verlängerung der Intervalle zwischen zwei Toilettengängen** zu erwirken. Merkmale sind:

- Trainiert wird das Verzögern der Miktion nach Verspüren des Harndrangs
- Blasenkapazität erhöht
- Inkontinente Episoden vermeiden
- Vor allem bei einer Belastungs-/Drang- und Mischinkontinenz hilfreich
- Bis ein Erfolg einritt, können Wochen/Monate vergehen

Info

Für eine Frau mit einer Mischinkontinenz stellt die Kombination aus Beckenbodentraining und Blasentraining eine sinnvolle Methode dar.

Toilettentraining/Miktionstraining

Ziel des Toilettentrainings/Miktionstrainings ist, einen **Toilettengang durchzuführen, bevor die Person unwillkürlichen Harnverlust erleidet.** Mit dem Toilettentraining werden dann die Zeitspannen zwischen den Toilettengängen langsam gesteigert, sodass am Ende kein unwillkürlicher Urinabgang mehr vorkommt. Insgesamt hat der Expertenstandard drei verschiedene Toilettentrainings ausgearbeitet:

Angebotener Toilettengang:

- Verhaltenstherapeutisches Verfahren
- Der zu pflegende Mensch wird verbal aufgefordert und positiv verstärkt, seine Blasenkontrolle zu trainieren
- Die Aufmerksamkeit wird in regelmäßigen Abständen auf die Blase gelenkt und der Person wird ein Toilettengang angeboten
- Positive Verstärkung durch verbale Rückmeldung zu erfolgreichen Toilettengängen erhöhen die Motivation
- Informationen zum nächsten geplanten Toilettengang werden gegeben und die Person wird aufgefordert, die Miktion bis dahin hinauszuzögern
- Methode ist sehr ressourcen- und personalintensiv und sollte nach 4–7 Wochen auf seine Effektivität evaluiert werden

Toilettengang zu individuellen Zeiten:

- Für Personen geeignet, die ein verhaltenstherapeutisches Verfahren nicht umsetzen können
- Erhebung und Analyse der individuellen Ausscheidungszeiten durch ein Miktionsprotokoll (s. u.)
- Die Pflegefachperson begleitet den zu pflegenden Menschen zu den im Miktionsprotokoll festgelegten Ausscheidungszeiten zur Toilette
- Methode ist personalintensiv und benötigt eine hohe Kompetenz bei den Pflegefachpersonen und ein flexibles Vorgehen

Toilettengang zu festen Zeiten:

- Ist eine passive Form des Toilettentrainings
- Der zu pflegende Mensch wird nach einem festen Zeitplan (alle 2–3 Stunden) zur Toilette geführt
- Die Zeiten werden von der Institution vorgegeben (z. B. nach dem Essen)
- Häufigste Form des Kontinenztrainings

Welche Aussagen erhält man durch das Miktionsprotokoll?

- Zeitpunkt und Volumen der Miktion
- Trinkmenge und Art des Getränks
- Harndrangsymptomatik und Inkontinenzergebnisse
- Hilfsmittelnutzung von den Betroffenen selbst oder durch deren Bezugspersonen/Pflegefachpersonen

Info

Das Protokoll dient zur Diagnosefindung und wird als Ausgangspunkt für Interventionen im Bereich des Blasen- und Toilettentrainings genutzt. Des Weiteren hilft das Protokoll, therapeutische Interventionen zu prüfen und zu evaluieren.

Was sind 24-Stunden-Vorlagengewichtstest und One-Hour-Pad-Test?

Beide Verfahren werden genutzt, um die **verlorene Urinmenge zu bestimmen.** Bei diesem diagnostischen Verfahren gibt es zwei zeitliche Varianten:

- Kurze Variante: One-Hour-Pad-Test
- Lange Variante: 24-Stunden-Vorlagengewichtstest

Beide Verfahren sind umstritten, denn die Wirksamkeit ist nicht nachgewiesen.

Welche Maßnahmen sind zur Zystitisprophylaxe sinnvoll?

- **Ausreichend trinken,** mindestens 1.500 ml pro Tag, um die Blase zu spülen
- Harntreibende Getränke anbieten: Blasen-/Nierentee, Brennnesseltee
- **Wischrichtung bei der Intimpflege** immer von der Symphyse zum Anus, pH-neutrale Produkte anwenden
- Intimbereich nach dem Reinigen **gründlich abtrocknen**
- Unterkörper **warm kleiden** und halten, Nässe vermeiden
- **Baumwollunterwäsche täglich wechseln,** keine Synthetikunterwäsche tragen
- **Vitamin-C-Tabletten** senken das Risiko eines Harnwegsinfekts
- **Inkontinenzmaterial** bei Feuchtigkeit direkt **wechseln**
- **Intermittierendes Katheterisieren** durchführen anstelle der Anlage eines transurethralen Dauerkatheters

Wo liegt der Unterschied zwischen den drei urinableitenden Hilfsmitteln?

Als ableitende Hilfsmittel (▶ Tab. 4.48) gelten im Expertenstandard folgende Hilfsmittel:

- Intermittierender (Selbst-)Katheterismus
- Blasenverweilkatheter
- Kondomurinal

Tab. 4.48 Urinableitende Hilfsmittel

Merkmale	Intermittierender (Selbst-)Katheterismus	Blasenverweilkatheter	Kondomurinal
Indikation	• Für Betroffene mit einer neurogenen Blasenentleerungsstörung	• Für Betroffene mit einer Inkontinenz und ausgeprägten druckassoziierten Hautschädigung • Schwere körperliche oder geistige Erkrankung • Zu pflegende Menschen, die schwer mit anderen Hilfsmitteln zu versorgen sind	• Inkontinenz beim Mann • Überaktive Blase des Mannes • Neuromuskläres Syndrom
Vorteile	• Kann altersunabhängig eingesetzt werden • Größere Unabhängigkeit • Bessere Selbstpflege • Geringere Einschränkungen (Sexualität) • Reduktion von langzeitableitungsinduzierten Komplikationen	• Weniger invasiv als ein suprapubischer Katheter • Leichter/schneller anzulegen und zu entfernen	• Kein invasiver Eingriff in den Körper notwendig • Schnelle Handhabung • Verschiedene Größen mittels Schablone ausmessbar
Nachteile	• Hohe Materialkosten • Zeitintensive Maßnahme	• Harnverlust entlang des Katheters möglich • Hohes Risiko einer nosokomialen Infektion • Wahrung der Intimsphäre ist erschwert • Eingeschränkte Mobilität	• Nicht zu benutzen bei Vorhautverengung • Nicht für das weibliche Geschlecht nutzbar
Material	• Nicht beschichteter Einmalkatheter • Hydrophile Katheter • Gelkatheter	• Silikonkatheter • Latexkatheter	• Silikon-Kondomurinale
Wechselintervall	• Einmalprodukt	• 14 Tage bis 4 Wochen (je nach Hersteller)	• Nach 24 Stunden

Was ist mit der Abkürzung IAD gemeint?

Die Abkürzung steht für Inkontinenz-assoziierte Dermatitis. Das bedeutet, dass die perianale oder perigenitale Haut verändert ist, z. B. durch ein Ödem oder ein Erythem.

Merke
Ursache der Hautschädigung ist eine Urin- oder Stuhlinkontinenz.

Was kann man mit dem Assessment der IAD beurteilen?

Für die Einschätzung einer IAD kann das *„Inkontinenz-assoziierte Dermatitis Intervention Tool“* angewendet werden. Das Instrument erfasst harn- und stuhlinkontinente erwachsene zu pflegende Menschen. Durch das Assessment kann man **folgende Merkmale** erkennen:

- Risiko/Schweregrad der IAD
- Visuelle Bewertungshinweise (Bilder)
- Empfehlungen für Pflegemaßnahmen je nach Schweregrad

Welche pflegerischen Maßnahmen kann man bei einer Inkontinenz-assoziierten Dermatitis anwenden?

Folgende Schwerpunkte sollten bei den pflegerischen Maßnahmen in den Vordergrund gerückt werden.

Hautpflege
- Haut behutsam reinigen
- Behutsam abtrocknen ohne viel Reibung oder Druck
- Feuchtigkeit erhalten durch entsprechende Hautschutzprodukte
- Waschsubstanzen wählen, die nah am pH-Wert der Haut liegen

Stuhlregulierung
- Stuhl wirkt sich sehr aggressiv auf die Haut aus
- Bei Durchfällen die Exkremente direkt entfernen
- Wasser nicht zu heiß wählen (trocknet die Haut aus)
- Fäkalkollektor oder Stuhldrainagesysteme anwenden

Welche unterschiedlichen Katheterarten zur Katheterisierung der Harnblase gibt es?

Tab. 4.49 Merkmale von Kathetern und ihre verschiedenen Ausprägungen

Merkmal	Unterschiede
Material	• PVC-Katheter (Kunststoff) • Latexkatheter • Silikonkatheter
Liegedauer	• PVC-Katheter (Einmalkatheter): mehrere Minuten • Latexkatheter: max. 3–5 Tage, je nach Hersteller • Silikonkatheter: 4–6 Wochen, je nach Hersteller
Lumen (▸ Abb. 4.11)	• Einlumige Katheter: ein Lumen für den Harnabfluss • Zweilumige Katheter: ein Lumen für den Harnabfluss und eins, um den Katheter zu blocken, plus ggf. ein Konnektor für die Temperatursonde zur kontinuierlichen Temperaturüberwachung • Dreilumige Katheter: ein Lumen für den Harnabfluss, eins, um den Katheter zu blocken, und eins, um Spüllösung in die Blase einzuführen

Tab. 4.49 Merkmale von Kathetern und ihre verschiedenen Ausprägungen *(Forts.)*

Merkmal	Unterschiede
Katheterspitzen	• Nélaton: gerade Katheterspitze mit zwei gegenüberliegenden Öffnungen, die Spitze vorne ist abgerundet • Tiemann: gebogene, konische Katheterspitze, die nach vorne spitzer und dünner zuläuft und am Ende nochmal eine Verdickung aufzeigt; hat nur eine Öffnung, um den Urin abzuleiten
Kathetergrößen	• Werden in Charrière angegeben: 1 Ch = ⅓ mm bzw. 1 mm = 3 Ch. • 6 Charrière (Kinder) bis 24 Charrière (Spülkatheter bei Erwachsenen)

Welche Materialdifferenzen gibt es beim Katheterisieren einer Frau, eines Mannes und beim intermittierenden Selbstkatheterismus (ISK)?

- Beim *Mann* benötigen Sie zusätzlich ein **anästhesierendes und desinfizierendes Gleitgel** (Instillagel®), das Sie auf die Penisspitze und in die Harnröhre geben. Beachten Sie die Einwirkzeit von knapp 3 Minuten.
- Bei der *Frau* benötigen Sie **mindestens sechs Kugeltupfer,** um die gesamten Schamlippen ausreichend zu desinfizieren.
- Beim *Selbstkatheterisieren* benötigt die Person einen **Spiegel.**

Info

Rechtlich gesehen ist das Legen eines Katheters eine ärztliche Tätigkeit. Diese Maßnahme kann jedoch an Pflegefachpersonen delegiert werden.

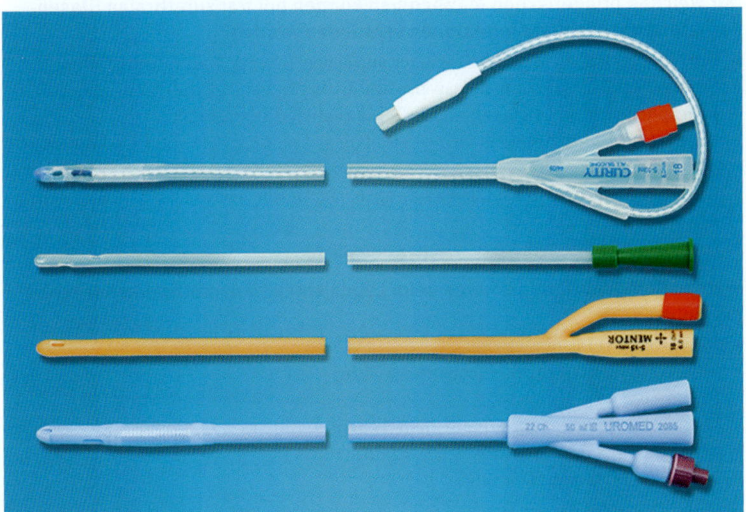

Abb. 4.11 Verschiedene Blasenkatheter [K115]

Welche besonderen Katheterarten gibt es beim ISK?

Beim intermittierenden Selbstkatheterismus (ISK) haben Sie zusätzlich zu den oben genannten Einmalkathetern (s. o.) zwei weitere Katheterarten, die genutzt werden können:

- **Hydrophile Katheter:**
  - werden in einer Flüssigkeit aufbewahrt, die den Katheter beim Einführen durch die Beschichtung gleitfähiger macht, **oder**
  - sie sind mit einer Schicht überzogen, die unter Zugabe von Flüssigkeit (Kochsalz oder Wasser) gleitfähig wird.
- Der **Gelkatheter** wird vor der Benutzung durch ein Gelreservoir geführt und ist somit beim Einführen gleitfähiger und geschmeidiger.

Warum muss man besonders bei zu pflegenden Menschen mit Blasenkatheter Harnwegsinfektionen vermeiden?

Im Krankenhaussektor ist der Harnwegsinfekt die **häufigste nosokomiale Infektion.** Aus diesem Grund ist das hygienische Arbeiten am Blasenkatheter essenziell, da ein Harnwegsinfekt unter Umständen einen **schweren Verlauf** bis hin zur **lebensbedrohlichen Urosepsis** nehmen kann.

Vorsicht

Durch die Anatomie der Frau und die Kürze der Harnröhre (4 cm) sind Frauen deutlich häufiger betroffen als Männer (Harnröhrenlänge 12 cm), einen Harnwegsinfekt zu bekommen.

Mit welchen pflegerischen Maßnahmen können bei transurethralen Blasenkathetern nosokomiale Infektionen vermieden werden?

- Katheter so **früh wie möglich wieder entfernen** (strenge Indikationsstellung)
- **Streng aseptische Herangehensweise** am Katheter, bei jeglicher Manipulation
- **Intimpflege** mit pH-neutraler Seife 2–3 × täglich durchführen
- Katheter auf Durchgängigkeit prüfen, Zug auf den Katheter und **Diskonnektionen vermeiden**
- Katheter **nicht über Blasenniveau** hängen, damit der Abfluss des Urins dauerhaft gewährleistet ist
- **Ausreichende Flüssigkeitszufuhr** gewährleisten

Welche Komplikationen können beim Legen eines transurethralen Katheters entstehen?

- Infektionen (Harnwegsinfekt)
- Verletzung der Urethra, Harnröhrenstriktur
- Blutungen
- Dekubitus (längeres Liegen auf dem System)
- Männer: Paraphimose, Prostatitis, Epididymitis
- Nekrosen im Genitalbereich

Warum darf man einen Katheter nicht mit NaCl 0,9 % blocken?

NaCl 0,9 % **flockt bei längerer Liegezeit aus und bildet Kristalle,** die beim Entfernen des Katheters die **Harnröhre verletzen** können. Aus diesem Grund wird der Katheter mit einer fertigen Blockungslösung (10 % Glycerinlösung) oder mit steriler Aqualösung geblockt.

Was ist der Unterschied zwischen einem suprapubischen und einem transurethralen Katheter?

Suprapubischer Katheter (SPK)

Der suprapubische Katheter wird **durch die Bauchdecke in die Blase** gelegt. Die Anlage ist eine ärztliche Tätigkeit, der Katheter wird vom Urologen alle sechs Wochen mit einem speziellen Wechselset gewechselt.

Vorteile:

- Spontanmiktion ist möglich
- Blasen- und Kontinenztraining ist möglich
- Verletzungen der Harnröhre sind ausgeschlossen
- Reduziertes Infektionsrisiko
- Intimsphäre kann besser bewahrt werden

Nachteile:

- Langzeitbehandlung notwendig
- Blasenspülungen sind über den SPK nicht möglich
- Bei der Punktion kann der Darm verletzt werden

Transurethraler Katheter

Der transurethrale Katheter wird **durch die Urethra** (Harnröhre) in die Blase eingeführt.

Vorteile:

- Zur kurzfristigen Anwendung sinnvoll
- Nach Anleitung ist ein selbstständiges Legen unter aseptischen Bedingungen möglich

Nachteile:

- Hohes Infektionsrisiko (Harnwegsinfektion)
- Subjektives Wohlbefinden wird reduziert (Veränderung im Intimbereich durch sichtbaren Katheter)
- Blasentraining nicht möglich

Welche Besonderheiten gibt es bei der Pflege eines suprapubischen Katheters?

- Pflegemaßnahmen am SPK entsprechen denen des transurethralen Katheters (s. o.)
- Der **erste sterile Verbandwechsel an der Einstichstelle** am Bauch wird **vom Arzt durchgeführt**
- **Alle 2–3 Tage** ist ein **Verbandwechsel** notwendig; den zu pflegenden Menschen anleiten, den Verband im weiteren Verlauf selbstständig zu wechseln

Wie viele Katheter und Urinbeutel zahlt die Krankenkasse in der ambulanten Pflege oder in einer stationären Langzeitpflege pro Monat?

Urin- und Beinbeutel werden in der Regel einmal pro Woche gewechselt, Urinkatheter alle vier bis sechs Wochen (je nach Herstellerangaben). Das Material für die Versorgung ist **rezeptpflichtig und wird in der Anzahl, die pro Monat notwendig ist,** geliefert. Alle Materialien sind personenbezogen vorhanden und Sie haben kaum Möglichkeiten, Reserven zur Seite zu legen. Benötigen Sie mal mehr Material in einem Monat, benötigen Sie ein Rezept vom Hausarzt und Sie müssen warten, bis die Bestellung bei Ihnen eingetroffen ist.

Was ist der Unterschied zwischen einer offenen und einer geschlossenen Blasenspülung?

Bei der *offenen Blasenspülung* wird mithilfe einer **Blasenspritze oder einer Faltenbalgflasche** eine **Bolusgabe** Flüssigkeit in die Blase gespült. Hierzu wird der **Katheter diskonnektiert,** damit die Spritze/Flasche mit der Flüssigkeit an den Katheter angesetzt werden kann. Das birgt bei jeder Manipulation ein **hohes Infektionsrisiko.**

Bei der *geschlossenen Blasenspülung* wird ein **System** mit Spüllösung und Abflussmöglichkeit **dauerhaft an den transurethralen Spülkatheter angeschlossen.** Eine weitere Manipulation am System ist nicht notwendig.

Was muss man im Umgang mit einem geschlossenen Spülkathetersystem beachten?

- **Tropfgeschwindigkeit** der Einfuhr muss der Ausfuhr gleichen.
- Die **Einfuhr** der Spülflüssigkeit und der **Abfluss** des Urins plus Spülflüssigkeit müssen **dauerhaft gewährleistet** sein.
- Bei **Schmerzen oder Unwohlsein** des Betroffenen sofort das gesamte Spülsystem überprüfen.
- Beim **Abknicken des Abflussschlauchs** kann es zu einer Blasenüberfüllung/Blasenüberdehnung kommen.
- Wenn Sie den **Spülflüssigkeitsbeutel wechseln,** müssen Sie **auch den Katheterbeutel entleeren,** sonst kann der Urin nicht mehr ablaufen → Blasenüberdehnung.
- **Bei großen Koageln** im System dürfen Sie das **Schlauchsystem melken,** um den Abfluss wieder zu gewährleisten, oder den Spülkatheter mit Hilfe der Faltenbalgflasche und NaCl 0,9 % anspülen.
- Die abgelaufene Spülflüssigkeit im Katheterbeutel auf die Beobachtungskriterien analysieren.
- Je nach Geschwindigkeit wird **alle 20–30 Minuten ein Wechsel** notwendig.

Was ist ein Urostoma und welche unterschiedlichen Urostomaarten gibt es?

Ein Urostoma ist eine **künstliche Harnableitung,** bei der es unterschiedliche Anlagearten gibt. Es wird zwischen einer **kontinenten und einer nichtkontinenten Harnableitung** unterschieden (▶ Abb. 4.12).

Kontinente Harnableitung

Bei dieser Urostomaanlage wird der Urin in einen nicht ausgeschalteten Darmabschnitt ausgeleitet. Das bedeutet, dass die Harnleiter in den Darm eingepflanzt werden. Die Ableitung des Harns kann auch über ein Darmreservoir geschehen. Hier wird eine Ersatzblase aus dem Darm konstruiert und die Harnröhre eingepflanzt. In diesem Fall hat der zu pflegende Mensch die Möglichkeit, weiterhin die Entleerung und das Halten des Harns zu kontrollieren. Kontinente Harnableitungen sind: **Ileumneoblase, Pouch oder Ureterosigmoideostomie** (Harnleiterimplantation ins Rektum).

Nichtkontinente Harnableitung

Bei dieser Stomaanlage wird der Urin über die Bauchdecke ausgeleitet. Es gibt zwei Varianten:

- Es wird eine **Ureter-Hautfistel** angelegt. Das bedeutet, dass es eine röhrenartige Verbindung zwischen einem inneren Hohlorgan, in diesem Fall der Blase, und der Körperoberfläche gibt.

- Es wird ein **Conduit** angelegt. Das bedeutet, aus einem resezierten Darmanteil wird eine Ersatzplastik der Blase hergestellt und diese mittels Stoma über die Bauchdecke abgeleitet. Hier wird ein externes Versorgungssystem für die Harnausscheidung benötigt, der Urin kann nicht mehr selbstständig gehalten oder entleert werden.

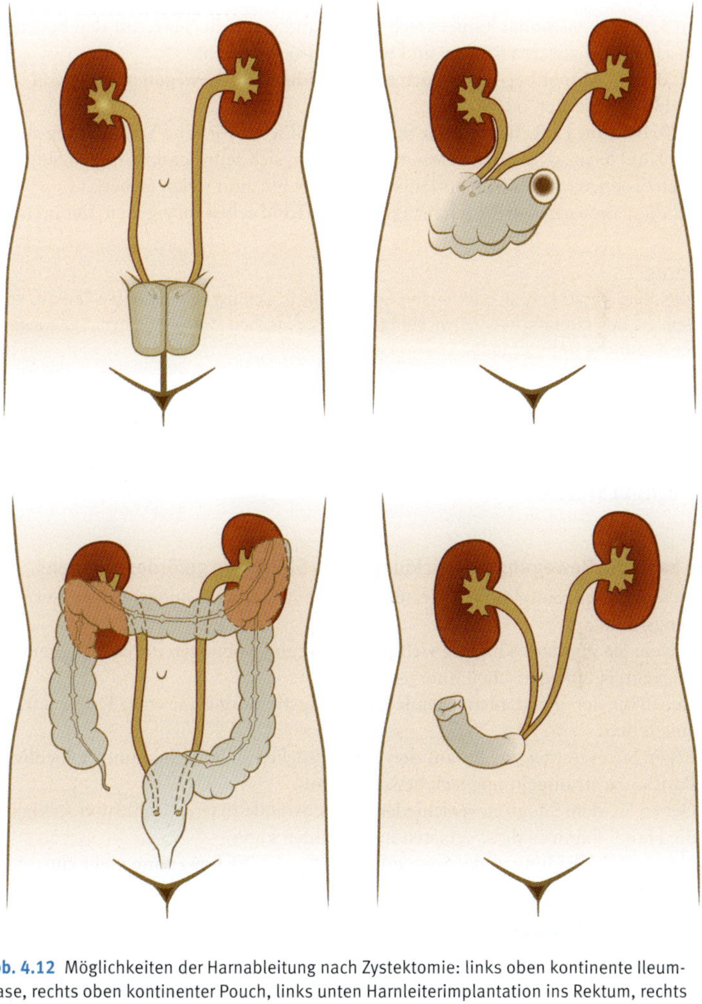

Abb. 4.12 Möglichkeiten der Harnableitung nach Zystektomie: links oben kontinente Ileumblase, rechts oben kontinenter Pouch, links unten Harnleiterimplantation ins Rektum, rechts unten inkontinentes Ileostoma

4

4.9 Bewegung

Wie entwickeln sich die motorischen Fähigkeiten eines Kindes im ersten Lebensjahr?

- Das Kind lernt eine neue motorische Fähigkeit, indem es diese **immer wieder ausprobiert, wiederholt und optimiert.**
- Nach circa 3 Monaten kann das Kind seinen **Kopf** zeitweise **hochhalten,** wenn es auf dem Bauch liegt.
- Im 3.–7. Lebensmonat kann es sich selbstständig **auf die Seite,** auf den Bauch, abschließend auf den Rücken und wieder zurück **drehen.**
- Ab dem 7. Monat beginnt es, sich **selbstständig fortzubewegen** in Form von krabbeln, kriechen oder robben.
- Im **9. bis zum 18. Lebensmonat findet die größte motorische Veränderung statt,** das Kind lernt, sich aufzusetzen, frei zu sitzen, sich selbstständig in den Stand hochzuziehen, an Möbeln entlangzugehen bis hin zum freien Gehen.
- All diese motorischen Stufen bringt sich das Kind selbst **im eigenen Tempo** bei.

Merke

Jedes Kind entwickelt sich im ersten Lebensjahr in seinem individuellen Tempo. Vor allem in der motorischen Entwicklung gibt es zwischen den einzelnen Säuglingen große zeitliche Unterschiede.

Vorsicht

Nehmen Sie Abstand von Lauflernhilfen. Diese können für den Säugling ein hohes Unfallrisiko bedeuten.

Wie kann die Bewegungsentwicklung eines Säuglings gefördert werden?

- Bieten Sie dem Säugling (im Krankenhaus) einen **abwechslungsreichen Bewegungsraum** an.
- Führen Sie mit dem Säugling **vielfältige Bewegungsübungen** durch, z. B. beim Wickeln, bei pflegerischen Interventionen.
- Geben Sie dem Kind **ausreichende Bewegungsfreiräume** auf einer Decke oder einem Bett.
- Legen Sie es immer wieder auf den Bauch/Rücken, sodass es in **unterschiedlichen Positionen** strampeln und sich bewegen kann.
- Geben Sie dem Säugling **verschiedene Gegenstände** (hart, weich, rund, eckig) in die Hand, damit es diese ertasten und erfühlen kann.
- Nutzen Sie **Kleidung** in der passenden Größe, **die die Bewegung nicht einschränkt,** zu große oder kleine Strampler verhindern die Bewegungsfreiheit.

Wie sinnvoll ist Bewegungsförderung im hohen Alter?

Bewegungsförderung ist bei zu pflegenden Menschen in einer stationären Langzeitpflege und in der ambulanten Versorgung **essenziell.** Der *Expertenstandard* nach § 113a SGB XI *„Erhaltung und Förderung der Mobilität in der Pflege"* und auch der § 5 SGB XI *„Prävention in Pflegeeinrichtungen"* zeigen die Wichtigkeit der Bewegungs- und Mobilitätsförderung auf. Folgende Ziele werden mit Bewegungsförderung erreicht:

- Durch eine effektive körperliche Bewegung bleibt die Funktionsfähigkeit des Körpers länger erhalten.
- Das Sturzrisiko ist minimiert.
- Geh- und Gleichgewichtsfähigkeiten bleiben erhalten.
- Eine hohe Lebensqualität/Autonomie des zu pflegenden Menschen bleibt bestehen.

Info

In stationären Langzeitpflegeeinrichtungen ist es wichtig, dass die Heterogenität der Bewohner auch in den bewegungsfördernden Maßnahmen abgebildet wird. Es sollten Maßnahmen für Bewohner ohne kognitive Beeinträchtigungen, mit geringfügigen kognitiven Beeinträchtigungen und für demenziell erkrankte Bewohner angeboten werden. Darauf aufbauend wird differenziert, je nachdem ob der Bewohner selbstständig gehen und stehen kann oder nicht. Nach dieser Klassifizierung werden entsprechende bewegungsfördernde Interventionen individuell für den Bewohner ausgesucht und angewendet.

Wie lassen sich Bewegungsübungen unterteilen?

- **Aktive Übungen:** der zu pflegende Mensch führt die Bewegungen selbstständig durch:
  - **Isotone Übungen:** Der zu pflegende Mensch kontrahiert die Muskeln bewusst. Er bewegt aktiv die Gelenke und verändert die Position.
  - **Isometrische Übungen:** Der Betroffene spannt die Muskulatur aktiv an, die Position der Gelenke wird jedoch nicht verändert.
- **Assistive Übungen:** Die Pflegefachperson unterstützt und führt den zu pflegenden Menschen bei seinen Bewegungen.
- **Resistive Übungen:** Die Bewegungen, die der zu pflegende Mensch durchführt, werden gegen einen vorgegebenen Widerstand durchgeführt, z. B. Theraband.
- **Passive Übungen:** Die Pflegefachperson bewegt die Gelenke durch, vom zu pflegenden Menschen kommt keine Unterstützung, z. B. wegen Koma, Bewusstlosigkeit.

Warum ist die Frühmobilisation in der Pflege so bedeutend?

Frühmobilisation bedeutet, dass schwerstkranke oder verletzte zu pflegende Menschen frühzeitig mobilisiert und in Bewegung gebracht werden. Die Frühmobilisation kann bereits auf der Intensivstation mit beatmeten zu pflegenden Menschen beginnen. Zunächst werden passive Bewegungsübungen im Bett durchgeführt. Ein erster Schritt der Frühmobilisation ist das Sitzen an der Bettkante. Darauf aufbauend wird der Betroffene in den Stand gebracht und vor das Bett gestellt. Kann er sich im Stand halten, werden ein paar Schritte auf der Stelle geübt. Wenn der zu pflegende Mensch die Kraft hat, wird er in einen Stuhl mobilisiert. Der letzte Schritt der Frühmobilisation ist das begleitete schrittweise Gehen im Zimmer der Person.

Vorteile der Frühmobilisation:

- Geringere Thrombose-, Dekubitus-, Obstipations- und Pneumoniegefahr
- Geringeres Delirrisiko
- Muskelatrophien und Kontrakturen werden verringert
- Höhere Motivation des zu pflegenden Menschen, am Therapiegeschehen teilzunehmen
- Schnellere Autonomie und Selbstständigkeit des zu pflegenden Menschen

Nachteile der Frühmobilisation:

- Hohe Mitarbeiterquote notwendig
- Hoher Zeitaufwand
- Bei Überforderung Komplikationen möglich (z. B. Synkope des Betroffenen oder Sturzgefahr)
- Bei unzureichender Schmerztherapie ggf. sehr schmerzhaft und unangenehm → Verweigerung der weiteren Mobilisationsschritte

Was versteckt sich hinter den Konzepten Kinästhetik und Kinästhetik-Infant-Handling?

Kinästhetik bedeutet übersetzt **Bewegungsempfindung** und diese wird im Rahmen des Konzepts gefördert. Der physiologische Bewegungsablauf wird genutzt, um die **Eigenbewegungen des zu pflegenden Menschen individuell zu fördern und zu entwickeln.** Kinästhetik zeigt **sechs grundlegende Konzepte** auf (▶ Abb. 4.13), die in allen Formen (Kinästhetik in der Pflege, pflegende Bezugspersonen, in der Erziehung, Infant Handling) berücksichtigt werden (▶ Tab. 4.50).

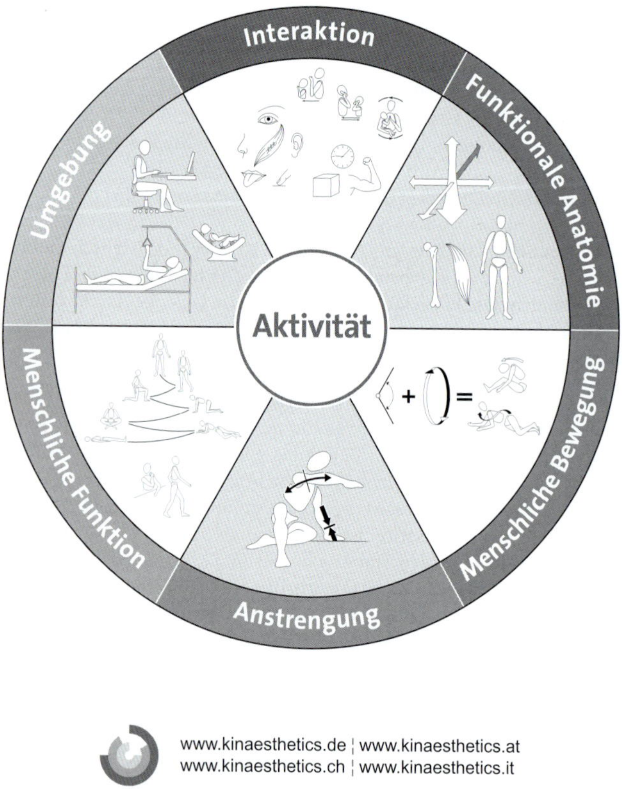

Abb. 4.13 Die sechs grundlegenden Konzepte der Kinästhetik [W274]

Tab. 4.50 Kinästhetik und Kinästhetik-Infant-Handling im Vergleich

Merkmale	Kinästhetik in der Pflege	Kinästhetik-Infant-Handling
Schwerpunkt	• Im Mittelpunkt stehen die alltäglichen Aktivitäten der Pflege • Die Bewegungen des zu pflegenden Menschen werden lern- und gesundheitsfördernd begleitet • Die zu pflegenden Menschen werden in ihren Bewegungen unterstützt • Die zu pflegenden Menschen schöpfen ihre Bewegungsmöglichkeiten aus oder erweitern diese	• Entwicklung der Bewegungskompetenz • Säuglinge und Kleinkinder sollen ihre Bewegungsmöglichkeiten selbst erfahren • Wird mittlerweile auch in der Geburtshilfe, neonatologischen sowie pädiatrischen Pflege eingesetzt
Altersgruppe	• Jugendliche bis zum alten Menschen	• Frühgeborene • Säuglinge • Kleinkinder
Besonderheiten	• Die zu pflegenden Menschen erhalten mehr Eigenaktivität und Autonomie in ihrer Bewegung • Die körperliche Belastung der Pflegefachperson wird reduziert	• Pflegefachpersonen lernen zunächst, ihre eigenen Bewegungen zu erfassen • Im zweiten Schritt werden die Bewegungen auf das Kind gesundheitsfördernd entsprechend angepasst

Welche technischen Hilfsmittel kann man zur Mobilisation anwenden?

- Lifter/Aufstehhilfe
- Delta-Gehrad/Rollator/Gehwagen/Gehbock
- Gehstock/Unterarmgehstützen/Achselstützen
- Toilettenstuhl/Rollstuhl/Rehabuggs (für Kinder/Jugendliche)
- Rollbrett/Rutschbrett/Gleitunterlagen/Drehscheibe
- Haltegriffe (Aufrichter, Strickleiter)

Was ist eine Kontraktur?

Eine Kontraktur ist eine **Bewegungseinschränkung der Gelenke,** bis hin zu einer **Gelenksteife,** also einem vollständigen Verlust der Gelenkbeweglichkeit. Eine Kontraktur kann für den zu pflegenden Menschen schmerzlos oder schmerzhaft sein. Die funktionellen Einbußen sind je nach Gelenk sehr unterschiedlich.

Welche Einteilungen von Kontrakturen gibt es?

Zunächst lassen sich die Kontrakturen in zwei verschiedene Kategorien differenzieren. Man teilt die Kontrakturen nach ihrer **Ursache** oder nach der **Gelenkfehlstellung** ein.

Einteilung nach Ursachen:

- Arthrogen
- Dermatogen
- Neurogen
- Tendomyogen

Einteilung nach der Gelenkfehlstellung:

- Beugekontraktur
- Streckkontraktur
- Abduktionskontraktur
- Adduktionskontraktur

Am häufigsten betroffen sind Knie-, Hüft-, Schulter- und Sprunggelenk.

Kann man einen Schaden anrichten, wenn man eine Kontraktur aktiv durchbewegt?

Ja, durch eine zu starke Bewegung ist ein Schaden im Gelenk möglich. Beim passiven Durchbewegen der Gelenke können weitere Kontrakturen entstehen und zu einer Überdehnung – und ggf. damit verbundenem Mikrotrauma – führen.

Merke

Ziel ist, die Beweglichkeit im Gelenk weitestgehend zu erhalten und diesen Bewegungsspielraum zu beobachten. Die Beweglichkeit sollte nicht mehr erweitert werden.

Welche Pflegemaßnahmen kann man im Rahmen der Kontrakturprophylaxe durchführen?

Es ist sinnvoll, auf den *Expertenstandard „Erhaltung und Förderung der Mobilität in der Pflege"* zurückzugreifen, um die derzeitige Situation zu verbessern.

Die Bewegungsförderung der betroffenen Gelenke ist das Ziel (s. o.). Dazu können folgende Maßnahmen durchgeführt werden:

- **Bewegungsübungen und Fitnessübungen** in jede pflegerische Tätigkeit/Alltag integrieren
- **Bewegungskonzepte** integrieren (Bobath, Kinästhetik)
- **Ausreichende Analgesie** vor den Bewegungsübungen
- **Anreize für Bewegungen** schaffen, z. B. Tanzen, Spaziergänge, Gymnastikgruppen
- **Einzel- und/oder Gruppeninterventionen einplanen**
- Geeignete **Hilfsmittel einsetzen,** um die Bewegung zu fördern (Rollator, Stock)
- Den zu pflegenden Menschen und seine Bezugspersonen **informieren, beraten und anleiten**
- **Kraft-, Beweglichkeits- und Balanceübungen** durchführen (komplexe Bewegungsprogramme anbieten)
- **Ortsfixierung vermeiden** (Positionierungen außerhalb des Betts ermöglichen)
- **Bewegungsfreundliche Ausstattung/Wohnumgebung ermöglichen**

Info

Die Mobilitätsförderung kann nur dann gelingen, wenn die Maßnahmen kontinuierlich und geplant eingesetzt werden!

Wie wird in der Pflege der Begriff „Sturz" definiert?

Ein Sturz ist ein Ereignis, bei dem der zu pflegende Mensch **auf dem Boden aufkommt,** obwohl er dies **nicht geplant** hat. Auch ein Aufkommen (hocken, sitzen, fallen) **auf die nächst tiefere Ebene** wird als Sturz deklariert. Diese Definition entspricht der des *Expertenstandards „Sturzprophylaxe in der Pflege"*.

Was ist mit dem Begriff „Sturzkaskade" gemeint?

Die Lebensgewohnheiten von Personen verändern sich **im Alter durch Krankheiten oder natürliche Abbau-/Alterungsprozesse** und führen zu **ungünstigeren Gegebenheiten.** Dies führt dazu, dass sich eine Sturzkaskade entwickelt. **Aus den Veränderungen resultieren Geh- und Balancestörungen,** welche die Sturzgefahr deutlich erhöhen. Aufgrund von vermehrten Stürzen kommt es bei der Person zu Frakturen, Verletzungen, Angst, verminderter Mobilität und Aktivität. Durch die Einschränkungen wird die Lebensqualität reduziert und die Pflegedürftigkeit steigt. Je nach Schweregrad der Verletzungen kann ein Sturz auch tödlich enden.

Welche Folgen kann ein zu pflegender Mensch nach einem Sturzereignis erleiden?

Tab. 4.51 Drei Kategorien der Sturzfolgen

Kategorie	Beispiele
Funktionell	Frakturen, z. B. am Oberarm oder Oberschenkel; Immobilität, Folgeerkrankungen
Psychisch	Angst, Verwirrtheit
Sozial	Verlust der Selbstständigkeit, Isolation

Welche Sturzrisikofaktoren muss man im Umgang mit zu pflegenden Menschen berücksichtigen?

Neue Sturzrisikofaktoren sind im *Expertenstandard „Sturzprophylaxe in der Pflege"* validiert worden und sollten in der Praxis berücksichtigt werden. Die individuelle Situation des zu pflegenden Menschen muss zusätzlich beachtet werden.

Allgemeine Veränderungen/neue Erkenntnisse im Expertenstandard

- Hilfsmittel sind keine Risikofaktoren, sondern eher sensomotorische Beeinträchtigungen (Balanceschwierigkeiten).
- Freiheitsentziehende Maßnahmen gelten inzwischen als Sturzrisikofaktor.
- Die Pflegefachpersonen sollten die Sturzangst und auch die Bedingungen, die zu einem ehemaligen Sturz geführt haben, erfragen.
- Es gibt kein gültiges Assessment zur Erfassung eines Sturzrisikos.

Personenbezogene Sturzrisikofaktoren

- Funktionsbeeinträchtigungen (funktioneller und sensomotorischer Fähigkeiten)
- Depression
- Gesundheitsprobleme, Schwindel, Bewusstseinsstörungen, Schwäche
- Kontinenzprobleme
- Angst vor Stürzen → „Post-Fall-Syndrom"
- Sturzvorgeschichte

Medikamentenbezogene Sturzrisikofaktoren

- Antihypertensiva
- Psychotrope Medikamente (Antidepressiva, Anxiolytika, Sedativa)
- Polypharmazie (> 4 Medikamente)

Umgebungsbezogene Sturzrisikofaktoren

- Freiheitsentziehende Maßnahmen
- Umgebung – Gefahrenquellen: Kontraste, Beleuchtung, Hindernisse
- Inadäquates Schuhwerk/zu weite Kleidung

4

Welche sturzprophylaktischen Maßnahmen können in den unterschiedlichen Altersgruppen durchgeführt werden?

Tab. 4.52 Sturzprophylaktische Maßnahmen nach Altersgruppen

Altersgruppe	Maßnahmen
Säuglinge	• Am Wickeltisch immer eine Hand am Säugling lassen (ACHTUNG: Stürze von Säuglingen geschehen am häufigsten vom Wickeltisch) • Nutzen Sie an Ecken einen Seitenschutz • Verlassen Sie nicht das Zimmer, wenn Sie etwas vergessen haben, sondern legen Sie den Säugling erst sicher ab, z. B. ins Bett • Beachten Sie den Entwicklungsstand des Kindes und seine motorischen Fähigkeiten • Eltern über die Maßnahmen beraten und schulen
Kleinkinder	• Auch hier gilt: Am Wickeltisch immer eine Hand am Kleinkind lassen • Regale so sichern, dass sich das Kind nicht an ihnen hochhangeln kann • Schätzen Sie die Höhe von Spiel- und Sportgeräten richtig ein • Lassen Sie Kinder nicht unbeaufsichtigt spielen • Beachten Sie den Entwicklungsstand des Kindes und seine motorischen Fähigkeiten
Erwachsene	• Hier liegt der Schwerpunkt auf der Auswahl der richtigen Berufskleidung und Ausstattung, die meisten Stürze passieren bei der Arbeit • Tragen Sie Lasten sicher • Suchen Sie richtiges Schuhwerk/Arbeitsschuhe aus • Tragen Sie Berufsbekleidung in der richtigen Größe • Gewährleisten Sie ausreichende Schulungen der Kollegen
Ältere Menschen und Menschen mit Behinderung	• Körperliches multidimensionales Training anbieten • Leiten Sie Kraft-, Balance-, Ausdauer-, Koordinationsübungen an • Passen Sie die Wohnumgebung an: Lichtverhältnisse, Sitzmöbel, Bett, Toilette, Dusche, Fußboden • Bringen Sie Haltegriffe, rutschfeste Materialien an • Umgang mit Beeinträchtigungen der Sehfunktion: Stellen Sie Kontakt zum Augenarzt her, beobachten Sie Umstellungen

Was ist mit Niederflurbetten gemeint? Wo kann man sie sinnvoll einsetzen?

Ein Niederflurbett ist ein **Pflegebett, welches man auf bis zu 20 cm über dem Boden herunterfahren** kann. Diese Betten können Sie im Rahmen der **Sturzprophylaxe** einsetzen, um die Sturzhöhe drastisch zu verringern. Wenn jemand nun mitten in der Nacht durch eine Desorientierung oder einen starken Harndrang abrupt aufstehen möchte, ist die Sturzhöhe so niedrig, dass nicht mit Verletzungen oder Frakturen zu rechnen ist.

Info

Durch ein Niederflurbett kann auf Bettgitter in der Nacht verzichtet werden, denn diese gehören ohne Einwilligung des Betroffenen zu den freiheitsentziehenden Maßnahmen (▶ Kap. 3.2.10).

Warum werden Hüftprotektoren in der Praxis so selten genutzt?

Studien belegen, dass die **Oberschenkelhalsfrakturen durch das Tragen von Hüftprotektoren nicht verringert** werden konnten. Des Weiteren empfinden viele Bewohner die **Hüftprotektorenhose als unangenehm und einschränkend.** Aus diesem Grund ziehen viele zu pflegende Menschen die Hüftprotektoren nicht gerne und damit sehr unregelmäßig an.

4.10 Kommunikation

Was ist der Unterschied zwischen verbaler, nonverbaler und paraverbaler Kommunikation?

Alle drei genannten Begriffe sind **Kommunikationsarten,** welche unterschieden werden.

Verbale Kommunikation: Die Sprache und deren Worte werden zur Kommunikation eingesetzt. Diese kann gesprochen oder auch geschrieben stattfinden.

Nonverbale Kommunikation: Hier wird durch Mimik, Gestik oder auch Körperhaltung kommuniziert.

Paraverbale Kommunikation: Der Schwerpunkt der Kommunikationsart liegt auf der Wortwahl, Tonfall und Lautstärke.

Kann man eine Aufgabe, die einem die Stationsleitung überträgt, auch ablehnen.

Ja. Sie dürfen ein klares Nein aussprechen, wenn Sie sich bei der übertragenen Aufgabe unsicher fühlen. Hier können Sie von Ihrem/Ihrer **Remonstrationsrecht/-pflicht** Gebrauch machen (▶ Kap. 3.2.4). Es fällt manchen zunächst schwer, sich in der Kommunikation gegenüber einer Stationsleitung, die in der Hierarchie höher steht, zu äußern. Die Aussage zu tätigen, dass etwas nicht in Ordnung ist oder man eine Aufgabe nicht durchführen kann, benötigt Mut. Sprechen Sie Ihre Ängste und Sorgen sachlich an, denn es kann Ihnen nur geholfen werden, wenn Sie das Thema direkt ansprechen. Als erster Schritt wäre es möglich, wenn Sie zunächst jemanden im Team auswählen, dem Sie vertrauen, z.B. Ihre Praxisanleitung. Mit dieser Person können Sie zunächst Ihr Unwohlsein besprechen, um dann gemeinsam nach einer Lösung zu suchen.

Was kann man mit Initialberührungen am Anfang der Kommunikation erreichen?

Unter Initialberührung versteht man die **Kontaktaufnahme vor und das Verabschieden nach einer Tätigkeit am wahrnehmungseingeschränkten zu pflegenden Menschen durch eine Berührung.** Zu Anfang der Pflegesituation wird im Pflegeteam festgelegt, welche Körperstelle der Initialberührungspunkt sein soll. In der Praxis wird oft eine bestimmte Schulter ausgewählt. Bevor Sie nun z. B. den Verband wechseln, berühren Sie den zu pflegenden Menschen an der entsprechenden Schulter. So erkennt der Betroffene, dass nach der Berührung eine pflegerische Maßnahme folgt. Nach dem Verbandwechsel berühren Sie erneut die gleiche Schulter/den Initialberührungspunkt, um dem zu pflegenden Menschen aufzuzeigen, dass die Maßnahme nun beendet ist und keine weiteren Berührungen an ihm stattfinden.

Welche Hilfsmittel zur Kommunikation kann man im Umgang mit zu pflegenden Menschen nutzen, die nicht in der Lage sind zu sprechen?

- **Schreibtafel** (Klemmbrett, Papier und Stift)
- **Buchstabentafel:** Der Betroffene zeigt auf die einzelnen Buchstaben, um Wörter zu buchstabieren

- **Elektronische Kommunikationshilfen,** die vorlesen, was geschrieben wurde oder welches Symbol angetippt wurde
- Mit **Bildern/Symbolen** arbeiten, welche die wichtigsten Bedürfnisse aufzeigen (trinken, schlafen, essen, Schmerzen)
- Den zu pflegenden Menschen bitten, langsam und kurze Wörter zu sprechen und dann von den **Lippen lesen** (es bedarf Übung, bis das Lippenlesen funktioniert)
- **Mimik, Gestik** und die damit verbundenen Ressourcen des Betroffenen nutzen, z. B. bei Schmerzen die Stirn runzeln, ja → nicken, nein → Kopf schütteln
- **Computer/Tablet-PC** zum Tippen
- Themen möglichst mit **Ja/Nein-Fragen** klären
- **Genaue Absprachen** treffen, um Missverständnisse zu vermeiden

Merke
Sollte der zu pflegende Mensch eine Brille oder Hörgeräte benötigen, sollten diese unbedingt genutzt werden, da er sonst noch mehr in seiner Kommunikation eingeschränkt wird!

Was hat das „innere Team" mit meiner Kommunikation zu tun?

Alle Personen tragen in ihrem Inneren *mehrere Wortmelder* (inneres Team), die sich bei verschiedenen Fragestellungen bemerkbar machen. Kurz vor einer Operation hat man beispielsweise ein „flaues Gefühl im Magen" und ein anderer Teil im Inneren ist erleichtert und entspannt, dass es endlich losgeht und die Operation Besserung verspricht. Diese Gedanken, Gefühle und Wünsche, die man verspürt, können visualisiert und aufgezeichnet werden. So kann man von außen auf die eigenen Gedanken und Wortmelder blicken. Zum Schluss findet eine Inszenierung statt. Das bedeutet, man versucht, die verschiedenen Perspektiven zu beleuchten und mit verschiedenen Personen die Rollen zu spielen (z. B. in einer Seminargruppe) und damit das Chaos im Inneren nachzuvollziehen. Mit dieser Methode des inneren Teams schafft man es, in sich selbst reinzuschauen und **Gedanken, Wünsche und Gefühle zu erkennen und diese dann geordnet in der Kommunikation mit anderen Personen einzusetzen.** Man kann das Verhalten nun detailliert erklären, z. B. warum man ggf. nach einer banalen Frage zunächst nicht antworten konnte, da diese Frage einen stark berührt hat. Durch die Visualisierung des inneren Teams können Missverständnisse in der Kommunikation verringert werden und man kann authentischer und situationsgemäß nach außen hin reagieren.

Welche prägnanten Merkmale gibt es in den Kommunikationsmodellen?

Tab. 4.53 Merkmale der Kommunikationsmodelle

Modelle	Merkmale
Paul Watzlawick	5 Grundregeln/Axiome der menschlichen Kommunikation: • Man kann nicht nicht kommunizieren • Es gibt einen Inhalts- und einen Beziehungsaspekt in der Kommunikation • Es gibt immer eine Ursache und eine Wirkung in der Kommunikation (Interpunktion) • Digitale und analoge Kommunikation ist möglich • Symmetrische oder komplementäre Kommunikationen sind möglich

Tab. 4.53 Merkmale der Kommunikationsmodelle *(Forts.)*

Modelle	Merkmale
Friedemann Schulz von Thun	• Kommunikationsquadrat mit vier unterschiedlichen Dimensionen (Sachebene, Selbstoffenbarungsebene, Beziehungsebene, Appellebene) • Sowohl der Sender als auch der Empfänger können auf diesen vier Dimensionen zwischenmenschlich kommunizieren; in der Kommunikation ist zu beachten, wer welche Worte auf welcher Ebene wahrnimmt
Carl Rogers	• Drei Grundhaltungen: – Echtheit und Kongruenz – Positive Wertschätzung den Personen entgegenbringen und bedingungslos akzeptieren – Empathie • Der Person aktiv und verständnisvoll zuhören • Verbalisieren emotionaler Erlebnisinhalte • Die Aussagen in eigenen Worten zusammenfassen
Eric Berne	• Transaktionsanalyse (Austausch zwischen den Ich-Zuständen von zwei Personen) • Jeder Mensch besitzt drei Ich-Zustände (Eltern-Ich/Erwachsenen-Ich/Kind-Ich)
Marshall B. Rosenberg	• Konzept zur gewaltfreien Kommunikation • Vier Schritte: – Beobachtung – Gefühle – Bedürfnisse – Bitte/Wunsch

Wie kann ich mit Konflikten in der Gesundheitseinrichtung umgehen?

Konflikte können entstehen, wenn es Missstände in Ihrem Bereich gibt, die den Ablauf der Tagesstruktur beeinflussen, oder es liegen persönliche Gründe zwischen zwei oder mehreren Personen vor. Diese sollten frühzeitig erkannt und die Konflikte gelöst werden, damit kein Mobbing entsteht (▶ Kap. 3.5.1). Unruhe und Konflikte führen zu einer hohen Fluktuation im Team und zur Verschlechterung der Arbeitsqualität. Um Konflikte lösen zu können, brauchen Sie Zeit und Geduld. Nutzen Sie zudem folgende Strategien, um den Konflikt frühzeitig zu lösen:

- **Sprechen Sie Ihre Probleme/Konflikte** mit Mitarbeitern oder der Struktur bei Ihrem Praxisanleiter oder der Stationsleitung **offen an.**
- Bei Verschlimmerung der Situation halten Sie umgehend **Rücksprache mit Ihrer Schule.**
- Führen Sie ein **Konfliktanalysegespräch** mit den betroffenen Parteien.
- **Suchen Sie gemeinsam nach Lösungen/Maßnahmen** und setzen Sie diese um.
- Finden Sie keine Lösung, hilft nur eine **arbeitsorganisatorische Trennung/Versetzung** auf eine andere Station/Wohnbereich/ambulante Akut- oder Langzeitpflegeeinrichtung.
- Wenn der Praxisanleiter oder die Stationsleitung in den Konflikt involviert sind, holen Sie sich **Hilfe von außen,** z. B. in der Schule.

Wie sollte die Kommunikation im interdisziplinären Team gestaltet werden?

- Sprechen Sie sich mit **Nachnamen und Titel** an (Prof. Dr. Meyer).

- **Krankenhausinterna** werden **nicht vor dem** zu pflegendem Menschen diskutiert.
- **Stationsinterna** werden **nicht vor Kollegen aus anderen Bereichen** diskutiert.
- **Höflicher und freundlicher Umgangston** zwischen den Mitarbeitern und den zu pflegenden Menschen ist zu beachten.
- **Kritik** wird grundsätzlich nicht vor dritten Personen geäußert.
- Gespräche während der Visite/Übergabe werden **mit und nicht über den Betroffenen** geführt.
- **Nutzen Sie Fachbegriffe** in interdisziplinären Gesprächen und äußern Sie keine wertenden Bemerkungen.

Warum pfeifen Hörgeräte?

Ein Hörgerät kann pfeifen, wenn Sie **vergessen es auszuschalten** und durch die **Rückkoppelung des Schalls** ein „Pfeifgeräusch" entsteht. Das Hörgerät kann auch anfangen zu pfeifen, wenn Sie es **auf volle Lautstärke** gedreht haben. Sie sollten den zu pflegenden Menschen bitten, sein Hörgerät in der Lautstärke zu minimieren, sodass das Pfeifen aufhört.

Das Pfeifen kann aber auch durch die Person selbst produziert werden. Wenn **zu viel Cerumen** den Gehörgang blockiert, kann das dazu führen, dass der Schall nicht bis ans Trommelfell gelangt, sondern durch das Schmalz wieder zurückgeführt wird und die Schallwellen das Mikrofon des Hörgeräts erreichen und damit das Pfeifen auslösen.

Zusätzlich pfeifen die Hörgeräte ebenfalls, wenn die **Ohrstücke nicht korrekt sitzen/passen** oder der **Silikonschlauch verstopft** ist. Hier sollte ein Hörgerätakustiker hinzugezogen werden.

Wie geht man mit einem Hörgerät richtig um?

- Legen Sie Hörgeräte immer in eine **trockene Aufbewahrungsbox.**
- **Vor dem Duschen oder Haarewaschen** muss das Hörgerät **entfernt** werden, das Gerät ist nicht wasserdicht.
- Wischen Sie **Hörgeräte nicht mit Desinfektionsmittel** ab, das schädigt auf Dauer das Material.
- Schalten Sie das **Hörgerät aus, wenn es abgenommen ist,** um die Batterien zu schonen.

Info
Hörgeräte sind sehr teuer und sollten aus diesem Grund bei längerer Abwesenheit der Person weggeschlossen und wie Wertsachen behandelt werden.

Was muss man in der Kommunikation mit sehbeeinträchtigten/blinden zu pflegenden Menschen beachten?

- **Begrüßen** Sie die Person, wenn Sie ins Zimmer gehen und **kündigen Sie Ihr Verlassen des Zimmers an,** damit die Person weiß, dass sie wieder allein ist.
- **Sprechen Sie die Person mit Namen an,** bevor Sie mit ihr ein Gespräch anfangen.
- **Berühren Sie die Person erst,** wenn Sie diese über die Maßnahme informiert haben und das Einverständnis vorliegt.
- **Erklären Sie, wer Sie sind** und welche Funktion Sie haben, z. B. Auszubildende aus dem dritten Ausbildungsjahr.

- **Erklären Sie genau, welche pflegerischen Maßnahmen** Sie durchführen wollen und wie lange sie dauern.
- **Geben Sie Gegenstände,** wenn diese nicht bekannt sind, z. B. Stomabeutel, die Sie benutzen, der Person **vorher in die Hand,** damit sie weiß, was Sie benutzen und wie es sich anfühlt.
- Geben Sie **Orientierungshilfen,** z. B. beim Essen anrichten: „Die Erbsen liegen auf drei Uhr".
- Bei einer Mobilisation/Bewegung **beschreiben Sie genau, wo die Person sich befindet** und was sie tun soll, z. B. „Gehen Sie bitte drei Schritte nach rechts auf vier Uhr, dann treten Sie an den Stuhl heran".
- Bei Begleitungen zu Untersuchungen führen Sie die Person durch die Einrichtung, indem sie sich bei Ihnen **oberhalb des Ellenbogens festhält** und Sie einen **halben Schritt vorweggehen.**
- **Stufen/Treppen** oder höher/tieferliegende Böden müssen Sie **frühzeitig ankündigen.**

Merke

Durch die Sehbeeinträchtigung/Blindheit kann eine Person keine nonverbalen Äußerungen wahrnehmen und diese Signale nicht interpretieren. Somit kann sie nicht erkennen, ob Sie gerade genervt oder gestresst sind.

Bedenken Sie aber, dass kleine Feinheiten in der Stimme sehr wohl wahrgenommen werden und interpretiert werden können. Eine erblindete Person kann sich beleidigt fühlen, wenn „der Ton nicht stimmt".

Welcher Bereich des Gehirns ist für das Sprechen zuständig?

Es gibt unterschiedliche Bereiche im Gehirn, die für unterschiedliche Aspekte der Sprache zuständig sind. Diese Areale liegen alle im **Großhirn.**

- **Wernicke-Sprachzentrum:** Dies wird auch *sensorisches Sprachzentrum* genannt. Hier findet das *Verständnis für Symbole* statt. Hier liegt also auch das Verständnis für das Lesen und Schreiben.
- **Broca-Sprachzentrum:** Dies wird auch *motorisches Sprachzentrum* genannt. Hier liegt die *Bildung der Sprache.*

Welche Arten von Sprachstörungen gibt es?

Es gibt verschiedene Arten und Ausprägungen der einzelnen Sprach- und Sprechstörungen. Häufig sind sie nach dem Areal des Gehirns benannt, in dem die Ursache liegt.

Motorische Aphasie (Broca-Aphasie)

- Hauptsächlich Sprachproduktion beeinträchtigt
- Sprache erscheint unflüssig, stark verkürzt (Telegrammstil)
- Wortfindung mühsam und verzögert
- Satzbau und Grammatik stark verkürzt
- Sprachverständnis weitgehend erhalten → ausgeprägtes Störungsbewusstsein
- Auch gehörlose zu pflegende Menschen produzieren unflüssige, agrammatische Gebärdensprache

Sensorische Aphasie (Wernicke-Aphasie)

- Zu pflegende Menschen sprechen fließend, sogar exzessiv, aber die Bedeutung der Worte wird nicht erkannt, Bezeichnungen können schlecht abgerufen und

in korrekter Lautfolge realisiert werden. Es entstehen Wörter, die es nicht gibt (Neologismen)
- Im schlimmsten Fall kann man der Sprache keinen Sinn mehr entnehmen
- Da auch das Sprachverständnis für Wörter und Sätze schwer gestört ist, ist ein Gespräch mit diesen zu pflegenden Menschen nur sehr erschwert möglich
- Zusätzlich bestehen Schreibstörung und Störung des Leseverständnisses

Amnestische Aphasie
- Nutzt „Floskeln“ und Füllwörter, um die Wörter, welche ihm nicht einfallen zu umschreiben
- Der zu pflegende Mensch kann aber Lesen und nachsprechen

Globale Aphasie
- Störungen der Sprachbildung und des Sprachverständnisses
- Betroffene können sich nicht mitteilen und Gesagtes nicht verstehen
- Kommunikation kaum möglich
- Kein Krankheitsbewusstsein, Therapie erschwert

Dysarthrie
- Sprechstörung, z. B. durch die Lähmung der am Sprechen beteiligten Muskeln
- Betroffene sprechen verwaschen, nuscheln
- Krankheitsbewusstsein vorhanden
- Die zu pflegenden Menschen können lesen, schreiben und verstehen

Was muss man im Umgang mit zu pflegenden Menschen beachten, die an einer Aphasie erkrankt sind?

- **Sprachtherapie,** mit Unterstützung von Logopäden, **frühestmöglich beginnen**
- Geduld, Zeit und Ruhe mitbringen und jederzeit Blickkontakt halten
- Dem zu pflegenden Menschen bei jeder pflegerischen Tätigkeit die Möglichkeit aufzeigen, eine kurze Antwort zu geben
- Der Person vor dem Sprechen Zeit geben und ihr nicht die Worte vorgeben oder für sie antworten
- Zu Beginn Hilfsmittel nutzen (Bilder, Buchstabentafeln, technische Hilfsmittel), um am Anfang die Kommunikation zu vereinfachen
- Bezugsperson in die Sprachtherapie einbinden
- Umgebungsgeräusche abstellen oder minimieren
- Medikamentöse Therapie/transkranielle Magnetstimulation (TMS) nach ärztlicher Anordnung

Merke
Die Sprachtherapie und pflegerische Maßnahmen sollten so früh wie möglich durchgeführt werden. Durch die frühe Therapie ist eine Aphasie deutlich zu mildern oder eine vollständige Regeneration möglich.

4.11 Schlaf

Wie wird der Schlaf-Wach-Rhythmus gesteuert?

Dies geschieht durch einen Zellverband des zentralen Nervensystems. Er nennt sich **Formatio reticularis** und sitzt in Thalamus, Hirnstamm und oberen Rückenmark.

Tab. 4.54 Phasen des Schlafzyklus

Phase	Kennzeichen
Stadium W Wach	• Entspannter Wachzustand • Gesteigerte Aufmerksamkeit und hoher Muskeltonus
Stadium N1 der Non-REM-Phase	• Einschlafphase → wird auch als „Dösen" bezeichnet • Entspannung nimmt zu, Muskeltonus wird herabgesetzt • Verschwommene, traumähnliche Gedanken • Leichter Schlaf, wecken leicht möglich
Stadium N2 der Non-REM-Phase	• Stabiler Schlaf, das Bewusstsein ist abgeschaltet • Der Muskeltonus wird noch weiter herabgesetzt
Stadium N3 der Non-REM-Phase	• Völlige Entspannung und der tiefste Schlaf werden erreicht • Maximale Reduktion der Muskelspannung • Der zu pflegende Mensch ist schwer zu wecken
Stadium R REM-Schlaf	• Wird auch als Traumschlaf bezeichnet • **R**apid-**e**ye-**m**ovement → Augen bewegen sich schnell hin und her unter den geschlossenen Augenlidern • Es wird geträumt • Muskeltonus komplett erschlafft • Blutdruck, Herz- und Atemfrequenz erhöhen sich wieder leicht • Sexuelle Erregung

Was versteht man unter einem Schlafzyklus und Schlafstadien?

Als Schlafzyklus bezeichnet man die fünf zusammenhängenden **Phasen des Schlafs.** Diese wurden von der American Academy of Sleep Medicine (AASM) in fünf Schlafstadien unterschieden. Die *Non-REM-Phasen* (orthodoxer Schlaf) und die am Ende stehende *REM-Phase* (paradoxer Schlaf). Ein **Zyklus dauert ungefähr 90 Minuten** und wiederholt sich in einer Nacht 4–7-mal (▸ Tab. 4.54).

Info

Im Laufe der Nacht nimmt die Non-REM-Phase 4, also die Tiefschlafphase, ab und die REM-Phase wird immer länger. Liegt sie zu Beginn bei ca. 5 Minuten, ist sie am Ende der Nacht auf ca. 50 Minuten verlängert.

Wozu dienen Träume?

Dies ist bis heute **nicht endgültig erforscht.** Man geht davon aus, dass Träume zur psychischen Gesundheit und zur Verarbeitung beitragen. Erinnerungen werden geweckt und emotional Bedeutsames mit Vergangenem verbunden. Erlebnisse, aber auch Ängste und Sorgen, werden verarbeitet. Eine Auseinandersetzung mit seinen Träumen ist sinnvoll.

Merke

Studien haben gezeigt, dass ein dauerhaftes Verhindern des Stadiums R REM-Schlaf (s. o.), also der Traumphase, zu Gesundheitsstörungen führt.

Gibt es Unterschiede im Schlafverhalten im Laufe des Lebens?

Ja. Das Schlafverhalten ändert sich mit zunehmendem Alter.

Im Alter werden die Tiefschlafphasen immer kürzer, womit die Länge eines Schlafzyklus und somit die gesamte Schlafzeit abnimmt. Zusätzlich treten häufig Erkrankungen/Symptome auf, die den Schlaf beeinflussen/stören können, z.B. Demenz, Schmerzen, Inkontinenz.

Bei Säuglingen herrscht die REM-Phase vor. Da das Gehirn bei der Geburt noch nicht vollständig entwickelt ist und sich im Schlaf Verbindungen zwischen den Nervenzellen bilden, haben Neugeborene und Säuglinge einen deutlich erhöhten Schlafbedarf von bis zu 18 Stunden täglich.

Auf was achtet man bei der Beobachtung des Schlafs?

- Schlafzyklus (Zeitpunkt des Einschlafens, Wachphasen)
- Gesamtschlafzeit (tagsüber und nachts)
- Art des Schlafs (unruhig, tief usw.)
- Schlafposition
- Begleitgeräusche
- Pathologische Begleiterscheinungen, z.B. Enuresis nocturna (▶ Kap. 4.8.), Schlafwandeln
- Befinden nach dem Aufwachen
- Individuelle Gewohnheiten

Merke
Lautes Schnarchen kann Zeichen eines Schlafapnoe-Syndroms sein (s.u.). Bei diesen zu pflegenden Menschen ist besonders auf Atempausen oder Sättigungsabfälle zu achten! Informieren Sie bei Auffälligkeiten einen Arzt.

Gibt es verschiedene Formen der Schlafstörung?

Ja, Schlafstörungen können nach Dauer, Form oder Ursache unterschieden werden. Eine Übersicht gibt ▶ Tab. 4.55.

Tab. 4.55 Übersicht über verschiedene Schlafstörungen

Störung	Kennzeichen
Akute Schlafstörung	• Bis zu 3 Wochen • Erkennbare Ursache, z.B. Sorgen, Konflikte oder Stress
Chronische Schlafstörung	• Länger als 3 Wochen • Häufig unbekannte Ursache
Insomnie	• Schlaflosigkeit • Auch psychophysiologische oder nichtorganische Insomnie genannt • Besonders oft als akute Insomnie durch belastende Ereignisse • Kann sich als Ein- und/oder Durchschlafstörung zeigen
Hyposomnie	• Leichte Schlaflosigkeit • Verkürzung der Gesamtschlafzeit
Hypersomnie	• Pathologisch gesteigertes Schlafbedürfnis • Beispielsweise bei Intoxikationen, Hirntumoren
Parasomnie	• Episodische und anfallsartige Schlafprobleme • Keine Beeinträchtigung der Schlafqualität • Ursachen können Alpträume, Enuresis nocturna (s.o.), Schlafwandeln sein • Tritt vor allem in Kindes- und Jugendalter auf

Tab. 4.55 Übersicht über verschiedene Schlafstörungen *(Forts.)*	
Störung	**Kennzeichen**
Einschlafstörung	• Schwierigkeiten beim Einschlafen • Oft durch Sorgen, kreisende Gedanken verursacht • Verkürzung der Gesamtschlafzeit • Morgens oft schlapp, fühlt sich unausgeschlafen
Durchschlafstörung	• Häufiges Aufwachen in der Nacht mit Schwierigkeiten wieder einzuschlafen • Verkürzung der Gesamtschlafzeit
Exogene oder endogene Schlafstörung	• Exogene Schlafstörung: – Lärm oder Licht; Wärme oder Kälte; Schichtarbeit (s. u.) • Endogene Schlafstörung: – Organische Ursachen, z. B. Schmerzen und Demenz – Psychische Ursachen, z. B. Sorgen, Ängste

Vorsicht

Im Schichtdienst zu arbeiten, vor allem zwischen Tag- und Nachtarbeit zu wechseln, kann zu Schlafstörungen und damit zur Beeinträchtigung der Gesundheit führen. Daher sollte in diesem Fall besonders auf eine positive Schlafhygiene (s. u.) geachtet werden! Schlaflosigkeit kann auch als Symptom eines Burnout-Syndroms oder einer Depression auftreten!

Was sind Auswirkungen von Schlafstörungen bzw. Schlafmangel?

Eine dauerhafte Störung des Schlaf-/Biorhythmus nimmt erheblichen Einfluss auf die Gesundheit. Sie **begünstigt unterschiedliche Erkrankungen oder Symptome:**

- Burnout-Syndrom möglich
- Konzentrationsschwäche und Stimmungsschwankungen
- Verspannungen und Schmerzen im Schulter-Nacken-Bereich
- Übergewicht
- Infekte
- Herz-Kreislauf-Erkrankungen
- Magen-Darm-Erkrankungen
- Krebserkrankungen
- Depressionen

Vorsicht

Eine mögliche Folge von Schlafmangel ist der sogenannte Sekundenschlaf, bei dem der Betroffene für wenige Sekunden mit offenen Augen schläft. Besonders am Steuer kann dies weitreichende Folgen haben.

Was ist eine schlafbezogene Atmungsstörung?

Bei einer schlafbezogenen Atmungsstörung kommt es zu einer Obstruktion der oberen Atemwege. Die Muskulatur im **Rachenraum kollabiert und blockiert dadurch den oberen Atemweg.** Beim zu pflegenden Menschen kommt es zu einer **Atempause und zu starkem Schnarchen.** Dabei wird das Gehirn mit Sauerstoff unterversorgt. Dies kann unbehandelt zu lebensbedrohlichen Folgeerkrankungen führen. Es wird auch **obstruktives Schlafapnoesyndrom** (OSAS) genannt. Folgende Symptome können Sie beim Betroffenen am nächsten Morgen erkennen:

- **Müdigkeit am Tag**
- **Häufiges Schlafen am Tag**
- Kopfschmerzen
- Leistungsabfälle in der Folge, Vergesslichkeit und Konzentrationsstörungen
- Depressionen
- Libido-/Potenzstörungen

Info

Übermäßiger Alkoholkonsum, Nikotinabusus und Adipositas begünstigen ein obstruktives Schlafapnoesyndrom. Eine Umstellung der Lebensweise kann sich daher positiv auswirken.

Therapeutische Maßnahmen sind:

- Umstellung der Lebensgewohnheiten → bei Adipositas konsequente Gewichtsabnahme
- Unterkieferprotrusionsschiene → Vergrößerung des Atemraums durch eine Unterkieferschiene (▶ Abb. 4.14 b)
- Nächtliche CPAP-Therapie → nicht invasive Überdruckbeatmung über eine Nasenmaske, die durch den Druckaufbau den Rachenraumkollaps verhindert (▶ Abb. 4.14 a)
- Chirurgische Eingriffe → Korrektur des Gaumens, Entfernung der Nasenschwellkörper, Entfernung der Rachenmandel

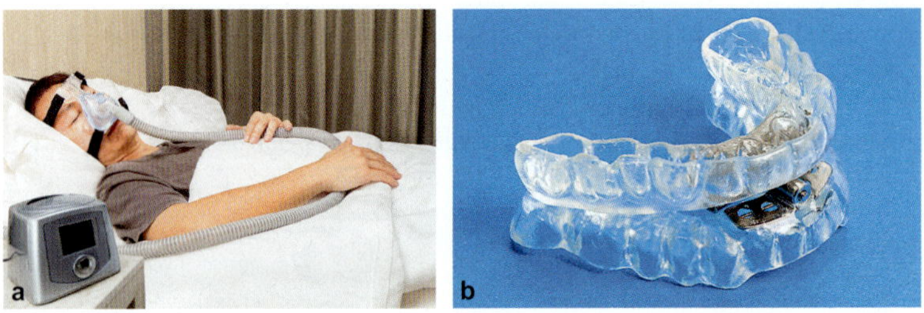

Abb. 4.14 a) Schlafapnoe-Maske und Beatmungsgerät [J787]; b) Protrusionsschiene

Was ist das Restless-Legs-Syndrom?

Bei diesem eigenständigen Phänomen leiden die Betroffenen unter **Missempfindungen wie Kribbeln in den Beinen** und sie haben oft Schmerzen, wenn sie sitzen oder liegen. Durch Bewegungen und Strecken lassen sich diese Beschwerden mindern, weshalb die Betroffenen einen **ausgeprägten Bewegungsdrang** haben, der allerdings sehr belastend ist und die zu pflegenden Menschen hindert einzuschlafen. Folge dieser Missempfindungen, des Bewegungsdrangs und des Schlafmangels sind Depressionen und Angstzustände, was wiederum zu weiteren Schlafstörungen führt. Die Ursachen für dieses Syndrom sind bis heute nicht geklärt.

Was ist das Syndrom der periodischen Gliedmaßenbewegungen?

Wie beim Restless-Legs-Syndrom (s. o.) resultieren die durch das Syndrom der periodischen Gliedmaßenbewegungen verursachten Schlafstörungen ebenfalls aus einer

Bewegung der Extremitäten, die das Einschlafen und vor allem das Durchschlafen behindert. Hier handelt es sich allerdings um **unwillkürliche Bewegungen, die nicht beeinflusst werden können.** Die Bewegungen, meist der Beine, finden periodisch alle 30 Sekunden statt und behindern so den Schlaf. Bei diesem Syndrom sind die Ursachen ebenfalls bis heute ungeklärt.

Welche Empfehlungen kann man zu pflegenden Menschen mit Schlafstörungen geben?

Mit einer positiven Schlafhygiene kann Schlafstörungen entgegengewirkt werden. Unter Schlafhygiene versteht man Verhaltensweisen, die sich positiv auf den Schlaf auswirken. Darunter fallen folgende Punkte:

- **Rituale** vor dem Einschlafen einhalten, z. B. drei Buchseiten lesen
- **Keine großen Mahlzeiten** vor dem Schlafen zu sich nehmen, **nicht hungrig** ins Bett gehen
- **Warmes Getränk** vor dem Schlafengehen trinken
- **Geeignete Umgebung** schaffen, frische Luft, dunkel, ruhig
- **Feste Schlaf- und Aufstehzeiten** nach Möglichkeit einhalten
- Für **Entspannung vorm Schlafengehen** sorgen, z. B. Fußbad, Badewanne
- Ein **Schlaftagebuch** führen, um Hinweise für (vermeidbare) Ursachen oder Ressourcen zu finden
- **Schlafzimmer nur zum Schlafen** nutzen, kein Fernseher, Tablet, PC o. Ä.
- **Keine Koffeinaufnahme mehr nach dem Mittagessen**
- **Alkohol vermeiden**
- Tagsüber **körperlicher Aktivität** nachgehen, aber nicht direkt vor dem Schlafen
- **Keine sichtbare Uhr im Schlafzimmer und nicht auf die Uhr gucken in der Nacht**
- Möglichst **nicht tagsüber schlafen**

Welche Hilfsmaßnahmen begünstigen eine gute Schlafhygiene?

Allgemeine Maßnahmen

- **Geräusche und Licht vermeiden**
- **Zimmertür schließen**
- **Oropax** (bei Erwachsenen, bei Lärm, schnarchenden Personen im Zimmer usw.)
- **Schlafbrille** (bei Erwachsenen, bei Helligkeit)
- **Passendes Raumklima** schaffen, z. B. lüften, heizen
- **Basal stimulierende Maßnahmen** (▶ Kap. 4.6.1) zur Beruhigung
- Adäquate **Schmerzmedikation** n. ä. A.
- **Positionierung** nach Wunsch
- Für **Bequemlichkeit** sorgen, zusätzliche Kissen/Decken anbieten
- Vorhandene **Einschlafrituale,** wenn möglich, unterstützen
- **Physikalische Maßnahmen** anbieten (s. u.)
- **Entspannungsübungen,** z. B. Autogenes Training, Yoga, Musiktherapie, Fantasiereise, Fünf-Minuten-Entspannung

Besondere Maßnahmen bei Neugeborenen, Säuglingen und Kleinkindern

- **Eigenes Bett,** sonst erhöhte Gefahr des SIDS (s. u.), Zwillinge können in einem Bett zusammen schlafen
- **Rücken- oder Seitenpositionierung,** bei Säuglingen ist auch ein Pucksack oder Pucken (Wickeltechnik) möglich
- **Schlafsack** in geeigneter Größe → keine Bettdecke, Kissen, Felle, Kuscheltiere o. Ä. wegen der Gefahr des Verfangens oder Erstickens
- **Nicht** im Schlafzimmer **rauchen**

- **Raumtemperatur** zwischen 16–18 °C
- **Einschlafritual**
- **Warmes Bad** vor dem Schlafengehen, z. B. Lavendelöl
- **Babymassage**
- Beruhigendes **Einschlaflied** hören/singen
- **Feste Zeiten** einhalten, auch wenn das Kind nicht müde scheint, vorher Ruhepause einhalten
- **Nicht als Strafmaßnahme** ins Bett schicken

Merke
Entspannte Eltern = entspanntes Kind! Anspannung der Eltern überträgt sich auf das Kind.

Mit welchen physikalischen Maßnahmen kann man in Gesundheitseinrichtungen den Schlaf fördern?

Neben der Ermöglichung einer positiven Schlafhygiene kann man dem zu pflegenden Menschen durch folgende physikalische Maßnahmen beim Schlafen behilflich sein:

- Warme **Vollbäder** mit Badezusätzen, z. B. Lavendel, Baldrian
- Kalte **Armbänder,** für höchstens 30 Sekunden am Handgelenk, zur Beruhigung der Herzkreislauftätigkeit
- Kalte **Waschung der Beine:** außen vom Fuß zur Hüfte, innen zurück
- **Atemstimulierende Einreibung** (▶ Kap. 4.3)
- Beruhigende Waschung nach Regeln der **Basalen Stimulation** (▶ Kap. 4.6.1)
- **Wechselfußbäder**

Vorsicht
Kälteanwendungen an den Beinen dürfen nicht bei Durchblutungsstörungen angewandt werden, da durch die resultierende Vasokonstriktion die Durchblutung weiter gemindert werden würde.

Welche medikamentösen Möglichkeiten gibt es?

Im Bereich der Schlafmittel gibt es drei Medikamentengruppen:

- **Barbiturate** unterdrücken die REM-Phasen, haben hohe Nebenwirkungen.
- **Benzodiazepine** haben eine hohe schlafanstoßende Wirkung.
- **Chloralhydrate** haben die geringste Suchtgefahr.

Zusätzlich gibt es **pflanzliche Alternativen,** z. B. Baldrian, Johanniskraut oder Hopfen.

Vorsicht
Denken Sie daran, dass auch pflanzliche Arzneimittel ärztlich angeordnet werden müssen. Pflanzliche Tropfen enthalten zudem häufig Alkohol!

Warum sollte möglichst nicht auf Schlaftabletten zurückgegriffen werden?

- Sie **beheben nicht die Ursache** der Schlafstörung.
- Sie haben ein hohes **Suchtpotenzial.**

- Der **Gewöhnungseffekt** sorgt für Wirkverlust bzw. macht eine Dosissteigerung nötig.
- Sie **greifen ins Nervensystem** ein.
- Sie **greifen in Schlafphasen ein,** sorgen für nicht erholsamen Schlaf, dadurch entsteht ein Hang-over (Überhang) am nächsten Morgen.
- Es kann zu **Nebenwirkungen und Wechselwirkungen** mit anderen Medikamenten kommen.
- Herabsetzung des Muskeltonus **erhöht die Sturzgefahr.**
- Zu hohe Dosen machen **atemdepressiv und hypoton.**

Was ist der plötzliche Säuglingstod?

Beim plötzlichen Säuglingstod handelt es sich um den **plötzlichen und unerwarteten Tod eines gesund erscheinenden Säuglings.** Der Tod tritt im Schlaf ein. In der Medizin spricht man vom SIDS für Sudden Infant Death Syndrome. Am häufigsten tritt dieses Phänomen zwischen dem 2. und 4. Lebensmonat und gehäuft in den Wintermonaten auf. Die Ursachen sind bis heute nicht bekannt. Primäre Präventionsmaßnahmen sind Einhaltung der Regeln zur positiven Schlafhygiene (s. o.), sekundäre Präventionsmaßnahmen bestehen in der Meidung von Risikofaktoren (s. u.).

Was sind Risikofaktoren für den plötzlichen Säuglingstod?

Tab. 4.56 Risikofaktoren für den plötzlichen Säuglingstod

Pränatale Risikofaktoren	Postnatale Risikofaktoren
• (Passiv) rauchende Mutter • Mehrlingsschwangerschaft • Alter der Mutter < 21 Jahre • Ungünstige soziale Verhältnisse • Frühgeburtlichkeit • Vorgeburtliche Entwicklungsstörung • Geschwister, die bereits am SIDS verstorben sind	• Nikotinrauch in der Umgebung • Nichtstillen sowie frühzeitiges Abstillen • Niedriges Geburtsgewicht unter 3. Perzentile • Ungünstige soziale Verhältnisse • Bauchlage während des Schlafs • Dinge im Bett, die ein Ersticken begünstigen • Zu großes Federbett

Welche Anforderungen sollte ein Pflegebett erfüllen?

- Verschiedene Positionierungen (Bequemlichkeit) ermöglichen
- Höhenverstellbar, gut fahrbar (ermöglicht rückenschonendes Arbeiten)
- Hygienisch aufzubereiten (abwaschbar, desinfizierbar)
- Möglichkeit, verschiedene Matratzen aufzulegen
- Einwandfreies technisches Zubehör → Bettgitter, -bügel, -verlängerung sowie Ablagemöglichkeiten (individuelle Anpassung an den zu pflegenden Menschen)
- Elektronisch bedienbar für den zu pflegenden Menschen und das Personal
- Fuß- und Kopfteil abnehmbar (erleichtert diagnostische und therapeutische Maßnahmen)

Welche verschiedenen Bettenarten gibt es in den Gesundheitseinrichtungen?

- Inkubator (für Frühgeborene)
- Wärmebett (für Früh- und Neugeborene)
- Säuglingsbett
- Gitterbett (für Kleinkinder)
- Erwachsenenbett
- Spezialbetten (spezielle Positionierungen, rotierende Betten, spezielle Matratzen)

- Multifunktionsbetten (sind den Funktionsbereichen, z. B. Intensivstation oder spezialisierten Rehakliniken vorbehalten)

Merke

Da Spezialbetten sehr teuer in der Anschaffung sind und nur bei strenger Indikationsstellung benötigt werden, ist es möglich, diese für einen bestimmten Zeitraum zu mieten.

Was muss man beim Wechsel der Bettwäsche beachten?

- Frequenz richtet sich nach individuellen Faktoren, z. B. Wohlbefinden/Wünsche des zu pflegenden Menschen, Verschmutzungen, Inkontinenz
- Betroffenen informieren
- Vorher und nachher Hände desinfizieren
- Nach Bedarf 30 Minuten vorher Schmerzmedikation verabreichen, damit der zu pflegende Mensch aufstehen oder im Bett bewegt werden kann
- Benötigtes Material bereithalten
- Wäscheabwurf bereithalten
- Bett auf Arbeitshöhe einstellen
- Ressourcen des Betroffenen nutzen
- Möglichst zu zweit arbeiten, zwingend bei bettlägerigen zu pflegenden Menschen (s. u.)
- Auf Zu- und Ableitungen achten
- Decken und Kissen nicht stark ausschütteln (Staub- und Keimverbreitung)
- Bettdecke beim Falten dritteln, damit sich Kopf- und Fußteil nicht berühren
- Bei bettlägerigen zu pflegenden Menschen wird das Laken von einer Seite eingespannt, dann rollt der Betroffene darüber und die zweite Seite wird bezogen
- Bettlaken nach unten hin glatt streichen und am Fußende feststecken
- Zu pflegenden Menschen danach behilflich sein, eine bequeme Position einzunehmen
- Am Ende Nachttisch und Klingel wieder in Reichweite stellen
- Material entsorgen
- Dokumentieren

Vorsicht

Beim Beziehen des Bettes eines bettlägerigen zu pflegenden Menschen unbedingt immer auf die Sicherheit der betroffenen Person achten! Daher immer eine zweite Pflegefachperson zur Absicherung dazu bitten.

Merke

In das Betten können gut weitere Pflegemaßnahmen integriert werden, gerade bei nicht belastbaren zu pflegenden Menschen, z. B. verschiedene Prophylaxen.

Welche Positionierungshilfen gibt es?

- Kissen und Decken
- Rollen und Keile
- Schienen
- Hand- oder Badetücher

4.12 Bewusstsein und Verhalten

Welche Nervensysteme gibt es? Wo liegen die Unterschiede?

Die einzelnen Teile unseres Nervensystems werden, je nach Lage und Aufgabe, in ein zentrales, ein peripheres und ein vegetatives Nervensystem unterteilt:

- **Zentrales Nervensystem** (ZNS): Gehirn und Rückenmark
- **Peripheres Nervensystem:** größter Teil der Hirnnerven, Rückenmarksnerven → Weiterleitung der Impulse aus dem ZNS
- **Vegetatives Nervensystem** = autonomes Nervensystem: steuert/reguliert unwillkürliche Organfunktionen

Was sind die Funktionen des Gehirns?

- Steuerung des Bewusstseins
- Kognitive Aufgaben (Denken, Abstrahieren)
- Gedächtnisleistung
- Sprache (Artikulation, Sprachverständnis)
- Wahrnehmung → Aufnahme, Weiterleitung und Verarbeitung von Reizen aus der Umwelt und dem Körper
- Motorik, Bewegungssteuerung
- Gefühle und Sinneseindrücke verarbeiten
- Komplexes Verhalten wie Handlungsabläufe vollführen, Verhalten steuern
- Entwicklung von ethischen Werten und Moralvorstellungen

Wie wird unser Bewusstsein aufrechterhalten und gesteuert?

Für die Steuerung unseres Bewusstseins ist das **Großhirn** zuständig. Neben dem Grad der Wachheit, den die meisten mit Bewusstsein verbinden, gehören folgende Aspekte ebenfalls zur Steuerung des Bewusstseins:

- Aufmerksamkeit
- Orientierung
- Gedächtnisleistung
- Wahrnehmung von Reizen
- Denkprozesse
- Handlungsabläufe

Worauf achtet man besonders bei der Beurteilung des Bewusstseins?

- **Vigilanz** (Wachheitsgrad und Ansprechbarkeit)
- **Orientierung** (zeitlich, örtlich, situativ und zur Person)
- **Inhalte** (bezogen auf Wahrnehmung, Denken, Erinnerungsfähigkeit und Gedächtnis)

Welche quantitativen Bewusstseinsstörungen unterscheidet man?

Es gibt verschiedene **Störungen der Wachheit/Vigilanz:**

Hypervigilität

- „Überwachheit"
- Intensitätssteigerung der Aufmerksamkeit, Hochgefühl
- Bei Einnahme von Substanzen mit stimulierender Wirkung oder bei manischen zu pflegenden Menschen

Benommenheit

- Der zu pflegende Mensch wirkt leicht schläfrig
- Verlangsamt, der zu pflegende Mensch wirkt benommen

Somnolenz
- „Schläfrigkeit“
- Schläfrig, aber erweckbar
- Die Auffassungsgabe ist herabgesetzt
- Reaktion auf Schmerzreize erhalten

Sopor
- „Tiefer Schlaf“
- Nur durch Schmerzreize erweckbar
- Äußert – wenn überhaupt – nur unverständliche Laute

Koma
- Tiefe Bewusstlosigkeit
- Keine Reaktion auf Ansprache
- Nicht erweckbar und ungezielte Reaktion auf Schmerzreize

Tiefes Koma
- Keinerlei Reaktion
- Auch nicht auf stärkste Schmerzreize
- Es fehlen sogar die Pupillen- und Muskeleigenreflexe

> **Info**
> Das Syndrom der reaktionslosen Wachheit ist eine Sonderform des Komas.

Welche qualitativen Bewusstseinsstörungen unterscheidet man?

Es gibt verschiedene **Störungen des Bewusstseins:**

Bewusstseinseintrübung
- Kann zeitweise aber auch kontinuierlich auftreten
- Denken und Handeln der Person sind durcheinander
- Es kommt zur Desorientierung, Angst und Halluzinationen

Bewusstseinseinengung
- Es wird sich auf einen Aspekt fokussiert und der Bewusstseinsumfang stark eingeschränkt
- „Traumähnlicher“ Zustand

Bewusstseinsverschiebung
- Hier kommt es zu einer Bewusstseinserweiterung
- Ist sehr schwierig zu diagnostizieren

Welche Ursachen können bei einer Bewusstseinseinschränkung vorliegen?

Einschränkungen des Bewusstseins können **sehr viele verschiedene Ursachen** haben und sind Begleiterscheinung vieler Krankheiten.

Direkte Ursachen (am ZNS)
- Schädel-Hirn-Trauma
- Hirnödem
- Hirnblutung
- Schlaganfall
- Hirntumoren
- Toxische Schädigung des Gehirns
- Anstieg des Hirndrucks

Indirekte Ursachen
- Kreislaufversagen
- Schock
- Herabgesetzte Lungenfunktion, z. B. Anstieg des CO_2-Werts
- Blutzuckerentgleisung
- Leber- oder Niereninsuffizienz mit Ansammlung toxischer Substanzen, z. B. Ammoniak, Harnstoff

Womit kann man den Bewusstseinszustand einschätzen?

Um den Bewusstseinszustand einschätzen zu können, gibt es verschiedene **Assessmentinstrumente.** Das bekannteste, das von vielen verschiedenen Disziplinen genutzt wird, ist die *Glasgow-Coma-Scale* (GCS). Anhand dieser Skala werden Punktwerte für folgende drei Kategorien vergeben: Öffnen der Augen, verbale Reaktion und motorische Reaktion. Mit dem ermittelten Wert können das Bewusstsein eingeschätzt und bestimmte Entscheidungsfindungen, z. B. die Notwendigkeit einer Intubation, gestützt werden.

4

Info
Für Kinder und Säuglinge gibt es eine adaptierte Glasgow-Coma-Scale.

Was ist der Unterschied zwischen Sensibilität und Wahrnehmung?

Tab. 4.57 Unterschiede zwischen Sensibilität und Wahrnehmung

Merkmale	Sensibilität	Wahrnehmung
Definition	• „Fühlen“ • Aufnahme von Sinnesreizen über die Sinnesorgane (s. u.)	• Unbewusstes (automatisches) Verarbeiten von Sinnesreizen
Beobachtung	• Kann durch Empfindungsqualitäten eingeschätzt werden, z. B. Berührungsempfinden oder Kraftempfinden	• Nur durch Beobachtung der Pflegefachperson möglich • Mögliche Leitfragen: Entspricht die bewusste Wahrnehmung den aufgenommenen Reizen, werden die Reize situationsgerecht bewusst wahrgenommen?
Störungen	• Die Wahrnehmung von Temperatur, Schmerz oder Tiefensensibilität ist gestört	• Die Sinneseindrücke im ZNS können nicht korrekt verarbeitet werden
Beispiele für Störungen	• Wärme-/Kältehyperästhesie, Neuralgien • Störungen der Tiefensensibilität, z. B. Schwindel	• Reizunter- oder -überempfindlichkeit • Halluzinationen

Was ist mit Gedächtnis gemeint?

Unter Gedächtnis versteht man im Allgemeinen **das Erinnern.** Es kann nach der Art der erinnerten Informationen unterschieden werden:

- **Deklaratives (explizites) Gedächtnis:** willentliches Abrufen von Inhalten → Fakten, Ereignisse
- **Nichtdeklaratives (implizites) Gedächtnis:** Inhalte zeigen sich in Handlungen → motorische Fähigkeiten, z. B. Fahrrad fahren

Info

Des Weiteren kann eine zeitliche Einteilung in Ultrakurzzeitgedächtnis, Kurzzeitgedächtnis, Arbeitsgedächtnis, Langzeitgedächtnis und Altgedächtnis vorgenommen werden. Wobei die ersten drei durch Merkfähigkeit, die letzten beiden durch Erinnerungsfähigkeit geprägt sind.

Wieso beobachtet eine Pflegefachperson die Orientierung und das Verhalten des zu pflegenden Menschen?

Auch die Orientierung und das Verhalten des zu pflegenden Menschen lassen Rückschlüsse auf das Bewusstsein und Verhalten schließen. Aus diesem Grund werden beide Faktoren von den Pflegefachpersonen beobachtet.

Orientierung: Die Pflegefachperson überprüft, ob der zu pflegende Mensch zeitlich, örtlich/räumlich, zur eigenen Person sowie zur Situation orientiert ist. Wenn eine der Qualitäten nicht vorhanden oder eingeschränkt ist, spricht man von einer Orientierungsstörung. Ist der zu pflegende Mensch zu keiner Qualität orientiert, spricht man von Desorientiertheit, dies ist die schwerste Form der Orientierungsstörung.

Verhalten: Die Pflegefachperson beobachtet hier jegliche Handlungen, welche der zu pflegende Mensch äußert und nach außen hin zeigt. Hier können ebenfalls Störungen im Verhalten sowie im Sozialverhalten beobachtet werden.

Welche Sinne werden unterschieden? Wozu dienen sie?

Um alle lebenswichtigen Funktionen des Körpers aufrechtzuerhalten, ist dieser davon abhängig, Informationen (von innen und außen) zu erfassen und zu verarbeiten. Dazu dienen die Sinneszellen und -organe. Es werden folgende Sinneswahrnehmungen unterschieden:

- **Hautsensibilität:** Sinnesorgan ist die Haut, Berührungs-, Druck-, Temperatur- und Schmerzempfinden
- **Tiefensensibilität:** „Sinnesorgan" aus dem Inneren über Propriorezeptoren (Reizempfindung aus dem Körperinneren)
- **Geruchsempfinden:** Sinnesorgan ist die Nase
- **Geschmacksempfinden:** Sinnesorgan ist die Zunge (Wahrnehmung der fünf Geschmäcker)
- **Sehen:** Sinnesorgan sind die Augen
- **Hören:** Sinnesorgan sind die Ohren
- **Lageempfinden:** Sinnesorgan sind die Ohren (Wahrnehmen der Lage im Raum und damit auch des Gleichgewichts)

Welche Risikofaktoren gibt es für ein Delir?

Basisfaktoren

- Komorbiditäten
- Chronische Schmerzen
- Vorbestehendes kognitives Defizit
- Immobilität

Behandlungsassoziierte Faktoren

- Lange und/oder große chirurgische Eingriffe
- Intensivbehandlung und/oder Intubation und Beatmung

Psychologische und soziale Faktoren
- Umwelteinflüsse, z. B. gestörter Schlaf, Lärm auf Station
- Iatrogene Faktoren, z. B. invasive Eingriffe, bestimmte Medikamente

Welche Maßnahmen kann man zur Delir- und Verwirrtheitsprophylaxe ergreifen?

Um zu verhindern, dass ein zu pflegender Mensch in einen akuten Verwirrtheitszustand gerät, können einige prophylaktische Maßnahmen ergriffen werden. Zunächst sollten die **Risikopersonen identifiziert** werden und mögliche **Risikofaktoren, wenn möglich, beseitigt** werden. Zusätzlich sollten folgende Maßnahmen eingehalten werden:

Orientierung geben
- Über die Umstände und den Ablauf angemessen und verständlich aufklären
- Informationen individuell anpassen, ggf. mehrfach wiederholen
- Angaben in einfachen, klaren Hinweisen geben
- Räumliche Orientierung durch Begleitung sichern
- Zeitliche Orientierung durch Uhr und Kalender in Sichtweite sichern

Vertrauen aufbauen
- Sicher und fachkompetent auftreten
- Unsicherheiten, Ängste frühzeitig erkennen

Tag-Nacht-Rhythmus erhalten
- Deutlich machen, wann Tag/Nacht ist → Dunkelheit in der Nacht
- Aktivitäten am zu pflegenden Menschen und im Zimmer an Tag-Nacht-Rhythmus anpassen
- Tagsüber Aktivität anbieten
- Ruhepausen einplanen
- Reizüberflutung vermeiden

Merke
Eine der effektivsten Maßnahmen zur Verwirrtheitsprophylaxe ist der Einsatz einer Bezugspflegenden bei Risikopersonen.

Was bedeutet Validation® nach N. Feil?

Validation ist eine **Technik** von Naomi Feil **zur verbalen und nonverbalen wertschätzenden Kommunikation im Umgang mit alten, nicht voll orientierten zu pflegenden Menschen.** Dabei soll das Verhalten der Betroffenen kategorisiert werden. Durch unterstützende Maßnahmen wird die Würde der zu pflegenden Menschen erhalten und das Selbstwertgefühl verbessert. Hierbei stehen besonders die emotionalen Aussagen und Verhaltensweisen der zu pflegenden Menschen im Vordergrund. N. Feil führt die zu pflegenden Menschen vom situativen aktuellen Geschehen in das ureigene Thema, z. B. den ungelösten Konflikt zurück, um diesen zu klären.

Was bedeutet integrative Validation® nach N. Richard?

Nicole Richard nutzt die Grundlagen der Validation von Naomi Feil (s. o.) und hat diese weiterentwickelt. Der Hauptunterschied besteht darin, dass sich N. Richard der gegenwartsbezogenen Ressourcen der zu pflegenden Menschen bedient. In der Kommunikation werden gegenwärtige Gefühle als Schlüssel zur inneren Welt des

Betroffenen genutzt. N. Richard führt den zu pflegenden Menschen vom situativen Geschehen ins Allgemeine zurück, um den akuten Konflikt zu beseitigen.

Was ist Biografiearbeit?

Biografiearbeit ist ein **pflegerisch-therapeutischer Ansatz für Menschen mit einem demenziellen Syndrom,** also kognitiven Einschränkungen und Desorientierung. Hierbei wird die Lebensgeschichte des zu pflegenden Menschen analysiert und Aspekte, die eine große Rolle im Leben der Person gespielt haben, werden aufgegriffen und in die Pflege integriert. Dies soll das Wohlbefinden der Betroffenen steigern und ihnen Orientierung geben. Hierbei können Bezugspersonen helfend einbezogen werden.

Was bedeutet Milieutherapie?

Milieutherapie ist ein **Therapiekonzept,** bei dem die gesamte **Umgebung bzw. Rahmenbedingungen nach dem gewohnten Milieu des zu pflegenden Menschen gestaltet** werden. Dadurch wird eine Atmosphäre geschaffen, in welcher sich der Betroffene zu Hause fühlt, wodurch sein Wohlbefinden gesteigert wird.

4.13 Schmerz

Welche Arten von Schmerzen werden unterschieden?

Akuter Schmerz

Von *akutem Schmerz* spricht man bei **plötzlich auftretendem** Schmerz, der über einen **begrenzten Zeitraum** (Tage bis Wochen) auftritt und einen **andauernden Schmerzreiz** ausstrahlt. Es wird ein Zusammenhang zwischen einem Gewebs- oder Organschaden deutlich. Deshalb übernimmt der akute Schmerz die Funktion einer Warnung und eines Schutzes. Der akute Schmerz ist meistens gut zu behandeln und der Schmerzreiz kann unterbrochen werden.

Prozeduraler Schmerz

Gehören auch zu den akuten Schmerzen (s. o.) werden aber **bedingt durch eine pflegerische oder medizinische Maßnahme** ausgelöst. Bedingt durch die Schmerzen entsteht beim zu pflegenden Menschen Angst und Stress vor den Maßnahmen. Diese Schmerzart kann bei allen Altersgruppen entstehen.

Chronischer Schmerz

Beim *chronischen Schmerz* leidet die Person **länger als drei Monate kontinuierlich oder unter häufig wiederkehrenden** Schmerzen. Dadurch entstehen psychische und physische Komorbiditäten, die die körperlichen Funktionen beeinträchtigen.

> **Info**
> Wird der chronische Schmerz nicht ausreichend behandelt, kann es zu einer weiteren Chronifizierung des Schmerzes kommen. Daraus kann sich ein eigenständiges Krankheitsbild „Schmerzkrankheit" entwickeln.

Welche verschiedenen Schmerzformen gibt es?

Nozizeptiver Schmerz: Durch eine Schädigung im Körpergewebe werden die Schmerzen bei dieser Schmerzform weiterverarbeitet. Der nozizeptive Schmerz wird zudem in zwei weitere Unterformen unterteilt:

- *Somatischer Schmerz* ist gut lokalisierbar, spitz und stechend und betrifft vor allem Knochen und Weichteile.
- *Viszeraler Schmerz* ist stumpf, schlecht lokalisierbar und tritt kolikartig auf, er betrifft die inneren Organe.

Neuropathischer Schmerz: Hier steht der Fokus auf den Schmerzimpulsen, welche infolge einer Nervenschädigung weitergeleitet werden. Es ist ein heller, kribbelnder und brennender Schmerz, der einschießend und in Attacken auftritt. Diese Schmerzart kann sich bis in einen brennenden Dauerschmerz verwandeln.

Dysfunktionaler (psychosomatischer/somatoformer) Schmerz ist eine Schmerzform, die ohne organische Schädigung entstanden ist. Die Psyche des Menschen ist beeinträchtigt und drückt die Beschwerden in Form von Schmerzen über den Körper aus.

Merke

Ein zu pflegender Mensch kann auch an mehreren Schmerzformen gleichzeitig leiden.

Welche Formen von neuropathischen Schmerzen gibt es? Wie wirken sie sich auf den Körper aus?

Beim neuropathischen Schmerz können drei Klassifikationen unterschieden werden (▶ Tab. 4.58).

Tab. 4.58 Klassifikation von neuropathischen Schmerzen

Klassifikation	Beispiele für Ursachen
Periphere fokale/multifokale schmerzhafte Neuropathien	• Phantomschmerz • Ischämische Neuropathie • Postzosterische Neuralgie
Periphere generalisierte, schmerzhafte Neuropathien (Polyneuropathien)	• Ernährungsbedingt (metabolisch), Diabetes mellitus • Medikamente, z. B. Antibiotika oder Chemotherapeutika • Malignome
Zentrale neuropathische Schmerzen	• Entzündliche Erkrankungen, z. B. MS • Traumatisch, z. B. Rückenmarksverletzungen

Info

Das „Mixed Pain"-Syndrom ist eine Mischung bzw. ein Nebeneinander von nozizeptiven und neuropathischen Schmerzkomponenten und kann nicht klar zugeordnet werden. Beispiele dafür sind chronische Rückenschmerzen oder Tumorschmerzen (bei Infiltration der neuronalen Strukturen).

Warum gibt es bei neuropathischen Schmerzen Positiv- und Negativ-Symptome?

Wie oben bereits erwähnt, ist beim neuropathischen Schmerz die Nervenstruktur selbst betroffen. Das führt entweder zur **Übererregbarkeit der Nerven oder durch geschädigte Nervenstrukturen wird der Schmerz nicht mehr wahrgenommen.**

- **Positiv-Symptome:** Das Schmerzempfinden ist in Form von unangenehmen Wahrnehmungen wie Kribbeln und Missempfindungen, auf die der Körper reagiert (Parästhesie, Dysästhesie), vorhanden.
- **Negativ-Symptome:** Die Schmerzen werden reduziert empfunden und der schmerzhafte Reiz wird vermindert wahrgenommen (Hypästhesie, Hypalgesie).

Was ist der Unterschied zwischen Stumpfschmerzen und Phantomschmerzen?

Stumpfschmerzen

- Nozizeptorschmerzen durch Druckstellen, Entzündungen am Stumpf
- Unwillkürliche schmerzhafte Bewegungen im Stumpf (örtlich begrenzt)

Phantomschmerzen

- Neuropathische Schmerzen
- Spontane, real empfundene Bewegungen des Phantomglieds
- Krampfartige, schnürende Schmerzen außerhalb des Körpers

Was ist der Unterschied zwischen einer stabilen und einer instabilen Schmerzsituation?

Stabile Schmerzsituation

- Der zu pflegende Mensch **kann mit seinen Schmerzen subjektiv umgehen** und **akzeptiert die Schmerzen.**
- Die Person hat einen **angemessenen, individuellen Behandlungsplan** mit Therapien (medikamentös/nicht medikamentös).
- Es werden **keine Veränderungswünsche** in der Therapie geäußert.
- Der zu pflegende Mensch **kann sich in Rückfallsituationen oder Schmerzkrisen selbst helfen,** die Schmerzen erst mal zu kontrollieren.
- Die Person kann **am Alltagsgeschehen teilhaben** und die sozialen Rollen ausüben.

Instabile Schmerzsituation

- Der zu pflegende Mensch **akzeptiert seine Schmerzsituation nicht.**
- **Versorgungsbrüche** entstehen.
- **Veränderung** in der Schmerztherapie (Wirkung der Maßnahmen) **müssen vorgenommen werden.**
- **Krisen** beeinflussen die Schmerzsituation (negativ).
- **Nebenwirkungen und Komplikationen** treten auf.
- **Lebensqualität** und das soziale Umfeld werden **beeinträchtigt.**

Wie kann man Schmerzen richtig einschätzen?

Zur Einschätzung von Schmerzen empfiehlt der *Expertenstandard „Schmerzmanagement in der Pflege"* **verschiedene Assessmentinstrumente.** Es gibt jedoch einige Unterscheidungen, die bei der Auswahl des Instruments berücksichtigt werden sollten:

- Altersgruppe
- Person (Selbst- oder Fremdeinschätzung)
- Dimension

Die Skalen sind exemplarisch in ▶ Tab. 4.59 zur Veranschaulichung der Vielfalt dargestellt.

Tab. 4.59 Assessmentinstrumente zur Einschätzung chronischer Schmerzen (Auszug nach DNQP)

Art des Instruments	Erwachsene	Kinder und Jugendliche
Eindimensionale Skalen (Selbsteinschätzung)	• Visuelle Analog Skala (VAS) • Numerische Rating Skala (NRS) • Verbale Rating Skala (VRS) • Faces Pain Scale	• Visuelle Analog Skala (VAS), ab dem 7. Lebensjahr • Faces Pain Scale-Revided (FPS-R) • Numerische Rating Skala (NRS), ab dem 8. Lebensjahr
Multidimensionale Skalen (Selbsteinschätzung)	• McGill Pain Questionnaire (MPQ) • Brief Pain Inventory (BPI)/Brief Pain Inventory, Short Form (BPI-SF)	• Deutscher Schmerzfragebogen für Kinder und Jugendliche (DSF-KJ)
Beobachtungsinstrumente (Fremdeinschätzung)	• PAIC 15 Skala („Pain Assessment in Impaired Cognition") Menschen mit Demenz • Behavioural Pain Scale (BPS) für kritisch kranke Menschen auf einer Intensivstation • Non-Communicating Adult Pain Checklist (NCAPC) für nicht kommunizierende Erwachsene mit einer Behinderung	• „Face, Legs, Activity, Cry, Consolability"-Scale (FLACC/FLACC-Revised) • Kindliche Unbehagen- und Schmerz-Skala (KUSS), ab Neugeborenes bis zum Alter von 4 Jahren • Neonatal Infant Pain Scala (NIPS), ab Früh- und Neugeborenen

Welche medikamentösen Verfahren können in der akuten Schmerztherapie genutzt werden?

Die medikamentöse Therapie richtet sich vor allem an zu pflegende Menschen in der postoperativen Phase, in der starke Schmerzen plötzlich auftreten können. Folgende Verfahren können hier sinnvoll nach ärztlicher Anordnung eingesetzt werden:

- **Rückenmarksnahe Applikationsformen** (Opioide und Lokalanästhetika) werden epidural angewendet
- **Regionalanästhesierende Verfahren**
- **Subkutane Applikationen**
- **PCA-Therapie** (Patient Controlled Analgesia): Hier dosiert der zu pflegende Mensch selbst seine Schmerzmedikation nach seinem Schmerzempfinden und Bedarf. Durch einen Druckknopf, den er selbst auslösen kann, wird ihm nachfolgend das Medikament automatisch verabreicht.

Info

Der Betroffene kann sich bei einer PCA-Therapie nicht überdosieren, weil die Pumpe für eine bestimmte Zeit nach einer Gabe gesperrt ist.

Wie kann man eine adäquate Schmerztherapie bei Früh- und Neugeborenen sowie Kindern medikamentös gewährleisten?

Früh- und Neugeborene sowie Säuglinge und Kleinkinder können bereits Schmerzen empfinden und sollten in der Schmerztherapie nicht vergessen werden. Kinder sollten vor jeder pflegerischen Tätigkeit auf Schmerzen hin beobachtet werden.

Mögliche Medikamente bei Früh- und Neugeborenen

- Paracetamol®
- Morphin (auf Gewicht und Größe des Kindes adaptieren)

Bei Säuglingen und Kleinkindern

- EMLA® (Creme/Pflaster) als lokalanästhesierendes Medikament anzuwenden
- Rapydan® (ab dem 3. Lebensjahr), ebenfalls ein lokalanästhesierendes Medikament
- Ibuprofen®
- Paracetamol®
- Morphin (auf Gewicht und Größe des Kindes adaptieren)

Welche medikamentösen Maßnahmen können bei chronischen Schmerzen eingesetzt werden?

- **Nicht-tumorbedingte chronische Schmerzen:** leichte Analgetika bis hin zu opioidhaltigen Analgetika
- **Neuropathische Schmerzen:** initiale Behandlung mit SSNRI, Gabapentin oder Pregabalin
- **Tumorbedingte chronische Schmerzen:** WHO-Stufenschema anwenden (s. u.)
- **Schmerz-Exazerbation und Durchbruchsschmerz:** schnell wirksames orales Opioid

Darf man in Deutschland Cannabis bei Schmerzen verabreichen?

Ja. Seit 2017 ist ein neues Gesetz in Kraft („Cannabisgesetz") getreten. Cannabis kann nun auf einem BTM-Rezept vom Arzt verordnet und durch die Krankenkasse finanziert werden. Trotzdem werden die Cannabinoide als „Off-Label-Use" angewendet, da keine dieser Substanzen in der Indikation „Schmerz" zugelassen ist.

Wie kann man das WHO-Stufenschema bei chronisch kranken Personen richtig anwenden?

Der zu pflegende Mensch **bewertet seinen Schmerz** vor der medikamentösen Behandlung auf einer **Skala von 1–10.** Wobei 10 der maximal vorstellbare Schmerz ist. Anhand des vom zu pflegenden Menschen angegebenen Werts wählen Sie **eine der drei Stufen des WHO-Stufenschemas** (▸ Abb. 4.15) aus:

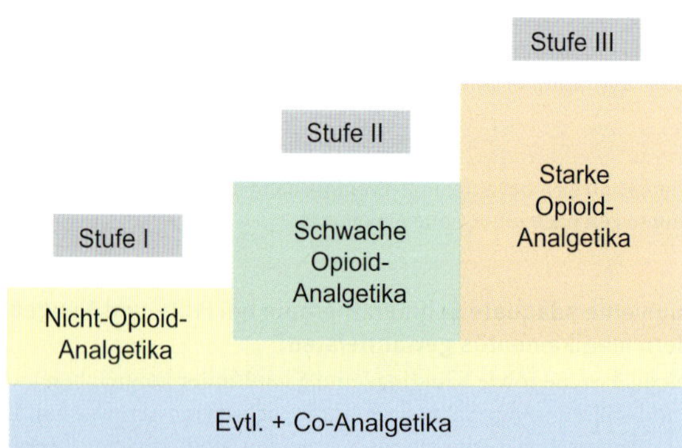

Abb. 4.15 WHO-Stufenplan [L234]

- Bei einem geringen Schmerz von 1–4 wird die Stufe 1 der WHO angewandt.
- Bei mittleren Schmerzen zwischen 5 und 6 wird die zweite Stufe ausgewählt.
- Bei mittleren bis starken Schmerzen wird auf die höchste Stufe, die Stufe 3, zurückgegriffen.

▶ Abb. 4.15 zeigt Medikamente, die dem WHO-Stufenplan zugeordnet sind.

Vorsicht

Bei Opiaten muss in der Beobachtung des Betroffenen auf die Nebenwirkung des Medikaments ein besonderer Fokus gelegt werden. Die zu pflegenden Menschen können an Übelkeit und Erbrechen, Obstipation oder an Benommenheit und Atemdepression aufgrund der Sedierung leiden. Des Weiteren ist auf Missbrauch/Abhängigkeit zu achten.

Was kann bei einer Morphinüberdosierung in der Schmerztherapie passieren?

Viele Pflegefachpersonen und auch zu pflegende Menschen haben Angst vor einer Atemdepression, die als Nebenwirkung einer Überdosierung von Morphinen entstehen kann. Zunächst ist es aber wichtig zu erwähnen, dass **zu pflegende Menschen mit starken Schmerzen wegen ihres Hormonhaushalts nicht atemdepressiv werden** können, denn *Schmerz ist der Antagonist der Atemdepression.* Aus diesem Grund wird bei schwerstkranken Betroffenen oder palliativen zu pflegenden Menschen auf sehr hohe Morphindosen zurückgegriffen.

Lässt der Schmerz nach und die **Dosierung der Morphine wird nicht entsprechend angepasst,** kann es bei einer hohen Konzentration des Morphins zu einer **Atemdepression** kommen. Aus diesem Grund beobachten Sie Ihren zu pflegenden Menschen genau, schätzen die Schmerzintensität durch die Fremdeinschätzung erneut ein und besprechen dann die weiteren medikamentösen Maßnahmen mit dem behandelnden Arzt.

Merke

Bei einer Morphinüberdosierung kann Naloxon® als Opioid-Antagonist verabreicht werden. Hierbei ist zu berücksichtigen, dass die Halbwertzeit von Naloxon® kürzer ist als die des Morphins, sodass es zu einem Rebound kommen kann.

Was kann man mit Adjuvanzien und Co-Analgetika in der Schmerztherapie erreichen?

- *Adjuvanzien* sind Begleitmedikamente, die eingesetzt werden, um **Nebenwirkungen der medikamentösen Schmerztherapie zu minimieren.** Aus diesem Grund wird z. B. bei einem Opioid-Analgetikum gleichzeitig ein Abführmittel (Laxanzien) verabreicht, um eine Obstipation zu verhindern.
- *Co-Analgetika* sind Arzneimittel, die die **Wirkung der Schmerzmedikamente ergänzen und verstärken.** Aus diesem Grund werden z. B. Antidepressiva oder Neuroleptika zeitgleich verabreicht.

Welche nicht-medikamentösen Maßnahmen kann man bei Schmerzen bei Frühgeborenen bis hin zu Jugendlichen anwenden?

Akute prozedurale Schmerzen:

- Berührungen, z. B. Känguru-Pflege, Halten, Schaukeln oder Pucken (bei Säuglingen und Kindern)

- Orale Gabe von Glukose und/oder nutritives Saugen (bei Säuglingen)
- Stillen (bei Neugeborenen und Säuglingen)
- Ablenkung (bei Kindern bis Jugendlichen)

Chronischen Schmerzen:

- Psychologische Interventionen
- Übungsbasierte Interventionen

Welche nicht-medikamentösen Maßnahmen kann man bei Schmerzen bei Erwachsenen anwenden?

- Ablenkung
- Akupunktur
- Aromapflege
- Frühmobilisation und Bewegung sowie die körperliche Aktivität fördern
- Kälte- und Wärmetherapie
- Massagen
- Musik und Entspannung
- TENS (s. u.)

Wofür steht die Abkürzung TENS?

Die Abkürzung TENS steht für **t**ranskutane **e**lektrische **N**ervenstimulation.

Diese Therapieform nutzt als Grundlage, dass die Stromimpulse die tieferliegenden Nozizeptorsysteme reizen. Die Reizungen der Nozizeptoren führen zu einer Reaktion im Körper, die eine Schmerzlinderung hervorruft.

Wie kann das pflegerische Schmerzmanagement in der Gesamtheit durchgeführt werden?

Ablauf des pflegerischen Schmerzmanagements ▶ Abb. 4.16

Welche Tätigkeitsgebiete hat ein Schmerzexperte?

Der Schmerzexperte wird von den Stationen und Bereichen der Gesundheitseinrichtungen gerne hinzugezogen, wenn es um folgende Aufgaben und Tätigkeitsgebiete geht:

- Auswahl multidimensionaler Assessments
- Instabile Schmerzsituation
- Vermehrte Veränderungen im Behandlungsplan
- Entwicklung von zielgruppenorientierten Schulungs- und Beratungskonzepten

Info

Für die Aufgaben eines Schmerzexperten benötigt die Pflegefachperson eine spezialisierte Weiterbildung, z. B. Fortbildung zur Pain Nurse.

Ablauf des pflegerischen Schmerzmanagements

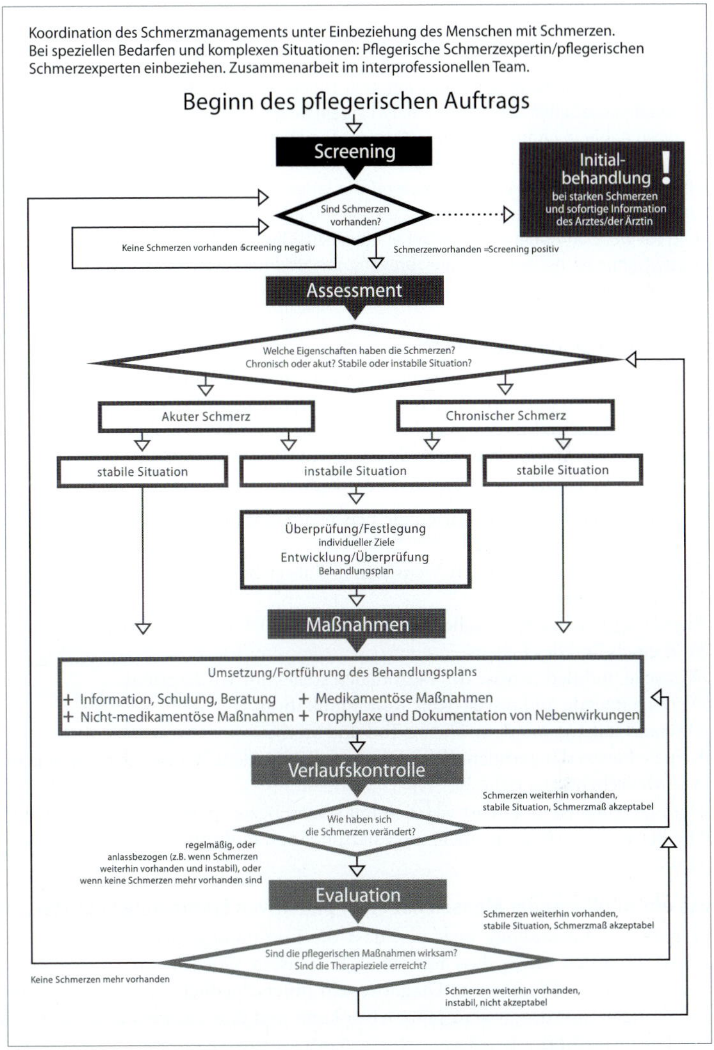

Dieses Ablaufschema gibt einen Überblick über die zentralen Schritte des pflegerischen Schmerzmanagements auf Grundlage des aktuellen Expertenstandards „Schmerzmanagement in der Pflege, Aktualisierung 2020". Für die Umsetzung eines adäquaten pflegerischen Schmerzmanagements ist eine weitergehende Auseinandersetzung mit den Inhalten des Expertenstandards unerlässlich. Der vollständige Expertenstandard, einschließlich Kommentierung und Literaturstudie, kann unter **www.dnqp.de/bestellung** angefordert werden.

Abb. 4.16 Ablauf des pflegerischen Schmerzmanagements nach dem Expertenstandard Schmerzmanagement in der Pflege. Im Rahmen des Schmerzmanagements wird der zu pflegende Mensch mit Schmerzen einbezogen und bei komplexen Situationen ein pflegerischer Schmerzexperte (Pain Nurse). Pflegefachpersonen arbeiten immer im interprofessionellen Team mit weiteren Berufsgruppen zusammen.

4.14 Palliative Care

Merke

Pflegefachpersonen werden häufig mit dem Thema Tod und Sterben konfrontiert und drohen diesbezüglich abzustumpfen. Bei jedem neuen zu pflegenden Menschen sollte man sich daher in Erinnerung rufen, dass der Tod eines jeden Menschen für den Betroffenen eine einmalige, endgültige und für seine Bezugspersonen eine einschneidende Erfahrung darstellt. Dies gilt immer, egal wie lange die Person schon an einer (palliativen) Erkrankung leidet oder wie alt die Person ist. Jemanden zu verlieren, den man liebt, tut weh, und dem eigenen Tod entgegenzusehen macht den meisten Menschen Angst. Daher ist ein respektvoller Umgang mit den beteiligten Personen und deren Gefühlen von Seiten der Pflegefachperson unumgänglich.

Was bedeutet „Palliative Care"?

Bei Palliative Care handelt es sich um ein **ganzheitliches Betreuungskonzept,** bei dem es darum geht, einem unheilbar Erkrankten und seinen Bezugspersonen die **bestmögliche Lebensqualität** zu gewährleisten bzw. aufrechtzuerhalten. Dazu gehört, Symptome zu vermeiden bzw. zu lindern und körperliche, psychische bzw. spirituelle Probleme zu behandeln. Schwerpunkte der Palliative Care sind:

- Diagnostik und Therapie dürfen die Lebensqualität nicht verschlechtern
- Fokus liegt auf Linderung
- Betreuung der zu pflegenden Menschen und ihrer Bezugspersonen während des Sterbens und beim Trauern
- Physische, psychische, soziale und spirituelle Bedürfnisse berücksichtigen
- Sterben als Teil des Lebens
- Wünsche und Bedürfnisse des Betroffenen stehen im Vordergrund
- Wertschätzende und respektvolle Kommunikation
- Offener Umgang mit dem Thema Tod und Sterben
- Keine lebensverlängernden Maßnahmen, falls dies dem Wunsch des zu pflegenden Menschen entspricht
- Dem Betroffenen möglichst viel Zeit mit seinen Bezugspersonen ermöglichen
- Die Betreuung erfolgt in einem interdisziplinären, multiprofessionellen Team (s. u.)

Muss ein zu pflegender Mensch mit einer palliativen Erkrankung bald sterben?

Eine palliative Erkrankung bedeutet, dass die Erkrankung **nicht heilbar** ist. Dies bedeutet hingegen nicht, dass man in den nächsten Wochen oder Monaten verstirbt. Dies ist **von Diagnose zu Diagnose sehr unterschiedlich** und es gibt palliative Erkrankungen, mit denen man Jahre leben kann und dies auch bei guter bzw. normaler Lebensqualität.

Laut der WHO-Definition zum Thema Palliative Care gehören zu den palliativen zu pflegenden Menschen alle Personen mit einer schweren progredienten (fortschreitenden) unheilbaren Erkrankung, egal aus welcher Altersstufe. Dabei sind nicht ausschließlich zu pflegende Menschen mit einer Krebserkrankung gemeint, sondern z. B. auch Betroffene mit der neurodegenerativen Erkrankung ALS (Amyotrophe Lateralsklerose).

Gibt es ein palliatives Assessment?

Ja. Das **Supportive and Palliative Care Indicators Tool** (SPICT™) welches ins Deutsche übersetzt worden ist (SPICT-DE™). Mit diesem Assessment können zu pflegende Menschen mit einer lebenslimitierenden Erkrankung frühzeitig identifiziert werden. Hierzu werden allgemeine sowie spezifische Indikatoren herausgearbeitet sowie mögliche Maßnahmen und nächste Schritte aufgezeigt.

Wo sind die Unterschiede zwischen den Versorgungssystemen Hospiz, Palliativstation und SAPV?

Hospiz

- Aufnahmekriterien: schwerkranke/sterbende zu pflegende Menschen, die keiner ständigen ärztlichen Betreuung bedürfen, zur Entlastung pflegender Bezugspersonen, Unterstützung bei krankheitsbedingten Krisensituationen, Wunsch des zu pflegenden Menschen
- Ambulant und stationär möglich
- Mischfinanzierung (Pflege- und Krankenkasse)
- Verschiedene Trägerschaften
- Speziell geschultes Pflegepersonal
- Häufig Unterstützung durch Ehrenamtliche
- Ambulante ärztliche Betreuung, durch Hausarzt oder einen Arzt des SAPV-Teams (s. u.)

Palliativstation

- Aufnahmekriterien: Vorliegen einer unheilbaren, in absehbarer Zeit zum Tod führenden Erkrankung, zu pflegender Mensch ist darüber informiert und mit Aufnahme einverstanden, medizinische Problematik steht im Vordergrund
- Angeschlossen an oder in einem Krankenhaus
- Zur interdisziplinären Zusammenarbeit verpflichtet, multiprofessionelles Team (s. u.)
- Palliativmediziner muss 24 Stunden präsent sein
- Pflegefachperson mit Weiterbildung „Palliative Care" muss 24 Stunden vor Ort sein
- Spezielle räumliche Ausstattung, die wenig an ein Krankenhaus erinnert
- Krankenkassenfinanzierung
- Nur mit stationärer Einweisung möglich

SAPV

- Spezialisierte Ambulante Palliativversorgung
- Aufnahmekriterien: progrediente Erkrankung, Lebensende absehbar, keine ursächliche Therapie mehr
- 2007 neu geschaffen, als ergänzende Form
- Ermöglicht zu pflegenden Menschen, dauerhaft zu Hause bis zum Tod zu bleiben
- Flächendeckende Versorgung wird angestrebt, ist aber noch nicht überall umgesetzt
- Ärztliche und pflegerische Versorgung zu Hause durch Personal, das in Palliative Care geschult bzw. weitergebildet ist
- Arbeiten bei Bedarf mit anderen Pflegediensten und dem Hausarzt des zu pflegenden Menschen zusammen
- Krankenkassenfinanzierung nach Verordnung durch den behandelnden Arzt
- Beratung, Koordination, Teil- oder Vollversorgung möglich
- Keine Festlegung auf eine bestimmte Diagnose, sondern auf komplexe Beschwerdebilder

Info
Knapp 50 % der Deutschen versterben in einem Krankenhaus, aber nur 6 % wünschen sich dieses als Ort des Lebensendes. Sind die Kriterien erfüllt, haben zu pflegende Menschen einen Rechtsanspruch auf eine ambulante spezialisierte palliative Versorgung.

Wie kann in einer stationären Langezeitpflege oder in einem Krankenhaus ohne Palliativstation eine palliative Versorgung aussehen?

Stationäre Langzeitpflege
Die Einrichtungen sind verpflichtet, mit Haus- und Fachärzten Kooperationsverträge abzuschließen, um damit die Versorgung der zu pflegenden Menschen auch im palliativen Bereich zu sichern. Zudem sind die Einrichtungen verpflichtet, mit ambulanten Hospizdiensten zusammenzuarbeiten. Jeder Bewohner erhält in der letzten Lebensphase das Angebot einer individuellen und umfassenden Versorgung.

Krankenhaus
Das Krankenhaus, welches keine eigene Palliativstation hat (s. o.), hat die Möglichkeit, krankenhausindividuelle Zusatzentgelte für ein multiprofessionelles Palliativteam zu vereinbaren. Das bedeutet, entweder wird ein hauseigenes Palliativteam zusammengestellt, welches multiprofessionell in allen Bereichen des Hauses zusammenarbeitet, oder es wird ein Kooperationsvertrag mit einem externen Palliativdienst geschlossen.

Was ist mit „multiprofessionellem" Team gemeint?

Gerade in der Palliativpflege arbeiten **sehr viele Berufsgruppen und Ehrenamtliche zusammen** und bilden so ein Team aus vielen verschiedenen Professionen, um eine umfassende Betreuung zu ermöglichen. Zu diesem Team gehören:

- Zu pflegender Mensch und seine Bezugspersonen
- Ärzte, meist mit der Zusatzbezeichnung „Palliativmediziner"
- Pflegefachperson, häufig mit Fachweiterbildung „Palliative Care"
- Physiotherapeuten
- Ergotherapeuten
- Logopäden
- Diätassistenten
- Kunst-, Körper-, Atem- und Musiktherapeuten
- Ehrenamtliche Mitarbeiter
- Psychotherapeuten
- Seelsorger, Trauerbegleiter
- Sozialarbeiter
- Reinigungskräfte, Stationshilfen
- Juristen
- Apotheker

Info
Schätzungen nach engagieren sich in Deutschland mehr als 80.000 Menschen ehren- oder hauptamtlich für sterbende zu pflegende Menschen.

Verkürzt eine Palliativbehandlung das Leben?

Eine palliative Behandlung verkürzt das Leben **in der Regel nicht.** Wobei diese Frage bei einer progredienten Erkrankung mit möglicherweise baldigem Eintreten des Sterbeprozesses nicht im Vordergrund steht. Es geht nicht mehr darum, möglichst viele Tage an Leben zu gewinnen, sondern die verbleibende Zeit mit möglichst viel Leben zu füllen. Wenn eine bestimmte Therapie hilft, die Symptome und damit das Leid des zu pflegenden Menschen zu lindern, würde auch eine Lebensverkürzung durch die therapeutische Maßnahme in Kauf genommen werden.

Kann ein zu pflegender Mensch auf einer Palliativstation noch therapiert werden?

Jeder zu pflegende Mensch hat das Recht auf eine medizinische Versorgung. Es ist unmöglich zu verallgemeinern, dass eine bestimmte Gruppe von Menschen keine Therapie mehr erhalten darf. Die Frage, die sich ein Mediziner bei jedem Betroffenen stellen sollte, ist nicht die nach Behandlung oder Nichtbehandlung, sondern welches die angemessene Behandlung für den jeweiligen zu pflegenden Menschen ist. Das Ausmaß einer Behandlung kann bei Vorliegen einer palliativen Erkrankung geringer sein als in anderen Fällen, aber nicht pauschal ausgeschlossen werden. Einige Begleitsymptome oder andere Erkrankungen können auch bei einem palliativen zu pflegenden Menschen verbessert oder geheilt werden. Dient eine Therapie der Linderung, ist sie i. d. R. indiziert.

Welche Begleitsymptome haben palliative zu pflegende Menschen häufig?

- Schmerzen
- Dyspnoe/Luftnot
- Obstipation (u. a. als häufige Nebenwirkung einer Schmerztherapie mit Opioiden)
- Paralytischer Ileus
- Depression
- Unruhe und Angst
- Fatigue (aus dem Französischen, steht für Müdigkeit, Erschöpfung, Mattigkeit)
- Kachexie, Unterernährung, Kräfteverfall, Appetitlosigkeit
- Übelkeit, Erbrechen
- Hyperhidrosis (vermehrte Schweißbildung)
- Juckreiz am gesamten Körper, als Nebenwirkung einiger Zytostatika
- Mundtrockenheit, Mundsoor
- Durstgefühl
- Wunden
- Erhöhter Hirndruck
- Delir, Verwirrtheit

Darf ein palliativ erkrankter zu pflegender Mensch auf die Intensivstation verlegt werden?

Ähnlich wie die Frage nach Therapien bei palliativ Erkrankten **lässt sich auch diese Frage nicht pauschal beantworten.** Für die Entscheidung, ob eine Aufnahme auf einer Intensivstation sinnvoll ist, spielt neben dem Wunsch des zu pflegenden Menschen die jeweilige Ausstattung des Krankenhauses eine Rolle. Verfügt das Krankenhaus über keine Palliativstation, kann in Ausnahmefällen die Aufnahme auf eine Intensivstation zur Symptomkontrolle sinnvoll sein, z. B. wenn der zu pflegende Mensch von einer nicht invasiven Beatmung profitiert oder ein hoher personeller

Aufwand notwendig ist. Eine Aufnahme auf die Intensivstation bedeutet nicht, dass eine Maximaltherapie durchgeführt werden muss.

Dürfen Bezugspersonen eines palliativ erkrankten zu pflegenden Menschen den Rettungsdienst rufen?

Jeder Mensch hat das Recht, bei Beschwerden den Rettungsdient zu rufen. Dies gilt auch für palliativ erkrankte Personen. Da diese zu pflegenden Menschen im Verlauf ihrer Erkrankung Symptome entwickeln können, bei denen sie schnelle Hilfe benötigen, wäre ein generelles Verbot ethisch und medizinisch nicht vertretbar.

Da das Rettungsdienstpersonal den zu pflegenden Menschen jedoch nicht kennt, kann es schnell passieren, dass Maßnahmen eingeleitet werden, die der Betroffene am Ende seines Lebens nicht mehr wünscht.

Um dies zu vermeiden, ist eine Anbindung an ein SAPV-Team (s. o.) ratsam. Dieses kann anstelle des Rettungsdienstes gerufen werden und gezielter im Sinne des zu pflegenden Menschen handeln.

Merke

Zusätzlich sollten vorhandene Dokumente wie eine Patientenverfügung griffbereit sein. Der zu pflegende Mensch und die Bezugspersonen sollten den Rettungsdienst über die Grunderkrankung und die Wünsche des Betroffenen informieren.

Ist es möglich, von einer Palliativstation wieder nach Hause entlassen zu werden?

Ja, dies ist möglich und grundsätzlich das Ziel der Behandlung. Die Aufnahme auf eine Palliativstation erfolgt, wenn akute Symptome, die mit schweren Grunderkrankungen im Zusammenhang stehen, zu Hause nicht behandelbar und/oder die betreuenden Bezugspersonen mit der Situation überfordert sind. Häufig erfolgt nach erfolgreicher Symptomkontrolle eine Entlassung ins Hospiz oder nach Hause mit einer ambulanten Weiterbetreuung, z. B. durch ein SAPV-Team.

Info

46 % der erwachsenen zu pflegenden Menschen, die im Jahr 2016 auf eine Palliativstation aufgenommen worden sind, sind dort verstorben.

Gibt es rechtliche Bestimmungen zur Palliativversorgung?

Ja. Seit Dezember 2015 gibt es das **Hospiz- und Palliativgesetz.** Es enthält viele Vorgaben zur Verbesserung der Versorgung von Menschen in ihrer letzten Lebensphase. Des Weiteren fördert es einen flächendeckenden Ausbau der Versorgung im palliativen Bereich. Mit Inkrafttreten des Gesetzes wurde die palliative Betreuung Bestandteil der Kassenleistungen und jeder hat bei Bedarf ein Recht auf diese Form der Betreuung. Der Anspruch auf die Versorgung durch ein SAPV-Team ist seit 2007 rechtlich verankert.

Was ist eine terminale Sedierung?

Die terminale Sedierung ist das **letzte Mittel, das ergriffen wird, um den zu pflegenden Menschen beschwerdefrei sterben zu lassen.** Hierbei haben im Vorfeld alle anderen Maßnahmen zur Symptomkontrolle versagt. Der zu pflegende Mensch wird dann in der Sterbephase (terminale Phase) medikamentös sediert. Diese Maßnahme muss im Vorfeld mit dem zu pflegenden Menschen besprochen werden und von ihm gewünscht sein. Des Weiteren muss eine ärztliche Betreuung gewährleistet sein, daher wird diese Maßnahme in der Regel auf einer Palliativstation und nicht in der SAPV oder Hospiz durchgeführt.

Wie geht man mit einem verstorbenen zu pflegenden Menschen um?

Ist ein zu pflegender Mensch verstorben, muss den **Bezugspersonen Zeit gewährleistet werden, um Abschied zu nehmen.** Hierbei gilt es, **keine Hektik** zu verbreiten, **Ruhe zu bewahren** und **Zeit zu lassen.** Um die Verabschiedung vorzubereiten, wird der **Leichnam versorgt.** Dabei können die Bezugspersonen nach Wunsch dabei sein.

- Verstorbenem die **Augen schließen**
- Nach Wunsch **waschen**
- **Kulturelle Sterberiten** erfragen und durchführen lassen
- **Gewünschte Kleidung** oder Krankenhaushemd anziehen
- **Prothesen einsetzen**
- **Mund schließen,** ggf. Kinn hochbinden bzw. unterstützen
- Zu pflegenden Menschen erst in die **Prosektur** bringen, **wenn jeder die Möglichkeit hatte, sich zu verabschieden**

Vorsicht

Beim Drehen eines verstorbenen zu pflegenden Menschen kann es passieren, dass die letzte Luft durch den von außen ausgeübten Druck aus der Lunge entweicht. Erschrecken Sie sich dabei nicht, denn dies wird häufig fälschlicherweise mit Atmung verwechselt. Klären Sie auch andere unerfahrene Kollegen darüber auf, wenn Sie gemeinsam einen Leichnam versorgen.

Was müssen Bezugspersonen tun, wenn jemand zu Hause verstorben ist? An wen können sie sich wenden?

Wenn jemand zu Hause verstirbt, sollten die Bezugspersonen den **behandelnden Arzt anrufen.** Dies ist in der Regel der Hausarzt. Dieser kommt daraufhin vorbei, um die *Leichenschau* durchzuführen und den *Totenschein* auszustellen.

Ist der Hausarzt nicht zu erreichen, z. B. nachts oder am Wochenende, wird der hausärztliche Notdienst informiert und übernimmt die Leichenschau und die Ausstellung des Totenscheins.

Ist ein SAPV-Team im Rahmen einer Vollversorgung eingebunden, wird dieses informiert und der Arzt des Teams übernimmt die Leichenschau und stellt den Totenschein aus.

Merke

Wird der Notarzt verständigt, kann es passieren, dass er „unklare Todesursache" auf dem Protokoll ankreuzt, was dazu führen würde, dass die Polizei verständigt werden muss. Um dies den Bezugspersonen zu ersparen, sollte auf die oben aufgeführten Maßnahmen, also zunächst die Information des Hausarztes bzw. des SAPV-Teams, zurückgegriffen werden.

Sollten Kinder in die Pflege eines palliativen zu pflegenden Menschen integriert werden?

Die meisten Menschen neigen dazu, Kinder vor dem Thema Tod zu schützen und Gespräche darüber in Gegenwart der Kinder zu vermeiden. Diese Absicht ist gut gemeint, schadet dem Verarbeitungsprozess des Kindes aber eher. Die Tatsache, dass eine Bezugsperson sterben und nicht mehr da sein wird, kann nicht verhindert werden. Das **Kind hat das Recht, Abschied zu nehmen.** Den verstorbenen oder kranken Menschen zu sehen, hilft beim Begreifen und Verarbeiten. Wenn das Kind nicht einbezogen wird, wird es sich in seiner Phantasie mit dem Thema beschäftigen, was häufig belastender ist als die Wahrheit. Man muss dem Kind die **Gelegenheit geben, sich mit dem Thema zu beschäftigen und Fragen zu stellen.** Eltern oder Bezugspersonen sollten versuchen, das Thema Sterben **kindgerecht zu erklären** und sich Zeit für die **Beantwortung von Fragen** zu nehmen. Häufig haben Kinder einen anderen Blick auf das Thema Sterben und können dies besser/schneller verarbeiten als Erwachsene.

Die meisten Kinder haben in Bezug auf das Thema Sterben die gleichen Fragen, die unbedingt beantwortet werden sollten, damit sie das Kind nicht belasten:

- Bin ich schuld an dem Tod? Kinder machen die Erfahrung, dass sie an bestimmten (schlimmen) Dingen schuld sind, und so ist es logisch, dass sie das hier auch denken.
- Ist es ansteckend? Kinder fragen sich, ob sie oder andere auch in Gefahr sind, da sie es von Kinderkrankheiten gewöhnt sind, dass diese ansteckend sind.

Was sind die Besonderheiten bei der Betreuung von palliativ erkrankten Kindern oder Jugendlichen?

Da schon kleine Kinder spüren, dass ihr Leben bedroht ist, ist es wichtig, dass sie jemanden finden, mit dem sie sprechen können. Die Veränderungen des Verhaltens der Bezugspersonen, die wahrgenommenen Symptome und die Tatsache, dass andere Kinder, die sie im Verlauf einer Behandlung kennengelernt haben, verstorben sind, macht ihnen die eigene Lebensbedrohung deutlich.

In einem Gespräch mit einem Kind oder Jugendlichen über die Themen Tod und Sterben sind folgende Aspekte zu berücksichtigen:

- Reife und kognitiver Stand des Kindes
- Konzept des Kindes von Leben und Sterben bzw. Krankheit und Gesundheit
- Erfahrungen der Eltern mit dem Kind in bedrohlichen Situationen
- Einschätzung der Situation des Kindes durch die Eltern und durch professionelle Helfer
- Signale des Kindes
- Direkte Fragen des Kindes
- Erwartete Lebensdauer

Kinder bestimmen selbst:

- Wer mit ihnen über das Thema spricht
- Worüber in dem Gespräch gesprochen wird
- Wann dieses Gespräch stattfindet
- Wie lange dieses dauert

Jugendliche:

- Haben ein realistisches Konzept zum Thema Tod und Sterben, sie entwickeln bereits ihr eigenes Weltbild

- Häufig beschäftigt die Gerechtigkeitsfrage die betroffenen Jugendlichen sehr
- Hier ist häufig die wiederkehrende Abhängigkeit von der Familie ein wichtiges Thema, da sich Jugendliche eigentlich in einem Ablösungsprozess von den Eltern befinden, dies erhöht das Gefühl der Hilflosigkeit und des Ausgeliefertseins

Literatur

Abeck, D. Neue Empfehlungen zur Säuglingspflege. 2016. Die Hebamme. Jahrgang 29. S. 303–306. Aus: https://www.thieme-connect.de/products/ejournals/pdf/10.1055/s-0042-115553.pdf#:~:text=Nach%20aktualisierten%20Empfehlungen%20zur%20Pflege%20der%20S%C3%A4uglingshaut%20sollte,Eincremen%20kann%20dies%20zur%20St%C3%A4rkung%20der%20Hautbarriere%20beitragen (letzter Zugriff: 22. November 2021).

Akademie für Persönlichkeitsentwicklung. Carl R. Rogers. Aus: https://akademie-fuer-persoenlichkeitsentwicklung.de/carl-rogers/#:~:text=Klientenzentrierte%20Gespr%C3%A4chsf%C3%BChrung.%20Um%20seinen%20Ansatz%20nachweisen%20zu%20k%C3%B6nnen%2C,eine%20Atmosph%C3%A4re%20der%20Wertsch%C3%A4tzung%20und%20bedingungsfreien%20Betrachtung%20vorherrscht (letzter Zugriff: 15. Dezember 2021).

Amboss a. Neurophysiologische Untersuchungen und Schlaf. 2021. Aus: https://www.amboss.com/de/wissen/Neurophysiologische_Untersuchungen_und_Schlaf (letzter Zugriff: 16. Dezember 2021).

Amboss b. Schlafbezogene Atmungsstörungen. 2021. Aus: https://www.amboss.com/de/wissen/Schlafbezogene_Atmungsst%C3%B6rungen (letzter Zugriff: 16. Dezember 2021).

Arbeitsgemeinschaft Adipositas im Kindes- und Jugendalter der deutschen Adipositas Gesellschaft. Evidenzbasierte (S3-)Leitlinie der Arbeitsgemeinschaft Adipositas im Kindes- und Jugendalter (AGA) der Deutschen Adipositas-Gesellschaft (DAG) und der Deutschen Gesellschaft für Kinder- und Jugendmedizin (DGKJ). Therapie und Prävention der Adipositas im Kindes- und Jugendalter. 2019; Aus: https://www.awmf.org/uploads/tx_szleitlinien/050-002l_S3_Therapie-Praevention-Adipositas-Kinder-Jugendliche_2019-11.pdf (letzter Zugriff: 01. Dezember 2021).

Arbeitskreis Neuro-Urologie Arbeitskreis Pflege der Deutschsprachigen Medizinischen Gesellschaft für Paraplegie. S2k-Leitlinie 043/048. Management und Durchführung des Intermittierenden Katheterismus (IK) bei Neurogenen Blasenfunktionsstörungen. 2020. Aus: https://www.awmf.org/uploads/tx_szleitlinien/043-048l_S2k_Management-Durchfuehrung-Intermittierender-Katheterismus-neurogene-Dysfunktion-unterer-Harntrakt_2020-02_1_01.pdf (letzter Zugriff: 02. Dezember 2021).

Bausewein C., Roller S., Voltz R. Leitfaden Palliative Care. Palliativmedizin und Hospizbetreuung. 6. A. 2018; Elsevier/Urban & Fischer. München.

Bender, S. Die Axiome von Paul Watzlawick. Aus: https://www.paulwatzlawick.de/axiome.html (letzter Zugriff: 15. Dezember 2021).

Berufsvereinigung Biografiearbeit auf Grundlage der Anthroposophie e. V. Was ist Biografiearbeit auf antroposophischer Grundlage? Aus: www.biographiearbeit.de/index.php?pageid=1 (letzter Zugriff: 23. Dezember 2021).

Bienstein, C; Fröhlich, A. Basale Stimulation® in der Pflege. Die Grundlagen. 2010. 6., überarbeitete Auflage. Bern: Hans Huber Verlag.

Bundesministerium für Gesundheit. Hospiz- und Palliativgesetz. 2017. Aus: https://www.bundesgesundheitsministerium.de/service/begriffe-von-a-z/h/hospiz-und-palliativgesetz.html (letzter Zugriff: 27. Dezember 2021).

Bundesministerium für Gesundheit. Hospiz- und Palliativgesetz. Bessere Versorgung schwerstkranker Menschen. Aus: https://www.bundesgesundheitsministerium.de/fileadmin/Dateien/5_Publikationen/Gesundheit/Flyer_Poster_etc/Hospiz-_und_Palliativgesetz.pdf (letzter Zugriff: 27. Dezember 2021).

4

Bundeszentrale für gesundheitliche Aufklärung. Das Baby. 2020. Aus: https://www.bzga.de/infomaterialien/kinder-und-jugendgesundheit/das-baby/ (letzter Zugriff: 23. November 2021).

Deutsche Gesellschaft für Palliativmedizin. Spannende Daten & Fakten zur europaweiten Palliativversorgung: Update EAPC-Atlas 2019: Platz 15 für Deutschland. 2019. Aus: https://www.dgpalliativmedizin.de/dgp-aktuell/spannende-daten-fakten-zur-europaweiten-palliativversorgung-update-eapc-atlas-2019-platz-15-fuer-deutschland%E2%80%A6.html (letzter Zugriff: 27. Dezember 2021).

Deutsche Gesellschaft für Ernährung e. V. Energie. 2015. Aus: https://www.dge.de/wissenschaft/referenzwerte/energie/?L=0 (letzter Zugriff: 25. November 2021).

Deutsche Gesellschaft für Geriatrie. S2e-Leitlinie 084/001. Harninkontinenz bei geriatrischen Patienten, Diagnostik und Therapie. 2019. Aus: https://www.awmf.org/uploads/tx_szleitlinien/084-001l_S2e_Harninkontinenz_geriatrische_Patienten_Diagnostik-Therapie_2019-01.pdf (letzter Zugriff: 02. Dezember 2021).

Deutsche Gesellschaft für Neurologie S1-Leitlinie 030/090. Rehabilitation aphasischer Störungen nach Schlaganfall. 2012. Aus: https://dgn.org/wp-content/uploads/2013/01/030-090l_S1_Schlaganfall_Rehabilitation_aphasischer_St%C3%B6rungen_2013_verlaengert.pdf (letzter Zugriff: 19. Dezember 2021).

Deutsche Gesellschaft für Neurologie S2k-Leitlinie 030/114. Diagnose und nicht interventionelle Therapie neuropathischer Schmerzen. 2019 – Aus: https://dgn.org/wp-content/uploads/2013/01/030114_LL_Neuropathische_Schmerzen_2019.pdf (letzter Zugriff: 22. Dezember 2021).

Deutsche Kontinenz Gesellschaft. Stuhlinkontinenz. 2014. Aus: https://www.kontinenz-gesellschaft.de/fileadmin/user_content/startseite/patienten/krankheiten_therapien/stuhlinkontinenz/DKG_Stuhlink_05-14.pdf (letzter Zugriff: 02. Dezember 2021).

Deutscher Berufsverband für Pflegeberufe. Familiengesundheitspflege. Aus: https://www.dbfk.de/de/themen/Familiengesundheitspflege.php (letzter Zugriff: 27. Januar 2022).

Deutscher Berufsverband für Pflegeberufe. Handlungsempfehlungen zur Pneumonieprophylaxe. 2. A. 2017. Aus: https://www.dbfk.de/media/docs/regionalverbaende/rvno/AGPQ/AGPQ-Handlungsempfehlung-Pneumonieprophylaxe-2.0-2017_2.pdf (letzter Zugriff: 29. Januar 2022).

Deutsches Netzwerk für Qualitätsentwicklung in der Pflege Expertenstandard Ernährungsmanagement zur Sicherung und Förderung der oralen Ernährung in der Pflege. 1. Aktualisierung. 2017; Hochschule Osnabrück.

Deutsches Netzwerk für Qualitätsentwicklung in der Pflege Expertenstandard Förderung der Harnkontinenz in der Pflege. 1. Aktualisierung. 2014; Hochschule Osnabrück.

Deutsches Netzwerk für Qualitätsentwicklung in der Pflege Expertenstandard nach §113a SGBXI. Erhaltung und Förderung der Mobilität in der Pflege. Aktualisierung 2020. Hochschule Osnabrück. Aus: https://www.gs-qsa-pflege.de/wp-content/uploads/2020/12/Expertenstandard-%E2%80%9EErhaltung-und-Fo%CC%88rderung-der-Mobilita%CC%88t-in-der-Pflege%E2%80%9C-Aktualisierung-2020.pdf (letzter Zugriff: 12. Dezember 2021).

Deutsches Netzwerk für Qualitätsentwicklung in der Pflege Expertenstandard Schmerzmanagement in der Pflege. Aktualisierung 2020 einschließlich Kommentierung und Literaturstudie. Hochschule Osnabrück.

Deutsches Netzwerk für Qualitätsentwicklung in der Pflege Expertenstandard Sturzprophylaxe in der Pflege. 1. Aktualisierung. Hochschule Osnabrück. 2013;

Deutsches Netzwerk für Qualitätsentwicklung in der Pflege. Expertenstandard Dekubitusprophylaxe in der Pflege. 2. Aktualisierung. 2017 einschließlich Kommentierung und Literaturstudie. Hochschule Osnabrück.

Deutsches Netzwerk für Qualitätsentwicklung in der Pflege. Expertenstandard Förderung der Mundgesundheit in der Pflege. Sonderdruck einschließlich Kommentierung und Literaturstudie. 2021; Hochschule Osnabrück.

Elsevier. Pflege Heute. 7.A. 2019; Elsevier/Urban & Fischer. München.

Encke A. et al. S3-Leitlinie 003/001. Prophylaxe der venösen Thromboembolie (VTE). 2. Komplett überarbeitete A. 2015. Aus: https://www.awmf.org/uploads/tx_szleitlinien/003-001l_S3_VTE-Prophylaxe_2015-10-abgelaufen_01.pdf (letzter Zugriff: 02. Februar 2022).

Ernährungskommission der Deutschen Gesellschaft für Kinder- und Jugendmedizin. Ernährung gesunder Säuglinge. Monatsschrift Kinderheilkunde. Aus: www.dgkj.de/fileadmin/user_upload/Stellungnahmen/1406_EK_Empfehlungen_Erna%C3%8C%CB%86hrunggesunder_Sa%C3%8C%CB%86uglinge.pdf (letzter Zugriff: 25. November 2021).

European Kinaesthetics Association. Kinaesthetics in der Pflege. Aus: www.kinaesthetics.net/kin_pflege.cfm?go_back=1 (letzter Zugriff: 12. Dezember 2021).

European Kinaesthetics Association. Kinaesthetics Infant Handling. Aus: www.kinaesthetics.net/kin_infant_handling.cfm?go_back=0 (letzter Zugriff: 12. Dezember 2021).

Evidence-based Nursing Südtirol – Alto Adige. Leitlinie Mundpflege. 2008. Aus: https://www.demenz-sh.de/wp-content/uploads/2016/07/LL_Mundpflege_-_Handbuch_-_06Okt2008D.pdf (letzter Zugriff: 24. November 2021).

Flöer, C. Demenz – Definition, Demenzformen, Anzeichen, Symptome & mehr. 2021. Aus: https://www.pflege.de/krankheiten/demenz/ (letzter Zugriff: 19. Dezember 2021).

Health, media GmbH. Babypflege. 2021. Aus: https://www.haut.de/haut/babypflege/besonderheiten-der-babyhaut/ (letzter Zugriff: 20. November 2021).

Hollister Incorporated. Fäkalkollektor. 2012. Aus: https://www.hollister.de/-/media/files/pdfs-for-download/de/gebrauchsanweisung-f%C3%A4kalkollektor_li9480.ashx (letzter Zugriff: 02. Dezember 2021).

Huhn S. Praxisheft Kontrakturenprophylaxe. 2012; Deutscher Berufsverband für Pflegeberufe. Potsdam.

Keller C., Menche N. (Hrsg.) Pflegen. Gesundheits- und Krankheitslehre. 2. Auflage. 2021; Elsevier/Urban & Fischer. München.

Keller, Ce. (Hrsg.) Pflegen. Grundlagen und Interventionen. 3.A. 2021; Elsevier/Urban & Fischer. München.

Kleina, T.; Bender, B; Mashkoori, M.; Hunting, N.; Horn, A. Aktualisierung der ZQP-Datenbank Bewegungsfördernde Interventionen. 2019. Aus: https://www.zqp.de/wp-content/uploads/2020_02_11_Bericht_Bewegungsf%C3%B6rderung.pdf (letzter Zugriff: 12. Dezember 2021).

Kommission Leitlinien der Deutschen Gesellschaft für Neurologie (DGN) in Zusammenarbeit mit der Deutschen interdisziplinären Gesellschaft für Dysphagie (Hrsg.) S1-Leitlinie. Neurogene Dysphagien. 2020. Aus: https://www.awmf.org/uploads/tx_szleitlinien/030-111l_Neurogene-Dysphagie_2020-05 (letzter Zugriff: 02. Dezember 021).

Kramer A, Behrens-Baumann W. Standardarbeitsanweisung Augenpflege. Aus: www.krankenhaushygiene.de/pdfdata/saa_augenpflege.pdf (letzter Zugriff: 23. November 2021).

Kröger K., Dissemond J. Rundum versorgt. Klinische Kompression. 2017. Heilberufe. Pflege Dossier. Beiheft. 10.

Kuwertz-Bröking E. Gontard A v. S2k-Leitlinie 028/026. Enuresis und nicht-organische (funktionelle) Harninkontinenz bei Kindern und Jugendlichen. 2015. Aus: https://www.awmf.org/uploads/tx_szleitlinien/028-026l_S2k_Enuresis_nicht-organische_Harninkontinenz_Kiner_Jugendliche_2015-12-abgelaufen.pdf (letzter Zugriff: 02. Dezember 2021).

Landesinstitut für Gesundheit und Arbeit des Landes Nordrhein-Westfalen Konfliktlösung am Arbeitsplatz. 2010. Aus: https://www.mobbingscout.de/pdf/Broschuere-komplett-Konfliktloesung-am-Arbeitsplatz.pdf (letzter Zugriff: 15. Dezember 2021).

Med SSE System Contam® Vaginaltampons. Produktinformation. 2020. Aus: https://www.medsse.de/bilder/downloads/2020/Contam_Sortimentsuebersicht_DE_02_2020_V18_low.pdf (letzter Zugriff: 02. Dezember 2021).

Medizinisches Labor Bremen Anleitung zur Stuhlprobenentnahme mit dem Stuhlprobenröhrchen. 2019. Aus: https://www.mlhb.de/fileadmin/user_upload/Startseite/Labor/Schwerpunkte/Stuhldiagnostik/Anleitung_zur_Stuhlprobenentnahme_Mast_07-2019.pdf (letzter Zugriff: 02. Dezember 2021).

4

Mounier, B. Bundeszentrum für Ernährung (Hrsg.). Schwangerschaft. Was kann ich in der Schwangerschaft essen und trinken? 2020. Aus: https://www.bzfe.de/einfache-sprache/schwangerschaft/ (letzter Zugriff: 25. November 2021).

MPS-GmbH. Medizin Produkte Service. MVZ Gemeinschaftslabor CVottbus. 2018. Aus: https://www.labor-cottbus.de/fileadmin/user_upload/Cottbus/PDFs/Entnahmehinweise.pdf (letzter Zugriff: 02. Dezember 2021).

Naumer, B.; Heilig, M. (Hrsg.). Praxisleitfaden. Generalistische Pflegeausbildung. 2020. Elsevier/Urban & Fischer. München.

Nusser-Müller-Busch R. Die Therapie des Facio-Oralen Trakts. F.O.T.T. nach Kay Coombers. 4. Auflage. 2015; Springer. Berlin, Heidelberg.

Nydahl P. Basale Stimulation® in der Pflege. 2017. Aus: http://www.nydahl.de/Nydahl/Skripte_files/SkriptBasis10b.pdf (letzter Zugriff: 20. November 2021).

Rabe, E. et al. S2K-Leitlinie: Medizinische Kompressionstherapie der Extremitäten mit Medizinischem Kompressionsstrumpf (MKS), Phlebologischem Kompressionsverband (PKV) und Medizinischen adaptiven Kompressionssystemen (MAK). 2018. Aus: https://www.awmf.org/uploads/tx_szleitlinien/037-005l_S3k_Medizinische-Kompressionstherapie-MKS-PKV_2019-05.pdf (letzter Zugriff: 02. Februar 2022).

Raebricht S, Taglieber, B. Transaktionsanalyse – eine Theorie für die Praxis. 2020. Aus: www.transaktionsanalyse-online.de/transaktionsanalyse/ (letzter Zugriff: 15. Dezember 2021).

Rosenberg, M. B. Gewaltfreie Kommunikation. Eine Sprache des Lebens. 12. Auflage. Paderborn: Jungfernmann. 2016.

Savaskan, E.; Hasemann, W. (Hrsg.) Leitlinie Delir. Empfehlungen zur Prävention, Diagnostik und Therapie des Delirs im Alter. Bern: Hogrefe AG. 2017.

Schäfer, S. et al. FACHPFLEGE Beatmung. 8. Auflage. 2019. Elsevier/Urban & Fischer. München.

Schulz von Thun Institut für Kommunikation. Das Innere Team. Aus: https://www.schulz-von-thun.de/die-modelle/das-innere-team (letzter Zugriff: 15. Dezember 2021).

Schulz von Thun Institut für Kommunikation. Das Kommunikationsquadrat. Aus: https://www.schulz-von-thun.de/die-modelle/das-kommunikationsquadrat (letzter Zugriff: 15. Dezember 2021).

Schulz von Thun Institut für Kommunikation. Inneres Team. Aus: https://www.inneres-team.de/ (letzter Zugriff: 15. Dezember 2021).

Steininger, Jukic-Puntigam. Inkontinenz-assoziierte Dermatitis Intervention Tool (IADIT-D). 2015. Aus: https://www.bing.com/search?q=IADIT-D&cvid=27f6ca0f-500c469da8a5a5ef6bfc42b2&aqs=edge..69i57j0.1152j0j1&pglt=43&FORM=ANNTA1&PC=HCTS (letzter Zugriff: 12. Dezember 2021).

Stepanek, E. et al. Geragogik. Bildung und Lernen im Prozess des Alterns. Das Lehrbuch. 2011. Aus: https://erwachsenenbildung.at/magazin/11-13/meb11-13_16_stepanek.pdf (letzter Zugriff: 27. Januar 2022).

Supportive and Palliative Care Indicators Tool (SPICT™). SPICT-DE™. Indikatoren in der unterstützenden und palliativen Pflege. 2019. Aus: http://www.spict.org.uk/the-spict/spict-de/ (letzter Zugriff: 27. Dezember 2021).

Wegener A. Was den Alltag leichter macht – Trinkhilfen. Aus: www.guvh.de/downloads/dsh-pflege-magazin_01-2017_web_guv-hannover.pdf (letzter Zugriff: 02. Dezember 2021).

Zentrum für Qualität in der Pflege. Mundpflege. Praxistipps für den Pflegealltag. 7.A. 2020. Aus: https://www.zqp.de/wp-content/uploads/ZQP-Ratgeber-Mundpflege.pdf (letzter Zugriff: 23. November 2021).

Zimmermann B. Enterale Ernährung und Medikamentengabe über die Sonde. 2011; Kohlhammer. Stuttgart.

5 Spezielle Maßnahmen der Diagnostik und Therapie

5.1 Assistenz bei der medizinischen Diagnostik

Dürfen Auszubildende/Pflegefachpersonen eine Blutentnahme selbst durchführen?

Das kommt auf die Art der Durchführung der Blutentnahme an (▶ Tab. 5.1).

Tab. 5.1 Durchführung der Blutentnahmen

Art	Durchführung durch Auszubildende/ Pflegefachperson	Begründung
Arteriell	Nein	• Wenn die Arterien punktiert werden, ist das eine rein ärztliche Tätigkeit • Auf den Intensivstationen kann die Abnahme einer arteriellen Blutprobe über einen arteriellen Zugang an Pflegefachpersonen delegiert werden
Venös	Ja	• Der Arzt darf die Tätigkeit an Pflegefachpersonen delegieren, an Auszubildende unter Aufsicht • Der Arzt versichert sich vorher, dass die geschulte Pflegefachperson die Aufgabe durchführen und damit übernehmen kann
Kapillär	Ja	• Darf an Pflegefachpersonen und an Auszubildende unter Aufsicht delegiert werden

Vorsicht

Der zu pflegende Mensch muss der Blutentnahme, egal ob venös, arteriell oder kapillär, zustimmen. Ansonsten führen Sie nach § 223 StGB eine Körperverletzung durch (▶ Kap. 3.2).

Welche Punktionsorte wählt man bei den verschiedenen Blutentnahmeverfahren aus?

Kapilläre Blutentnahme

- Mediale oder laterale Ferse (bei Säuglingen und Neugeborenen)
- Fingerkuppe (bei Kleinkindern)
- Ohrläppchen, seitliche Fingerkuppe (bei Jugendlichen, Erwachsenen)

Vorsicht

Wenn Sie eine durchblutungsfördernde Salbe, z. B. Finalgon®, einsetzen, dann erklären Sie dem zu pflegenden Menschen vorher, dass es an der Stelle jucken oder brennen kann. Weisen Sie ihn darauf hin, die Stelle nicht zu berühren, damit er sich die Salbe nicht aus Versehen ins Auge oder an den Mund reibt. Dies führt zu starken Reizungen der Schleimhäute, Schmerzen sowie Schwellungen im jeweiligen Bereich.

Bei Kindern sollten Sie die Salbe wegen der brennenden Schmerzen nicht anwenden.

Venöse Blutentnahme
- Kopfvenen (bei Früh- und Neugeborenen, Säuglingen)
- Armvenen, Handrücken sowie Fußrücken und Innenfüße (bei Kindern)
- Ellenbeuge, Unterarm, Handrücken, Fußrücken (bei Jugendlichen, Erwachsenen)

Was bedeuten die Farben bei den Blutentnahmeröhrchen?

Die in ▶ Tab. 5.2 aufgeführten Entnahmeröhrchen sollten auch in dieser Reihenfolge befüllt werden.

Tab. 5.2 Blutentnahmeröhrchen

Farbe	Bedeutung
Blutkulturflaschen (anaerob/aerob)	• Aerobe Blutkulturflasche (blau) • Anaerobe Blutkulturflasche (rot) • Abnahme bei einer Sepsis/Entzündung oder unklarem Fieber
Braun	• Serumröhrchen (immer zuerst abnehmen) • Röhrchen nach der Entnahme möglichst aufrechtstehend lagern • Klinisch-analytische Parameter
Grün	• Citratröhrchen • Nach der Entnahme das Blut sofort im Röhrchen schwenken, um es zu durchmischen • Bis zur Markierung mit Blut füllen, sonst kann es nicht bearbeitet werden • Gerinnungsphysiologische Untersuchungen
Rot	• EDTA-Röhrchen • Nach der Entnahme das Blut sofort im Röhrchen schwenken, um es zu durchmischen • Großes Blutbild
Gelb	• Fluorid-Vollblut • Nach der Entnahme das Blut sofort im Röhrchen schwenken, um es zu durchmischen • Laktat, Glukose
Violett	• Blutsenkungsgeschwindigkeit (BSG) • Nach der Entnahme das Blut sofort im Röhrchen schwenken, um es zu durchmischen • Auf die Füllungsmarkierung achten und diese einhalten • Dieses Röhrchen wird liegend gelagert
Orange	• Herzenzyme

Was ist eine Punktion und was eine Biopsie?

Bei einer *Punktion* wird Körperflüssigkeit oder Gewebe aus einem Gefäß, einer Körperhöhle oder einem Organ mithilfe einer Nadel entnommen. Die entnommenen Punktate können **zytologisch untersucht** werden.

Bei einer *Biopsie* werden größere Gewebeproben entnommen, die für eine **histologische Untersuchung** benötigt werden.

Vorsicht
Die Durchführung einer Punktion oder Biopsie ist eine **rein ärztliche Tätigkeit** und darf nicht an Pflegefachpersonen delegiert werden.

Welche Punktionsorte werden für welche Untersuchungen ausgewählt?

- Lumbalpunktion (Duralsack zwischen den Lendenwirbeln) → Liquor
- Bauchhöhlenpunktion → Aszites
- Pleurapunktion → Erguss, Pneumothorax, Empyem oder Hämatothorax
- Beckenkammpunktion → Knochenmark
- Leberpunktion → bei V. a. Lebererkrankungen
- Arterienpunktion → Blutgasanalyse

Was passiert, wenn sich der zu pflegende Mensch bei einer Punktion oder Biopsie bewegt?

Das kann zu **Verletzungen im umliegenden Punktionsgewebe** führen. Aus diesem Grund werden die zu pflegenden Menschen vorher in eine sichere und stabile Position gebracht. Die zu pflegenden Menschen werden aufgefordert, während der Punktion stillzuhalten und nicht zu husten oder zu pressen.

5

Info

Kinder und Säuglinge werden von den Pflegefachpersonen für die Dauer der Maßnahme in der Position unterstützend gehalten und fixiert. Die Eltern sollten nach Möglichkeit die Kinder ablenken und beruhigen.

Warum sollen zu pflegende Menschen vor der Punktion die Harnblase entleeren?

Die zu pflegenden Menschen werden vor den verschiedenen Punktionen gebeten, die Harnblase zu entleeren, da es nach der Punktion **zu Kreislaufstörungen kommen kann.** Des Weiteren gibt es Punktionen, nach denen eine **kurzfristige Bettruhe** angebracht ist und damit der Toilettengang nicht möglich wäre.

Was sind die Vorteile einer sonografischen Untersuchung?

- Schmerzfreie Durchführung
- Nicht invasiv
- Keine Strahlenbelastung
- Schnell verfügbar
- Nur die Körperstelle, die sonografiert wird, muss entkleidet werden
- Keine spezielle Positionierung nötig
- Mobile Personen gehen in die Funktionsabteilung, immobile Personen können im Zimmer sonografiert werden (mit mobilem Gerät)

Wie oft darf ich beim Röntgen dabei sein, ohne dass ich Schaden davontrage? Wie kann ich mich gegen Röntgenstrahlen richtig schützen?

Wenn Sie als Auszubildender einen zu pflegenden Menschen zum Röntgen begleiten, dann übernimmt in der Funktionsabteilung ausgebildetes und geschultes Personal die Untersuchung. Sie sollten **während der Röntgenaufnahme den Raum verlassen,** um sich vor der Strahlung zu schützen. Nur wenn das Kind/der Säugling nicht alleine in der Position liegen bleibt, dürfen Sie als Pflegefachperson ausnahmsweise im Raum bleiben. Nun wird Ihnen von der MTRA eine **Bleischürze** angelegt, um Sie vor den Röntgenstrahlen zu schützen. Die durchschnittliche Strahlenbelastung eines Röntgenbilds liegt bei 0,1–1,0 mSv (Millisievert). Die Jahreshöchstdosis liegt bei 20 mSv.

Merke
Andere Berufsgruppen im Krankenhaus, z. B. die OTA- oder MTRA-Kollegen, die ionisierender Strahlung nach der Strahlenschutzverordnung oder der Röntgenverordnung ausgesetzt sind, tragen während der gesamten Arbeitszeit ein Personendosimeter. Diese werden alle vier Wochen überprüft, um bei erhöhter Strahlenbelastung sofort intervenieren zu können.

Wie funktioniert die computertomografische Untersuchung (CT)?

Bei der CT-Untersuchung wird ebenfalls mit **Röntgenstrahlen** gearbeitet. Hier ist die Belastung auf den Körper jedoch deutlich höher als beim Röntgen. Je nach Körperabschnitt wird der Körper mit 2–20 mSv belastet. Ein Computer erstellt **aus den unterschiedlichen reflektierten Strahlen Schichtbilder.** Während der Untersuchung liegt der zu pflegende Mensch auf einer Liege, die durch eine **rotierende Röntgenröhre** fährt. Das medizinische Personal ist mit ausreichendem Abstand in einem anderen Raum vor den Röntgenstrahlen geschützt und beobachtet den zu pflegenden Menschen durch eine Glasscheibe.

5

Was ist zu beachten, wenn der zu pflegende Mensch Kontrastmittel für die Untersuchung bekommt?

- Auf **allergische Reaktionen** achten.
- Das Kontrastmittel darf **nicht ins umliegende Gewebe** laufen (Paravasat), da ansonsten Nekrosen entstehen könnten.
- Der zu pflegende Mensch soll anschließend **viel trinken,** damit das Kontrastmittel aus dem Körper ausgeschieden werden kann, denn es wirkt nierentoxisch.
- Kontrastmittel darf **nur vom Arzt verabreicht** werden.

Vorsicht
Entsteht eine allergische Reaktion auf das Kontrastmittel, stoppen Sie sofort die Infusion, reden Sie beruhigend auf den zu pflegenden Menschen ein und positionieren Sie ihn in Kopftieflage. Das Personal im Funktionsbereich stellt das Notfall-Equipment in Greifweite und Sie informieren sofort den Arzt.
Es kann zu einer leichten Reaktion mit Hautjucken, Niesen und Übelkeit kommen oder in eine heftige Reaktion mit einem anaphylaktischen Schock sowie zum Kreislaufstillstand und Krampfanfall übergehen.

Was ist bei einer Magnetresonanztomografie (MRT) zu beachten?

- Durch einen großen Magneten werden Schnittbilder produziert, es sind **keine Röntgenstrahlen** und stellt damit **keine Belastung für den Körper** dar.
- Gegenstände aus **magnetischen Metallen oder Eisen dürfen Sie nicht mit in den Untersuchungsraum nehmen,** z. B. Schlüssel, Haarklammern, herausnehmbare Zahnprothesen, Brille, Hörgeräte, denn diese werden vom Magnetfeld zerstört bzw. angezogen.
- Die Untersuchung am MRT ist sehr laut (Klopfgeräusche), **verlassen Sie während der Untersuchung den Raum** und **beobachten Sie den zu pflegenden Menschen** aus dem Nebenzimmer (Sichtscheibe).
- Die Untersuchung dauert im Schnitt 15–45 Minuten, in denen die **Person still liegen** bleiben muss.

Vorsicht
Ein zu pflegender Mensch mit einem Herzschrittmacher darf kein MRT erhalten, da der Magnet den Schrittmacher in seiner Funktion massiv beeinträchtigt und stört.

Welche Untersuchungen finden in der Nuklearmedizin statt?

Hier werden **Untersuchungen mit radioaktiven Substanzen** durchgeführt, die dem Körper zugeführt werden.

Mit der **Szintigrafie** können die *Stoffwechselvorgänge der Organe* begutachtet werden. Hierzu wird dem zu pflegenden Menschen zunächst ein radioaktives Arzneimittel intravenös verabreicht und je nach Wirkungsort findet nach einer gewissen Wartezeit die Untersuchung statt. Die Bilder werden mithilfe einer speziellen Gamma-Kamera aufgenommen. Die Person muss sich nicht entkleiden und kann sich entspannt vor die Kamera setzen oder legen.

Bei der **Positronenemissionstomografie** (PET) werden dem Körper ebenfalls radioaktive Stoffe zugefügt und die Bilder werden **zu Schnittbildern zusammengeführt** (ähnlich wie beim CT).

Merke
Halten Sie den zu pflegenden Menschen nach der Untersuchung an zu trinken, sodass die radioaktiven Stoffe aus dem Körper über den Harn ausgeschieden werden können.

Was ist beim Schreiben eines 12-Kanal-EKGs zu beachten?

- Hier werden **10 Elektroden** an den Körper des Betroffenen angelegt.
- Die **vier langen Kabel** sind für die **Extremitäten** gedacht.
- Die **sechs kurzen Kabel** werden im **Brustbereich** angelegt. Achten Sie auf die richtige Reihenfolge, da sonst das EKG verpolt ist und nicht ausgewertet werden kann.
- Der zu pflegende Mensch muss **ruhig und still liegen** und darf während der Aufzeichnung **nicht sprechen.**
- **Kennzeichnen Sie das EKG** mit einem Namensetikett oder geben Sie die Daten ins System des EKG-Geräts ein, um Verwechslungen zu vermeiden.

Welche Organe können endoskopisch untersucht werden?

Bei der Endoskopie können **Körperhöhlen oder Hohlorgane betrachtet** werden. Des Weiteren ist es möglich, **Interventionen** über eine Endoskopie vorzunehmen (Probeentnahmen, Blutungen stoppen, Polypen entfernen, ganze chirurgische Eingriffe).

Die häufigsten Endoskopien sind:

- Ösophagogastroduodenoskopie (Magenspiegelung)
- Koloskopie (Dickdarmspiegelung ca. 1,2 m):
  - Sigmoidoskopie (Spiegelung des S-förmigen Enddarms ca. 40 cm)
  - Rektoskopie (Enddarmspiegelung ca. 15 cm)
  - Proktoskopie (Analkanal 2–4 cm)
- Laparoskopie (Bauchspiegelung)
- Bronchoskopie (Lungenspiegelung)
- Arthroskopie (Gelenkspiegelung)
- Laryngoskopie (Kehlkopfspiegelung)

- Zystoskopie (Blasenspiegelung)
- Hysteroskopie (Gebärmutterspiegelung)
- Endoskopische retrograde Cholangio-Pankreatikografie (ERCP) (Spiegelung der Gallengänge, Gallenblase und der Gang der Bauchspeicheldrüse)

Info
Bei der Endoskopie wird ein starres oder ein flexibles Endoskop mit einem Sichtobjekt an der Spitze in das jeweilige Hohlorgan eingeführt und das Bild direkt auf einen Monitor übertragen.

Was ist eine Kapselendoskopie?

Eine Kapselendoskopie wird für den **Dünndarm** angewendet, da dieser durch seine Länge nicht mit einem Endoskop erreicht werden kann. Der zu pflegende Mensch führt eine Kamera in Kapselgröße **oral ein und schluckt sie.** Die **Kamera fotografiert** während des Durchlaufs des **Magen-Darm-Trakts** die Schleimhäute. Die Daten werden an einen **Datenrekorder** weitergeleitet und können dann ausgewertet werden. Die Kamera wird **über den Stuhl wieder ausgeschieden.**

5.2 Arzneimittel verabreichen

Was besagen die Begriffe Applikation, Liberation, Resorption, Distribution, Metabolisierung und Elimination?

- *Applikation* meint die **Verabreichung** eines Arzneimittels, Applikationsform und -art werden hier unterschieden.
- *Liberation* bezeichnet die **Freisetzung** des Medikaments im Organismus.
- Als *Resorption* wird die **Aufnahme des Wirkstoffs** in das Körperinnere, also Blutbahn oder Lymphe, bezeichnet.
- Mit *Distribution* ist die **Verteilung des Wirkstoffs** innerhalb des Organismus gemeint.
- *Metabolisierung* ist die **Verstoffwechslung** eines Arzneistoffs, also die Umwandlung in die einzelnen Stoffwechselprodukte.
- *Elimination* meint den **Abbau** bzw. die Konzentrationsabnahme des Wirkstoffs im Organismus.

Was sind Pharmakokinetik und Pharmakodynamik?

- Als *Pharmakokinetik* wird die **Wirkung des Organismus auf das Arzneimittel** bezeichnet: Liberation, Resorption, Distribution, Metabolisierung, Elimination (s. o.), Plasmaspiegelkurve.
- Mit *Pharmakodynamik* ist die Wirkung des Arzneimittels auf den Organismus gemeint: Beziehung von Dosis und Wirkung (sichtbarer Effekt), therapeutische Breite (s. u.).

Was besagt die therapeutische Breite eines Medikaments?

Die therapeutische Breite dient als **Maß für die Sicherheit eines Wirkstoffs,** indem sie die **Spanne zwischen dem Eintritt einer Wirkung** (darunter ist das Medikament unterdosiert) **und dem Eintreten einer toxischen oder letalen Wirkung** (darüber ist das Medikament überdosiert) angibt.

Merke
Je größer die therapeutische Breite des Medikaments ist, desto „sicherer“ ist es.

Was bezeichnen die Begriffe Indikation und Kontraindikation?

- Die *Indikation* gibt an, **warum ein Medikament verabreicht werden soll**, also welches Symptom vorliegt, das die Gabe begründet.
- Die *Kontraindikation* gibt **Gegenanzeigen an, warum ein Medikament nicht verabreicht werden sollte;** es liegen also bestimmte Erkrankungen oder Symptome vor, die den zu pflegenden Menschen durch die Gabe eines bestimmten Präparats gefährden könnten:
  - **Absolute Kontraindikationen:** Das Medikament darf auf keinen Fall verabreicht werden, da die Nebenwirkungen oder Komplikationen bzw. die Gefahren so hoch sind, dass kein Nutzen aus dem Medikament gezogen werden kann.
  - **Relative Kontraindikationen:** Hier muss der Arzt abschätzen, ob die Gefahr durch das Medikament geringer oder höher ist als die Gefahren bei einer Nichtgabe. Dies hängt sehr von der Grunderkrankung, die zu behandeln ist, und vom Zustand des zu pflegenden Menschen ab.

Was bedeutet Nebenwirkung?

Mit Nebenwirkungen sind alle **Wirkungen** gemeint, **die ein Medikament neben der eigentlichen Hauptwirkung im Körper auslöst.** Man kann Nebenwirkungen nach folgenden Aspekten unterteilen:

- Erwünscht und unerwünscht
- Harmlos bis schwerwiegend
- Vorhersehbar und nicht vorhersehbar
- Dosisabhängig und nicht dosisabhängig
- Toxisch und nichttoxisch
- Allergische Reaktionen
- Infolge eines Enzymmangels
- Sekundäre Nebenwirkungen (unerwünschte Folgen der Hauptwirkung)
- Infolge einer Abhängigkeit (Gewöhnungseffekt, Toleranz, Sucht)

Merke
Bei starken Nebenwirkungen kann es sein, dass ein Medikament abgesetzt wird, weil der Nutzen nicht ausreicht, um die Nebenwirkungen in Kauf zu nehmen.
In einigen Fällen werden Medikamente ausschließlich wegen der (in diesem Fall erwünschten) Nebenwirkung gegeben. So wird z. B. Morphin häufig gegen Dyspnoe (Luftnot) eingesetzt, weil Morphin (als Nebenwirkung) zu einer Reduktion der Atemfrequenz führt.

Vorsicht
Keine Wirkung ohne Nebenwirkung! Es gibt keine Medikamente, die ausschließlich die eine erwünschte Wirkung haben. Jedes Präparat hat Nebenwirkungen, dies gilt auch für vermeintlich harmlose oder rein pflanzliche Medikamente! Bedenken Sie dies stets bei der Gabe von Arzneimitteln und beobachten Sie den zu pflegenden Menschen in Bezug auf das Auftreten von Nebenwirkungen.

Was sind Wechselwirkungen?

Als Wechselwirkung bezeichnet man **Wirkungen zwischen verschiedenen Medikamenten,** die sich gegenseitig beeinflussen. Dies spielt besonders bei multimorbiden, chronisch kranken Personen und älteren zu pflegenden Menschen, die regelmäßig mehrere (mind. zwei) Medikamente einnehmen, eine wichtige Rolle.

Was bedeutet paradoxe Wirkung?

Bei manchen Präparaten kann eine **Wirkung genau gegenteilig zur Indikation** entstehen. Hier spricht man dann von paradoxer Wirkung. Dies ist häufig bei Sedativa (Beruhigungsmitteln) der Fall. Dies bedeutet also, dass ein zu pflegender Mensch nach der Gabe eines Sedativums unruhig wird.

Welche Faktoren können die Wirkung eines Medikaments beeinflussen?

- Einnahme von Alkohol oder anderen Giftstoffen
- Einnahme anderer Arzneimittel
- Ernährung (Art und Zeitpunkt)
- Alter
- Körperliche Konstitution
- Psychische Faktoren
- Bestimmte Erkrankungen (Leber- oder Nierenerkrankungen können z. B. die Resorption beeinflussen)
- Genetische Variabilität

Welche Arten von Arzneimitteln gibt es?

Tab. 5.3 Arten von Arzneimitteln

Arzneimittelart	Form/Eigenschaften
Tablette	• Fest (gepresstes Pulver) • Orale Einnahme • Gut dosierbar, meist teilbar • Häufig schlecht zu schlucken
Schmelztablette	• Feste Konsistenz • Orale Einnahme • Zergeht ohne Wasserzugabe im Mund • Gut dosierbar, meist teilbar • Einnahme auch im Liegen oder bei Schluckstörungen möglich • Schnelle Wirkung
Brausetablette	• Fest • Zum Auflösen in Wasser, orale Einnahme • Gut dosierbar, meist teilbar • Schneller Wirkungseintritt
Retardtablette	• (Feste) Tablette • Mit verzögertem Wirkungseinsatz • Häufig nicht teilbar (s. u.)
Dragee	• Fest • Tablette mit Überzug, gut zu schlucken • Teilweise magensaftresistenter Überzug, dann i. d. R. nicht teilbar • Meist angenehmer im Geschmack bzw. neutral

Tab. 5.3 Arten von Arzneimitteln *(Forts.)*

Arzneimittelart	Form/Eigenschaften
Kapsel	• Fest mit Hülle (Hart-, Stärke- oder Weichgelatine) • Darf nicht geteilt oder gemörsert werden (feste oder flüssige Arzneimittelsubstanz enthalten) • Teilweise ist das Öffnen möglich, außer die Kapsel ist magensaftresistent und die Resorption soll erst im Dünndarm stattfinden
Pulver	• Fest (fein zerkleinerte, feste Substanz) • Ungenaue Dosierung • Verkürzte Haltbarkeit • Lokale Anwendung (auf der Haut) oder mit Flüssigkeit zur Einnahme
Granulat	• Fest (grobkörnig zerkleinerte, feste Substanz) • Ungenaue Dosierung • Orale Einnahme mit Flüssigkeit
Zäpfchen (Suppositorium)	• Fest • Einbettung des Wirkstoffs in Fettgrundlage, schmilzt durch Wärme der Körpertemperatur • Meist rektale Anwendung, selten vaginale • Effektive Wirkstoffmenge schwankend • Kumuliert bei erhöhter Körpertemperatur • Nach OP an Rektum oder Sigma nicht verwenden • Bei Durchfall oder Hämorrhoiden nicht verwenden
Gel	• Halbfest • Trocknet auf der Haut, kühlt dadurch
Salbe, Creme, Paste	• Halbfest • Auf Rückfettung achten, wirkt sonst austrocknend
Emulsion, Suspension	• Flüssig • Dosierung schwierig
Tropfen/Lösung	• Flüssig • Auf alkoholische Zusätze achten
Dosieraerosol	• Gasförmig • Richtige Anwendung beachten • Betroffener eventuell nicht in der Lage, tief genug einzuatmen
Sonderformen	• TTS (s. u.) • Intrauterinpessare (in Uterus eingebrachte Kunststoff- oder Kupferspiralen zur Verhütung)
TTS (transdermales therapeutisches System)	• Pflaster, z. B. Fentanylpflaster, Nikotinpflaster • Resorption über die Haut (transkutan) • Wirkstoff wird kontinuierlich über einen längeren Zeitraum verabreicht

Dürfen Retardpräparate oder Dragees gemörsert werden?

Retardpräparate sind Medikamente, die ihren Wirkstoff verzögert abgeben. Dies wird häufig über eine magensaftresistente Kapsel gewährleistet. Wird das Medikament in seiner Form verändert, wird der Wirkstoff schneller absorbiert, daher **dürfen sie nicht gemörsert werden.**

Dragees, die einen **magensaftresistenten Überzug** haben, dürfen aus diesem Grund **ebenfalls nicht gemörsert** werden.

Was ist bei der Anwendung von sogenannten TTS zu beachten?

Die Abkürzung steht für transdermales therapeutisches System. Hierbei handelt es sich um Pflaster, die ihren Wirkstoff über die Haut (transkutan) über einen längeren Zeitraum, i. d. R. über drei Tage, abgeben. Bei der Anwendung ist zu beachten:

- Nur auf **trockene** und **fettfreie Haut** aufkleben
- **Nicht zerschneiden**
- Beim **Wechsel des Pflasters** das neue **auf eine andere Stelle** aufkleben
- **Keine Wärme von außen,** z. B. Wärmflasche, zufügen, da der Wirkstoff sonst schneller resorbiert wird (Gefahr der Überdosierung)
- Bei **Fieber an beschleunigte Resorption denken:** mit Arzt die Entfernung des Pflasters in Erwägung ziehen
- Handelt es sich um ein **Schmerzpflaster** und das Pflaster muss aus irgendwelchen Gründen entfernt werden, unbedingt an eine **alternative Schmerztherapie** denken
- Bei der Verwendung von Pflastern, die unter das Betäubungsmittelgesetz fallen, **allgemeine Grundsätze beim Umgang mit BtM beachten** (▶ Kap. 3.2.19)

Welche Applikationsarten für Medikamente gibt es?

- Sublingual → unter der Zunge zergehen lassen
- (Per)oral/per os → Resorption über den Mund (z. B. Schlucken der Tablette)
- Bukkal → Resorption über die Wangentasche des Mundhöhlenvorhofes
- Kutan → Resorption über die Haut
- Pulmonal → Resorption über die Bronchial- oder Alveolarschleimhaut
- Subkutan → Medikament ins Unterhautfettgewebe einführen
- Rektal → Resorption über den Mastdarm
- Intravenös → Medikament in die Vene verabreichen
- Intraarteriell → Medikament in eine Arterie verabreichen
- Intramuskulär → Medikament in einen Muskel verabreichen
- Intrakutan → Medikament in die Haut/obere Hautschicht verabreichen
- Intrakardial → Medikament in den Herzmuskel applizieren
- Intraossär → Medikament in den Knochen applizieren
- Intrathekal → Medikament in den Liquorraum applizieren

Wovon hängt ab, wie ein Medikament verabreicht wird?

Um ein Medikament optimal dosieren zu können, gibt es verschiedene Formen der Wirkstoffe (flüssig, fest usw.). Wann, was, wie verabreicht wird, hängt von folgenden Faktoren ab:

- Eigenschaften des Arzneimittels (Resorptionsfähigkeit im Körper)
- Erwünschter Wirkort (lokal oder systemisch)
- Erwünschter Wirkeintritt (sofort oder verzögert)
- Erwünschte Wirkdauer (kurze oder langandauernde Wirkung)
- Gesundheitszustand des Betroffenen (Fähigkeit Medikamente zu schlucken usw.)
- Wunsch des Betroffenen

Welche Arzneimittelgruppen werden unterschieden?

Man kann die Medikamente in zwei Obergruppen unterteilen, je nachdem, ob sie direkt auf das zentrale Nervensystem (ZNS) wirken (▶ Tab. 5.4) oder auf die Peripherie bzw. das vegetative Nervensystem (▶ Tab. 5.5). Die beiden Obergruppen sind in den beiden Tabellen exemplarisch aufgelistet.

5

Tab. 5.4 Arzneimittelgruppen, die auf das ZNS wirken

Arzneimittelgruppe	Wirkung
Psychopharmaka	• Beeinflussen zentralnervöse Störungen • Hierzu zählen: Antidepressiva, Neuroleptika, Tranquilizer, Halluzinogene, Psychostimulanzien
Hypnotika	• Hypnotisch bzw. schlaffördernd • Beruhigend
Sedativa	• Schlaffördernd • Beruhigend
Narkotika	• Oberbegriff für anästhesierende Medikamente • Lähmung von Teilen des ZNS • Führen dadurch zu: Hypnose, Areflexie, Analgesie, Amnesie, Relaxation der Muskeln
Lokalanästhetika	• Blockieren die Fortleitung von Impulsen in der Peripherie • Führen dadurch in bestimmten Regionen (örtlich begrenzt) des Körpers zu Schmerzfreiheit, Empfindungsstörungen und Bewegungseinschränkung ohne Trübung des Bewusstseins
Antiparkinson-Medikamente	• Reduzieren Rigor und Tremor • Beeinflussen Akinesie
Antiepileptika/Antikonvulsiva	• Erhöhen die Krampfschwelle → werden zur Prophylaxe und zur Therapie bei zerebralen Krampfanfällen gegeben • Beeinflussen das Auftreten von Bewusstseinsstörungen und abnormen motorischen Erscheinungen
Analgetika	• Medikamente zur Schmerzunterdrückung • Unterteilt in Opioid- und Nicht-Opioid-Analgetika
Nootropika/Antidementiva	• Verbessern den Gehirnstoffwechsel • Werden bei demenziellen Veränderungen eingesetzt

Tab. 5.5 Arzneimittelgruppen, die in der Peripherie und auf das vegetative Nervensystem wirken

Arzneimittelgruppe	Wirkung
Sympathomimetika/Sympatholytika	• Verstärken/vermindern die Reaktionen des Sympathikus
Parasympathomimetika/Parasympatholytika	• Verstärken/vermindern die Reaktionen des Parasympathikus
Hormone	• Beeinflussen das endokrine System
Diuretika	• Erhöhen die Urinproduktion
Blutarzneimittel und **Gerinnungsmedikamente (Antianämika, Antithrombotika, Fibrinolytika, Blutprodukte)**	• Nehmen Einfluss auf die Blutgerinnung bzw. ersetzen fehlende Blutanteile
Herzwirksame Arzneimittel wie Antiarrhythmika	Beeinflussen: • Herzfrequenz • Schlagkraft des Herzens • Herzrhythmus
Immunsuppressiva	• Setzen die Abwehrkraft des Immunsystems herab, wird z. B. genutzt, damit es nicht zu Abstoßungsreaktionen kommt

Tab. 5.5 Arzneimittelgruppen, die in der Peripherie und auf das vegetative Nervensystem wirken *(Forts.)*

Arzneimittelgruppe	Wirkung
Zytostatika	• Unterdrückung der Zellteilung • Werden häufig als Chemotherapeutika in der Krebsbehandlung benutzt
Antiinfektiva	Je nach Ursache des Infekts werden eingesetzt: • **Antibiotika** (bei Befall mit Bakterien) • **Antimykotika** (bei einer Infektion durch Pilze) • **Virustatika** (bei einem Virusinfekt) • **Antiparasitäre Pharmaka** (bei Parasitenbefall)
Antiemetika	• Bei Übelkeit oder Erbrechen

5

Was sind Ursachen für Arzneimittelinkompatibilitäten?

Mit Arzneimittelinkompatibilität ist die *Unverträglichkeit verschiedener Arzneimittel untereinander* gemeint. So kann die Wirkung der Medikamente beeinflusst werden, sie können miteinander reagieren und ihre Eigenschaften und Konsistenzen dadurch verändern. Dies geschieht vor allem bei Gaben über eine Ernährungssonde oder über Infusionssysteme. Ursachen hierfür sind:

- **Gar nicht/zu wenig gespült** nach den einzelnen Gaben der Medikamente
- Verdünnung der Medikamente mit **ungeeigneter Lösung** (bei i. v.-Gabe)
- **Mischung inkompatibler Medikamente** vor der Gabe
- **Gleichzeitige Gabe zweier inkompatibler Infusionen** über das gleiche System bzw. den gleichen Dreiwegehahn

Info
Arzneimittelinkompatibilitäten können auch dadurch auftreten, dass ein Medikament mit dem Material des Infusionsschlauchs reagiert.

Welche Informationen sollten bei der Medikamentenanordnung vom Arzt angegeben werden?

Bei der Kontrolle einer Anordnung sollten folgende Fragen mit Ja beantwortet werden können:

- Ist ersichtlich, **wer** das Medikament **angeordnet hat?**
- Ist nachvollziehbar, **wann und ab wann das Medikament verordnet** wurde?
- Ist die Anordnung gut **lesbar?**
- Ist die **Dosierung** ersichtlich?
- Sind **Häufigkeit und Abstand** für die Gaben dokumentiert?
- Ist die **Applikationsform** eindeutig?
- Ist bei einer *Bedarfsmedikation* die **Häufigkeit in 24 Stunden,** die **Einzeldosis,** der **Zeitpunkt der Repetitionsdosis** und die mögliche **Gesamtmenge** erkennbar?
- Sind die **Symptome,** bei denen eine Bedarfsmedikation verabreicht werden darf, eindeutig dokumentiert?
- Ist erkennbar, **ob** ein **Medikament abgesetzt** wurde? Lässt sich erkennen, **wann** das Medikament abgesetzt wurde?

Welche allgemeinen Maßnahmen müssen bei der Vorbereitung der Medikamentengabe beachtet werden?

- **Hygienisch** korrekte Vor- und Nachbereitung
- **5-R-Regel** (s. u.)
- **Angebrochene Packungen** bzw. Packungen mit dem **kürzesten Verfallsdatum zuerst** verbrauchen
- **Dreifache Absicherung** der richtigen Medikamentenwahl (bei Herausnehmen der Packung aus dem Schrank, bei Entnahme der Einzeldosis aus der Packung, beim Zurückstellen der Packung)
- Auf **Verfärbung, Ausflockung, Trübung, ungewohnte Gerüche u. Ä.** achten; bei Auffälligkeiten Medikament verwerfen
- Tabletten **beim Stellen nicht aus dem Blister drücken,** damit eine nochmalige Kontrolle vor der Gabe möglich ist und ein hygienischer Umgang gewährleistet werden kann
- Medikamente immer **von der Person richten lassen, die sie verabreicht** (nicht in der vorherigen Schicht)
- **Tropfen** erst **kurz vor der Gabe richten** (Verdunstungsgefahr → Dosisänderung)
- An **Medikamentenbestellung** denken, wenn sie zur Neige gehen

Vorsicht

Es gibt Medikamente, die als Gefahrstoff zu werten sind, z. B. Zytostatika. Hier bedarf es eines sorgfältigen Umgangs mit Beachtung des Eigenschutz bei der Vor- und Nachbereitung und bei der Verabreichung!
Zytostatika, die intravenös verabreicht werden, müssen vom Arzt angehängt werden!
Die Ausscheidungen (Urin, Kot, Erbrochenes) des zu pflegenden Menschen können die Gefahrstoffe ebenfalls noch lange enthalten.
Dermatika (Salben u. Ä.) stellen ebenfalls häufig eine Gefahr für das Personal dar. Unbedingt auf die Benutzung der richtigen Handschuhe achten!

Was besagt die 5-R-Regel?

Hierbei handelt es sich um fünf Fragen, die zur **Kontrolle der richtigen Medikamentengabe** genutzt werden. Diese Fragen sollte man vor der Gabe eines Medikaments im Kopf durchgehen.

- Richtiger zu pflegender Mensch?
- Richtiges Medikament?
- Richtige Dosierung?
- Richtige Applikationsform?
- Richtiger Zeitpunkt?

Info

Heutzutage sprechen einige bereits von der 6-R-Regel, da hier die richtige Dokumentation nach der Verabreichung des Medikaments als sechster Punkt hinzugezählt wird.

Was muss allgemein bei der Gabe von Medikamenten beachtet werden?

- **Orale Präparate** in **Oberkörperhochpositionierung** mit **ausreichend Wasser** einnehmen lassen

- Einnahmehinweise der **Packungsbeilage beachten**
- **Öffnungen** von **Salben- oder Cremetuben** bei der Entnahme **nicht berühren,** nutzen Sie z. B. einen Spatel
- **Verunreinigung** von Verschlüssen **vermeiden**
- **Augen- und Nasentropfen und -salben** werden **personenbezogen** genutzt (Name und Anbruchsdatum notieren)
- **Ohrentropfen nicht kalt** verabreichen (schmerzhaft)
- **Suspensionen** vor Gabe **schütteln,** setzen sich am Boden ab
- **Pulver und Granulate** vor Feuchtigkeit schützen, da diese sonst verklumpen
- Medikamente **nur teilen, wenn dies explizit im Beipackzettel gestattet** wird (Kerbe ist nicht automatisch eine Bruchstelle)
- **Wirkung beobachten/erfragen:** Hinweise auf Reaktionen des zu pflegenden Menschen ernst nehmen, allergische Reaktionen beachten, Vitalzeichen kontrollieren, Veränderungen von Urin oder Stuhl beobachten, vegetative Symptome (z. B. Schwindel, Übelkeit) abklären
- **Dokumentieren**

5

Was ist bei der Gabe von Medikamenten über eine Ernährungssonde zu beachten?

- **Möglichst flüssige Medikamente** verabreichen, ggf. mit dem Arzt besprechen, ob eine Umstellung möglich ist, wenn ausschließlich feste Präparate angeordnet sind
- Bei festem Medikament (Tablette, Dragee usw.) **klären, ob dieses gemörsert oder aufgelöst werden darf**
- Arzneimittel **einzeln** erst **unmittelbar vor der Gabe mörsern** oder auflösen, immer von der Person durchführen, die die Verabreichung vornehmen wird
- Wegen der Eigengefährdung (Einatmen von Pulver) möglichst **geschlossene Mörser benutzen, Handschuhe, Mundschutz** und **eventuell Schutzbrille** tragen (Studien hierzu liegen bisher nicht vor)
- Zu pflegende Menschen zur Gabe in eine erhöhte **Oberkörperpositionierung** bringen, bei vielen Medikamenten Betroffenen für 30 Minuten nach der Gabe erhöht positioniert lassen
- Nach jedem Medikament **ausreichend spülen** (mind. 10 ml beim Erwachsenen), damit es nicht in der Sonde zu einer Reaktion zwischen den einzelnen Präparaten kommt

Was muss bei der Lagerung von Medikamenten beachtet werden?

In den **Beipackzetteln** der einzelnen Medikamente werden auch Informationen zur richtigen Lagerung gegeben, die eingehalten werden müssen, damit die Wirkung nicht beeinflusst wird. Dies kann z. B. bedeuten, dass ein Medikament lichtgeschützt oder gekühlt gelagert werden muss. Weiterhin sollte auf Folgendes geachtet werden:

- Lagerung in einem Schrank mit **nachvollziehbarem Ordnungsprinzip** (z. B. sortiert nach Applikationsform und alphabetisch)
- **Neu gelieferte Medikamente nach hinten** räumen
- **Verfallsdaten regelmäßig kontrollieren** (einmal im Monat), **angebrochene Packungen kennzeichnen**
- **Medikamentenschränke** monatlich **reinigen**
- **Abschließbare Schränke** (Zugriff von Unbefugten vermeiden)
- Medikamente, die unter das **Betäubungsmittelgesetz** fallen, müssen gesondert – in einem **verschlossenen Schrank** – aufbewahrt werden

Was besagt der Placeboeffekt?

Als Placeboeffekt bezeichnet man den **Eintritt einer Wirkung, die das gegebene Medikament gar nicht erfüllt.** Die Wirkung entsteht ausschließlich durch die Erwartungshaltung des zu pflegenden Menschen und die Interaktion mit dem medizinischen Personal.

Es gibt im Handel Placebopräparate, also Medikamente ohne Wirkstoff. Hierbei handelt es sich um Injektionen, in denen ausschließlich NaCl 0,9 % enthalten ist, oder Tabletten, die aus Glukose bestehen. Diese Präparate werden häufig in Studien in der Kontrollgruppe genutzt.

Mit Placeboeffekt wird aber auch die Verstärkung der vorhandenen Wirkung gemeint und nicht ausschließlich die Wirkung eines Placebopräparats. Medikamente wirken z. B. nachweislich besser, wenn sie von medizinischem Personal verabreicht werden als bei selbstständiger Einnahme.

Vorsicht

Der Einsatz von Placebos im regulären Praxisalltag ist ethisch fragwürdig und nicht sinnvoll, da er das Vertrauensverhältnis zwischen dem zu pflegenden Menschen und dem medizinischen Personal belasten oder zerstören kann. Die Symptome eines Betroffenen sind immer ernst zu nehmen, auch wenn der Verdacht einer psychischen Komponente als Auslöser besteht.

Welche Besonderheiten bei der Arzneimittelgabe müssen bei den verschiedenen Personengruppen berücksichtigt werden?

Ältere Menschen

Neben den Veränderungen des Körperbaus und der Physiologie im Alter (verlangsamte Magen-Darm-Passage) muss hier vor allem auf die **Praktikabilität der Medikamenteneinnahme** geachtet werden. Ältere Menschen müssen häufig viele verschiedene Präparate einnehmen. Hierbei darf es nicht zu **Verwechslungen** kommen. Zusätzlich besteht die **Gefahr der Ablehnung** durch den zu pflegenden Menschen, wenn die Einnahme zu kompliziert erscheint. Daher sollte darauf geachtet werden, **die Anzahl der Medikamente** möglichst zu **reduzieren** (Einsatz von Kombipräparaten, Retardpräparaten u. Ä.) und die Einnahme durch praktikable **Dispenser** zu vereinfachen. Die **Informationen zur Einnahme** sollten den zu pflegenden Menschen **gut leserlich mitgegeben** werden. **Hilfsmittel** zum Öffnen von Tuben oder zum Teilen von Tabletten sollten zur Verfügung stehen. Bei Schluckstörungen muss auf passende Präparate, z. B. flüssige oder kleinere Tabletten zurückgegriffen werden. Gerade bei kognitiven Einschränkungen ist auf eine **möglichst einfache Einnahme** zu achten.

Info

Die PRISCUS-Liste und die Beers-Liste geben eine gute Übersicht über nicht geeignete Arzneimittel für zu pflegende Menschen über 65 Jahren.

Vorsicht

Viele Medikamente erhöhen die Sturzgefahr!
Arzneimittelinkompatibilitäten sind gerade bei der Einnahme vieler Medikamente zu beachten!
Mangelernährung (die im Alter häufig vorkommt) beeinflusst die Dosierung!

Schwangere

Die Gabe von Medikamenten in der Schwangerschaft sollte **grundsätzlich und wenn möglich vermieden** werden. Es gibt **keine Studien** zu Medikamentenwirkungen an schwangeren Frauen, da dies ethisch nicht vertretbar wäre, daher kann nur auf Erfahrungswissen zurückgegriffen werden. Wenn eine Einnahme nicht zu vermeiden ist, sollte möglichst auf **Medikamente** zurückgegriffen werden, **die nicht plazentagängig sind,** also nicht in den Körperkreislauf des ungeborenen Kindes gelangen.

Stillzeit

Stillende Mütter sollten **möglichst auf eine Medikamenteneinnahme verzichten,** da die Medikamente über die Muttermilch an den Säugling übertragen werden könnten. Mittlerweile gibt es Daten aus Erfahrungen, die aufzeigen, welche Medikamente „milchgängig" sind, auf diese sollte möglichst verzichtet werden. Ist eine Einnahme nicht zu vermeiden, kann die Muttermilch abgepumpt und verworfen werden, das Kind bekommt in der Zeit die Flasche. Nach der Einnahme des Medikaments kann versucht werden, das Kind weiterhin zu stillen. Häufig nehmen Säuglinge, die einmal die Flasche bekommen haben, jedoch die Brust nicht mehr an, da das Saugen hier anstrengender ist.

Neugeborene, Säuglinge und Kinder

Grundsätzlich sollten bei Säuglingen bis Kindern **so wenig Medikamente wie möglich** gegeben werden, da der Organismus noch nicht vollständig entwickelt ist und somit Wirkstoffe nicht gut verarbeitet und abgebaut werden können.

Aus ethischen Gründen gibt es **keine Studien** zur Medikamentenwirkung an Kindern, weshalb hier ebenfalls auf Erfahrungswissen zurückgegriffen werden muss. Dieses liegt jedoch nur eingeschränkt vor. Viele Medikamente sind für Kinder aus oben genannten Gründen nicht zugelassen und werden daher im sogenannten **„Off-Label-Use"** benutzt, also trotz fehlender Zulassung verabreicht.

Die Dosierung von Medikamenten wird bei Kindern grundsätzlich an Körperbau, Gewicht, Muskelmasse und Fettgewebe festgelegt, da diese Parameter – im Gegensatz zum Alter – für die Resorption und Verstoffwechslung entscheidend sind. Je nach Altersgruppe gibt es weitere Besonderheiten:

- **Neugeborene:** Hier liegen häufig **noch nicht alle Enzyme** vor, die zur Verstoffwechslung eines Medikaments benötigt werden. Dadurch werden die **Medikamente nur verlangsamt abgebaut,** was zu einer **Wirkstoffanhäufung** und somit zur **Schädigung des Organismus** führen kann.
- **Säuglinge:** Durch eine **Unreife der Nieren** können Medikamente nicht gut ausgeschieden werden, was zur **Schädigung des Organismus** führen kann.
- **Kinder:** Kinder **bis 3 Jahre** haben im Gegensatz zum Erwachsenen bzw. zu älteren Kindern einen **höheren pH-Wert des Magensafts,** was zu einer verzögerten Magen-Darm-Passage führt. Hierdurch werden **Arzneimittel schlechter oder verzögert resorbiert.** Zwischen dem zweiten und dem neunten Lebensjahr ist die Verstoffwechslung wegen des Größenverhältnisses von Leber und Körpergewicht höher.

Merke

Vor der Gabe eines Medikaments an Kinder müssen diese kindgerecht darüber informiert werden. Wenn möglich sollten Kinder die Medikamente selbstständig einnehmen. Bei der Applikationsform sollte die einfachste und angenehmste für das Kind ausgewählt werden. So können beispielsweise Tropfen auch mit einer Limonade oder einem Löffel verabreicht werden. Des Weiteren können Medikamente mit zugeführten Geschmacksstoffen ausgewählt werden, da Kinder Medikamente mit einem bitteren Geschmack häufig ablehnen.

Vorsicht
Viele Medikamente (vor allem Tropfen) enthalten Alkohol, diese dürfen Kindern auf keinen Fall verabreicht werden.

5.3 Injektionen, Infusionen, Transfusionen

Was ist eine Injektion?

Als Injektion wird das **Einbringen von Medikamenten mit einer Spritze und einer Hohlnadel** in ein bestimmtes Körpergewebe/-struktur bezeichnet.

Welche Komplikationen können bei einer Injektion auftreten?

Die verschiedenen Applikationsformen der Injektionen (▶ Kap. 5.2) haben unterschiedliche Komplikationen, die weiter unten aufgeführt werden. Einige Komplikationen können bei allen Applikationsformen der Injektionen auftreten:

- **Allergische Reaktion**
- **Hämatom**
- Lokale **Gewebereaktion** (bis zur Bildung von Nekrosen oder Abszessen)
- **Infektion** (durch unhygienisches Arbeiten oder unsteriles Material)
- **Nadelstichverletzung** des Personals (s. u.)
- **Schmerzen**

Welche Tupferart sollte ich bei Injektionen nutzen?

Bei einer **intrakutanen, subkutanen sowie einer intramuskulären Injektion** sind die **sterilisierten (keimarmen) Zellstofftupfer** mittlerweile ausreichend!

Sterile Tupfer werden nur noch bei einer **intraarteriellen Injektion oder einer s. c.-Punktion mit anschließender Infusion** benötigt.

Welche Körperstellen eignen sich für eine s. c.-Injektion?

Generell sind alle **Körperstellen** geeignet, die über ein **ausgeprägtes Unterhautfettgewebe** verfügen. *Besonders geeignet* sind:

- Vorderer und äußerer Oberschenkel
- Äußerer Oberarm
- Bauchdecke unterhalb des Nabels

Merke
Bei zu pflegenden Menschen, die regelmäßig eine s. c.-Injektion erhalten, sollte die Injektionsstelle täglich gewechselt werden.

Gibt es Kontraindikationen für eine s. c.-Injektion?

Ja. Neben der Ablehnung des zu pflegenden Menschen, die immer eine absolute Kontraindikation darstellt, gibt es folgende Kontraindikationen, wobei sich diese bei der s.c.-Injektion häufig nur auf eine bestimmte Körperstelle beziehen und nicht die Injektion komplett ausschließen:

- Narbengewebe
- Hämatome
- Muttermale
- Haarwurzeln
- Hauterkrankungen/-ausschlag
- Ödeme
- Lokale Infektion

Welche Komplikationen können nach einer s.c.-Injektion auftreten?

Grundsätzlich ist die s.c.-Injektion mit einem geringen Risiko verbunden. Dennoch kann es neben den allgemeinen Komplikationen (s.o.) zu einer **Fehlinjektion in ein Gefäß oder einen Muskel** kommen. Dieses geschieht i.d.R. durch eine zu lange Nadel.

Was ist bei der Benutzung eines Insulinpens zu beachten?

Neben den allgemeinen Maßnahmen der s.c.-Injektion (hygienisch arbeiten, richtigen Injektionsort ermitteln, zu pflegenden Menschen informieren u.Ä.) ist beim Pen Folgendes zu beachten:

- Funktionstest vor der Injektion mit 1–2 Einheiten, z.B. berührungsfrei über dem Waschbecken
- Gewünschte Einheiten einstellen
- Nach der Injektion Nadel für 10 Sekunden im Gewebe belassen, damit kein Insulin über den Injektionskanal austritt
- Kanüle mit einer Abdrehhilfe nach der Injektion entfernen und sofort verwerfen

Merke
Bei einem Insulinpen muss für jede Gabe eine neue Kanüle genutzt werden. Dies liegt neben hygienischen Gründen daran, dass die Kanüle sich abnutzt, was schmerzhaft ist und die Dosierung beeinflussen kann.

Welche Injektionsorte sind für eine i.m.-Injektion geeignet?

- **Gesäß** → Musculus gluteus medius/minimus
- **Oberschenkel** → Musculus vastus lateralis, Musculus rectus femoris
- **Oberarm** → Musculus deltoideus

Vorsicht
Die Injektion in den Oberarm birgt wegen der Nähe zu den Nerven und Blutgefäßen ein sehr hohes Verletzungsrisiko. Daher sollte diese Injektion nicht an die Pflegefachperson delegiert werden. Machen Sie hier von Ihrem Remonstrationsrecht (▶ Kap. 3.2.4) Gebrauch.

Welche Kontraindikationen gibt es für eine i.m.-Injektion?

Neben den Kontraindikationen der s.c.-Injektion (s.o.) und der Ablehnung des Betroffenen, die immer eine absolute Kontraindikation darstellt, gibt es folgende Kontraindikationen bei der i.m.-Injektion:

- **Gerinnungsstörungen, Einnahme von Antikoagulanzien** → zu hohe Gefahr der Hämatombildung, insbesondere wenn versehentlich ein Gefäß punktiert wird
- Bei Vorliegen einer **möglichen Fibrinolyse-Indikation** (bei akutem Herzinfarkt, Lungenembolie oder Schlaganfall) → nach einer i. m.-Injektion kann wegen der hohen Nachblutungsgefahr keine Fibrinolysetherapie erfolgen
- **Schockzustand** mit Zentralisation des Bluts → unzureichende Resorption durch die Perfusionsstörung

Welche Komplikationen können bei einer i. m.-Injektion auftreten?

Neben den allgemeinen Komplikationen bei einer Injektion (s. o.) können bei einer i. m.-Injektion folgende Komplikationen auftreten:

- **Punktion eines Gefäßes** mit Hämatombildung
- **Abbruch der Nadel** → Kanüle möglichst sofort mit einer Klemme fassen und entfernen → Gefahr der Infektion
- **Punktion eines Nervs** mit dessen Lähmung
- **Fehlinjektion in die Subkutis** (i. d. R. durch eine zu kurze Nadel verursacht) → daraus kann in der Folge eine Nekrose entstehen

Info

Bei den Nervenlähmungen durch eine i. m.-Injektion werden folgende Formen unterschieden:

- Sofortlähmung mit Sofortschmerz
- Sofortlähmung ohne Sofortschmerz
- Spätlähmung ohne Sofortschmerz (subakute Lähmung) → spätestens nach 1–2 Tagen

Daher ist das fehlende Auftreten von Schmerzen keine Garantie dafür, dass kein Nerv verletzt wurde!

Welche Injektionstechniken zur i. m.-Injektion in den Oberschenkel gibt es?

Für die Injektion in den Oberschenkel nutzt man die von *Arthur von Hochstetter* entwickelte Technik. Hierzu werden die anatomischen Orientierungspunkte ertastet und dann der genaue Injektionsort aufgefunden.

Anatomische Orientierungspunkte sind:

- Trochanter major (großer Rollhügel)
- Patella (Kniescheibe)

Mit folgender *Technik* wird der Injektionsort festgelegt:

- Linkes Kleinfingergrundgelenk auf rechten Trochanter
- Rechtes Kleinfingergrundgelenk an Patella
- Daumen abspreizen → verlaufen an Längsfurche des Oberschenkelmuskels
- Muskel gedanklich in drei Teile teilen

Der **Injektionsort** liegt nun oberhalb der Längsfurche im mittleren Drittel, hier wird injiziert (▶ Abb. 5.1).

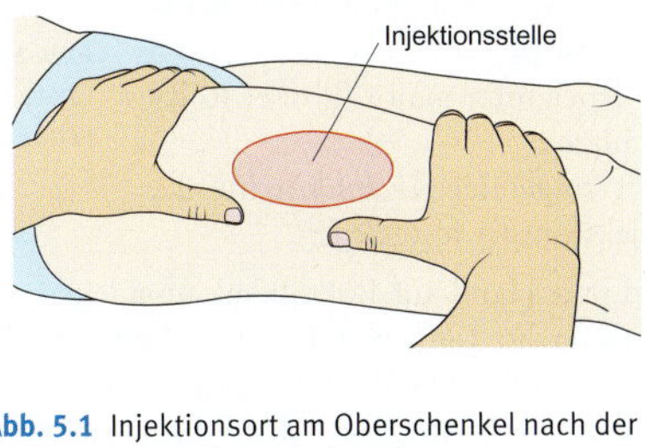

Abb. 5.1 Injektionsort am Oberschenkel nach der Methode von Hochstetter [L264]

Welche Injektionstechniken zur i. m.-Injektion in den Gesäßmuskel gibt es?

Hier stehen zwei Techniken zur Verfügung.

Methode nach von Hochstetter
Anatomische Orientierungspunkte sind:

- Spina iliaca anterior superior (vorderer oberer Darmbeinstachel)
- Crista iliaca (Darmbeinkamm)
- Trochanter major (großer Rollhügel)

Mit folgender *Technik* wird der Injektionsort festgelegt:

- Zeigefinger wird auf Spina iliaca anterior superior gelegt
- Mittelfinger zieht entlang der Crista iliaca bis zur maximalen Spreizung beider Finger
- Hand wird dann leicht nach unten gezogen, bis Handballen auf Trochanter liegt (Zeigefinger bleibt auf der Spina iliaca anterior superior!)

Der **Injektionsort** ist nun das distale Drittel des Fingerdreiecks (zwischen Zeige- und Mittelfinger, ▶ Abb. 5.2).

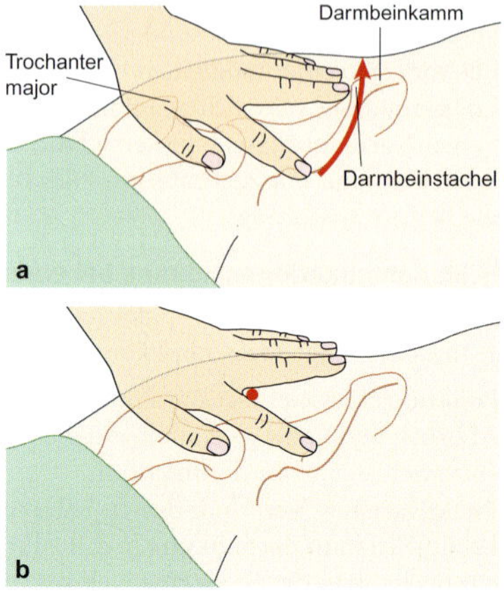

Abb. 5.2 Injektionsort am Gesäß nach der Methode von Hochstetter, Ansicht von oben schauend, zu pflegender Mensch liegt seitlich [L234]

Methode nach Sachtleben auch Crista-Methode genannt
Anatomische Orientierungspunkte sind:

- Crista iliaca (Darmbeinkamm, ▶ Abb. 5.3)
- Eminentia cristae iliaca (höchster Punkt des Darmbeinkamms)
- Trochanter major (großer Rollhügel)

Mit folgender *Technik* wird der Injektionsort festgelegt:

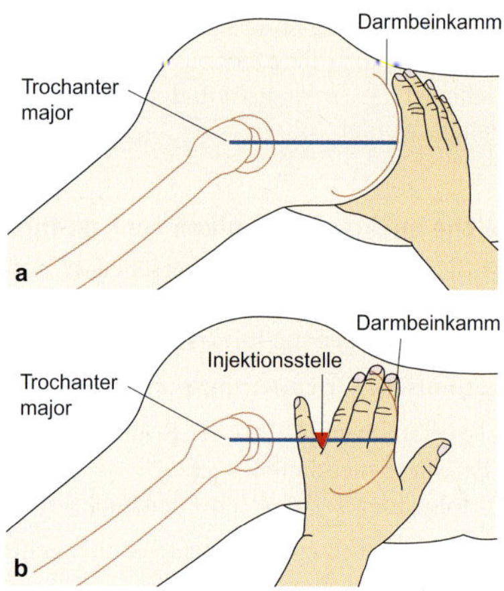

Abb. 5.3 Infektionsort am Gesäß nach der Crista-Methode (nach Sachtleben), Ansicht von oben schauend, zu pflegender Mensch liegt seitlich [L234]

- Linke Hand auf Darmbeinkamm legen
- Gedachte Linie vom höchsten Punkt des Darmbeinkamms zum Trochanter
- Die andere Hand an die erste Hand anlegen und die gedachte Linie nutzen, um den Injektionsort mit den Fingern abzumessen

Der **Injektionsort** ist:

- Erwachsene/Kinder > 150 cm Körperlänge: 3 Fingerbreit abmessen
- Kinder > 100 cm Körperlänge: 2 Fingerbreit
- Kinder < 100 cm Körperlänge: 1 Fingerbreit

Merke

Die Methode nach v. Hochstetter wird als die Methode der Wahl bei Erwachsenen angesehen.
Da die Methode nach Sachtleben die Körpergröße des zu pflegenden Menschen einbezieht, ist diese Methode bei sehr kleinen Personen bzw. Kindern gut geeignet.

Was ist bei der Durchführung einer i. m.-Injektion zu beachten?

Neben den generellen Maßnahmen, die bei einer Medikamentengabe und bei einer Injektion beachtet werden müssen, wie hygienische und rechtliche Aspekte, gibt es folgende Besonderheiten bei der i. m.-Injektion:

- Zu pflegenden Menschen so positionieren, dass der **Muskel entspannt** ist → Injektion dann weniger schmerzhaft
- **Zügig einstechen** → „merkt" der Muskel, dass injiziert wird, zieht er sich zusammen und die Injektion ist schmerzhaft
- Im **90°-Winkel** einstechen → sichergehen, dass der Muskel getroffen wird
- **Sicherheitsabstand** (1 cm) zwischen Nadelanschlussadapter und Haut lassen → beim Abbrechen der Nadel ist diese noch greifbar
- **Aspirationsprobe** durchführen (Spritze umgreifen und den Kolben ein Stück zurückziehen) → um sicher zu sein, dass kein Blut kommt, was bedeuten würde, dass ein Gefäß getroffen worden wäre
- **Langsam injizieren** (1–2 Minuten pro Milliliter) → zur besseren Resorption (dabei auf das Empfinden des zu pflegenden Menschen achten)
- **Richtige Kanülenlänge** wählen, um eine versehentliche s. c.-Injektion oder das Berühren des Periosts zu vermeiden

Info

Das Berühren des Periosts ist zwar sehr schmerzhaft, führt aber nicht zu Komplikationen, die Nadel kann einfach 1–2 cm zurückgezogen und das Medikament injiziert werden. Daher lieber eine zu lange, als eine zu kurze Nadel wählen, da eine versehentliche s. c.-Injektion unbedingt vermieden werden muss.

Was mache ich, wenn bei der Aspirationsprobe bei der i. m.-Injektion Blut kommt?

- Sofort Nadel herausziehen (auf keinen Fall injizieren)
- Stelle eventuell mit einem Pflaster verkleben
- Betroffenen informieren
- Neue Injektionsstelle an einem anderen Muskel ermitteln, neues Material und neues Medikament verwenden
- Arzt informieren

Merke

Das Einstechen in ein Gefäß kann zwar zu einer schmerzhaften Hämatombildung führen, ist aber bei zu pflegenden Menschen mit einer normalen Blutgerinnung in der Regel harmlos. Daher ist die Aspirationsprobe so wichtig.

Welche Komplikationen können bei einer i. v.-Injektion auftreten?

- Hämatom (ggf. kühlen oder Heparinsalbe auftragen → nach ärztlicher Anordnung)
- Paravasat → bei einer Fehlpunktion/-lage läuft das Medikament bzw. die Infusion ins Gewebe und bildet eine Beule
- Schmerzen
- Allergische Reaktion

Info

Die Gabe von Medikamenten in die Vene und das Legen von venösen Zugängen ist ärztliche Aufgabe. Eine Delegation an das Pflegepersonal ist nur bedingt möglich und hängt von dem Medikament und der Qualifikation des angewiesenen Personals ab (▶ Kap. 3.2.5).

So darf z. B. die Erstgabe eines Antibiotikums nicht an die Pflegefachperson delegiert werden.

Was ist mit einer Nadelstichverletzung gemeint?

Mit einer Nadelstichverletzung ist das **Verletzen/Stechen an einer am zu pflegenden Menschen bereits benutzten Nadel** und die damit verbundene **Gefahr einer Übertragung von infektiösem Material** gemeint. Dazu gehört aber auch jede Art der Stich-, Schnitt-, Biss- oder Kratzverletzung mit kontaminiertem Material. Dabei spielt es keine Rolle, ob die zugefügte Verletzung blutet. Eine Erregerübertragung kann auch durch Spritzer in Mund oder Auge stattfinden.

Was mache ich, wenn ich mich an einer Nadel steche?

- Blutfluss zunächst fördern, aber nicht drücken (mind. 1 Minute)
- Bei Schnitt-, Stich-, Biss- und Kratzwunden **mehrere Minuten** (> **10 Min.**) **spülen** bzw. ein **antiseptisches Wirkstoffdepot** anlegen
- Bei Kontamination im Auge, Mundhöhle oder Nase mit einer geeigneten Flüssigkeit, z. B. **NaCl 0,9 % oder Leitungswasser intensive Spülung** (> **10 Min.**) durchführen
- **Vorfall melden**
- Sofort in **ärztliche Behandlung** begeben (i. d. R. in der Ambulanz zum D-Arzt) → Entscheidung über eine *Postexpositionsprophylaxe* (s. u.)
- **Blut abnehmen** lassen (auf HIV, Hepatitis B und C)
- Nach **Möglichkeit Blutentnahme bei dem zu pflegenden Menschen,** an dessen Material man sich verletzt hat (dieser muss damit einverstanden sein!)
- Genaue **Unfalldokumentation**/interne **Unfallmeldung**
- Vereinbarung von weiteren **Nachkontrollterminen beim Betriebsarzt** für die weiteren Blutabnahmen

Vorsicht
Die Meldung einer Nadelstichverletzung ist wichtig! Neben der akuten Infektion kann es dazu kommen, dass man zum dauerhaften Virusträger wird, was neben gesundheitlichen auch arbeitsrechtliche Folgen hat und daher auch aus versicherungstechnischen Gründen eine Rolle spielt. Lassen Sie sich also nicht von Kollegen verunsichern, die eine Nadelstichverletzung eventuell bagatellisieren!

Was bedeutet Postexpositionsprophylaxe?

Mit der Postexpositionsprophylaxe ist eine **prophylaktische Behandlung nach einer möglichen Kontamination mit Krankheitserregern** gemeint. Hierdurch soll der Ausbruch der Erkrankung verhindert bzw. der Verlauf gemildert werden. Dies geschieht durch eine *Medikamenteneinnahme* oder durch eine *Impfung*. Gerade nach einem möglichen Kontakt mit dem HI-Virus muss zügig eine Entscheidung darüber getroffen werden, denn die Postexpositionsprophylaxe sollte bereits nach 30 Minuten möglichst aber innerhalb von zwei Stunden begonnen werden.

Wie kann man einer Nadelstichverletzung vorbeugen?

- Ausreichend Personal, damit Hektik und Stress und damit Stichverletzungen verhindert werden können
- Immer einen **Abwurfbehälter in der Nähe** haben
- **Niemals Recapping** durchführen (die Schutzkappe zurück auf die Nadel stecken) oder Nadeln verbiegen oder abknicken
- Möglichst **Nadeln mit Sicherheitsverschluss** anwenden (Nadeln mit verschließbarer Kappe; wird in TRBA 250 gefordert)
- Möglichst **Fertigspritzen verwenden,** bei denen die Nadel nach der Injektion automatisch ins Spritzeninnere zurückschnellt
- **Handschuhe** tragen

Merke
Bei Arbeiten mit Spritzgefahr sollten Sie Schutzbrille und Mundschutz tragen.

Was ist eine Infusion?

Infusionen sind **sterile, pyrogenfreie** (ohne Fieber auslösende Stoffe) **Flüssigkeiten,** die **in Glas- oder Kunststoffflaschen oder -beuteln** erhältlich sind. Sie werden **über einen liegenden Zugang und ein Infusionssystem in den Körper** verabreicht. Folgende Verabreichungsarten werden unterschieden:

- *Intravenöse Infusion* → häufigste Form im Krankenhaus
- *Intraarterielle Infusion* → sehr selten, immer vom Arzt anzuhängen
- *Subkutane Infusion* → überwiegend im ambulanten Bereich oder in stationären Langzeitpflegeeinrichtungen, dient meist der Flüssigkeitstherapie
- *Intraossäre Infusion* → ausschließlich im Notfall mit spezieller Nadel, wenn die Anlage eines venösen Zugangs nicht möglich ist, Nadel darf 24 Stunden belassen werden

Was sind die Bestandteile eines Infusionssystems?

Je nachdem, welche Infusion über welchen Zugang gegeben werden soll, unterscheiden sich die Systeme. Einige Teile sind aber bei allen Infusionen zu finden:

- **Infusionsleitung**
- **Einstichdorn** zur Infusionsflasche
- **Tropfenkammer** mit **Belüftungsventil** zum Druckausgleich
- **Rollklemme**
- **Luer-Lock-Anschluss** zum Zugang

Zusätzlich können folgende weitere Teile an das System angeschlossen oder bereits an der Leitung enthalten sein:

- **Dreiwegehähne** bzw. **Hahnenbank** (mehrere Dreiwegehähne fest verbunden)
- **Mehrfachverbindungen** oder **Verlängerungen**
- **Bakterien- und Partikelfilter** (verlängert die Verwendungszeit durch Zurückhalten von Partikeln)
- **Rückschlagventil,** damit kein Blut oder andere Lösungen in die Infusion fließen können

Merke
Infusionsleitungen zur Transfusion haben einige Besonderheiten (s. u.).
Für Infusionen, die über eine Infusionspumpe gegeben werden sollen, wird eine spezielle Leitung benötigt, da man diese in die Pumpe einhängen muss.
Des Weiteren gibt es sogenannte „Tropfenzähler“. Hierbei kann die Durchflussrate mit einem drehbaren Rad eingestellt werden.

Wann ist das Infusionssystem zu wechseln?

Grundsätzlich müssen bei allen Produkten, die zur Gabe einer Infusion genutzt werden, die **Herstellerangaben** beachtet werden. Des Weiteren hängt das Wechselintervall davon ab, welche Infusion verabreicht wird.

- **Infusionsleitung** spätestens **nach 72 Stunden** erneuern
- Mit **Bakterienfilter** kann das Zeitfenster **auf 96 Stunden verlängert** werden
- **Lipidhaltige Infusionen: alle 24 Stunden** wechseln
- **Blutprodukte: alle 6 Stunden** das System erneuern
- **Sofortiger Wechsel bei Kontaminationsverdacht** (Leitung liegt auf dem Boden, Blut ist zurück in die Leitung gelaufen o. Ä.)
- **Sofortiger Wechsel,** wenn der **Spiegel in der Tropfenkammer leer** ist und die **Leitung Luft enthält**

Darf man ein Infusionssystem weiter benutzen, wenn man direkt eine neue Infusion anhängt?

Infusionsbestecke **dürfen für mehrere Infusionen benutzt werden,** wenn folgende (hygienischen) Aspekte beachtet werden:

- Diskonnektionen auf ein Minimum beschränken
- Vor dem Wechsel Hände desinfizieren
- Eventuell Verschlussstopfen der neuen Infusion desinfizieren (bei Glasflaschen)
- Belüftungsklappe und Rollklemme schließen
- Leere Flasche vom Ständer nehmen, nach unten drehen, Infusionsbesteck nach oben herausziehen
- Infusionsbesteck in neue stehende Flasche einstechen, ohne die Einstechfläche zu berühren
- Belüftungsklappe öffnen (nur bei Glasflasche zwingend erforderlich), Rollklemme öffnen

Welche allgemeinen Maßnahmen sind bei der Infusionstherapie zu beachten?

- Genaue **Anordnung der Tropfgeschwindigkeit** und der **Reihenfolge** der einzelnen Infusionen
- Unter **hygienischen Bedingungen** arbeiten: Hände desinfizieren, Arbeitsfläche desinfizieren, Handschuhe tragen
- Allgemeine **Regeln der Medikamentengabe** beachten: 5-R-Regel (▶ Kap. 5.2), Verfallsdatum
- Infusionen erst **kurz vor Gebrauch richten,** Zumischungen ebenfalls erst kurz vor Gebrauch zufügen und die **Infusionsleitung erst am zu pflegenden Menschen entlüften**
- **Zu pflegenden Menschen** hinsichtlich Flüssigkeitshaushalt oder möglicher Nebenwirkungen der verabreichten Infusion **beobachten**
- Alle verabreichten Infusionen mit genauer Bezeichnung, Menge, eventuell Zusätzen, Laufrate/Tropfenzahl, Beginn und Ende der Gabe, Besonderheiten, Abweichungen oder Komplikationen **dokumentieren**

5

Vorsicht

Arzneimittel dürfen nicht in bereits laufende Infusionen gegeben werden, da dann das Mischverhältnis unklar ist und es zu erhöhter Wirkstoffkonzentration kommen kann.

Darf man eine Kanüle in die Infusionsflasche stechen, damit diese (besser) läuft?

Nein, da die Gefahr einer Kontamination durch eine eingestochene Kanüle sehr hoch ist, ist dies verboten. Um einen Druckausgleich herzustellen, darf ausschließlich das Belüftungsventil genutzt werden.

Wann wird eine Infusionslösung als hypo-, iso- oder hypertonisch bezeichnet?

Hierbei ist das Verhältnis des osmotischen Drucks der Infusion zum osmotischen Druck des Bluts ausschlaggebend.

- *Hypotonisch:* **osmotischer Druck der Infusion ist niedriger** als der osmotische Druck des Bluts
- *Isotonisch:* **osmotischer Druck** der Infusion und des Bluts sind **gleich**
- *Hypertonisch:* **osmotischer Druck der Infusion ist höher** als der osmotische Druck des Bluts

Werden hypotone oder hypertone Flüssigkeiten verabreicht, entsteht also ein Konzentrationsgefälle, sodass Flüssigkeit aus dem Gewebe (bei hypertoner Lösung) oder aus dem Gefäß (bei hypotoner Lösung) gezogen wird. Dies wird in der Therapie gezielt genutzt.

Vorsicht

Hypertone Lösungen sind stark venenreizend und können die Erythrozyten beschädigen, was zu einer Thrombose und Thrombophlebitis führen kann. Daher werden diese Lösungen nur über einen zentralen Venenkatheter verabreicht.

Was sind kristalloide und kolloidale Lösungen?

- *Kristalloide Lösungen* enthalten **in Wasser gelöste kristallisierbare Substanzen,** die Teilchen können zu 80 % ungehindert durch die Zellmembran ins Gewebe diffundieren, dies sind die im Klinikalltag gebräuchlichsten Infusionen, hierzu zählen z. B. NaCl-Infusionen, Sterofundin®, Jonofundin®.
- *Kolloidale Lösungen* enthalten neben Wasser bestimmte **Moleküle, die durch kolloidosmotischen Druck große Mengen Wasser an sich binden,** dadurch wird Flüssigkeit aus dem Gewebe in die Gefäße gezogen (durch das Prinzip der Osmose, s. u.) und die effektive Volumengabe somit erhöht. Kolloidale Lösungen werden bei akutem Volumenmangel, z. B. durch eine große Blutung, gegeben, um das Intravasalvolumen zügig zu erhöhen. Bei einem akuten Hirnödem wird auf diese Weise die Flüssigkeit aus dem Hirngewebe ins Gefäßsystem gezogen.

5

Was ist ein ZVK?

ZVK steht für **z**entraler **V**enen**k**atheter. Hierbei handelt es sich um einen **nicht implantierbaren Venenkatheter** mit einem oder mehreren Lumen. Er verbleibt nur kurzzeitig zur Flüssigkeitsgabe und Medikamententherapie. Dieser Zugang wird direkt **in große, klappenlose Venen unmittelbar vor dem rechten Vorhof** vorgeschoben. Zugangswege sind folgende Venen:

- V. jugularis interna (am Hals gelegen)
- V. subclavia (am Schlüsselbein)
- V. femoralis (am Oberschenkel)
- V. basilica (am Oberarm)
- V. cephalica (am Oberarm)
- V. brachiocephalica (am Schultergürtel)
- V. tibialis posterior (am Schienbein) → bei Kindern
- V. umbilicales (Nabelvene) → bei Neugeborenen

Indikationen für einen ZVK sind:

- Parenterale Ernährung
- Hohe Flüssigkeitsgaben
- Massentransfusion bei sehr hohem Blutverlust
- Instabile zu pflegende Menschen zur Katecholamintherapie
- Bestimmte Erkrankungen bzw. Notfallsituationen → Reanimation, Polytrauma, Beatmung
- Gabe von Medikamenten, die nur zentralvenös verabreicht werden dürfen (hochkonzentriert, hyperosmolar oder im pH-Wert abweichend), z. B. unverdünntes Kalium, Natriumbikarbonat bei einer Konzentration von 8,4 %
- (ZVD-Messung) → i. d. R. nicht als ausschließliche Indikation
- (Häufige Blutentnahmen) → i. d. R. nicht als ausschließliche Indikation

Was ist ein Port?

Ein Port ist ein **vollständig implantiertes Kathetersystem,** bestehend aus ein oder zwei Kammern, einer selbstschließenden Silikonmembran und einem Katheter. Grundsätzlich wird auf diese Möglichkeit des Zugangs nur bei langfristigen Therapien zurückgegriffen. *Indikationen* für einen Port sind:

- Langfristige Chemotherapie
- Langfristige/dauerhafte parenterale Ernährung
- Langfristige medikamentöse i. v.-Therapien, z. B. Analgetika

Zugangswege sind prinzipiell die gleichen wie bei einem ZVK (s. o.). Am häufigsten wird jedoch die Vena cephalica genutzt.

Was ist im Umgang mit einem Port zu beachten?

Für den Umgang mit einem Port müssen Sie eine **spezielle Schulung absolviert** haben, um einen korrekten Umgang mit diesem System zu gewährleisten. In der Schulung wird Ihnen der Umgang mit der Nadel, die hygienischen Maßnahmen sowie die Punktion und die Spülung des Ports beigebracht.

Kann man einen Port spülen?

Ja, es gibt verschiedene Indikationen, bei denen ein Port gespült werden muss:

- Nach Blutentnahmen
- Nach Transfusionen oder Medikamentengaben (ohne Begleitinfusion)
- Nach Lipidinfusionen
- Nach Glukose-Infusionen
- Vor dem Abstöpseln
- Bei Nichtbenutzung alle 6–8 Wochen

Was ist eine subkutane Infusion?

Eine subkutane Infusion ist das **Einbringen einer größeren Flüssigkeitsmenge in die Subkutis.** Diese Art der Infusion wird vor allem in der ambulanten sowie in der stationären Langzeitpflege zur Flüssigkeitssubstitution angewendet. Hierzu wird dem zu pflegenden Menschen ein subkutaner Katheter oder eine Butterflykanüle gelegt.

Indikationen für eine subkutane Infusion sind:

- Orale Flüssigkeitszuguhr nicht mehr ausreichend
- Dehydratation
- Diarrhö oder Fieber

Welche allgemeinen Maßnahmen sind beim Umgang mit Zugängen zu beachten?

- **Hygienischer Umgang:** Hände vor jeder Manipulation am Katheter oder am Infusionssystem desinfizieren, Handschuhe tragen
- Vor dem Anhängen einer Infusion **auf Entlüftung achten, Verbindungsstücke** auf festen Sitz **kontrollieren**
- Bei der Mobilisation des zu pflegenden Menschen sichergehen, dass die **Infusionsleitungen nicht unter Zug** sind
- Infusionen **wechseln, wenn die Flasche leer** ist
- **Bei leerem Infusionsspiegel** in der Tropfenkammer das **Infusionssystem erneuern**
- Beim **Wechsel eines Infusionssystems** an einem **zentralen Venenkatheter** (ZVK) muss der ZVK mit einer dafür vorgesehenen Klemme oder einem Dreiwegehahn **verschlossen** werden, damit eine Luftembolie oder das Zurückfließen von Blut vermieden werden
- **Konnektionsstellen** jeglicher Art vor der Anwendung mit einem **Antiseptikum einsprühen**
- **Einstichstelle** auf Infektionszeichen oder Zeichen für eine Fehllage **beobachten**
- **Zu pflegenden Menschen** über richtigen Umgang mit Infusion, Infusionsständer und Infusionspumpe **informieren**

Vorsicht

Zentrale Venenzugänge sollten dauerhaft mit einer Infusion bestückt sein und nicht abgestöpselt werden. Sonst besteht die Gefahr der Thrombenbildung, wodurch der Katheter verstopft und nicht mehr genutzt werden kann.

Darf man einen Zugang anspülen?

Nein. Verstopfte Zugänge dürfen nicht freigespritzt werden. Es besteht die Gefahr, dass ein Thrombus in das Gefäßsystem gespült wird.

Wenn die Infusion nicht läuft, kann versucht werden, den Zugang mit einer leeren Spritze zu aspirieren, also die Verstopfung aus dem Zugang zu ziehen.

Was sind Infusionspumpen?

- Infusionspumpen sind **Geräte, die eine bestimmte Menge an Infusionslösung in einer bestimmten Zeit infundieren.** So kann die Gabe/Dosierung genau gesteuert werden. Zusätzlich sind Bolusgaben ebenfalls mit genauer Dosierung möglich.
- Man kann jede Form der Infusionslösung über das Gerät verabreichen. Hierfür wird ein **spezielles Infusionsbesteck** genutzt. Bei Glasflaschen muss hierfür das Luftventil am Spiegel des Infusionsbestecks geöffnet werden.
- Die Pumpen unterliegen dem *Medizinproduktegesetz,* somit muss der Benutzer in die Bedienung des Geräts eingewiesen sein.

5

Info

Infusionspumpen haben einen Luft- und Druckdetektor, sodass keine Luft infundiert werden kann und ein Alarm ertönt, wenn der Druck im System steigt. Dies kann z. B. durch abgeknickte Schläuche, aber auch durch einen Thrombus im Zugang der Fall sein.

Was sind Infusionsspritzenpumpen?

- Infusionsspritzenpumpen (Perfusor®) dienen der **exakten und meist kontinuierlichen Gabe eines Medikaments oder einer Infusion.** Hierzu werden bestimmte Spritzen mit 5, 10, 20 oder 50 ml in das Gerät eingespannt.
- Das Gerät kann kleinste Mengen (0,1 ml/Stunde) verabreichen. Es zeigt die Förderrate an und verfügt über einen Luft- und Druckdetektor (s. o.).
- Bolusgaben sind ebenfalls mit genauer Dosierung möglich.
- Die Pumpen unterliegen dem *Medizinproduktegesetz,* somit muss der Benutzer in die Bedienung des Geräts eingewiesen sein.

Vorsicht

Werden Infusions- oder Spritzenpumpen genutzt, dürfen diese nur an sichere Zugänge angeschlossen werden, da bei Fehllage der Infusionsnadel die Flüssigkeit ins Gewebe infundiert wird. Bis der Drucksensor alarmiert, kann sich bereits Flüssigkeit im Gewebe angesammelt haben, was je nach Medikament zu Nekrosen führen kann. Daher sollten größere Infusionsmengen, die über eine Pumpe gegeben werden müssen, nur über einen ZVK verabreicht werden.
Soll gleichzeitig eine Schwerkraftinfusion angeschlossen werden, muss diese mit einem Rückschlagventil bestückt werden, da die Infusion über die Pumpe sonst in die Leitung der Schwerkraftinfusion gedrückt wird!

Welche Komplikationen können bei der Infusionstherapie auftreten?

Neben den generell möglichen Komplikationen bei einer Medikamentengabe (Nebenwirkungen, Arzneimittelinkompatibilitäten, Allergien) können speziell in der Infusionstherapie und bei liegenden Zugängen folgende Komplikationen auftreten:

- **Luftembolie** (s. u.)
- **Blutverluste** durch Diskonnektion oder Hämatombildung nach der Punktion
- **Thrombophlebitis** (Entzündung der Vene) → Zugang muss (an einer anderen Stelle) erneuert werden
- **Kathetersepsis** (Infektion ausgehend vom Zugang) → Zugang muss entfernt werden, Arzt entscheidet über weiteres Vorgehen, i. d. R. müssen Blutkulturen abgenommen und ein Antibiotikum verabreicht werden

Was mache ich, wenn es zu einer Luftembolie kommt?

Von einer Luftembolie spricht man, wenn Luft ins Gefäßsystem gelangt. Dies kann durch einen liegenden Zugang, aber auch bei manchen kardio- und neurochirurgischen Eingriffen geschehen. Eine Luftembolie durch einen Zugang ist durch die heutigen Infusionssysteme selten, bei offenen oder nicht korrekt gefüllten Systemen und parallelen Gaben jedoch nicht auszuschließen. Daher sollten Sie die folgenden Sofortmaßnahmen kennen und sofort anwenden.

- **Verbindung** zwischen Katheter und Infusionssystem **trennen**
- **Katheter verschließen**
- Betroffenen in **Kopftieflage** bringen: Luft steigt nach oben und so werden die wichtigsten Gefäße in Herz, Lunge und Hirn geschützt
- **Arzt informieren** (lassen), beim zu pflegenden Menschen bleiben, beruhigend auftreten
- **Vitalzeichen kontrollieren,** Kreislauf und Atmung beurteilen

Wie ist die Flüssigkeit im Körper verteilt?

- **Intrazellularraum** (Wasser in den Zellen), macht 30–40 % des Körpergewichts aus
- **Extrazellularraum** (Bereich außerhalb der Zellen), macht 25 % des Körpergewichts aus. Der Extrazellularraum wird weiter unterteilt:
  - **Intravasalraum** (Flüssigkeit in Gefäß- und Lymphsystem), 5 % des Körpergewichts. Der Intravasalraum, also das Blutplasma, nimmt zwar im Verhältnis nur einen kleinen Teil der Gesamtmenge ein, ist aber durch seine Funktion von größter Wichtigkeit
  - **Interstitium** (Flüssigkeiten zwischen den Zellen), 18 % des Körpergewichts

Was sind Elektrolyte?

Als Elektrolyte werden **Salze, Basen und Säuren** bezeichnet, die **in einer wässrigen Lösung zu geladenen Teilchen zerfallen;** es sind also gelöste, positiv oder negativ geladene Ionen (positive = Kationen, negative = Anionen). Die Verteilung der positiven und negativen Teilchen in einer Lösung ist ausgeglichen bzw. gleicht sich bei einem Missverhältnis aus, wodurch verschiedene Funktionen/Prozesse im Körper ausgelöst werden. Die wichtigsten Elektrolyte im menschlichen Organismus sind:

- Kalium
- Natrium
- Kalzium
- Magnesium

Sie werden über die Nahrung aufgenommen, nicht benötigte Elektrolyte werden über Niere, Haut und Darm ausgeschieden. Die Regulation der Aufnahme und Abgabe wird über Hormone gesteuert. Um die Konzentration der einzelnen Ionen in den verschiedenen Körperwassern aufrechtzuerhalten, nutzt der Organismus das Prinzip der Diffusion bzw. der Osmose (s. u.).

Was sind die häufigsten Ursachen für die verschiedenen Elektrolytentgleisungen und wie erkennt man die Entgleisungen?

Tab. 5.6 Elektrolytentgleisungen und ihre Ursachen

Art der Entgleisung	Symptome	Ursachen
Hyperkaliämie Serum-Kalium >6,0 mmol/l	• Parästhesien (Empfindungsstörungen, Kribbeln) • Muskelschwäche • Bradykarde Herzrhythmusstörungen bis hin zum Herzstillstand	• Azidose • Niereninsuffizienz • Diabetes mellitus • Gewebs-/Zellzerfall • Bestimmte Medikamente (kaliumsparende Diuretika, depolarisierende Muskelrelaxanzien, ACE-Hemmer) • Massentransfusion • Krankheitsbild der malignen Hyperthermie
Hypokaliämie Serum-Kalium <3,5 mmol/l	• Muskelschwäche • Darmatonie, Obstipation • Tachykarde Herzrhythmusstörungen bis hin zum Kammerflimmern	• Hoher Flüssigkeitsverlust, z. B. durch Erbrechen, Durchfall • Polyurie, Diabetes insipidus • Ileus, Drainagen, Abführmittel • Bestimmte Medikamente, z. B. Diuretika, Insulin • Zu hoher Kalium-Entzug bei der Dialyse • Cushing-Syndrom (Erkrankung mit Überschuss des Hormons Kortisol)
Hypernatriämie Serum-Natrium >145 mmol/l	• Erhöhtes Durstgefühl • Verwirrtheit • Bewusstseinseintrübungen bis hin zum Koma • Kopfschmerzen • Zerebrale Krampfanfälle	• Hoher Flüssigkeitsverlust, z. B. durch Erbrechen, Durchfall, Verbrennungen • Sehr hohe Volumengaben • Hyperglykämie • Polyurie, Diabetes insipidus
Hyponatriämie Serum-Natrium <135 mmol/l	• Übelkeit, Erbrechen • Verwirrtheit • Bewusstseinseintrübung bis hin zum Koma • Kopfschmerzen • Hirnödem • Zerebrale Krampfanfälle	• Durchfall, Erbrechen • Herz-, Leber-, Niereninsuffizienz • Durch Verdünnung (Magenspülung, exzessives Trinken) • Bestimmte Medikamente (Diuretika, ACE-Hemmer)
Hyperkalzämie Serum-Kalzium >2,7 mmol/l	• Müdigkeit • Übelkeit, Erbrechen • Obstipation • Herzrhythmusstörungen • Polyurie • Nierenkoliken	• Hyperthyreose • Paraneoplastisches Begleitsymptom einer malignen Tumorerkrankung • Intoxikation mit Vitamin D oder Vitamin A • Bestimmte Medikamente, z. B. Lithium, Thiaziddiuretika • Kalzium-Entzug bei der Dialyse • Morbus Addison (Nebennierenrindeninsuffizienz)

Tab. 5.6 Elektrolytentgleisungen und ihre Ursachen *(Forts.)*

Art der Entgleisung	Symptome	Ursachen
Hypokalzämie Serum-Kalzium < 2 mmol/l	• Tetanie (Störung der Motorik als Zeichen der Übererregbarkeit) • Hyperreflexie (gesteigerte Reflexe) • Parästhesien (Empfindungsstörungen, Kribbeln) • Zerebrale Krampfanfälle	• Vitamin-D-Mangel • Pankreatitis • Paraneoplastisches Begleitsymptom einer malignen Tumorerkrankung • Bestimmte Medikamente (Citratgaben, z. B. bei der Dialyse, Schleifendiuretika) • Massentransfusion

5

Was sind Diffusion und Osmose?

Bei beiden **Prozessen** findet ein **Konzentrationsausgleich** statt. Es liegt also ein **Ungleichgewicht der unterschiedlich geladenen Ionen** vor und der **Organismus muss für einen Ausgleich sorgen.**

- *Diffusion:* Die **Teilchen** (Ionen) **wandern** vom Ort der höheren Konzentration zum Ort der niedrigeren Konzentration, **um einen Ausgleich zu erlangen.**
- *Osmose:* Hier sind die Teilchen durch eine semipermeable (halbdurchlässige) Membran am Wandern gehindert und können nicht selbst für einen Konzentrationsausgleich sorgen. Daher **fließt Wasser** vom Ort der niedrigeren Konzentration zum Ort der höheren Konzentration, um diese „zu verdünnen" und so für einen Ausgleich zu sorgen.

Was besagt der Säure-Basen-Haushalt?

Der Säure-Basen-Haushalt bezeichnet das **Verhältnis der Säuren und Basen im Organismus.** Er wird (unter anderem) über den pH-Wert kontrolliert. Dieser bezeichnet die Wasserstoffionenkonzentration (H^+Ionen). Der pH-Wert des arteriellen Bluts liegt bei 7,38–7,42 und der des venösen Bluts mit 7,38 nur knapp darunter. Sehr viele lebenswichtige Prozesse im Körper können nur bei einem normwertigen pH-Wert stattfinden, also bei einem ausgeglichenen Säure-Basen-Haushalt. Ebenso wirken einige Medikamente nicht oder schlechter bei einer Störung des pH-Werts.

Folgende Veränderungen des pH-Werts bzw. des Säure-Basen-Haushalts werden unterschieden:

- Respiratorische Azidose
- Metabolische Azidose
- Respiratorische Alkalose
- Metabolische Alkalose

Eine *Azidose* bedeutet, dass der *pH-Wert erniedrigt* ist, bei einer *Alkalose* ist er *erhöht*. Die Begriffe metabolisch oder respiratorisch geben an, ob die Ursache im Stoffwechsel oder in der Atmung liegt.

Der Körper kann Störungen des pH-Werts bedingt ausgleichen. Dies geschieht mithilfe von Ausscheidungsmechanismen über die Atmung (Abatmung oder Zurückhaltung von CO_2) oder über eine vermehrte oder verminderte Ausscheidung von H-Ionen oder Bikarbonat über die Niere. Zusätzlich gibt es Puffersysteme des Bluts. Dazu zählen Bikarbonat, Hämoglobin und Proteine. Bikarbonat stellt den wichtigsten Blutpuffer dar.

Welche Blutgruppen gibt es?

Nach dem AB0-System werden vier Blutgruppen unterschieden: **A, B, AB und 0.**

Zusätzlich gibt es das *Rhesussystem*. Dieses beruht auf verschiedenen Protein-Antigenen. Dabei wird unterschieden, ob das Antigen D auf der Membran des Erythrozyten vorkommt oder nicht. Dementsprechend gilt man als Rhesus-positiv oder Rhesus-negativ.

Kann jeder Blut von jeder Blutgruppe transfundiert bekommen?

Nein. Jede Blutgruppe hat spezielle Moleküle auf den Erythrozyten (Antigene), diese können von fremden Blutgruppen als fremd erkannt werden und so eine Immunreaktion auslösen. Der Organismus bildet Antikörper gegen diese Antigene. Daher ist eine Spende nur in den in ▶ Tab. 5.7 genannten Konstellationen möglich.

Tab. 5.7 Blutgruppenkompatibilitäten

Empfängerblutgruppe	Mögliche Spenderblutgruppe
A	A und 0
B	B und 0
AB	alle möglich
0	0

Merke

Sollte in einem Notfall Blut an einen zu pflegenden Menschen verabreicht werden müssen, dessen Blutgruppe nicht bekannt ist, muss also eine Konserve mit der Blutgruppe 0 (negativ) verabreicht werden, da diese bei jeder Blutgruppe gespendet werden kann.

Was sind Kreuzprobe und Bedside-Test?

- Bei der *Kreuzprobe* wird die **Blutgruppenverträglichkeit von Spender und Empfänger geprüft.** Hiermit sollen beim Spender und beim Empfänger **alle Antikörper optimal erfasst** werden.
- Beim *Bedside-Test* wird die **Blutgruppe am Bett des Betroffenen getestet.** Das Ergebnis liegt direkt vor. Hierzu wird auf **zwei Testfelder** jeweils ein Tropfen Blut gegeben und aus der Reaktion kann die **Blutgruppe abgeleitet** werden. Durch diesen Test soll ein **Transfusionszwischenfall vermieden** werden.

Vorsicht

Die Abnahme der Kreuzprobe und des Bedside-Tests sind rein ärztliche Tätigkeiten! Sie dürfen nicht delegiert werden (▶ Kap. 3.2.4).

Warum wird eine Blutkonserve nach der Transfusion weitere 24 Stunden im Kühlschrank gelagert?

Nach einer Bluttransfusion können **Spätkomplikationen** auftreten. Mit dem Rest in der Konserve (mindestens 10 ml) können dann **nachträgliche Kontrollen** durchgeführt werden. Deswegen ist es wichtig, dass die **Konserve eindeutig einem** zu pflegenden Menschen **zugeordnet** werden kann und *Datum und Uhrzeit der Verabreichung sowie Endzeit der Transfusion* auf der Konserve *vermerkt* sind.

Merke
Neben der Blutkonserve muss auch das Transfusionsbesteck aufbewahrt werden.

Was ist im Umgang mit einer Blutkonserve zu beachten?

Neben den generellen Maßnahmen, die im Umgang mit Infusionen und Infusionssystemen zu beachten sind, gibt es beim Umgang mit Blutkonserven folgende Besonderheiten:

- **Kontrolle und Anhängen** der Konserve ist **Aufgabe des Arztes** (▶ Kap. 3.2.5), dennoch sollten Sie die Daten zusätzlich kontrollieren (Vieraugenprinzip)
- Die Konserve sollte **ca. eine Stunde vor der Gabe aus dem Kühlschrank** genommen und nicht kalt infundiert werden (Ausnahme: Notfall oder gewollte Kühlung des zu pflegenden Menschen)
- Beutel durch Kippen vorsichtig durchmischen, nicht schütteln
- **Transfusionsbesteck** nutzen, dieses hat keine Belüftung und einen Filter in der Tropfenkammer mit bestimmter Porengröße → soll größere Ansammlungen zusammengeklebter Blutbestandteile abfangen
- **Tropfenkammer füllen** (da Erythrozyten bei nicht komplett gefüllter Tropfenkammer beim Aufprall platzen können)
- Empfohlene **Tropfgeschwindigkeit** von 40–60 Tr./min beachten, Gesamtlaufzeit ca. 1 Stunde
- **Zugang nach der Gabe mit Kochsalz spülen** und belassen, damit bei möglichen Komplikationen sofort gehandelt werden kann
- Betroffenen mindestens eine Stunde **engmaschig beobachten**
- Bei Kindern: Um eine Hämolyse (s. u.) zu vermeiden, eventuell Blutpumpe benutzen (druckkontrollierte Verabreichung)

Vorsicht
Erythrozytenkonzentrate dürfen nicht am gleichen Zugang wie Glukose- oder Elektrolytlösungen laufen, da dies sonst zur Hämolyse der Erythrozyten (Auflösung durch Zerstörung der Zellmembran) führt.

Welche pflegerischen Schwerpunkte gibt es bei der Gabe von Blutprodukten?

- **Engmaschige Beobachtung** des zu pflegenden Menschen, inklusive Vitalzeichen- und Temperaturkontrolle und Fragen nach dem Befinden
- **Hautbeobachtung** auf Rötungen und Quaddeln
- **Urin** auf Hämaturie **kontrollieren**
- **Konservenbeutel, Transfusionssystem, Einstichstelle** regelmäßig beurteilen/**prüfen**
- Alle Parameter, Beobachtungen und Besonderheiten **dokumentieren**
- Klingel in Reichweite legen

5

Welche Blutprodukte werden unterschieden, wozu dienen sie?

Tab. 5.8 Blutprodukte

Präparat	Beschreibung	Indikation
Erythrozytenkonzentrate (EK)	• Abzentrifugierte Erythrozyten (möglichst wenig Restthrombozyten und -leukozyten)	• Akuter Blutverlust • (Hochgradige) Anämie
Thrombozytenkonzentrate (TK)	• Pool aus mehreren Einzelspender-TK • Sonderform: Thrombozytapherese-TK = Zellseparator-TK (weniger immunogen)	• Thrombozytopenie (insbesondere bei Thrombozytenstörung) • Massentransfusion
Gefrorenes Frischplasma (FFP = fresh frozen plasma)	• Plasmaersatz • Schockgefrorenes, zellarmes Plasma eines Einzelspenders mit Gerinnungsfaktoren oder Poolplasma • Blutgruppengleiche Transfusion sofort nach dem Auftauen	• Massentransfusion • Komplexe Gerinnungsstörungen • Gerinnungsfaktormangel der Faktoren V und XI (für diese stehen keine Einzelpräparate zur Verfügung)
Ersatz einzelner Plasmabestandteile	• Fertigarzneimittel • Werden blutgruppenunabhängig infundiert	• Mangel einzelner Plasmabestandteile • Massentransfusion
Humanalbumin	• Menschliches Albumin in unterschiedlichen Konzentrationen	• Teilkomponente bei akutem Volumenersatz, v. a. bei Aszitesentlastung • Chronischer Albuminmangel (Hypoalbuminämie)
(Hyper-) Immunglobuline	• Vor allem Immunglobulin G	• Passive Immunisierung
PPSB (**P**rothrombin, **P**rokonvertin, **S**tuart-Prower-Faktor, antihämophiles Globulin **B**)	• Prothrombin-Komplex • Reich an Gerinnungsfaktoren II, VII, IX, X	• Blutungen bei Lebererkrankungen • Überdosierung mit Marcumar • Hämophilie B
Einzelfaktorenkonzentrate	• Einzelne Gerinnungsfaktoren • Beispielsweise Faktor VII, Faktor VIII, Faktor IX	• Mangel eines bestimmten Gerinnungsfaktors
Blutstammzellpräparate	• Aus Knochenmarkspenden gewonnene Stammzellen	• Stammzelltransplantation
Granulozytenkonzentrate	• Bestimmte weiße Blutkörperchen	• Mangel an Granulozyten (Granulozytopenie) • Schwere Infektionen

Vorsicht

Alle oben beschriebenen Produkte gehören zu den Blutprodukten und sind somit nur von einem Arzt zu infundieren. Das Anhängen dieser Produkte ist nicht deligierbar. Dazu gehört auch das Umdrehen des Dreiwegehahns, um das nächste Produkt einlaufen zu lassen (▶ Kap. 3.2.5).

Welche Komplikationen können nach oder während einer Transfusion auftreten?

- **Transfusionsreaktion** (s. u.)
- Übertragung von **Infektionserregern** (durch Kontrollen sehr selten)
- **Hyperkaliämie** (bei Massentransfusionen)
- **Hämolyse** (Zerstörung von Erythrozyten) → führt zu Gerinnungsstörungen und Hyperkaliämie
- **Graft-versus-Host-Reaktion** (Abstoßungsreaktion beim Empfänger, wenn dieser eine Knochenmark- oder Stammzellentransplantation hinter sich hat, in diesem Fall wird die Konserve vorher bestrahlt)

Was ist eine Transfusionsreaktion, wie muss ich reagieren?

Hiermit ist gemeint, dass **der Organismus des Empfängers auf das Blut des Spenders reagiert.** Dies kann durch verschiedene Antigene verursacht sein, da nur die wichtigsten im Vorfeld getestet werden. Die Art der Reaktion kann unterschiedlich sein:

- Allergische Transfusionsreaktion
- Fieberhafte, nicht hämolytische Transfusionsreaktion
- Hämolytische Transfusionsreaktion
- Transfusionsassoziierte akute Lungeninsuffizienz
- Immunisierung → macht spätere/weitere Gaben von Fremdblut schwierig

Die weitere Therapie richtet sich nach der Ausprägung der Reaktion. Grundsätzliche **Erstmaßnahmen** sind:

- Transfusion sofort stoppen
- Arzt informieren
- Betroffenen nach Empfinden fragen/beruhigen
- Zugang mit NaCl spülen, um ihn offen zu halten

Kann jeder Blut spenden?

Nein, bei der Blutspende gibt es bestimmte Voraussetzungen, die erfüllt sein müssen:

- Kein Vorliegen einer Organkrankheit, einer Suchterkrankung oder einer Infektionskrankheit
- Alter: 18–65 (Plasmaspende bis 68 möglich)
- Körpergewicht über 50 kg
- Körpertemperatur unter 37,5 °C

Was ist eine Eigenblutspende?

Bei einer Eigenblutspende wird **dem zu pflegenden Menschen selbst mehrfach Blut entnommen:** 2–4-mal 500 ml mit einem Abstand mehrerer Wochen. Das Blut baut sich innerhalb ca. eines Monats wieder auf. Das entnommene Blut wird gelagert, **um es dann bei Bedarf zuführen zu können.** Dies ist die sicherste und risikoärmste Form der Blutübertragung. Um diese vorzubereiten, bedarf es Zeit und Planung, daher ist diese Form der Spende nur unter bestimmten Voraussetzungen eine Option:

- Operation im Voraus planbar
- Transfusionswahrscheinlichkeit > 10 %, sonst lohnen sich Aufwand, Risiko und Kosten nicht
- Es liegen keine Erkrankungen vor, die dagegensprechen, z. B. eine schwere Herzerkrankung, denn da wäre die Eigenspende für den Organismus zu anstrengend

Was ist eine maschinelle Autotransfusion?

Eine maschinelle Autotransfusion wird bei Operationen mit einem **erwarteten hohen Blutverlust** genutzt. Dabei wird das **Blut aus dem Wundgebiet aufgefangen, maschinell aufbereitet** und dem Betroffenen **als Erythrozytensuspension wieder zugeführt.** Indikationen sind:

- Operation mit hohem Blutverlust
- Akute Notfalloperation

Bei dem Verdacht einer bakteriellen Kontamination darf das Blut nicht zurückgegeben werden.

5.4 Prä- und postoperative Pflege

Wird die Rasur vor der Operation noch durchgeführt?

Nein. Bei einer Rasur kurz vor der Operation gilt die Gefahr einer lokalen Hautinfektion mittlerweile als zu hoch. Rasierer setzen kleine Mikroverletzungen, die die Infektionsgefahr im Operationsgebiet erhöhen. Deswegen nutzt man mittlerweile das elektrische Clipping-Verfahren oder eine Enthaarungscreme zur Haarentfernung. Beim Clipping werden die Haare mechanisch bis auf einen Millimeter an der Hautoberfläche gestutzt. Nutzen Sie aus hygienischen Gründen für jeden zu pflegenden Menschen einen neuen Scherkopf. Bei der Enthaarungscreme werden die Haare chemisch gekürzt. Achten Sie hier vorher auf Unverträglichkeiten, indem Sie eine kleine Menge der Creme an einer Hautstelle ausprobieren, die nicht im Operationsbereich liegt.

Vorsicht

Bei Knochenkanten oder Hautunebenheiten erhöht sich beim Clippen das Verletzungsrisiko. Clippen Sie keine Augenbrauen, denn diese wachsen sehr schlecht oder gar nicht mehr nach.

Wann darf der zu pflegende Mensch das letzte Mal etwas vor einer Operation essen und trinken?

Die pauschale „Regel“, allen zu pflegenden Menschen ab 22:00 Uhr oder 24:00 Uhr des Vortags der Operation keine Nahrung und Flüssigkeit mehr anzubieten, ist veraltet und sollte nicht mehr durchgeführt werden. Eine kleine leichte Mahlzeit (Weißbrot) kann der Betroffene problemlos bis zu sechs Stunden vor der Operation essen. Klare Flüssigkeiten wie Wasser oder Limonaden/Tees können in kleinen Mengen bis zu zwei Stunden vor der Operation getrunken werden.

Merke

Neugeborene und Säuglinge können bis zu vier Stunden vor der Operation noch gestillt oder mit Flaschennahrung gesättigt werden.

Kann der zu pflegende Mensch seine morgendliche Medikation mit einem Glas Wasser einnehmen, bevor er operiert wird?

Ja. Die Medikamente können problemlos bis kurz vor der Operation mit einem kleinen Glas Wasser eingenommen werden.

> **Merke**
> Da jedoch einige Medikamente vor einer Narkose kontraindiziert sind, sollten Sie die Gabe immer mit einem Arzt abklären.

Warum müssen die Finger- und Fußnägel vor einer Operation von Nagellack befreit werden?

Nur Nägel ohne Nagellack ermöglichen dem Operationspersonal eine **zuverlässige Beurteilung der Haut und ihrer Durchblutung.** Des Weiteren führt Nagellack auf den Fingern dazu, dass der **O_2-Sensor falsche Werte** über die Sauerstoffsättigung angeben kann, da das Infrarotlicht bei farbigen Nägeln nicht durch das Nagelbett dringen kann.

Warum darf der zu pflegende Mensch nach der Prämedikation nicht mehr alleine aufstehen?

Die Medikamente, die zur Prämedikation eingesetzt werden, sind dazu da, die Angst vor der Operation zu dämpfen. Aus diesem Grund werden häufig Benzodiazepine vom Anästhesisten angeordnet. Diese **können starke Kreislaufregulationsstörungen** (Schwindel, Blutdruckveränderungen, starke Müdigkeit) verursachen, sodass der Betroffene nicht mehr alleine aufstehen soll, um das **Sturzrisiko** zu minimieren.

Warum ist das Einüben postoperativer Maßnahmen so wichtig?

Vor der Operation besteht noch eine **hohe Motivation,** nach der Operation benötigte Maßnahmen in Ruhe einzuüben. Darunter fallen z. B. das Laufen mit Unterarmgehstützen, Atemübungen, Umgang mit Sonden und Drainagen. Ein weiterer Vorteil des präoperativen Einübens ist die **volle Konzentrationsfähigkeit** des zu pflegenden Menschen bei der Erklärung und Einübung der Maßnahmen.

Dürfen Auszubildende einen zu pflegenden Menschen allein aus dem Aufwachraum übernehmen?

Nein. Die Fahrt aus dem Aufwachraum auf die periphere Station muss von einer Pflegefachperson übernommen werden, da es zu Komplikationen oder Bewusstseinseintrübungen kommen kann, die direkt behandelt werden müssen.

Wie lange darf der zu pflegende Mensch nach der Operation nichts essen?

Zur postoperativen Nahrungskarenz sollte für jeden zu pflegenden Menschen eine **individuelle Entscheidung** getroffen werden. Diese hängt ab von der Art des Eingriffs, der Narkose, der Medikamente, einer postoperativen Übelkeit und dem Bewusstsein. Generell gilt, eine orale Ernährung wird der enteralen Sondenernährung und parenteralen Ernährung vorgezogen.

Welche Überwachungsparameter stehen in der postoperativen Phase im Vordergrund?

In der postoperativen Phase ist die engmaschige Überwachung der nachfolgenden Parameter essenziell, um frühzeitig Komplikationen zu erkennen:

- Ansprechbarkeit, Bewusstsein und Orientierung
- Atmung, Blutdruck, Puls sowie die Körpertemperatur
- Drainagen, Sonden
- Schmerzen
- Urin- und Stuhlausscheidung
- Wunde, Wundverband, Gipskontrolle

Kann durch eine optimale perioperative Betreuung von alten Menschen im OP die Delirrate gesenkt werden.

Ja. Durch eine umfassende Betreuung durch eine Person vor und nach der Operation (im Aufwachraum/auf der Intensivstation) hat der alte Mensch eine vertraute Person an seiner Seite. Der zu pflegende Mensch wird individuell betreut und kognitiv gefordert und gefördert. Das führt dazu, dass die Sturz- und Infektionsgefahr verringert und damit ein verlängerter Krankenhausaufenthalt verhindert wird. Das Delirrisiko kann so deutlich reduziert werden.

Muss eine Redonflasche ohne Sog direkt gewechselt werden?

Ja. Wenn das Vakuum durch eine überfüllte Flasche oder durch eine Leckage im System ohne Sog ist, muss sie direkt gewechselt werden. Die Redondrainage wird eingesetzt, um Hämatome im subkutanen und subfaszialen Gewebe zu verhindern. Durch den Sog werden Blut, Sekret sowie Wundflüssigkeit nach außen abgeleitet.

Wo liegt die T-Drainage? Was ist im Umgang damit zu beachten?

Die T-Drainage wird in den **Ductus choledochus** eingelegt, um den Gallengang nach einer Operation an der Galle offen zu halten.

Die Drainage fördert in den ersten Tagen sehr viel Sekret (über 1.000 ml), sodass sie **unterhalb des Niveaus des zu pflegenden Menschen befestigt** werden muss.

> **Vorsicht**
> Bei auffälligem Juckreiz oder Druckgefühl im Bauch kann es sein, dass die Drainage verstopft oder disloziert ist. Informieren Sie umgehend einen Arzt.

Warum verfärbt sich die Halteplatte des Sekretbeutels bei einer Easyflow-Drainage manchmal weißlich?

Wenn sich die Halteplatte weißlich verfärbt, ist das ein Zeichen dafür, dass **unter die Hautschutzplatte Wundflüssigkeit dringt.** Wechseln Sie den Drainagebeutel und achten Sie darauf, dass Sie die Halteplatte auf der trockenen Hautoberfläche anbringen.

Wie können Drainagen an der Hautoberfläche fixiert werden?

- Ankleben
- Annähen
- Mit einer sterilen Sicherheitsnadel

Wie können Wunden verschlossen werden?

- Naht
- (Wund-)Klammern
- Wundnahtstreifen

Worauf ist bei der Entfernung von Intrakutannähten zu achten?

Bei einer Intrakutannaht darf **nur an einer Seite der Knoten abgeschnitten** und der Faden **langsam durch die drehende Bewegung der Pinzette entfernt** werden. Schneiden Sie beide Enden ab, führt das dazu, dass Sie den Faden nicht entfernen können, da er komplett unterhalb der Haut liegt. Dann müssen Sie einen Arzt darüber informieren.

Kann man Klammern auch ohne Klammerentfernungsgerät entfernen?

Nein. Die speziellen Klammerentfernungsgeräte drücken/biegen die Klammern in „M-Form" so zusammen, dass eine schmerzfreie Entfernung möglich ist. Eine Pinzette oder ein Skalpell kann das Zusammendrücken nicht ersetzen und führt zu einer sehr schmerzhaften Entfernung der Klammern. Zudem können Sie in diesem Fall an der Einstichstelle Mikroverletzungen verursachen.

Wie werden die Wundnahtstreifen entfernt?

Die Wundnahtstreifen zu entfernen, ist die einfachste pflegerische Maßnahme. Die Wundnahtstreifen werden wie Pflaster entfernt. Diese können ggf. mit NaCl 0,9 % oder einem Hautdesinfektionsmittel befeuchtet werden, um die Ablösung von der Haut zu vereinfachen.

5.5 Wundmanagement

Wodurch können Wunden entstehen und wie werden sie eingeteilt?

Wunden werden nach ihrer Entstehungsursache eingeteilt:

- Chemische Wunden, z. B. Säuren, Laugen oder Gase
- Mechanische Wunden, z. B. Schnitt- oder Schürfwunden, Platzwunden
- Thermische Wunden, z. B. Verbrennungen, Verbrühungen oder Erfrierungen
- Strahlenschäden, z. B. Radioaktivität oder Bestrahlung

Die Entstehungsursachen einer Wunde zu kennen ist wichtig, um den weiteren Heilungsverlauf abschätzen zu können.

Was ist der Unterschied zwischen der primären, verzögerten primären und der sekundären Wundheilung?

- Bei der *primären Wundheilung* **wachsen die Wundränder direkt miteinander zusammen, die Wunde wird verschlossen und es kommt zu einer minimalen Narbenbildung.**
- Bei der *verzögerten primären Wundheilung* sind die Wundränder **leicht gequetscht oder ausgefranst und müssen vor der Wundverschließung adaptiert** werden.
- Bei der *sekundären Wundheilung* können die **Wundränder nicht direkt miteinander verwachsen,** da sie mit Keimen besiedelt oder nekrotisch sind oder die Wunde zu groß ist, um die Wundränder aneinanderzulegen. Die Wunde muss offen heilen dadurch kommt es zu unebenen, schwulstigen Narben.

In welchen Phasen läuft die Wundheilung ab?

Verschiedene Quellen haben unterschiedlich viele Wundheilungsphasen. Im Folgenden werden die drei überlappenden Wundheilungsphasen vorgestellt.

Exsudationsphase
Es kommt zur Blutstillung und Blutgerinnung, um einen hohen Blutverlust zu verhindern. Daran anschließend kommt es zur Reinigungsphase der Wunde. Abgestorbenes Gewebe und Zelltrümmer werden entfernt. Es wird viel Wundsekret gebildet.

Proliferationsphase
In der Proliferationsphase (auch Granulationsphase genannt) wird gefäßreiches Granulationsgewebe neu gebildet. Die Wunde ist sauber, feucht glänzend und gut durchblutet.

Regenerationsphase
In der Epithelisierungsphase verschließen die Epithelzellen die Wunde. Es wird fasernreiches Narbengewebe gebildet.

Welche Wundauflagen setzt man bei der primären und sekundären Wundheilung ein?

- Bei der *primären Wundheilung* setzt man **Wundschnellverbände oder Pflaster** ein.
- Bei der *sekundären Wundheilung* werden aufwendigere und teurere Produkte verwendet, z. B. Hydrogele, Hydrokolloidverbände, Alginate und Polyurethanschäume und -verbände.

Vorsicht
Mit Sekundärverbänden sind nicht Verbandarten gemeint, die nur für die sekundäre Wundheilung geeignet sind. Mit Sekundärverbänden sind z. B. Folienverbände gemeint, welche die Primärverbände wie Pflaster zusätzlich fixieren.

Ab wann spricht man von einer chronischen Wunde?

Als chronisch werden Wunden bezeichnet, die **acht bis zwölf Wochen nach der Entstehung keine Besserung in der Heilung** aufzeigen. Vor allem der Dekubitus, Ulcus cruris venosum/arteriosum sowie das diabetische Fußulkus werden zu den chronischen Wunden gezählt.

Welche Reihenfolge ist bei den Verbandwechseln zu beachten?

Wenn der zu pflegende Mensch mehrere Wunden am Körper hat, beginnen Sie die Verbandwechsel bei den **aseptischen Wunden,** gehen dann zu den **kontaminierten und kolonisierten Wunden** über und wechseln abschließend die Verbände von **infizierten Wunden. Als allerletztes werden Wunden mit resistenten Keimen versorgt.**

Was ist bei der Wischrichtung zu beachten?

Die Aussage, von innen nach außen bei aseptischen Wunden und von außen nach innen bei septischen Wunden, ist veraltet und konnte wissenschaftlich nicht belegt werden.

Sie achten bei der Wundreinigung grundsätzlich darauf, dass Sie **ausreichend Spüllösung** haben, um die Wunde zu reinigen, und dass Sie die gesamte Wundoberfläche damit benetzen.

Wie oft darf man einen Tupfer bei der Wundversorgung benutzen?

Bei der Wundreinigung gilt der Grundsatz **„einmal wischen und weg"**, sodass es zu keiner Keimverschleppung innerhalb der Wunde und Wundumgebung kommen kann.

Was bedeutet Non-Touch-Technik bei der Wundversorgung?

Die **sterilen Materialien** dürfen beim Verbandwechsel **nicht mit den Händen berührt** werden. Aus diesem Grund nutzen Sie sterile Handschuhe oder Pinzetten, um die Materialien an die Wunde zu führen.

Wie häufig müssen bei einem Verbandwechsel die Handschuhe gewechselt und die Hände desinfiziert werden?

Bei einem Verbandwechsel müssen Sie **mindestens dreimal die Handschuhe wechseln** und sich **viermal die Hände desinfizieren.**

- Sie starten, indem Sie sich die Hände desinfizieren und unsterile Handschuhe anziehen.
- Nun lösen Sie den alten Verband von der Wunde ab und führen einen Handschuhwechsel mit Händedesinfektion durch.
- Sie reinigen die Wunde, ziehen die Handschuhe aus und führen abschließend wieder eine Händedesinfektion durch.
- Nun ziehen Sie sich erneut Handschuhe (das dritte Paar) an und verschließen die Wunde mit der Non-Touch-Technik oder Sie nutzen einen sterilen Handschuh, um die Wunde zu verschließen. Nachdem Sie die Wunde verschlossen haben, ziehen Sie die Handschuhe aus und desinfizieren abschließende Ihre Hände.

Info
Nur so können Sie gewährleisten, dass es zu keiner Keimverschleppung innerhalb der Wunde und der Wundumgebung kommt.

Was ist bei der Wunddokumentation zu berücksichtigen?

Im ersten Schritt werden die **Einschränkungen der Person** genau beschrieben. Welche Ängste, psychischen Veränderungen bestehen bei der Person und ihren Bezugspersonen, ebenfalls werden Körperbildstörungen und Mobilitätseinschränkungen dokumentiert.

Im zweiten Schritt dokumentieren Sie alles zum **Aussehen der Wunde.** Der Lokalisationsort wird dokumentiert, zudem wird die Größe und Tiefe der Wunde mit Millimeter- bis Zentimeterangaben genauestens beschrieben. Hinzu kommen Aussagen zum Geruch der Wunde, Exsudatmenge und -aussehen sowie die Beschreibung des Wundrands und Wundgrunds. Des Weiteren befragen Sie den Betroffenen nach Schmerzen und achten auf Entzündungszeichen.

Info
Bei chronischen Wunden führen Sie spätestens alle vier Wochen eine erneute Begutachtung der Wunde und eine entsprechende Wunddokumentation durch.

5

Wie wird die Fotodokumentation einer Wunde richtig durchgeführt?

Eine Fotodokumentation *ergänzt* die Wunddokumentation. Eine reine Fotodokumentation ist nicht ausreichend. Bevor Sie ein Foto von der Wunde machen, benötigen Sie das **Einverständnis des zu pflegenden Menschen** oder seines Betreuers. Sie sollten unter die Wunde immer ein **Maßband mit einer Zentimetereinteilung** legen und am Rand das Datum und den Namen des zu pflegenden Menschen sichtbar notieren. Die Wunde wird erst **nach der Wundreinigung fotografiert.**

Merke

Das Foto sollte **immer unter den gleichen Bedingungen** entstehen (Abstand der Kamera zur Wunde, Winkel der Kamera, Positionierung der Person).

Wie geht man professionell mit stark riechenden Wunden um?

Ein **einfühlsamer Umgang** mit Personen mit einer stark riechenden Wunde ist essenziell. Durch die dauerhafte Geruchsbelästigung ziehen sich viele zu pflegende Menschen aus dem sozialen Umfeld zurück und schirmen sich ab. Sie interpretieren viel in Worte und Mimik/Gestik der Pflegefachperson, welche die Wunde versorgt. Bei der Wundversorgung ist es wichtig, die Person als Mensch wahrzunehmen. Sprechen Sie mit dem zu pflegenden Menschen, denn Humor oder Ablenkung können hilfreich sein. Dadurch können beide Parteien professionell und kompetent mit dem Geruch und der Situation des Verbandwechsels umgehen. Zudem kann durch die Raumpflege der Geruch der Wunde vermindert werden. Stellen Sie z. B. ein Schälchen mit Kaffeepulver ins Zimmer, um den Geruch zu binden.

Was ist bei Diabetikern und ihren Wunden zu beachten?

Durch den jahrelang anhaltenden hohen Blutzucker entsteht bei Diabetikern oftmals eine diabetische Polyneuropathie. Das bedeutet, dass die motorischen, sensiblen und die autonomen Nerven geschädigt sind. Dies führt dazu, dass die Personen **Schmerzen, Temperatur und Berührungen nur noch vermindert wahrnehmen.** Dadurch werden **Wunden,** die z. B. durch einen drückenden Schuh entstehen, **nicht bemerkt und können sich stark entzünden.** Das führt dazu, dass die Wunden sich in der Tiefe des Gewebes ausbreiten und zu einer chronischen Wunde verändern können.

Info

Bei Personen, die seit Jahren einen Diabetes mellitus haben, ist eine umfangreiche Beobachtung und Begutachtung der Füße essenziell, damit es nicht zu einer chronischen Wunde oder zum diabetischen Fußsyndrom kommt. Beraten und schulen Sie die Person darin, die Füße täglich zu inspizieren, passendes Schuhwerk zu tragen und die Fußpflege von einem Podologen durchführen zu lassen.

Was ist bei der modernen Wundversorgung zu beachten?

- Die modernen Wundauflagen sind **nicht täglich zu wechseln** (Kostenreduktion)
- Eine **Vielfalt an Produkten** ist entstanden:
  - Alginat
  - Hydrofaser/Hydrofiber
  - Hydrogele oder Hydrogelkompressen oder -platten
  - Hydrokolloid

- Polyurethanschaum
- Semipermeable Transparentfolienverbände
- Vlieskompressen mit Superabsorber
- Silberhaltige Wundauflagen, Silber-Aktivkohle-Wundauflagen

- Es sind **wenig evidente Nachweise/Studien** zu einzelnen Produkten zu finden
- Nutzen Sie zur Beratung für die richtige Wundversorgung in Ihrer Einrichtung die weitergebildeten Wundmentoren oder **Wundexperten**

Was ist bei einem Verbandwechsel bei einem Früh- oder Neugeborenen zu beachten?

Ein Verbandwechsel ist häufig mit Schmerzen verbunden. Aus diesem Grund sollten Sie **vor dem Verbandwechsel** bei Früh- und Neugeborenen einige **schmerzlindernde Maßnahmen** durchführen:

- **Non-nutritives Saugen** (nicht ernährungsbedingtes Saugen → Schnuller)
- Gabe von **Glukose** bzw. Saccharose
- Begrenzendes Verhalten/**Positionierung** durchführen

Was muss bei der Wundversorgung von Säuglingen und Kleinkindern beachtet werden?

Die Wundversorgung, das Anlegen und der Wechsel eines Verbands können sehr schmerzhaft sein. Aus diesem Grund wird bei Säuglingen und Kleinkindern gerne auf Produkte zurückgegriffen, die eine **schmerzarme Anwendung** ermöglichen. Um einen Verband zu lösen, können Sie **Pflasterlöser** nutzen, die den Schmerz an der empfindlichen Haut reduzieren. Des Weiteren sollte auf ein angepasstes und individuelles **Schmerzmanagement** geachtet werden.

Kinder haben häufig **Angst** vor dem Verbandwechsel und assoziieren damit Schmerzen und Unwohlsein. Zusätzlich haben sie Angst vor dem Anblick der Wunde. Eine **ruhige und entspannte Atmosphäre** ist wertvoll, um die Ängste des Kindes zu verringern. Den Verband zu verschönern oder Farben ins Spiel zu bringen, kann als „Trostpflaster" auflockernd und entspannend auf das Kind wirken. Zusätzlich sollten Sie darauf achten, dass die **Eltern in der Nähe** sind, um das Kind zu trösten und zu beruhigen. Des Weiteren können Ablenkungen, z. B. durch einen Klinikclown, oder Belohnungen, z. B. ein Tapferkeitsorden, eingesetzt werden.

Welche Unterschiede gibt es bei der Wundreinigung (Débridement)?

Beim Débridement werden Fibrinbeläge und abgestorbenes Gewebe entfernt (▶ Tab. 5.9).

Welche Wundspüllösungen kann ich für die Wundspülung einsetzen?

Die Wundspüllösungen sind heutzutage steril, farblos, physiologisch, nicht reizend oder schmerzerzeugend.

Folgende Produkte können zur Wundspülung eingesetzt werden:

- NaCl 0,9 % oder Ringerlösung (wirkstofffreie Produkte)
- Octenidin oder Polyhexanid (wirkstoffhaltige Produkte)

Wie wird nach einer Amputation der Stumpf versorgt?

Der erste Verbandwechsel sollte in **Ruhe und mit Zeit** durchgeführt werden. Der Betroffene sieht zum ersten Mal seinen Stumpf.

- **Aseptischer Verbandwechsel** (s. o.)

- Die **Extremität zusätzlich wickeln,** um den Stumpf zu formen:
  - Kurzzugbinde
  - Zug von distal nach proximal verringern
  - Nächst höheres Gelenk mit einwickeln, um eine physiologische Stellung/Haltung zu ermöglichen und um Stabilität im Wickel zu erhalten

Tab. 5.9 Débridement

Art	Besonderheiten
Chirurgisches Débridement	• Schnellste und effektivste Art des Débridements • Mithilfe eines Skalpells und einer Pinzette wird das Gewebe vom Arzt entfernt • Größere Débridements finden im OP in Kurznarkose statt
Mechanisches Débridement	• Mit sterilen Kompressen oder speziellen Reinigungspads werden Gewebsstücke und Beläge aus der Wunde ausgewischt oder ausgespült • Mithilfe einer Knopfkanüle oder eines Spülkatheters wird die Lösung in die Wunde gebracht
Autolytisches Débridement	• Hydrogel wird in die Wunde eingeführt • Beläge werden aufgeweicht • Vorteil: sehr schmerzarm und schonend • Nachteil: sehr zeitintensiv und Gefahr der Mazeration in der Wundumgebung
Biochirurgisches Débridement	• Spezielle, steril gezüchtete Fliegenlarven werden in einem Netz ins Gewebe eingelegt • Der Speichel der Larven weicht die Nekrosen und das Gewebe auf • Verweildauer 3–4 Tage • Kann sehr schmerzhaft und für die Person mit Ekel verbunden sein
Enzymatisches Débridement	• Biosynthetisch hergestellte proteolytische Enzyme • Die Enzyme lösen die Beläge auf • Verbandwechsel mindestens einmal täglich nötig • Nachteil: hohe Kosten

Welche Maßnahmen werden bei der dauerhaften Stumpfpflege angewendet?

- Haut nur mit **klarem Wasser** waschen (ggf. milde Seife benutzen)
- Seifenrückstände sorgfältig abspülen und Haut sorgfältig abtrocknen
- Bei Druckstellen oder Kontaktdermatitis unverzüglich den **Orthopädietechniker anrufen**
- **Narbenpflege** mit unparfümierter und pH-neutraler Bodylotion

Wie kann die Stumpfhaut abgehärtet werden, sodass eine schnelle Prothesenanpassung möglich ist?

- **Bürstenmassage** des Stumpfs
- Stumpf mit **rauem Waschlappen** abreiben
- Stumpf in verschiedenen Materialien bewegen, z. B. Knetmasse, Reis
- Stumpf kräftig abtrocknen

Vorsicht

Bevor Sie mit Maßnahmen zur Stumpfhautabhärtung beginnen, muss die Wundheilung komplett abgeschlossen sein.

Literatur

AMBOSS. Transfusionen. 2021. Aus: https://www.amboss.com/de/wissen/Transfusionen (letzter Zugriff: 09. Januar 2022).

Berufsgenossenschaft für Gesundheitsdienst und Wohlfahrtspflege (BGW). TRBA 250. Biologische Arbeitsstoffe im Gesundheitswesen und in der Wohlfahrtspflege. Die TRBA 250 wurde in Anwendung des Kooperationsmodells erarbeitet. 2018. Aus: https://www.bgw-online.de/resource/blob/13696/f7d59061152e53c1b6a32ab-254f6acd5/trba250-biologische-arbeitsstoffe-im-gesundheitswesen-und-in-der-wohlfahrtspflege-data.pdf (letzter Zugriff: 31. Dezember 2021).

Bundesgesundheitsblatt Prävention von Infektionen, die von Gefäßkathetern ausgehen. Teil 2. 2017; https://www.rki.de/DE/Content/Infekt/Krankenhaushygiene/Kommission/Downloads/Gefaesskath_Inf_Teil2.pdf?__blob=publicationFile (letzter Zugriff: 09. Januar 2022).

Bundesgesundheitsblatt. Prävention postoperativer Wundinfektionen. Empfehlung der Kommission für Krankenhaushygiene und Infektionsprävention (KRINKO) beim Robert Koch-Institut. 2018. Aus: https://www.rki.de/DE/Content/Infekt/Krankenhaushygiene/Kommission/Downloads/Empfehlung_Wundinfektionen_2018-04.pdf?__blob=publicationFile (letzter Zugriff: 09. Januar 2022).

Bundesministerium für Bildung und Forschung. Die PRISCUS-Liste. 2010. Aus: https://www.priscus2-0.de/fileadmin/media/PRISCUS_1/PIM_final_gesamt_lang_040510.pdf (letzter Zugriff: 31. Dezember 2021).

Deutsche Gesellschaft für Anästhesiologie & Intensivmedizin. Perioperative Antibiotikaprophylaxe Präoperatives Nüchternheitsgebot. Präoperative Nikotinkarenz. 2016. Aus: https://www.ai-online.info/images/ai-ausgabe/2016/04-2016/2016_4_231-233_Perioperative%20Antibiotikaprophylaxe%20Praeoperatives%20Nuechternheitsgebot%20Praeoperat.pdf (letzter Zugriff: 09. Januar 2022).

Deutsches Netzwerk für Qualitätsentwicklung in der Pflege Expertenstandard Pflege von Menschen mit chronischen Wunden. 1. Aktualisierung. 2015; Hochschule Osnabrück. Osnabrück.

Großkopf V., Klein H. Recht in Medizin und Pflege. 4. A. 2012; Spitta. Balingen.

Käding H. Korrektes Vorgehen. Pflegeintervention. Intramuskuläre Injektionen. CNE.online. 2017; https://cne.thieme.de/cne-webapp/r/pdf/learningunit/10.1055_s-0035-1570147.

Keller, C. (Hrsg.) Pflegen. Grundlagen und Interventionen. 3. Auflage. 2021. Elsevier/Urban & Fischer. München.

Materialprüfungsamt Nordrhein-Westfalen Strahlenschutz. 2021. Aus: https://www.mpanrw.de/dienstleistungen/strahlenschutz (letzter Zugriff: 30. Dezember 2021).

Materialprüfungsamt Nordrhein-Westfalen. Strahlenschutz und Dosimetrie. 2015. Aus: https://www.mpanrw.de/fileadmin/user_upload/pdf/Strahlenschutz/Downloads/Weitere_Informationen___Vortraege/Kompetenzzentrum_Strahlenschutz.pdf (letzter Zugriff: 30. Dezember 2021).

Menche N. Pflege Heute. 7. Auflage. 2019; Elsevier/Urban & Fischer. München.

Ministerium für Arbeit, Gesundheit und Soziales des Landes Nordrhein-Westfalens. Der alte Mensch im OP. 2017. Aus: https://broschuerenservice.nrw.de/mags/shop/Der_alte_Mensch_im_OP (letzter Zugriff: 09. Januar 2022).

MPS-GmbH. Medizin Produkte Service. MVZ Gemeinschaftslabor Cottbus. 2018. Aus: https://www.labor-cottbus.de/fileadmin/user_upload/Cottbus/PDFs/Entnahmehinweise.pdf (letzter Zugriff: 30. Dezember 2021).

Schwalbe, O.; Freiberg, I.; Kloft, C. Die Beers-Liste. Ein Instrument zur Optimierung der Arzneimitteltherapie geriatrischer Patienten. Aus: https://www.bcp.fu-berlin.de/pharmazie/faecher/klinische_pharmazie/arbeitsgruppe_kloft/materialien/Beers-Liste.pdf (letzter Zugriff: 31. Dezember 2021).

Springer-Verlag (Hrsg.) Bundesgesundheitsblatt. Anforderungen an die Hygiene bei Punktionen und Injektionen. 2011. Aus: https://edoc.rki.de/bitstream/handle/176904/216/28PtGnldlt8jI.pdf?sequence=1&isAllowed=yhttps://www.google.de. (letzter Zugriff: 30. Dezember 2021).

5

Universitätsklinikum Halle (Saale). Informationsblatt zum Verhalten bei Arbeitsunfällen mit Infektionsrisiko (z. B. Nadelstichverletzungen). 2019. Aus: https://wcms.itz.uni-halle.de/download.php?down=26516&elem=3225662 (letzter Zugriff: 31. Dezember 2021).

6 Sofortmaßnahmen in der Pflege

6.1 Atmung und Beatmung

Was sind die typischen Leitsymptome einer Atemnot?

- Zyanose
- Erschwerte Atmung (Dyspnoe)
- Unruhe
- Schweißausbruch
- Tachykardie
- Angst/Todesangst

Kann man bei Atemnot und der daraus resultierenden Angst Morphin geben? Oder entsteht dadurch eine Atemdepression?

In einer Situation, in der der zu pflegende Mensch an stärkster Atemnot leidet, **kann die Morphintherapie (n.ä.A.) angewandt werden.** Der Betroffene ist in einer Spirale, die den Körperkreislauf stark beeinträchtigt. Aufgrund seiner Todesangst reagiert der Körper mit einer Tachykardie und starker Unruhe. Der zu pflegende Mensch kann sich in diesem Moment nicht entspannen oder die Atmung kontrollieren. Das Morphin hilft dem Betroffenen, sich zu beruhigen, und der Körper kann sich erholen. Allerdings sollte wegen der Nebenwirkung der Atemdepression die Gabe von Morphin **nur unter Monitoring der Vitalzeichen** ausgeführt werden.

Wie erkennt man bei einem zu pflegenden Menschen mit einer Trachealkanüle eine Atemnot?

Die Symptome **gleichen fast den Symptomen, die ein zu pflegender Mensch ohne Trachealkanüle** hat (s. o.). **Ergänzend sind häufig folgende Symptome** zu sehen:

- Hustenanfälle
- Stridor (inspiratorisch/exspiratorisch)
- Manipulation an der Kanüle (häufiges Anfassen oder Wackeln an der Kanüle durch den Betroffenen)

Welche Ursachen liegen bei Atemnot eines zu pflegenden Menschen mit einer Trachealkanüle vor?

- Ungenügende Befeuchtung der Atemwege
- Verlegung der Kanüle durch Sekret
- Blutung
- Borken, die durch das häufige Absaugen in der Trachea entstanden sind

Was ist eine Aspiration? Was können die Folgen sein?

Von einer Aspiration spricht man, wenn **Stoffe ungewollt in die Lunge gelangen.** Hierbei handelt es sich häufig um Flüssigkeiten, z. B. Getränke oder Erbrochenes, es können aber auch Fremdkörper aspiriert werden.

Durch das Eindringen der Flüssigkeiten oder Gegenstände (und der Keime) wird die **Lunge schlechter belüftet** und es kommt zum **Verschluss von Alveolen.** Folge ist sehr häufig eine Entzündungsreaktion und **Aspirationspneumonie.**

Bei der Aspiration von Gegenständen kann es zudem zu **Verletzungen** kommen. Bei einer vollständigen Verlegung ist der Betroffene nicht mehr in der Lage zu atmen, es droht ein **Atemstillstand** und in der Folge ein **Herz-Kreislauf-Stillstand.**

Info
Meist aspiriert man in die rechte Lunge. Dies liegt an den anatomischen Voraussetzungen. Der linke Hauptbronchus wird vom Herzen verdrängt und geht somit an der Carina flacher ab. Gegenstände oder Flüssigkeiten gelangen somit eher in den steileren rechten Hauptbronchus.

Welche Maßnahmen leitet man nach einer Aspiration von Flüssigkeiten ein?

- Betroffenen zunächst **auffordern zu husten,** das erhöht den Atemwegsdruck und er kann die Flüssigkeit hochhusten.
- Beim **Erbrechen** darauf achten, dass der **Oberkörper erhöht** ist und der Betroffene sich nach vorne beugen kann, sodass keine weitere Aspiration stattfindet.
- **Bettlägerige Personen** sollten direkt **auf die Seite gedreht** werden, der **Kopf wird überstreckt.**
- Schafft der zu pflegende Mensch es nicht, eigenständig die Flüssigkeit hochzuhusten, wird die **Flüssigkeit abgesaugt.**
- Hat der zu pflegende Mensch viel Flüssigkeit aspiriert, wird diese durch eine **Bronchoskopie** unter Sicht abgesaugt. Hierzu ist eine Kurznarkose notwendig.

Welche Maßnahmen leitet man bei einer Fremdkörperaspiration bei jugendlichen und erwachsenen zu pflegenden Menschen ein?

Fordern Sie den zu pflegenden Menschen zunächst immer wieder auf zu **husten.** Dadurch versucht er selbstständig, das aspirierte Essen oder den Fremdkörper hochzuhusten. Wenn das nicht gelingt, geben Sie ihm **fünf Schläge auf den Rücken.** Hierzu nutzen Sie Ihren **Handballen** und schlagen kräftig **zwischen die Schulterblätter.** Beugen Sie den **Betroffenen dabei etwas nach vorne,** sodass der Gegenstand oder das Essen aus dem Mund herauskommen kann. Bleibt dies wirkungslos, geben Sie dem Betroffenen **fünf Oberbauchstöße.** Hierzu stellen Sie sich hinter den Betroffenen und legen beide Arme um dessen Oberbauch, lehnen sie die Person nach vorne und legen Sie Ihre geballte Faust zwischen Nabel und Brustkorb der betroffenen Person. Greifen Sie Ihre eigene Hand mit der andern und **ziehen Sie kräftig nach innen oben.** Ist der Fremdkörper durch die ruckartigen Oberbauchstöße immer noch nicht herausgekommen, führen Sie **je fünf Rückenschläge und Oberbauchstöße im Wechsel** durch, bis der Gegenstand durch die Mundhöhle herauskommt. Wenn der Betroffene durch die Atemwegsverlegung **bewusstlos** wird, legen Sie ihn auf den Boden und **beginnen die Reanimation** mit der Thoraxkompression.

Info
Im Krankenhaus können Sie noch spezielle Zangen (Magill-Zangen) nutzen, um den Gegenstand zu entfernen.

Wie handle ich, wenn ein Säugling oder Kind einen Gegenstand verschluckt hat?

Bei einem *Säugling* **beginnt man mit den Rückenschlägen.** Dazu legt man den Säugling in Bauchlage mit dem Kopf nach unten auf den eigenen Schoß. Stützen Sie den Kopf des Säuglings mit einer Hand ab. Mit der anderen Hand führen Sie fünf kräftige Rückenschläge zwischen die Schulterblätter durch. Wenn das den Gegenstand nicht in die Mundhöhle befördert, führen Sie Thoraxkompressionen durch. Dazu legen Sie sich den Säugling in die Rückenlage mit dem Kopf nach unten auf den Schoß. Führen Sie die Thoraxkompressionen ähnlich wie bei einer Reanimation durch. Führen Sie die Kompressionen schnell und kräftig durch, um den Gegenstand wieder in die Mundhöhle zu befördern.

Bei einem *Kind nach dem 1. Lebensjahr* ist ein etwas anderer Handlungsablauf vorgegeben. Fordern Sie das Kind, wenn möglich zunächst auf zu **husten.** Ist das **Husten effektiv,** ermuntern Sie es **weiter zu husten** und achten Sie auf Verschlechterungen. Ist das **Husten ineffektiv** und das Kind **wach,** führen Sie wie beim Säugling **zunächst die Rückenschläge** durch. Je nach Größe des Kindes bringen Sie den Kopf in Tieflage. Ist das Kind noch nicht so groß, legen Sie es sich auf den Schoß. Wenn das Kind eine gewisse Körpergröße erreicht hat, nutzen Sie die Position wie bei einem Erwachsenen. Stellen Sie sich neben das Kind, beugen Sie den Körper nach vorne und führen Sie fünf Rückenschläge durch. Wenn diese Maßnahme keinen Erfolg zeigt, führen Sie **beim Kind nach dem 1. Lebensjahr eine Oberbauchkompression** durch. Hierzu stellen oder knien Sie sich hinter das Kind. Die Oberbauchkompression wird wie bei einem Erwachsenen (s. o.) durchgeführt. Wenn der Gegenstand nicht ausgestoßen wird, führen Sie die **beiden Maßnahmen im Wechsel** durch. Ist das Kind **bewusstlos,** öffnen Sie die Atemwege und führen **5 Notfallbeatmungen** durch, hat dies keinen Erfolg, setzen Sie die **Reanimation** mit der Thoraxkompression fort.

6

Merke

Wischen Sie den Mund des Kindes nicht wiederholt oder blind aus.
Wird der Fremdkörper ausgestoßen, müssen Sie sich dringend um eine medizinische Nachsorge kümmern.

Darf ich einem zu pflegenden Menschen mit einer COPD-Erkrankung bei Atemnot im Notfall Sauerstoff geben?

Ja. Bei einer Atemnot benötigt selbst der zu pflegende Mensch mit einer COPD für die ausreichende Versorgung seiner Organe Sauerstoff. Hierbei ist es wichtig, dass er auf eine Intensivstation oder Intermediate-Care-Station (IMC) verlegt wird, um ihn an ein Monitoring anzuschließen und eine engmaschige Blutgasanalyse durchführen zu können.

Wie erkennt man einen Atemstillstand?

- Bewusstlosigkeit
- Keine erkennbaren Hebungen des Brustkorbs
- Keine Atemgeräusche
- Keine Luftströmungen
- Zyanose

Führt ein Atemstillstand immer zu einem Herz-Kreislauf-Stillstand?

Wenn es zu einer Erschöpfung der Atemmuskulatur kommt, ist die Versorgung der Organe nicht mehr gewährleistet. Im weiteren Verlauf wird der Betroffene bewusstlos und dies führt **innerhalb von fünf bis zehn Minuten zu einem Herz-Kreislauf-Stillstand,** wenn keine adäquate Therapie begonnen wird.

6.2 Reanimation im Krankenhaus

Was ist die Reanimationsleitlinie?

Dies ist die Leitlinie, in der der Ablauf bei Notfallmaßnahmen beschrieben wird. Dabei handelt es sich nicht um eine Handlungsempfehlung, sondern um eine **verpflichtende Handlungsanweisung.** Die Leitlinie wird alle fünf Jahre nach dem aktuellen wissenschaftlichen Stand von der AHA (American Heart Association) und dem ERC (European Resuscitation Council) überarbeitet. Zuletzt wurde die Leitlinie im Frühjahr 2021 angepasst. Zu den bereits bestehenden und überarbeiteten Themen, wie die Basis- und die Erweitertenmaßnahmen bei der Reanimation bei Neugeborenen, Kindern und Erwachsenen und speziellen Maßnahmen bei unterschiedlichen Notfällen (Aspiration, Herzinfarkt etc.), wurde die Leitlinie durch ein Kapitel zur Reanimation bei Personen mit einer Covid-Infektion erweitert. Zusätzlich enthält die Leitlinie Kapitel zu den ethischen Aspekten der Notfallversorgung und zur Lehre der Maßnahmen.

Was ist die Rettungskette?

Die Rettungskette beschreibt den **Ablauf, der beim Auffinden einer leblosen Person außerhalb der stationären Akutpflege** eingehalten werden soll, um eine schnelle und bestmögliche Versorgung zu gewährleisten.

1. Reaktion: prüfen, ob die Person reagiert
2. Atemwege freimachen
3. Atmung kontrollieren durch Sehen, Hören, Fühlen (wegen der Covid-Pandemie während der Atmungskontrolle den Mund des zu pflegenden Menschen geschlossen halten)
4. Notruf (112)
5. 30 Thoraxkompressionen
6. 2 Beatmungen
7. Kardiopulmonale Reanimation mit 30:2 fortführen
8. Sobald ein AED (automatisierter externer Defibrillator) eintrifft: einschalten und den Anweisungen folgen

> **Merke**
> Mit der Notrufnummer 112 erreichen Sie europaweit die nächste Rettungsstelle.

Gilt die Rettungskette auch im Krankenhaus?

Im Prinzip verläuft die Rettungskette im Krankenhaus **ähnlich wie außerhalb der Einrichtung.** Nur dass hier nicht der Notruf, sondern das **Notfall- oder Reanimationsteam informiert** wird. Ist beim Auffinden der leblosen Person ein Kollege oder eine Kollegin, eine Rufklingel oder ein Telefon in der direkten Nähe, sollte Hilfe geholt werden, bevor die Atemwege frei gemacht werden. Lebensrettende Maßnahmen müssen dann sofort eingeleitet und bis zum Eintreffen von Hilfe aufrechterhalten werden. Danach wird den Anweisungen des Notfall- oder Reanimationsteams gefolgt.

Wie sieht die Überlebenskette aus?

Bei der Überlebenskette handelt es sich um eine **Kette von Maßnahmen,** die zu einer **schnellst- und bestmöglichen Wiederbelebung** beitragen sollen. Sie besteht aus vier Schritten (▶ Abb. 6.1).

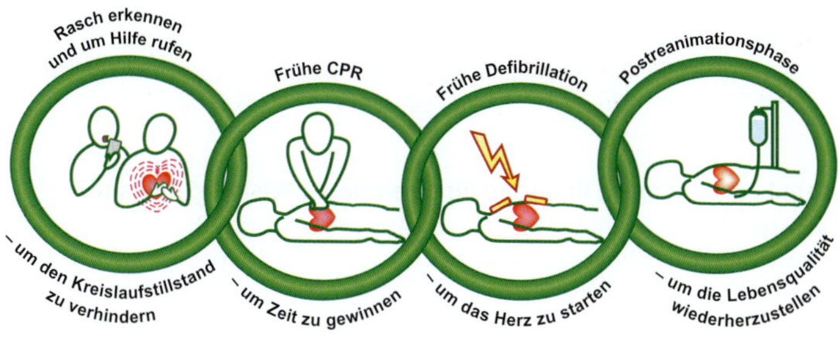

Abb. 6.1 Überlebenskette [L234]

Was muss ich tun, wenn der zu pflegende Mensch nicht reagiert, aber normal atmet?

Präklinisch wird neben der **Einhaltung der Rettungskette** (s. o.) der Betroffene in die **stabile Seitenlage** gebracht. In der stationären Akutpflege werden das **Notfallteam oder der zuständige Arzt** informiert und der Betroffene ebenfalls die **stabile Seitenlage** gebracht.

Wer gehört zum Reanimationsteam im Krankenhaus?

Bei einer Reanimation im Krankenhaus ist es üblich, dass über eine bestimmte Telefonnummer ein Reanimationsteam gerufen wird. Dieses besteht in der Regel aus einem **(Fach-)Arzt** und **ein oder zwei Pflegefachpersonen** aus der Anästhesie oder der Intensivstation.

Info
Informieren Sie sich immer zu Beginn eines Einsatzes über die dortige Notfallnummer, damit Sie in der Lage sind, Hilfe zu holen, wenn dies nötig ist!

Notfallteam und Reanimationsteam – wo ist der Unterschied?

Ein *Reanimationsteam* wird gerufen, wenn bei einem **zu pflegenden Menschen im Krankenhaus ein Herz-Kreislauf-Stillstand** vorliegt. Hingegen wird ein *Notfallteam* bereits gerufen, wenn bei einem zu pflegenden Menschen **jedwede Notfallmaßnahme** ergriffen werden muss. Dies kann über gemessene Parameter oder erkennbare Klinik erkannt werden. Notfallteams etablieren sich zunehmend in Krankenhäusern und sollen dazu dienen, die Notwendigkeit einer Reanimation zu verhindern, indem bereits vorher Maßnahmen ergriffen werden. Die Implementierung von Notfallteams wird in den Reanimationsleitlinien befürwortet.

Welche Materialien bringt das Notfallteam mit? Welche muss ich bereitstellen?

Notfall- und Reanimationsteams sind in der Regel **so ausgestattet, dass sie autark handeln** könnten. Das heißt, dass sie auch außerhalb einer Station, z. B. auf dem Parkplatz, einen Notfall versorgen können. Daher bringen sie einen Notfallrucksack, einen Defibrillator, tragbaren Sauerstoff und ein Absauggerät mit.

Vorsicht

Dennoch müssen Sie Ihre jeweilige Station kennen und wissen, wo die Notfallausrüstung liegt. Informieren Sie sich gleich zu Beginn des Einsatzes darüber!

Was sind die häufigsten Ursachen für einen Herz-Kreislauf-Stillstand?

Erwachsene

- Myokardinfarkt (häufigste Ursache!)
- Herzrhythmusstörungen
- Thromboembolie

Kinder

- Asphyxie (Erstickungszustand durch Sauerstoffmangel im Blut)
- Selten kardiologische Ursachen

Wie erkennt man einen Herz-Kreislauf-Stillstand?

Das Erkennen eines Herz-Kreislauf-Stillstands kann gerade für unerfahrenes Personal in einer Stresssituation eine Herausforderung sein. Daher sagt man heute, dass ein Kreislaufstillstand angenommen werden und mit den Erstmaßnahmen begonnen werden soll, wenn der Betroffene nicht reagiert und nicht normal atmet. Da die Pulsmessung viel Zeit kostet und geübt werden muss, sollte darauf verzichtet werden. Dies gilt auch für Mitarbeiter des Krankenhauses!

Geübtes Personal kann an der Hautfarbe und dem „Gesichtsausdruck" (spitzes, eingefallenes Gesicht) des Betroffenen häufig einen Herz-Kreislauf-Stillstand erahnen. Ob wirklich gar keine Kreislaufaktivität oder nur eine sehr geringe vorhanden ist, ist jedoch auch für den Profi schwer zu erkennen. Dies ist jedoch nicht relevant, da anzunehmen ist, dass der Kreislauf Unterstützung braucht und somit durch die Erstmaßnahmen nichts verschlimmert werden kann.

Was ist Schnappatmung? Muss ich im Fall einer Schnappatmung mit der Reanimation beginnen?

Bei der Schnappatmung handelt es sich um eine **langsame, stoßhafte Atmung,** die meist vom Hirnstamm, der auch bei Sauerstoffmangel noch einige Minuten funktionstüchtig ist, gesteuert wird. Sie tritt etwa bei 50 % der Kreislaufstillstände auf und ist mit einer besseren Prognose verbunden, wird aber häufig als Lebenszeichen fehlinterpretiert, obwohl hierbei bereits mit der Reanimation begonnen werden muss.

Vorsicht

Schnappatmung ist Zeichen eines Kreislaufstillstands. Es muss sofort mit der Reanimation begonnen werden!

Wie führt man die Herz-Thorax-Kompression beim Erwachsenen richtig durch?

Wichtig ist, dass die Herzdruckmassage so **früh wie möglich begonnen und so wenig wie nötig unterbrochen** wird. Daher sollten Sie Phasen, in denen andere Dinge vorbereitet werden, wie Anschließen des Defibrillators oder Legen eines Venenverweilkatheters, zur Thorax-Kompression nutzen. Hier ist eine **sichere Position des Durchführenden** wichtig, dabei sollten die **Arme im 90°-Winkel zum Rücken** durchgestreckt sein. Die Thoraxkompression wird in der Mitte der Brust, im **unteren Drittel des Brustbeins** durchgeführt. Die **Drucktiefe sollte 5–6 cm** betragen, danach muss der Thorax vollständig entlastet werden, damit das Herz die Chance hat, sich wieder komplett zu füllen, und so bei der nächsten Kompression die beste Auswurfleistung gewährleistet werden kann. Die Frequenz sollte **100–120 pro Minute** betragen. Die Herzdruckmassage sollte wann immer möglich auf einer harten Unterlage durchgeführt werden, da aber das Holen eines speziellen Brettes zu viel Zeit kostet, wird dies in den Leitlinien nicht mehr empfohlen.

Wie führt man die Herz-Thorax-Kompression beim Kind richtig durch?

Unabhängig vom Alter wird bei allen Kindern die **untere Sternumhälfte** bei der Wiederbelebung komprimiert. Das Sternum sollte **bis ⅓ des Thorax tief eingedrückt** werden. Danach muss das Sternum zur Füllung des Herzens vollständig entlastet werden. Auch hier sollte die Frequenz bei **100–120 pro Minute** liegen.

> **Merke**
> Ab der Pubertät, also bei Jugendlichen, gelten die Leitlinien für Erwachsene.

6

Wie führt man die Herz-Thorax-Kompression beim Säugling richtig durch?

Wenn eine Person alleine die Erstmaßnahmen durchführen muss, sollte sie das **Sternum mit zwei Fingerspitzen komprimieren.** Wenn mehrere Helfer anwesend sind, sollte einer den Thorax mit beiden Händen umfassen, die **Daumen liegen auf der unteren Hälfte des Sternums,** die **restlichen Finger liegen geschlossen auf dem Rücken** des Säuglings, um so die Thoraxkompression durchzuführen (▶ Abb. 6.2). Das Sternum sollte **um ⅓ des Thoraxdurchmessers komprimiert** werden und danach zur Füllung des Herzens vollständig entlastet werden. Die Frequenz liegt auch hier bei **100–120 pro Minute.**

> **Info**
> Die Reanimation von Neugeborenen unterscheidet sich grundlegend von den anderen Reanimationsalgorithmen. Dazu gibt es in den ERC-Leitlinien ein ausführliches Kapitel. Grundsätzlich ist die Reanimation von Neugeborenen selten. Meist benötigen diese „nur" eine Unterstützung der Anpassung durch eine assistierte Belüftung der Lungen. Die Reanimation von Neugeborenen wird meist durch das Team im Kreißsaal bzw. bei einem Kaiserschnitt durch die Anästhesie und die Geburtshilfe übernommen.

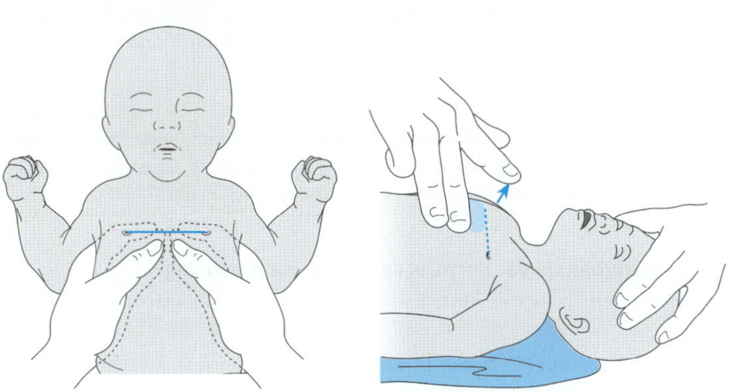

Abb. 6.2 Herz-Thorax-Kompression beim Säugling

Kann man jemanden bei der Reanimation verletzen? Was passiert dann?

Generell ist es **möglich, Verletzungen bei der Reanimation zu verursachen.** Die größte Gefahr besteht darin, Frakturen der Rippen zu verursachen, wobei ein vernehmbares Knacken meist nur durch den Knorpel zwischen Sternum und Rippe verursacht wird. Da aber die Rettung des Lebens die oberste Priorität hat, kann man für jedwede Verletzung und deren Folgen **nicht haftbar gemacht werden,** da der Betroffene ohne Hilfsmaßnahmen versterben würde. Im Gegenteil, durch das Unterlassen von Hilfsmaßnahmen würde man sich strafbar machen.

Merke

Keine Angst vor Fehlern. In einer Notfallsituation nicht zu handeln, wäre die schlechteste Option!

6

Wie macht man die Atemwege frei?

Die Atemwege **öffnen sich automatisch, wenn der Kopf nach hinten überstreckt und das Kinn leicht angehoben wird.** Legen Sie hierfür eine Hand auf die Stirn des Betroffenen und ziehen Sie den Kopf leicht nach hinten. Mit den Fingerspitzen wird das Kinn angehoben. Dabei kann beurteilt werden, ob der zu pflegende Mensch normal atmet. Sollte sich ein Fremdkörper sichtbar im Mund befinden, kann dieser entfernt werden. Hierbei auf Eigenschutz achten und eventuell eine Klemme oder andere Hilfsmittel verwenden!

Merke

Beim Entfernen von Fremdkörpern aus dem Mundraum immer auf den Eigenschutz achten, auch eine bewusstlose Person kann (reflektorisch) zubeißen!

Muss ich eine Mund-zu-Mund-Beatmung durchführen?

Direkt nach einem Kreislaufstillstand befindet sich noch Sauerstoff im Blut, weshalb die oberste Priorität auf die Thoraxkompression gelegt wird, um den Kreislauf aufrechtzuerhalten und den restlichen Sauerstoff auszuschöpfen. Auch wegen des Eigenschutzes ist man **nicht zu einer Mund-zu-Mund- bzw. Mund-zu-Nase-Beatmung verpflichtet.** Da die Chancen, ohne Residuen (bleibende Schäden, Restsymptome) zu überleben, aber durch eine Sauerstoffgabe erhöht werden, sollte eine Beatmung vorgenommen werden, wenn ein Hilfsmittel (z. B. ein Handbeatmungsbeutel) vorliegt.

Vorsicht

Bei Kindern wird der Kreislaufstillstand häufig durch einen Sauerstoffmangel verursacht. Daher ist hier eine Atemspende wichtiger und sollte unter Beachtung des Eigenschutzes sofort erwogen werden (s. u. Basismaßnahmen bei Kindern)!

Wie ist das Verhältnis der Herzdruckmassage zur Beatmung?

Erwachsene: Verhältnis von **30 : 2,** also 30 Thoraxkompressionen zu zwei Beatmungen

Kinder: Verhältnis von **15 : 2,** also 15 Thoraxkompressionen zu zwei Beatmungen

Schadet man einem Kind, wenn man es wie einen Erwachsenen reanimiert?

Viele Studien zeigen, dass Ersthelfer sich nicht trauen, bei einem Kind lebensrettende Maßnahmen zu ergreifen, weil die Angst sehr hoch ist, etwas falsch zu machen oder das Kind zu verletzen. Dies ist leider der größte Fehler, da man **im Zweifel ein Kind wie einen Erwachsenen reanimieren** kann. Dies ist viel besser, als nichts zu tun und kann auch zum Erfolg führen.

Merke
Keine Angst vor Fehlern. Auch in Notfallsituationen bei Kindern wäre die schlechteste Option, gar nicht zu handeln!

Wie laufen die Basismaßnahmen beim Erwachsenen ab?

1. **Reaktion** des Betroffenen durch Ansprechen und leichtes Schütteln **prüfen**
2. Reagiert der Betroffene nicht: **Atemwege frei machen;** Atmung durch Sehen, Hören und Fühlen kontrollieren (Cave: Schnappatmung, s. o.)
3. **Rettungsdienst/Notfall- oder Reanimationsteam informieren**
4. Wenn die Person nicht reagiert und nicht normal atmet mit **Reanimation beginnen,** das bedeutet: **abwechselnd Thorax komprimieren** (30-mal drücken) **und beatmen** (2-mal). Dies wird solange fortgeführt, bis Hilfe eintrifft, die die weiteren Entscheidungen übernimmt, oder bis die Person sich wehrt. Sollten mehrere Personen anwesend sein, wechseln sie sich bei der Thoraxkompression ab
5. Sollte ein **AED** (s. u.) verfügbar sein, **nutzen** Sie ihn und folgen Sie den Anweisungen
6. Wenn der Betroffene nicht reagiert, aber normal atmet, führen Sie die **stabile Seitenlage** durch

Wie laufen die Basismaßnahmen beim Kind ab?

1. Wie beim Erwachsenen wird zunächst **die Reaktion des Kindes** getestet
2. Liegt keine Reaktion vor:
   - Ein Helfer: **Hilferuf** abgegeben (Im wörtlichen Sinne wird aus zeitlichen Gründen (s. u.) nur laut gerufen, um Hilfe aus der Umgebung zu bekommen. Das Zimmer bzw. das Kind wird (noch) *nicht verlassen*, um einen telefonischen Hilferuf abzugeben!)
   - Zwei Helfer: Hilfe holen/Notruf wählen und einen AED, wenn verfügbar, organisieren
3. Da bei Kindern häufig eine Asphyxie, also ein Sauerstoffmangel, als Ursache für die Reanimation vorliegt, wird nun nach dem **Freimachen der Atemwege** zunächst mit **fünf initialen Beatmungshüben** begonnen
4. Liegen daraufhin keine Lebenszeichen vor, wird mit der **Thoraxkompression** und der **Beatmung** begonnen
5. Sollten Sie alleine sein, rufen Sie erst nach einer Minute (erfolgloser) Reanimation das **Notfall-/Reanimationsteam,** da dies vorher zu viel wertvolle Zeit beansprucht und die Wahrscheinlichkeit, dass ein Defibrillator benötigt wird, gering ist

Merke
Bei Säuglingen muss der Kopf bei den Beatmungshüben in Normalstellung sein. Bei älteren Kindern wird der Kopf, wie beim Erwachsenen, leicht überstreckt, um die Atemwege offen zu halten.

Was sind die Schwerpunkte bei den erweiterten Reanimationsmaßnahmen?

Neben den oben bereits beschriebenen Basismaßnahmen wird bei den erweiterten Maßnahmen der **Herzrhythmus analysiert,** um zu entscheiden, ob ein defibrillierbarer oder ein nicht defibrillierbarer Herzrhythmus vorliegt, und um entsprechende Maßnahmen einzuleiten. Des Weiteren wird eventuell eine **Intubation** zur Sicherung des Atemwegs durchgeführt und so eine Beatmung ermöglicht. Zusätzlich wird bei den erweiterten Maßnahmen eine **medikamentöse Therapie** gestartet.

Was passiert, wenn man einen zu pflegenden Menschen reanimiert, obwohl dieser nur bewusstlos ist?

Da bei Notfallmaßnahmen das Wichtigste ist, dass überhaupt etwas getan wird, sollte bei Unsicherheit **immer mit der Reanimation begonnen** werden, da diese **nicht schadet.** Sollte der Betroffene darauf reagieren oder sich wehren, muss die Reanimation gestoppt werden. Hilfe sollte jedoch in jedem Fall gerufen werden.

Was mache ich, wenn der zu pflegende Mensch während der Reanimation wach wird?

Die **Reanimation wird beendet, sobald der Betroffene sich wehrt.** Ist er bei vollem Bewusstsein, **erklären Sie ihm, was gerade passiert ist** und was Sie gemacht haben, denn es ist möglich, dass der zu pflegende Mensch einen Druck oder Schmerzen auf dem Brustkorb spürt. Holen Sie auf jeden Fall Hilfe, damit eine erneute Reanimation verhindert und Ursachen geklärt werden können.

Wofür stehen die Abkürzungen DNR/DNI?

- DNR = „Do not resuscitate" → Die Person möchte nicht reanimiert werden (auch: DNAR = „do not attempt resuscitation", mache keinen Wiederbelebungsversuch)
- DNI = „Do not intubate", die Person soll nicht intubiert werden

Kann ein zu pflegender Mensch, der nicht reanimiert werden möchte, trotzdem beatmet werden – oder umgekehrt?

Da eine Beatmung nicht mit einer Reanimation gleichzusetzen ist, **ist beides unabhängig voneinander möglich.** Es gibt verschiedene Gründe/Diagnosen, warum jemand, ohne dass er reanimiert werden muss, beatmungsbedürftig ist. Genauso muss nicht jeder, der reanimiert wird, sofort beatmet werden. Hier ist allerdings eine Entscheidung zu einer prolongierten (verlängerten) Reanimation schwierig. Des Weiteren muss bei einem reanimierten zu pflegenden Menschen, der nicht sofort wieder wach wird, eine Intubation erwogen werden.

Darf ich einen AED auch ohne einen anwesenden Arzt bedienen?

Ja, da ein AED ein Defibrillator ist, der Anweisungen gibt, was der Ersthelfer zu tun hat, und es nicht möglich ist, sich über diese Anweisungen hinwegzusetzen, ist die Nutzung eines AED auch ohne die Anwesenheit eines Arztes möglich. Da auch in vielen öffentlichen Gebäuden AEDs angebracht sind, ist dies sogar explizit erwünscht.

Kann mir etwas passieren, wenn ich den AED nicht richtig bediene?

Bei einer Defibrillation werden bis zu 360 Joule Strom verabreicht. Daher ist es auch für einen Helfer **gefährlich, wenn der Strom auf ihn übergeleitet wird.** Aus diesem Grund muss die Person, die den Schock verabreicht, sichergehen, dass *nie-*

mand den Betroffenen oder das Bett, in dem dieser liegt, bzw. leitfähige Gegenstände am Betroffenen berührt. Zusätzlich sollte jeder, der an der Versorgung beteiligt ist, *Handschuhe tragen,* da hierdurch die Joulezahl zumindest nicht voll übergeleitet wird. Dies bietet jedoch keine komplette Sicherheit und ist als einzige Maßnahme unzureichend.

Vorsicht

Beim Einsatz von AED oder Defibrillator immer auf den Eigenschutz achten und darauf, dass sich keine weiteren Personen im Gefahrenbereich befinden! Eine versehentliche Berührung der Stromquelle kann lebensbedrohlich sein. Geschieht dies, muss der Betroffene, auch wenn er (zunächst) keine Symptome aufweist, für 24 Stunden auf einer IMC oder Intensivstation überwacht werden.

6.3 Notfälle im häuslichen Bereich (ambulante oder stationäre Langzeitpflege)

Wie handle ich in Notfallsituationen im häuslichen Bereich oder in der stationären Langzeitpflege?

In der stationären Langzeitpflege bzw. im häuslichen Bereich ist kein Arzt in Rufweite. Somit muss die Pflegefachperson zunächst **abschätzen, wie schnell der zu pflegende Mensch Hilfe benötigt:**

- Liegt *keine lebensbedrohliche Situation* vor, wird der **Hausarzt** oder am Wochenende der **ärztliche Bereitschaftsdienst informiert.** Dieser entscheidet, ob er einen Hausbesuch durchführen kann und in welchem zeitlichen Rahmen er vor Ort sein könnte. Er lässt sich die Symptome von der Pflegefachperson beschreiben und bittet sie eventuell, den Rettungswagen zu rufen, um eine schnellere Hilfe zu gewährleisten.
- In *bedrohlichen Situationen* muss die Pflegefachperson den **Notruf** wählen und mit den **Erste-Hilfe-Maßnahmen** beginnen, bis der Rettungsdienst eintrifft.

Darf ich Bezugspersonen in die Bewältigung einer Notfallsituation im häuslichen Bereich einbeziehen?

Ja. Sie sollten jedoch darauf achten, dass Sie die Bezugspersonen so einbinden, dass sie Ihnen auch eine Unterstützung sind. Aufgaben für Bezugspersonen können z. B. sein, zur Unterstützung der Rettungskräfte eine Infusion zu halten oder die Medikamentenverordnung des zu pflegenden Menschen bereitzulegen. Wenn der Rettungsdienst noch nicht angekommen ist, können die Bezugspersonen helfen, indem sie die Türen öffnen, an der Haustür warten oder bereits eine Tasche für den Krankenhausaufenthalt packen. Bei Reanimationsmaßnahmen kann es zur Überforderung der Bezugspersonen kommen. Diese Maßnahmen sollte das Fachpersonal eigenständig durchführen.

Info

Wenn die Akutsituation die Bezugsperson emotional zu sehr belastet, kann sie jederzeit den Raum verlassen.

Darf ich dem zu pflegenden Menschen im Notfall selbstständig Bedarfsmedikamente verabreichen?

Ja. Sie dürfen dem zu pflegenden Menschen Medikamente verabreichen, die der Hausarzt im Vorhinein als Bedarfsmedikation angeordnet hat. Zum Beispiel dürfen Sie bei einer Hypertonie ab dem vom Arzt festgelegten Blutdruckwert das Bedarfsmedikament Nitrospray benutzen. Wichtig ist, dass Sie nach Verbesserung der Notfallsituation den Hausarzt umgehend informieren. Tritt eine Symptomatik jedoch zum ersten Mal auf, sind keine Medikamente im ambulanten Bereich vorhanden. Somit rufen Sie einen Rettungswagen oder den ärztlichen Bereitschaftsdienst, der einen gewissen Medikamentenvorrat mitbringt.

Wie läuft die Reanimation im ambulanten oder stationären Langzeitpflegebereich ab?

1. Zuerst prüfen Sie, ob für den zu pflegenden Menschen eine *Patientenverfügung vorliegt*. Ist diese vorhanden und **lehnt der zu pflegende Mensch darin eine Reanimation ab,** starten Sie keine Wiederbelebungsmaßnahmen, sondern **informieren den Hausarzt.**
2. Wenn der zu pflegende Mensch *keine Patientenverfügung* besitzt, wählen Sie den **Notruf über die 112** und informieren Sie die Leitstelle über das Vorliegen einer Reanimationssituation.
3. Beginnen Sie danach unverzüglich die **Reanimation** des Betroffenen, bis Sie vom Rettungsdienst abgelöst werden. In stationären Langzeitpflegeeinrichtungen steht Ihnen, wie in öffentlichen Gebäuden, ein AED zur Verfügung.

Merke
Im Notfall ist nicht viel Zeit, daher sollten Sie sich vorab informieren, für welche zu pflegenden Menschen eine Patientenverfügung vorliegt, wo diese liegt und was sie im Wesentlichen beinhaltet.

6.4 Notfallerkrankungen

Was kann ich bei einer drohenden Ohnmacht (Synkope) tun?

Bei einer sogenannten Präsynkope, die sich durch Benommenheit, Übelkeit, Schwitzen, Schwindel, „Schwarzsehen" und ein beginnenden Bewusstseinsverlust auszeichnet, können Sie folgende Maßnahmen durchführen:

- Betroffenen so positionieren, dass er sich nicht verletzen bzw. fallen kann, sollte er das Bewusstsein verlieren
- Anwendung einfacher physikalischer Druckmaßnahmen (Muskelkontraktion der großen Muskeln) im Unter- oder Oberkörper, bei Ursachen durch Lagewechsel oder Blutdruckabfall in Folge einer reflektorischen Vasodilatation (Gefäßweitstellung):
  - „Beinpumpen"
  - Hocken mit oder ohne Kreuzung der Beine
  - Handballenpressen, Hände greifen
  - Nackenbeugen
  - Druckmaßnahmen im Unterkörper sind i. d. R. effektiver
- Betroffene in Druckmaßnahmen anleiten

Was sind typische Leitsymptome bei bewusstlosen Personen?

- Betroffener ist **nicht erweckbar,** reagiert nicht auf Ansprache
- Person **reagiert nicht auf Berührungen** (rütteln, schütteln)
- Betroffener **reagiert nicht auf Schmerzreize** (z. B. mit den Fingerknöcheln über das Sternum reiben, am Schlüsselbein oder an der Nase in die Haut kneifen)

Welche Maßnahmen sind bei einer Bewusstseinstrübung durchzuführen?

Setzen Sie den **Notruf** ab und **prüfen Sie, ob der zu pflegende Mensch noch atmet.** Atmet der Betroffene, bringen Sie ihn in die **stabile Seitenlage. Überstrecken Sie den Kopf,** sodass er im Fall des Erbrechens nicht aspiriert. Überprüfen Sie regelmäßig die **Vitalzeichen,** sodass Ihnen eine Verschlechterung oder ein Herz-Kreislauf-Stillstand auffällt und Sie mit den Reanimationsmaßnahmen frühzeitig beginnen können.

Vorsicht

Kinder dürfen bei der Bewusstseinsprüfung nicht geschüttelt werden. Durch zu starkes Rütteln oder Schütteln kann ein Schädel-Hirn-Trauma verursacht werden. Dies führt zu einer lebensbedrohlichen Situation des Kindes.

Was ist ein Schock? Kann er lebensbedrohlich werden?

Ein Schock führt zu **Störungen des Kreislaufs.** Der Körper wird aufgrund eines erhöhten Bedarfs und/oder eines verringerten Angebotes **nicht ausreichend mit Sauerstoff** versorgt. Es gibt verschiedene Ursachen für einen Schock (▶ Tab. 6.1), **alle können zu einer lebensbedrohlichen Situation führen.**

Tab. 6.1 Schockformen im Überblick

Schockform	Ursachen	Maßnahmen
Volumenmangelschock	• Großer Flüssigkeitsverlust (Durchfälle, Erbrechen oder durch starkes Schwitzen bei Anstrengung oder Fieber) • Unfall mit hohem Blutverlust	• Autotransfusionspositionierung (Rückenpositionierung und Beine 60° hoch) • Infusion zur Flüssigkeitssubstitution, schnellstmöglich, bereits vom Notarzt • Blutung stoppen • Im Krankenhaus werden Blutkonserven verabreicht
Anaphylaktischer Schock	• Maximale Überreaktion des Immunsystems auf eine bestimmte Substanz • Schwerste Form der allergischen Reaktion	• Ist die Allergie bekannt, kann es sein, dass die betroffene Person ein Notfallset mit den wichtigsten Medikamenten bei sich hat (Antihistaminikum, Kortison oder Adrenalinspritze) • Versuchen Sie, den Betroffenen dabei zu unterstützen, sich das Notfallmedikament selbst zuzuführen oder zu verabreichen • Bei Bewusstlosigkeit: Autotransfusionspositionierung und Arzt informieren

Tab. 6.1 Schockformen im Überblick *(Forts.)*

Schockform	Ursachen	Maßnahmen
Septischer Schock	• Der Körper reagiert auf eine generalisierte, bakterielle Infektion • Führt zu lebensbedrohlichen Komplikationen • Die Blutgefäße sind stark erweitert, dadurch werden der Körper und die lebenswichtigen Organe nicht mehr ausreichend mit Sauerstoff versorgt	• Bringen Sie den zu pflegenden Menschen in die Autotransfusionspositionierung (s. o.) und informieren Sie umgehend einen Arzt • Der Betroffene wird direkt auf eine IMC oder Intensivstation verlegt und dort behandelt
Kardiogener Schock	• Das Herz leidet an einem Pumpversagen • Es kann somit nicht mehr ausreichend Blut in den Körper pumpen	• **Bei dieser Schockart wird keine Autotransfusionspositionierung empfohlen!** • Die Atmung wird durch Positionierung mit erhöhtem Oberkörper/sitzende Position unterstützt • Das Herz wird durch die aufrechte Haltung vom Volumen entlastet • Der Betroffene leidet an Luftnot und Todesangst → beruhigen, ggf. Medikamentengabe • Bei Bewusstlosigkeit wird der zu pflegende Mensch in Rückenposition gebracht und eventuell reanimiert
Neurogener Schock	• Neurologisches Trauma (Schädel-Hirn-Verletzungen) • Ausgeprägter Schlaganfall • Hirnblutungen • Verletzungen des Spinalkanals • Durch eine reflektorische Gefäßweitstellung kommt es zum relativen Volumenmangel	• Infusionen • Neurochirurgische Eingriffe zur Ursachenbekämpfung/-behebung • Kreislauf stabilisierende Medikamente • Ggf. Maßnahmen zur Senkung eines erhöhten Hirndrucks (Medikamente, Stress vermeiden, moderate Hypothermietherapie zur Senkung des Hirnstoffwechsels)

Was sind die typischen Leitsymptome des Herzinfarkts?

Die Leitsymptome bei einem Herzinfarkt **unterscheiden sich häufig deutlich zwischen Männern und Frauen.**

Männer

- Retrosternale Schmerzen, die in den Arm, Hals und Kiefer ausstrahlen
- Blässe, Kaltschweißigkeit
- Vernichtungsschmerz
- Todesangst
- Schwindel bis hin zur Bewusstlosigkeit

Die Schmerzen sind i. d. R. bei einem Mann **viel ausgeprägter** als bei einer Frau. Aufgrund der **Todesangst und des Vernichtungsschmerzes** wird meist direkt ein Arzt aufgesucht oder ein Rettungswagen verständigt.

Frauen
- Oberbauchbeschwerden
- Übelkeit und Erbrechen
- Kurzatmigkeit
- Druck- und Engegefühl in der Brust
- Müdigkeit

Bei Frauen wird aufgrund der **Oberbauchbeschwerden** häufig nicht direkt ein Rettungswagen gerufen. Die **Symptome sind unspezifisch** und werden **oft nicht direkt erkannt.** Das kann zu einer lebensbedrohlichen Situation führen (Krankheitsbild Herzinfarkt ▶ Kap. 7.18).

Was sind die typischen Leitsymptome der Lungenembolie?

- Dyspnoe/eventuell erhöhte Atemfrequenz (Tachypnoe)
- Zyanose
- Tachykardie
- Atemabhängiger Schmerz im Brustbereich (Einatmung)
- Hypotonie
- Ohnmacht (Synkope)
- Husten
- Schweißausbruch
- Angst

Wie reagiert man adäquat bei einem akuten Asthmaanfall?

Zunächst stellen Sie sicher, das die Atemwege offen sind, dann bringen Sie den zu pflegenden Menschen in eine **Oberkörperhochpositionierung** oder in eine **atemerleichternde Position.** Rufen Sie einen **Arzt,** bleiben Sie bei dem Betroffenen und versuchen Sie, ihn zu **beruhigen.** Helfen Sie ihm, **beengende Kleidung zu entfernen.** Die meisten zu pflegenden Menschen haben **Inhalationssprays/Medikamente** zur Erweiterung der Bronchien bei sich. Helfen Sie, diese zu nutzen. Die Medikamente führen schnell zur Verbesserung der Atmung.

Welche Maßnahmen leite ich bei einem Pseudokrupp-Anfall ein?

Einen Pseudokrupp-Anfall können Säuglinge und Kinder im Alter von sechs Monaten bis zum sechsten Lebensjahr erleiden. Als Ersthelfer bleiben Sie unbedingt **in der Nähe des Kindes,** um dieses zu **beruhigen.** Das Kind hat *Luftnot* und bekommt dadurch Angst, weshalb sich wiederum der Sauerstoffbedarf des Kindes erhöht. Der Anfall tritt *häufig nachts* oder in den frühen Morgenstunden auf. **Gehen Sie mit dem Kind in die kalte und feuchte Luft,** denn das erleichtert es ihm durchzuatmen. Des Weiteren können **kühle Halswickel** die Schwellung der Schleimhäute lindern. Wenn keine Besserung eintritt, muss das Kind zum **Kinderarzt oder ins Krankenhaus.**

Info
Sobald sich das Kind bläulich verfärbt, rufen Sie einen Notarzt und warten Sie auf den Krankenwagen. Fahren Sie in der Notfallsituation nicht selbst mit dem Kind zum Arzt oder ins Krankenhaus.

Was sind die typischen Leitsymptome eines Krampfanfalls?

- Plötzliche **Bewusstseinseinschränkung** bis zur Bewusstlosigkeit
- Unkontrollierte **Zuckungen** der Muskulatur
- Unkontrollierte **Entleerung der Blase/des Darms**
- Dauer des Krampfs: unterschiedlich, meist ca. **1–2 Minuten,** danach ist der zu pflegende Mensch müde, eventuell verwirrt und hat keine Erinnerung an den Krampfanfall

Was ist der Unterschied zwischen einem tonischen und einem klonischen Krampfanfall?

- Bei einem *tonischen Anfall* ist die **Muskulatur angespannt,** jedoch **ohne rhythmische Zuckungen,** es *kann* zu einem Bewusstseinsverlust kommen
- Bei einem *klonischen Anfall* kommt es zu **rhythmischen Bewegungen der Beugemuskulatur,** es *kann* zu einem Bewusstseinsverlust kommen
- Die Steigerung ist der *tonisch-klonische Anfall,* auch *Grand Mal* genannt. Hier kommt es zu einem Sturz des zu pflegenden Menschen, zum Bewusstseinsverlust, zur **Verkrampfung der Muskulatur und** anschließend zu **rhythmischen Zuckungen** der Extremitäten

6

Was ist so gefährlich an einem Status epilepticus?

Beim Status epilepticus handelt es sich um einen Krampfanfall, der sich nicht selbst limitiert bzw. mehrere epileptische Anfälle in kurzem Zeitraum, die nicht vollständig reversibel sind. Aufgrund der Länge des Anfalls kann es zu einer Schädigung des Gehirns kommen.

Was sind die Leitsymptome einer Hypoglykämie und einer Hyperglykämie?

Hypoglykämie

- Symptome treten plötzlich auf und sind lebensbedrohlich
- Kopfschmerzen
- Unruhe
- Hunger
- Schwitzen
- Zittern

Hyperglykämie

- Symptome sind sehr unspezifisch und treten langsam auf
- Starker Durst
- Benommenheit
- Leistungsknick
- Azetongeruch des Atems (Geruch wie Nagellackentferner oder überreifes Obst)
- Koma

(Krankheitsbild Diabetes mellitus ▶ Kap. 7.11)

Welche Maßnahmen ergreife ich, um eine große Blutung zu stillen?

Vorsicht

Achten Sie auf Ihren Eigenschutz und ziehen Sie Schutzhandschuhe an, bevor Sie die Blutung berühren.

Legen Sie den zu pflegenden Menschen zunächst **auf den Boden, rufen Sie einen Arzt** und versuchen Sie, schnellstmöglich Unterstützung zu bekommen. Versuchen

Sie nun, die Stelle mit Kompressen oder mit einem Tuch abzudrücken. Halten Sie so lange, wie es Ihnen möglich ist, **Druck auf der Wunde** und warten Sie, bis der Rettungsdienst/Arzt vor Ort ist und übernehmen kann. Um eine Blutstillung aufrecht zu erhalten, können Sie, wenn Sie einen Verbandkasten in Griffweite haben, einen **Druckverband** anlegen. Hierzu nutzen Sie ein eingepacktes Verbandpäckchen und drücken damit durch eine Kompresse hindurch die Wunde ab. Mit einem zweiten Verbandpäckchen wickeln Sie den Verband stramm um das erste Päckchen. Dies ersetzt jedoch nicht den direkten manuellen Druck bei einer unkontrollierten Blutung.

Info

Im Rettungsdienst und innerklinisch gibt es die Möglichkeit der Anwendung sogenannter Tourniquets. Dabei handelt es sich um Abbindsysteme zur Stillung lebensbedrohlicher Blutungen/Amputationen an den Extremitäten. Vom Abbinden ohne spezielle Hilfsmittel, wie es früher üblich war, wird mittlerweile **abgeraten,** da ein Abbinden der Körperteile zu Gewebsschäden führen kann.

6

Muss man ein Amputat auf Eis legen?

Ja. Das Amputat muss allerdings **getrennt vom Wasser oder Eis** aufbewahrt werden. Als erstes wird das Amputat in eine möglichst *sterile Kompresse* eingewickelt und dann in eine *wasserdichte Tüte* gelegt und dicht verschlossen. Nun kann um die geschlossene Tüte eine zweite Aufbewahrungstüte mit kaltem Wasser und Eis genutzt werden, um das Amputat zu kühlen. Die Reinigung des Amputats sollten Sie Fachkräften überlassen. Geben Sie das Amputat an den Rettungsdienst ab, sobald der zu pflegende Mensch stabilisiert und versorgt ist. Nach Möglichkeit beschriften Sie die Tüte mit dem **Zeitpunkt der Kühlung.**

Info

Auch abgetragene Haut- und Gewebestücke sollten wie Amputate behandelt und entsprechend gesichert werden.

Darf ich Fremdkörper aus einer Wunde entfernen?

Nein. Fremdkörper (kleine sowie große) werden im Körper des Betroffenen belassen, bis der Rettungsdienst den zu pflegenden Menschen in eine stationäre Akutpflege verlegt hat. Sie versorgen den zu pflegenden Menschen, indem Sie den Fremdkörper vorsichtig, ohne ihn zu bewegen, mit Verbandmaterial umbinden und abdecken. Polstern Sie den Fremdkörper ab. Wenn Sie den Fremdkörper herausziehen, kann dies zu Schmerzen, Gewebs- und Nervenschädigungen sowie zu starken Blutungen führen.

Welchen Unterschied gibt es in der Versorgung von Strom- und Hochspannungsunfällen?

Vorsicht

Generell sollten Sie bei Stromunfällen zunächst an Ihre eigene Sicherheit denken. Aus diesem Grund sollten Sie, bevor Sie an die verletzte Person herantreten, den Stecker des Geräts aus der Steckdose ziehen oder den Hauptsicherungsschalter abschalten. **Bei Hochspannungsleitungen/Hochspannungsgeräten warten Sie, bis Fachkräfte den Strom abgestellt haben.**

Maßnahmen bei Niederspannungsunfällen (**bis 1.000 Volt**)

- Ziehen Sie den zu pflegenden Menschen mit Jacken, Decken oder Kleidungsstücken aus dem Gefahrenbereich, **ohne ihn am Körper zu berühren**
- **Prüfen** Sie seinen **Allgemeinzustand** (Atmung, Puls, Bewusstsein)
- Bei Bewusstlosigkeit bringen Sie den Betroffenen in die **stabile Seitenlage**
- Bei Herz-Kreislauf-Stillstand beginnen Sie mit der **Reanimation**
- **Notruf** absetzen: Personen nach einem Stromunfall müssen ärztlich untersucht und eventuell eine Nacht überwacht werden
- Betroffenen warmhalten

Maßnahmen bei Hochspannungsunfällen (**mehr als 1.000 Volt**)

- **Eigenschutz des Ersthelfers** hat höchste Priorität!
- Setzen Sie einen **Notruf** ab und erläutern Sie die Umstände des Unfalls
- Halten Sie unbedingt **fünf Meter Abstand, bis der Strom abgeschaltet wurde** (auf Grundlage eines Lichtbogens kann der Strom sonst zu Ihnen übertreten)
- Fachpersonal übernimmt die Rettung der verletzten Person

6.5 Verbrennungen und Vergiftungen

Welche Erstmaßnahmen ergreift man bei Verbrennungen?

Verbrennungen sollten **so schnell wie möglich für maximal 10 Minuten mit mindestens 20 Grad warmem Wasser gekühlt** werden, da dies die Tiefe der Verbrennung im Gewebe minimiert. Zusätzlich werden Schmerzen und ein ödematöses Anschwellen verringert. Vorsicht ist bei sehr großen Verbrennungen und bei Säuglingen wegen der Gefahr der Unterkühlung geboten. Nach der Kühlung sollte die Verbrennung locker steril verbunden werden. Dabei darf die Wunde nicht zirkulär umwickelt werden.

Info

Als Ersthelfer können Sie eine Verbrennung mit Frischhaltefolie abdecken, wenn kein Verband verfügbar ist. Somit wird die Wunde geschützt, Hitze und Verdunstung reduziert, Schmerzen gelindert und die Wunde bleibt sichtbar. Es entsteht laut Studien kein erhöhtes Infektionsrisiko.

Was ist ein Inhalationstrauma? Was kann infolgedessen mit dem zu pflegenden Menschen passieren?

Bei einem Inhalationstrauma werden **Rauch und Rußpartikel eingeatmet.** Hierdurch kann die **Trachea anschwellen** und es kann zu **Dyspnoe bis hin zum Ersticken** kommen. Nach der Inspektion des Rachens entscheidet der Arzt, ob eine *prophylaktische Intubation* nötig ist, um ein Anschwellen bzw. ein Ersticken zu verhindern.

Bei wem gilt die Neuner-Regel in Bezug auf Verbrennungen? Was sagt sie aus?

Die Neuner-Regel gilt **beim Erwachsenen** und dient dazu, den **prozentualen Anteil der verbrannten Oberfläche** (Verbrennungsoberfläche) zu bestimmen (▶ Abb. 6.3).

Wo liegt der Unterschied zwischen einem Kind und einem Säugling bei der Verbrennungsoberfläche?

Die **Hautoberfläche** bei Kindern und Säuglingen lässt sich **anders berechnen** als beim Erwachsenen, da die einzelnen **Körperteile ein anderes Größenverhältnis** zueinander haben. So ist der Kopf gerade beim Säugling im Vergleich zum Körper viel größer als beim Erwachsenen. Somit lässt sich der prozentuale Anteil an verbrannter Haut auch anders berechnen (▶ Abb. 6.3).

Wie ist die Gradeinteilung bei Verbrennungen?

Verbrennungen werden in **vier Grade** eingeteilt (▶ Tab. 6.2).

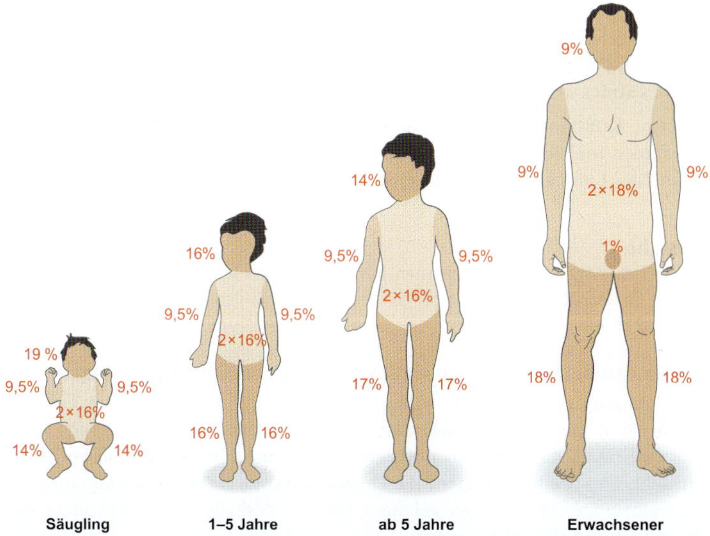

Abb. 6.3 Prozentuale Verbrennungsoberfläche [L231]

Tab. 6.2 Gradeinteilung bei Verbrennungen

Grad	Erläuterung
Grad I	• Die oberste Hautschicht ist betroffen • Es zeigt sich eine Rötung (eventuell eine leichte Schwellung) • Der Betroffene hat Schmerzen • Es gibt keine Narbenbildung
Grad II	• Hier sind tiefere Hautschichten betroffen • Es kann zur Blasenbildung kommen • Der Betroffene hat starke Schmerzen • Die Wunde kann mit und ohne Narbe verheilen
Grad III	• Hier sind tiefere Hautschichten und das Unterhautfettgewebe betroffen • Es ist schwarzweißes, abgestorbenes Gewebe vorhanden • Wegen der Zerstörung der Nervenenden hat der Betroffene oft keine Schmerzen • Es kommt zur Narbenbildung
Grad IV	• Hier kommt es zur Verkohlung • Alle Hautschichten einschließlich Muskeln und Knochen sind betroffen • Der Betroffene hat wegen der Zerstörung der Nervenenden meist keine Schmerzen • Es kommt zur Narbenbildung

Welche Erstmaßnahmen führe ich bei Vergiftungen durch?

Bei Vergiftungen (Intoxikationen) ist das **frühzeitige Erkennen** besonders wichtig, weil die Gabe eines Gegenmittels (Antidot) oder Maßnahmen zur Elimination des Stoffs möglichst früh erfolgen müssen. Neben der Alarmierung des **Notarztes** sollte die **Giftnotrufzentrale** angerufen werden, die dann über weitere Maßnahmen entscheidet. Der Betroffene sollte, wenn er bei Bewusstsein ist, mit **erhöhtem Oberkörper** positioniert werden. Bewusstlose werden in die **stabile Seitenlage** gebracht. Nach Rücksprache mit der Giftnotrufzentrale kann der wache Betroffene zum Trinken angehalten werden, um das Gift zu verdünnen. Das vermutete **Gift muss gesichert und dem Notarzt mitgegeben** werden. Bei Atemstillstand muss nach dem Notruf **beatmet** werden. **Achtung: Eigenschutz bei vermuteter Einnahme des Gifts.**

Bei einem Kreislaufstillstand muss die **Reanimation** begonnen werden. Weitere Maßnahmen zur Elemination des Giftes richten sich nach der Art der giftigen Substanz und der Einnahmeform und werden in der stationären Akutpflege eingeleitet.

6

Vorsicht

Bei Notfallmaßnahmen bei Personen mit Vergiftungen immer auf den Eigenschutz achten, da Berührungen mit der giftigen Substanz gefährlich sein können!

Muss ich den Betroffenen nach einer Vergiftung zum Erbrechen bringen?

Früher wurden zu pflegende Menschen nach einer Vergiftung häufig zum Erbrechen gebracht, weil man das Gift schnellstmöglich aus dem Körper entfernen wollte. Heute weiß man, dass dies nur **noch größeren Schaden in Mund und Speiseröhre verursacht.** Des Weiteren besteht die Gefahr, dass bei einer Aspiration auch noch giftige Substanzen in die Lunge gelangen können, deshalb werden Betroffene heute **nicht mehr zum Erbrechen gebracht.**

Literatur

Deutsche Gesellschaft für Pneumologie und Beatmungsmedizin, Deutsche Atemwegsliga, Österreichische Gesellschaft für Pneumologie (Hg.). Leitlinie zur Diagnostik und Therapie von Patienten mit chronisch obstruktiver Bronchitis und Lungenemphysem (COPD). Aus: https://www.awmf.org/uploads/tx_szleitlinien/020-006l_S2k_COPD_chronisch-obstruktive-Lungenerkrankung_2018-01.pdf (letzter Zugriff: 24. August 2021).

Deutscher Rat für Wiederbelebung – German Resuscitation Council e. V. (Hg.). Reanimation 2021. Leitlinien kompakt. Aus: https://www.grc-org.de/downloads/Leitlinien-kompakt_14.07.2021.pdf (letzter Zugriff: 25.08.2021).

Elsevier Pflegen. Grundlagen und Interventionen. 3. A. 2021; Elsevier/Urban & Fischer. München.

Gräsner, J. T., Herlitz, J., Tjelmeland, I. B. M. et al. Epidemiologie des Kreislaufstillstands in Europa. Leitlinie des European Resuscitation Council 2021. Notfall Rettungsmed. 2021; https://doi.org/10.1007/s10049-021-00884-y.

Lott, C., Truhlár, A., Alfonzo, A. et al. Kreislaufstillstand unter besonderen Umständen. Leitlinie des European Resuscitation Council 2021. Notfall Rettungsmed. 2021; https://doi.org/10.1007/s10049-021-00891-z.

Madar, J., Roehr, C. C., Ainsworth, S. et al. Versorgung und Reanimation des Neugeborenen nach der Geburt. Leitlinien des European Resuscitation Council 2021. Notfall Rettungsmed. 2021; https://doi.org/10.1007/s10049-021-00894-w.

Mentzelopoulos, S. D., Couper, K., Van de Voorde, P. et al. Ethik der Reanimation und Entscheidungen am Lebensende. Leitlinien des European Resuscitation Council 2021. Notfall Rettungsmed. 2021; https://doi.org/10.1007/s10049-021-00888-8.

Olasveengen, T. M., Semeraro, F., Ristagno, G. et al. Basismaßnahmen zur Wiederbelebung Erwachsener (Basic Life Support). Leitlinien des European Resuscitation Council 2021. Notfall Rettungsmed. 2021; https://doi.org/10.1007/s10049-021-00885-x.

Soar, J., Böttiger, B. W., Carli, P. et al. Erweiterte lebensrettende Maßnahmen für Erwachsene. Leitlinien des European Resuscitation Council 2021. Notfall Rettungsmed. 2021; https://doi.org/10.1007/s10049-021-00893-x.

Van de Voorde, P., Turner, N. M., Djakow, J. et al. Lebensrettende Maßnahmen bei Kindern (Paediatric Life Support, PLS). Leitlinie des European Resuscitation Council 2021. Notfall Rettungsmed. 2021; https://doi.org/10.1007/s10049-021-00887-9.

Zideman, D. A., Singletary, E. M., Borra, V. et al. Erste Hilfe. Leitlinie des European Resuscitation Council 2021. Notfall Rettungsmed. 2021; https://doi.org/10.1007/s10049-021-00886-w

7 Krankheitslehre

7.1 Akute vs. chronische Nierenerkrankungen

Was ist der Unterschied zwischen einer akuten und einer chronischen Nierenerkrankung?

Bei den Nierenerkrankungen gibt es zwei Hauptformen der Niereninsuffizienz: die chronische Nierenerkrankung und die akute Nierenerkrankung.

Akute Niereninsuffizienz

- **Plötzliches** Versagen der Nierenfunktion, innerhalb von Stunden oder Tagen
- Meistens **reversibel**

Chronische Niereninsuffizienz

- Meist bedingt durch **weitere Vorerkrankungen,** z. B. Diabetes mellitus (▶ Kap. 7.11), arterielle Hypertonie (▶ Kap. 7.4), chronische Pyelonephritis
- Nierenfunktion versagt **progredient**

Merke

Eine chronische Niereninsuffizienz führt immer zu einer dauerhaften Dialysetherapie oder der Betroffene erhält eine Spenderniere.

Wie werden die Ursachen bei einem akuten Nierenversagen kategorisiert?

Tab. 7.1 Kategorisierung der Ursachen der akuten Niereninsuffizienz

Ursache	Merkmale
Prärenal	• Die Ursache liegt vor der Niere • Es kommt zu einer verminderten Perfusion der Niere • Beispiele: Blutungen, Schock
Intrarenal	• Die Ursache liegt in den Nieren • Das Nierengewebe ist geschädigt • Beispiele: Medikamente, chronische Entzündungen
Postrenal	• Die Ursache liegt hinter der Niere • Die ableitenden Harnwege sind betroffen • Es kommt zur Harnstauung • Beispiele: Tumoren, Fehlbildungen

Welche Schadstoffe bleiben im Körper, wenn die Niere ihre Funktion einstellt?

- Harnstoff
- Harnsäure
- Kreatinin

Welche Symptome treten bei einem Nierenversagen auf?

- **Anurie** (Leitsymptom)
- **Ödembildung** (in Beinen und Lunge)
- Erhöhte **Laborparameter** (s. o. Schadstoffe)

- **Müdigkeit,** Leistungsminderung
- Arterielle **Hypertonie**
- Starker **Juckreiz**
- **Kopfschmerzen** bis Bewusstseinsstörungen

Info
Bei einer akuten Niereninsuffizienz ist das Leitsymptom die fehlende bzw. eingeschränkte Harnproduktion. Diese muss direkt dem Arzt gemeldet werden.
Achtung: polyurisches Nierenversagen! In der Erholungsphase nach einer akuten Niereninsuffizienz kommt es zu einer Harnausscheidung von bis zu 10 l pro Tag. Dadurch entstehen erneut starke Schwankungen im Wasser- und Elektrolythaushalt, die eine hohe Mortalitätsrate mit sich bringen.

Welche diagnostischen Maßnahmen werden eingeleitet?

- Anamnese
- Körperliche Untersuchung (Ödeme)
- Labordiagnostik
- Urinuntersuchung
- Sonografie der Nieren
- Nierenbiopsie

Welche unterschiedlichen Verfahren zur Dialyse gibt es?

Hämodialyse
Die Hämodialyse findet außerhalb des Körpers statt. Das Blut wird über einen externen Blutkreislauf in einem speziellen Dialysegerät gereinigt.

Peritonealdialyse
Bei der Peritonealdialyse wird das körpereigene Peritoneum (Bauchfell) genutzt, um die Funktion der Nieren zu übernehmen. Das Peritoneum wird als Filtermembran eingesetzt, indem es Abfallstoffe der Nieren und überschüssiges Wasser ausscheidet, die wichtigen Stoffe wie Eiweiß jedoch im Körper belässt.

Welche Besonderheiten sind bei der Ernährung von Personen mit einer Niereninsuffizienz zu beachten?

Tab. 7.2 Ernährungs- und Trinkverhalten bei einer Niereninsuffizienz

Nährstoff/ Merkmal	Stadium: Prädialyse	Stadium: Dialysepflicht
Ernährung insgesamt	• Gemischte, ausgewogene Vollkost (Mangelernährung vorbeugen)	• Kalorienzufuhr erhöhen (35–40 kcal/kgKG) • Zusatzkost mit hochkalorischen Nahrungsmitteln anbieten
Phosphat	• Reduktion der Phosphatzufuhr	• Phosphatarme Kost • Gegebenenfalls Phosphatbinder nach ärztlicher Anordnung
Eiweiß	• Kontrollierte Eiweißzufuhr (wenig Fleisch, Milchprodukte und Eier im Rahmen)	• Reichlich Eiweiß zuführen (Fleisch, Wurst, Fisch, Eier)

Tab. 7.2 Ernährungs- und Trinkverhalten bei einer Niereninsuffizienz *(Forts.)*

Nährstoff/ Merkmal	Stadium: Prädialyse	Stadium: Dialysepflicht
Flüssigkeit	• 2–3 Liter Flüssigkeit pro Tag, um die Harnstoffe ausscheiden zu können • Natriumarmes Mineralwasser • Flüssigkeitsbeschränkung erst bei Ödembildung	• Flüssigkeitsmenge wird reduziert und eingegrenzt (Urinvolumen des Vortags plus 500 ml) • Früchtetee und Kräutertee anbieten • Eiswürfel zum Lutschen anbieten • Auf süße und salzreiche Lebensmittel verzichten
Vitamine	• Vitamin-D-Substitution	
Kalium	• Kaliumzufuhr beschränken (Kartoffeln und Gemüse lange bewässern, Kochwasser abschütten)	
Natrium	• Natriumreduzierte Speisen (Kartoffeln, Obst, Gemüse)	

Welche Komplikationen können als Folge einer Niereninsuffizienz entstehen?

- Ödeme
- Pulmonale Stauung
- Arterielle Hypertonie
- Metabolische Azidose
- Hyperkalzämie (Werte über 6,5 mmol/l) führt zu lebensbedrohlichen Herzrhythmusstörungen
- Urämie
- Urämische Enzephalopathie
- Urämisches Koma

Wann wird eine Nierentransplantation durchgeführt?

Eine Nierentransplantation kommt infrage, wenn es zu einer **terminalen Niereninsuffizienz** kommt. Erhält der zu pflegende Mensch eine neue Niere und diese übernimmt wieder die Funktion der Entgiftung, kann der zu pflegende Mensch wieder ein normales Leben ohne Dialyse führen. Der zu pflegende Mensch kann eine Niere durch eine postmortale Organspende (jahrelange Wartelisten) oder eine Lebendspende erhalten.

Info

Der zu pflegende Mensch und der Lebendspender können mit nur einer Niere problemlos leben. Die Niere kann, wenn sie gesund ist, die „Arbeit für beide" übernehmen.

7

7

7.2 Alzheimer-Krankheit vs. demenzielles Syndrom

Welche Formen der Demenz werden unterschieden?

Tab. 7.3 Formen der Demenz

Form	Merkmale
Demenz bei Alzheimer-Krankheit	• Primär degenerative Erkrankung • Verläuft schleichend progredient • Episodische Gedächtnisstörung • Anamnestische oder beobachtete kognitive Verschlechterung • Erniedrigtes β-Amyloid$_{1-42}$ im Liquor • Ursache unklar (Bildung von nervenzellschädigenden Amyloid-Plaques) • 50–70 % der Demenzerkrankten
Vaskuläre Demenz	• Vaskuläre (gefäßbedingte) Schädigung des Gehirns/zerebrovaskuläre Hypertonie/Durchblutungsstörungen im Gehirn • Tritt plötzlich auf oder in einem kurzen Zeitraum • Schubförmiger Verlauf • Kognitive Verschlechterung und Störungen im Alltagsgeschehen • Beginn im hohen Lebensalter • Ca. 15–25 % der Demenzerkrankten
Gemischte Demenz	• Kombination aus der Alzheimer-Krankheit und vaskulärer Demenz
Frontotemporale Demenz	• Beginn im mittleren Lebensalter • Fortschreitende Persönlichkeitsänderung • Verlust sozialer Fähigkeiten • Gedächtnis- und Sprachfunktionen sind beeinträchtigt • Apathie
Demenz bei Morbus Parkinson	• Bedingt durch die Primärerkrankung des Morbus Parkinsons • Schleichender Prozess der Erkrankung • Schlechte Leistungen bei Aufmerksamkeitsaufgaben • Persönlichkeits- und Stimmungsänderungen
Lewy-Körperchen-Demenz	• Gesichtsfeldstörungen/Verlust des Überblicks • Visuelle Halluzinationen • Parkinson-Symptome

Info
Die Neuerkrankungsrate liegt bei ca. 200.000 Personen pro Jahr. Durch den demografischen Wandel ist die Tendenz steigend (Stuhlmann, 2018).

Wie wird die Erkrankung Demenz diagnostiziert?

- **Anamnese** (ausführliche Besprechung von Biografie, Entstehungsgeschichte sowie Beeinträchtigungen im Alltag)
- Darüber hinaus **Fremd-, Familien- und Sozialanamnese**
- **Medikamentenplan auf Wechselwirkungen** überprüfen
- **Körperliche Untersuchung**
- **Kognitive Tests** (Uhrentest, Mini-Mental-Status-Test → erneute Wiederholung zur Einschätzung nach 6 Monaten)

- Labordiagnostik
- Liquoruntersuchung
- cCT oder cMRT oder EEG zum Ausschluss von Differenzialdiagnosen

Vorsicht

Durch die kognitiven Einschränkungen muss vor den diagnostischen Maßnahmen geprüft werden, ob die Person noch einwilligungsfähig ist. Ansonsten könnte ein invasives Verfahren (Blutabnahme) als Körperverletzung bestraft werden. Zusätzlich wird die Fahrtauglichkeit der Person überprüft.

Wie können die Symptome der Demenz in verschiedene Stadien kategorisiert werden?

▶ Abb. 7.1

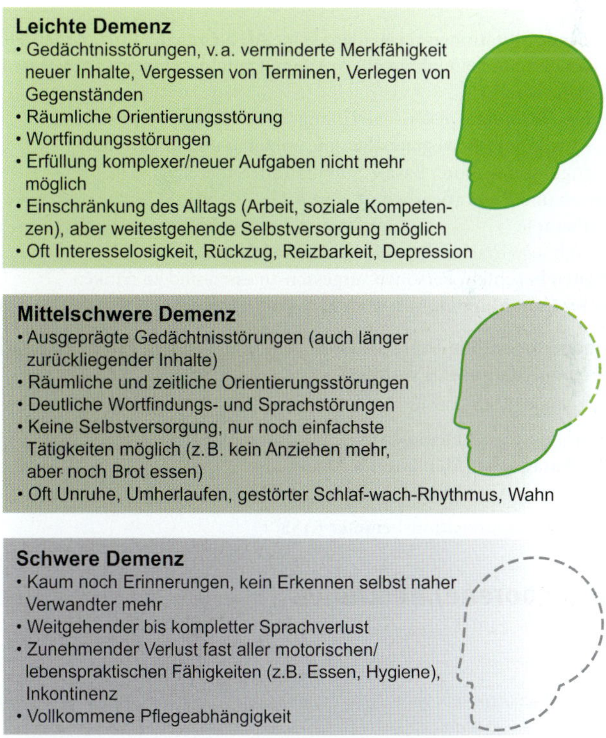

Abb. 7.1 Symptome der Demenz [L255]

Wie kann eine Person mit demenziellen Veränderungen im pflegerischen Alltag betreut werden?

- **Orientierungshilfen anbieten** (bei leichten Demenzformen möglich):
  - Hilfestellung zur persönlichen Orientierung: Mitarbeiter tragen ein leserliches Namensschild, jeweils mit Namen vorstellen und ansprechen, Fotos anschauen
  - Hilfestellung zur zeitlichen Orientierung: Kalender und Uhr in Gruppenräumen aufhängen, Tageszeiten regelmäßig nennen und mit „Guten Morgen" begrüßen, passende Dekoration zu den Jahreszeiten
  - Hilfestellung zur räumlichen Orientierung: Zimmer mit eigenen Möbeln einrichten lassen, Zimmertür kennzeichnen, Wegweiser, mit Symbolen/Farben arbeiten
  - Hilfestellung zur situativen Orientierung: Handlungsabläufe in der Pflege immer möglichst gleich durchführen, z. B. immer erst die Zähne putzen und dann die Körperpflege starten, erst die Hose anziehen dann das Oberteil
- **Festen Tagesablauf** gewährleisten
- **Bezugspflege einsetzen:** Sicherheit durch kontinuierliche Betreuung, vertraute Personen
- **Gefährdende Situationen vermeiden:** keine Medikamente im Zimmer aufbewahren; Medikamenteneinnahme überwachen; Umfeld so umgestalten, dass keine Sturzgefahr besteht
- **Kognitives Training:** spielerische Übungen, 10-Minuten-Aktivierung
- **Ergo-, Musik- und Bewegungstherapie** anbieten und integrieren
- **Beschäftigungsangebote:** Basale Stimulation, Snoezelen
- **Validation und Biografiearbeit** (▶ Kap. 4.12)
- **Aromatherapie**
- Person in hauswirtschaftliche Tätigkeiten **einbinden**
- **Mahlzeiten beachten,** Personen vergessen zu essen und zu trinken
- **Dementia Care Mapping von Tom Kitwood**

Welche medikamentöse Therapie kann zusätzlich zu den Pflegemaßnahmen bei der Demenz eingesetzt werden?

Bei der Alzheimer-Demenz:

- **Acetylcholinesterase-Hemmer** (Aricept®, Donepezil®)
- **NMDA-Antagonist** (Memantin®, Amantadin®)

Bei der vaskulären Demenz:

- **Thrombozytenaggregationshemmer** (ASS®)

7.3 (Angeborene) Herzfehler

Info

Es gibt in der Pädiatrie sehr viele verschiedene angeborene Herzfehler. In diesem Kapitel werden nur einige näher vorgestellt.

Ein Herzfehler wird in der Fachsprache mit *Vitium* (= Fehlbildung) *cordis* bezeichnet.

Wie funktioniert der fetale Kreislauf?

Die Besonderheit der Blutversorgung bei einem ungeborenen Kind ist die **Versorgung über die Plazenta,** da hierüber der größte Anteil des Herzzeitvolumens gewährleistet wird. Durch das **Foramen ovale** (eine natürliche Öffnung des Septums, die später zuwächst, s. u.) **werden 90 % des Bluts am kleinen Lungenkreislauf vorbeigeleitet.**

Durch diese Besonderheiten wird die Blutversorgung des Fetus auch gewährleistet, wenn ein Herzfehler vorliegt, ein Defekt wird somit erst nach der Geburt relevant.

Welche Besonderheiten weist das Herz eines Neugeborenen auf?

- Intrauterin leisten **rechter und linker Ventrikel** (Kammer) **die gleiche Arbeit.** Beim Erwachsenen muss der linke Ventrikel mehr leisten, um den Körperkreislauf zu versorgen.
- Der Herzmuskel hat **weniger kontraktile Fasern.**
- Die **Dehnbarkeit** ist **geringer.**
- Das **Schlagvolumen kann kaum gesteigert werden.**
- Das **gepumpte Blutvolumen hängt von der Frequenz ab,** daher sind **Bradykardien sehr gefährlich.**
- Das Herz von Kindern **flimmert selten** (sowohl Kammer- als auch Vorhofflimmern).

7

Was ist ein arteriovenöser Shunt?

Mit Shunt wird immer ein **„Kurzschluss"** bezeichnet. Hier ist eine **Verbindung zwischen einer Vene und einer Arterie** bzw. venösem und arteriellem Blut gemeint. Wobei man hier zwei Formen unterscheidet:

- Beim *Links-rechts-Shunt* gelangt arterielles Blut auf die venöse Seite. Somit fließt das mit Sauerstoff angereicherte Blut erneut durch den Lungenkreislauf. Das führt zu einer Volumenbelastung des Lungenkreislaufs, die Durchblutung des Körperkreislaufs ist reduziert.
- Beim *Rechts-links-Shunt* gelangt venöses Blut an der Lunge vorbei auf die arterielle Seite. Es gelangt also mehr sauerstoffarmes Blut in den Körperkreislauf, was zu einer zentralen Zyanose/Minderversorgung führt.

Was ist ein Ventrikelseptumdefekt?

Die embryonalen Komponenten der Ventrikelsepten verschmelzen nach der Geburt miteinander. Das natürliche Foramen ovale (s. o.) schließt sich. **Schließt sich das Foramen ovale nicht vollständig,** kommt es zum Ventrikelseptumdefekt bzw. es bleibt eine **Öffnung im Septum** bestehen. Dies bedeutet, dass sich die **Wand zwischen den beiden Ventrikeln nicht vollständig geschlossen** hat und es zu einer **Shuntbildung** (s. o.) kommt. Es liegt dann ein *Links-rechts-Shunt* vor.

Folgen sind:

- Volumenbelastung des linken Ventrikels
- Belastung des Lungenkreislaufs
- Reduziertes Volumen im Körperkreislauf

Symptome sind:

- Kleinere Defekte bleiben symptomlos
- Tachypnoe
- Dyspnoe
- Schweißigkeit
- Trinkschwäche

- Zu geringe Gewichtszunahme
- Pulmonale Infekte
- Gedeihstörung

Als Therapie kommen infrage:

- Konservative Symptombehandlung bei restriktivem Ventrikelseptumdefekt
- Katheterintervention oder Operation mit Verschluss des Defekts, wenn dieser sich nicht innerhalb der ersten 6. Lebensmonate verschlossen hat

Info

Der Ventrikelseptumdefekt ist der häufigste azyanotische Herzfehler.
Wenn sich das Loch in der Vorhofebene befindet, spricht man vom Vorhofseptumdefekt. Dieser ist der zweithäufigste azyanotische Herzfehler.

Welche Fehler der Herzklappen werden unterschieden?

An *jeder Herzklappe* kann es zu einer **Stenose der Klappe** (Verengung) oder zu einer **Insuffizienz** (eingeschränkte Funktionsfähigkeit, hier: inkomplette Schließung der Klappe) kommen.

7

Bei den *Taschenklappen* können **Teile der Taschen fehlen.** Dies führt meist zu einer Stenose oder einer Insuffizienz.

Ein Herzklappenfehler wird in der Fachsprache mit Herzklappenvitium bezeichnet.

Info

Der häufigste angeborene Herzfehler ist die *bikuspide Aortenklappe,* bei der eine der drei Taschen der Klappe fehlt. Diese Anomalie ist erblich.
Die *Stenose der Pulmonalklappe* ist der zweithäufigste angeborene Herzfehler und tritt häufig in Kombination mit anderen Klappenfehlern auf!
Die *Aortenklappenstenose* ist mit 3–5 % aller angeborenen Herzfehler ebenfalls häufig. Hier ist die Zahl der betroffenen Jungen mit einem Verhältnis von 4:1 deutlich erhöht.

Welche Symptome zeigen die Herzklappenfehler?

Die Symptome eines Klappendefekts sind ähnlich, können aber nach Art des Fehlers und nach der Lokalisation, also welche Klappe betroffen ist, unterschieden werden (▶ Tab. 7.4). Wobei die meisten Klappenfehler bei geringer Ausprägung **auch symptomlos sein können.**

Liegt eine *Herzklappenstenose* vor, kann das Blut, das sich vor der Klappe sammelt, bei einem Herzschlag nicht komplett durch die Klappe gepumpt werden. Somit kommt es zu einem **Rückstau.** Die Symptome ergeben sich aus den dadurch betroffenen anatomischen Strukturen. Diese sind in ▶ Tab. 7.4 aufgelistet.

Liegt eine *Herzklappeninsuffizienz* vor, **fließt das Blut nach dem Klappenschluss wieder zurück,** da sich die Klappe nicht vollständig geschlossen hat. Dadurch muss das Herz beim nächsten Schlag mehr Blut pumpen, weil immer wieder Blut zurückfließt. Dieses Blut bezeichnet man als *Pendelblut.* Um das erhöhte Volumen pumpen zu können, **hypertrophiert der Herzmuskel.** Dieser Kompensationsmechanismus funktioniert aber nur eine bestimmte Zeit, danach zeigen sich je nach Herzklappe **unterschiedliche Symptome** (▶ Tab. 7.4).

Tab. 7.4 Symptome der verschiedenen Herzklappendefekte

Herzklappe	Klappenstenose	Klappeninsuffizienz
Mitralklappe	• Drucksteigerung und Dehnung des linken Vorhofs, da das Blut von hier nicht vollständig weitergepumpt werden kann → Rückstau in den Lungenkreislauf bis hin zur Rechtsherzbelastung • Lippenzyanose mit geröteten Wangen („Mitralbäckchen") • Dyspnoe, Husten, blutiges Sputum • Vorhofflimmern (selten bereits im Kindesalter) • Gefahr der zerebralen Embolie • Milde Form: Gedeihstörung, Trinkschwäche, rezidivierende pulmonale Infekte	• Pendelblut fließt in linken Vorhof zurück → Volumenbelastung → Vergrößerung der linken Herzhälfte → Rückstau in die Lunge • Belastungsdyspnoe, rasche Ermüdung • Tachykardie, „Herzstolpern"
Trikuspidalklappe	• Drucksteigerung und Dehnung des rechten Vorhofs, da das Blut von hier nicht vollständig weitergepumpt werden kann → Rückstau in den Körperkreislauf • Appetitlosigkeit, Erbrechen, Bauchschmerzen (im oberen rechten Bereich des Bauchs) • Mattigkeit, Müdigkeit • Bei hochgradiger Stenose: Ödeme, Aszites, Hepatomegalie (Stauungsleber)	• Pendelblut fließt in den rechten Vorhof zurück → Volumenbelastung → Vergrößerung der rechten Herzhälfte • Herzrhythmusstörungen • Ödeme, Stauung der Halsvenen und der Leber • Entwicklungsverzögerung, Wachstumsstillstand
Aortenklappe	• Blut kann nicht vollständig in Aorta gepumpt werden → Druckbelastung linker Ventrikel → Hypertrophie → bei ausgeprägter Form mit Belastung des Lungenkreislaufs und Stauung • Schwindel • Zyanose • Leistungsknick • Tachykardie (zur Kompensation des geringeren Schlagvolumens) • Dyspnoe • Synkope bei Belastung durch verringerte Pumpleistung	• Pendelblut fließt aus der Aorta zurück in den linken Ventrikel → Schlagvolumen steigt → Hypertrophie der linken Herzhälfte • Belastungsdyspnoe • Schwindel • Man empfindet Herzrasen, Druckgefühl im Hals • Große Amplitude des Blutdrucks • Kapillarpuls unter den Nägeln sichtbar
Pulmonalklappe	• Druckbelastung des rechten Ventrikels • Dyspnoe, Tachypnoe • Bei hochgradiger Stenose: Zyanose • Reduzierte Leistungsfähigkeit • Typisches Aussehen der Kinder bei ausgeprägter Stenose → „Barockputten", Mondgesicht mit blau-rötlichen Pausbacken	• Pendelblut fließt aus der Pulmonalarterie zurück in den rechten Ventrikel → Schlagvolumen steigt → Hypertrophie der rechten Herzhälfte • Belastungsdyspnoe • Zyanose • Leistungsminderung • Gestaute Halsvenen • Ödeme, Stauungsleber, Aszites

Vorsicht

Nahezu alle Arten von Herzklappenfehlern können bei starker Ausprägung hämodynamisch wirksam werden, also die Kreislaufsituation beeinflussen und zur Reanimation bzw. zum Tod des Kindes führen!

Vorsicht

Bei Kindern mit einer höhergradigen Aortenklappenstenose besteht bei starker Belastung eine hohe Gefahr des plötzlichen Herztods durch einen Infarkt oder Herzrhythmusstörungen, ausgelöst durch die Druckerhöhung des linken Ventrikels!

Wie werden Herzklappenfehler therapiert?

Die Art bzw. der Umfang der Therapie **hängen von der Ausprägung des Defekts ab.** Entweder werden die Symptome **konservativ behandelt** oder die Herzklappe wird über eine **Katheterintervention oder eine Operation wiederhergestellt oder ersetzt** (durch eine Kunstklappe, biologische Klappe oder einen Homograft, s. u.). Eine Stenose kann häufig durch eine **Ballondilatation** eröffnet werden.

Merke

Eine (nicht angeborene) Klappeninsuffizienz kann auch akut auftreten und bedarf dann einer Behandlung auf der Intensivstation und einer sofortigen Operation.

Was ist ein Homograft?

Beim Homograft handelt es sich um **menschliches Gewebe.** Dieses wird entweder im Zuge einer Organspende von einem Verstorbenen entnommen oder von Herzen, die im Zuge einer Transplantation entfernt wurden, werden Gewebeteile bzw. Herzklappen weiter genutzt. Dieser Klappenersatz hat die längste Haltbarkeit und wird vor allem bei Kindern eingesetzt.

7.4 Arterielle Hypertonie

Welche Ursachen können zu einer Hypertonie führen?

Bei den meisten zu pflegenden Menschen (ca. 80 %), die unter einer Hypertonie leiden, wird **keine erkennbare Ursache** gefunden. Hierbei handelt es sich dann um eine sogenannte *primäre oder essenzielle Hypertonie.* Bei der *sekundären Hypertonie* liegt eine erkennbare Ursache vor bzw. die Hypertonie ist Folge einer anderen Grunderkrankung, z. B. **Nierenerkrankung, Nierenarterienstenose, Erkrankung mit Störung des Hormonhaushalts, Gefäßerkrankung oder psychiatrische Störungen.**

Welche Risikofaktoren begünstigen die Entstehung einer Hypertonie?

- Langanhaltender Stress
- Adipositas
- Bewegungsmangel
- Familiäre Disposition
- Salzreiche Kost

Welche Symptome haben Personen, die an einer Hypertonie leiden?

In den meisten Fällen bleibt eine Hypertonie **anfangs symptomlos** und wird somit nicht, nur zufällig oder erst später nach der Entstehung von Symptomen entdeckt. Da die Symptome **relativ unspezifisch** sind, kann der hohe Blutdruck bereits Schädigungen an den Organen oder Gefäßen verursacht haben, bevor die Diagnose Hypertonie gestellt wird. Bei folgenden Symptomen sollte eine Hypertonie abgeklärt werden:

- Kopfschmerzen
- Schwindel
- „Herzrasen“ oder „Herzklopfen“
- Plötzlich auftretendes Nasenbluten
- Müdigkeit, Erschöpfung
- Nervosität

Merke

Zur Diagnosestellung einer arteriellen Hypertonie muss eine Langzeit-Blutdruckmessung über mindestens 24 Stunden durchgeführt werden. Ein einmalig gemessener hoher Blutdruck reicht nicht aus.

Welche Komplikationen können durch eine Hypertonie entstehen?

Die Hypertonie selbst stellt einen wichtigen **Risikofaktor für weitere Erkrankungen** dar, z. B. **Nieren-, Herz- und Gefäßerkrankungen.** Somit können unterschiedliche Folgen entstehen, wenn die Hypertonie nicht behandelt wird. Die Ursache der unterschiedlichen Folgeerkrankungen ist immer eine Gefäßschädigung. Durch den hohen Druck in den Gefäßen wird die Bildung von Plaques begünstigt und eine Arteriosklerose kann entstehen (s. u.). Somit können **koronare Herzkrankheit** (KHK, ▶ Kap. 7.21), **Schlaganfälle oder Herzinfarkte** die Folge sein.

Warum werden bei Personen mit einer Hypertonie die Nierenarterien untersucht?

Die Nieren haben eine Autoregulationsfunktion, die es ihnen ermöglicht, unabhängig vom eigentlichen Blutdruck einen konstanten Druck in den Nierengefäßen zu erzeugen. Dafür wird in der Niere über Rezeptoren der Blutdruck gemessen. Liegt in der zuführenden Nierenarterie eine Stenose vor, ist der in der Niere gemessene Blutdruck falsch niedrig. Da die Niere nun eine Erhöhung des Blutdrucks veranlasst, um in der Niere den Blutdruck auf den richtigen Wert anzuheben, ist der Blutdruck im Kreislaufsystem erhöht. Daher muss bei **Vorliegen eines Verdachts oder dem Fehlen einer anderen Ursache als Grund für die Hypertonie eine Nierenarterienstenose ausgeschlossen oder bestätigt** werden, bevor eine Therapie begonnen wird.

Wie wird eine Hypertonie behandelt?

Die Therapie hängt vom gesamten kardiovaskulären Risiko des zu pflegenden Menschen, seinen Begleiterkrankungen, seinem Alter und dem Allgemeinzustand ab. Ziel ist, in jedem Fall einen Blutdruck von 140 systolisch zu 90 diastolisch und bei Diabetikern von 130 systolisch zu 80 diastolisch zu erreichen.

Wenn es möglich ist, wird die Ursache der Hypertonie behandelt bzw. versucht, **Risikofaktoren zu vermeiden.** Dazu werden folgende Maßnahmen eingeleitet:

Gewichtsreduktion, Umstellung der Ernährung (salzarm), ausreichend Bewegung, kein Nikotin, wenig Alkohol, Stressabbau.

Ansonsten stehen **verschiedene Medikamentengruppen** wie Diuretika, β-Blocker, ACE-Hemmer, Angiotensin (AT)-2-Rezeptor-Antagonisten und Kalziumantagonisten zur Verfügung:

- **β-Blocker** senken die Herzfrequenz und führen zur Reduktion der Pumpleistung des Herzens und verringern so den Blutdruck.
- **ACE-Hemmer und AT-2-Rezeptor-Antagonisten** setzen am Renin-Angiotensin-Aldosteron-System an und regeln so neben dem Blutdruck auch den Salz- und Wasserhaushalt. Sie verringern den Gefäßwiderstand und die Wirkung des körpereigenen Adrenalins am Herzen und senken so den Blutdruck. Des Weiteren verringern sie die transportierte Blutmenge.
- **Kalziumantagonisten** reduzieren ebenfalls den Gefäßwiderstand, wodurch es zur Gefäßdilatation und einem geringeren Blutdruck kommt.
- **Diuretika** steigern die Urin- bzw. Flüssigkeitsausscheidung, vermindern dadurch die transportierte Blutmenge und senken darüber den Blutdruck.

Merke
Die medikamentöse Hypertonietherapie sollte immer stufenweise begonnen werden, um sich an die richtige Dosierung heranzutasten. Dies birgt weniger Komplikationen und eine bessere Kooperation des zu pflegenden Menschen. Werden Blutdruckmedikamente zu schnell hochdosiert, sinkt der Blutdruck zu rapide, der zu pflegende Mensch fühlt sich schlecht/schlapp und häufig werden die Medikamente dann selbstständig abgesetzt.

7.5 Asthma bronchiale

Welche Ursachen stehen bei Asthma bronchiale bei Kindern bzw. bei Erwachsenen im Vordergrund?

Kinder zwischen dem 4.–10. Lebensjahr leiden häufig an einer *exogenen* allergischen Sensibilisierung (extrinsisches Asthma bronchiale), was dazu führt, dass sie **auf Allergene reagieren.** Die Allergene können sehr unterschiedlich sein, z. B. Pollen, Hausstaub, Tierhaare und Nahrungsmittel.

Bei neuaufgetretenem Asthma im Erwachsenenalter ist die Ursache häufig das nicht allergische *(intrinsische)* Asthma bronchiale. Hier können folgende Ursachen zugrunde liegen: **Virusinfektionen, kalte Luft, psychische Belastung, körperliche Anstrengung** oder **Luftverschmutzung.**

Info
Beide Ursachen führen in den Atemwegen zu einer Hyperreagibilität des gesamten Bronchialsystems. Die Bronchialmuskulatur verkrampft und die Schleimhaut schwillt an, wird ödematös und bildet zähen Schleim. Das alles führt zu einer Verengung der Bronchien.

Merke

80 % der Asthmatiker leiden an einer Mischform aus allergischem und nicht allergischem Asthma bronchiale. Zusätzlich haben sich in den letzten Jahren weitere Asthma-Phänotypen herauskristallisiert. Diese werden als eosinophiles Asthma, Type-2-High-Asthma und Cough-Variant-Asthma beschrieben.

Welche Symptome zeigen sich bei einem Asthmaanfall?

Folgende *Symptome* sind erkennbar:

- Pfeifende Atemgeräusche, Giemen
- Anfallsartig auftretende Dyspnoe
- Oftmals nächtliche Atemnot
- Gefühl der Brustenge
- Tachypnoe
- Husten (mit oder ohne Auswurf), vor allem nach körperlicher Anstrengung

Alarmsymptome sind:

- Atmung mit Unterstützung der Atemhilfsmuskulatur
- Gestaute Halsvenen
- Zyanose
- Unregelmäßige, verlangsamte Atmung
- Unruhe, keine Möglichkeit, einen Satz zusammenhängend auszusprechen

Welche diagnostischen Maßnahmen werden durchgeführt?

- **Anamnese/Familienanamnese,** um die genauen Beschwerden, Symptome und Anfallsanzahlen zu fixieren
- **Körperliche Untersuchung,** z. B. Auskultation der Lunge
- **Röntgen** des Thorax
- **Laboruntersuchung** (Blutgasanalyse, IgE-Antikörper)
- Mikrobiologische **Sputum-Diagnostik**
- **EKG**

Im weiteren Verlauf nach der Stabilisierung des zu pflegenden Menschen werden weitere diagnostische Maßnahmen eingeleitet:

- Allergologische Stufendiagnostik und **Allergieanamnese** (bei Erstmanifestation und allergischem Asthma)
- **Lungenfunktionstest** (ab dem 5. Lebensjahr möglich: Spirometrie, Reversibilitätstest mit Bronchodilatatoren, Messung der Atemwegsobstruktion)
- **Ganzkörperplethysmografie** (pneumologische Untersuchung, bei der die Strömungsgeschwindigkeit der Atemluft gemessen wird)

Wie werden die medikamentösen Stufenschemata bei Kindern und Erwachsenen unterschieden?

Zu pflegende Menschen mit Asthma bronchiale werden in der medikamentösen Therapie nach einem Stufenschema behandelt. Dieses wird je nach Altersgruppe unterschieden (▶ Abb. 7.2, ▶ Abb. 7.3).

7

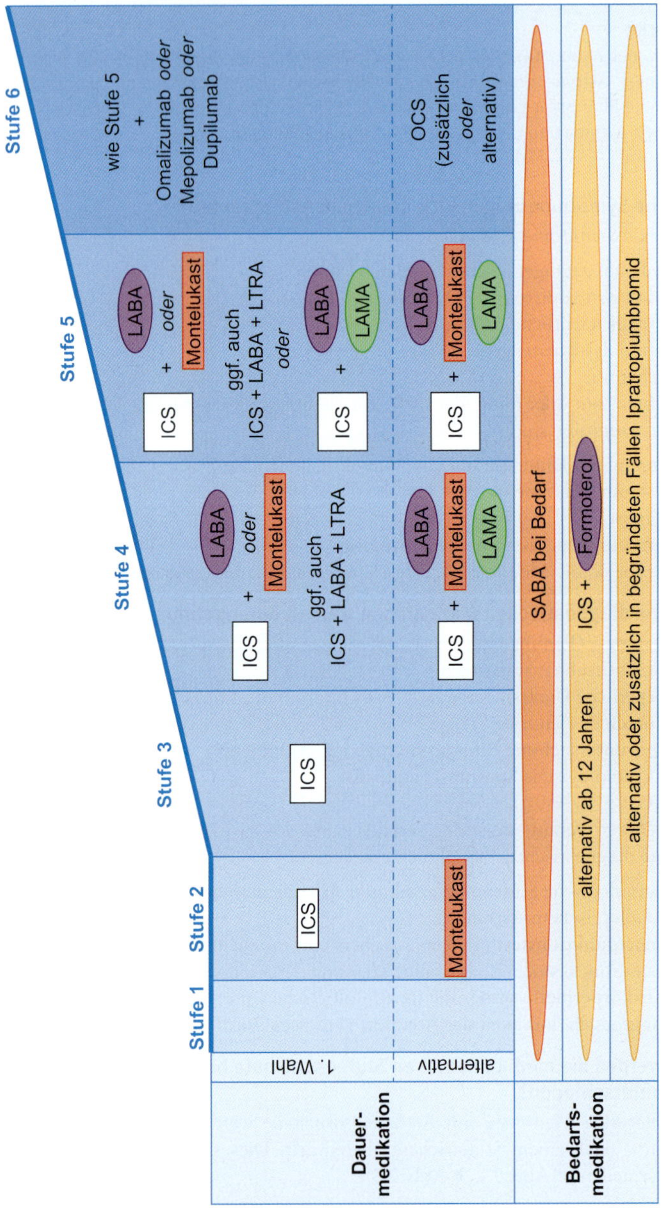

Abb. 7.2 Medikamentöses Stufenschema für Kinder und Jugendliche

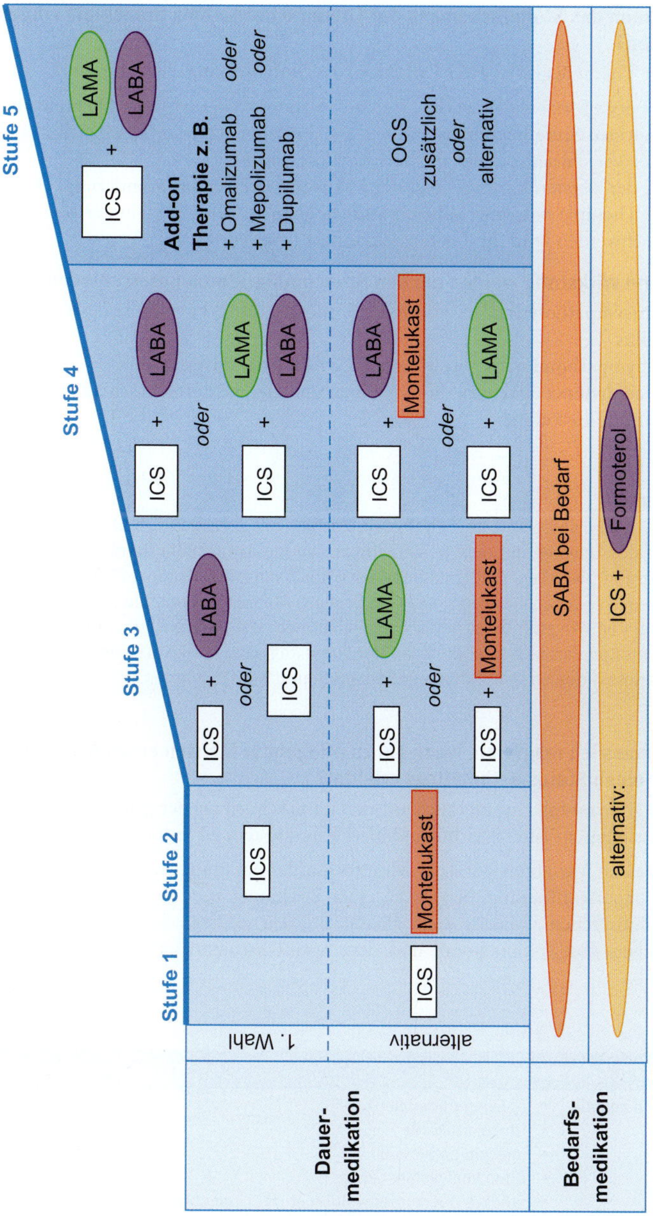

Abb. 7.3 Medikamentöses Stufenschema für Erwachsene

Wie kann das Stufenschema in der Therapie bei Asthma bronchiale eingesetzt werden?

In der Therapie gibt es **zwei Varianten,** das **Stufenschema** einzusetzen:

1. Die erste Möglichkeit ist die „Step up"-Variante. Hier wird die **Therapie mit einer niedrigen Stufe begonnen** und erst bei weiteren symptomatischen Beschwerden oder Verschlechterungen die nächste Stufe anvisiert.
2. Bei der zweiten Variante liegt der **Fokus auf der Symptomlinderung.** Dann wird die Therapie **mit einer höheren Stufe begonnen.** Nach eindeutiger Besserung der Beschwerden wird die Therapie adaptiert („Step down").

Welche Wirkstoffe werden bei den Bronchodilatatoren unterschieden?

- **Parasympatholytika:** erweitern die Bronchien durch Hemmung des Parasympathikus
- **β_2-Sympathomimetika:** erschlaffen die Bronchialmuskulatur
- **Theophylline:** erweitern die Bronchien und Gefäße durch Erschlaffung der glatten Muskulatur

7

Merke

Bei Kindern sollten Sie bei den Dosieraerosolen mit „Spacern" arbeiten. Diese erleichtern den Umgang mit dem Dosieraerosol. Die Inhalationshilfe führt dazu, dass nicht synchron zwischen der Einatmung und Auslösung des Sprühstoßes geatmet werden muss. Zusätzlich kann das Kind erneute Atemzüge durchführen und damit den gesamten Wirkstoff tiefer in die Lunge einatmen. Der Spacer führt zudem dazu, dass die großen Partikelbestandteile an der Kunststoffwand hängen bleiben und somit die Soorinfektionen der Mundschleimhaut minimiert werden können.

Wie muss ich reagieren, wenn ein zu pflegender Mensch einen Asthmaanfall oder einen Status asthmaticus erleidet?

Ein Asthmaanfall tritt plötzlich auf und kann schnell wieder gelöst werden. Ein Status asthmaticus ist ein Asthmaanfall, der mindestens 24 Stunden anhält.

Bei beiden Varianten wird ein Monitoring der Vitalfunktionen sofort notwendig. Eine Sauerstofftherapie bis hin zu einer Beatmung werden eingeleitet. Lassen Sie den Betroffenen zunächst nicht alleine. Bei den weiteren Sofortmaßnahmen kann zwischen dem Asthmaanfall und dem Status asthmaticus unterschieden werden (▶ Tab. 7.5).

Tab. 7.5 Sofortmaßnahmen

Asthmaanfall	• β_2-Sympathomimetika • Glukokortikoide • Ipratropiumbromid • Bronchoalveoläre Lavage • Erhöhte Oberkörperpositionierung, Lippenbremse • Theophyllin (nur noch in Ausnahmefällen!)
Status asthmaticus	• Es wird sofort die Asthmatherapie gestartet (wie beim Asthmaanfall) • Kontinuierliche oder engmaschige Inhalation von Salbutamol • Wenn die Medikamente nicht helfen, wird auf eine intravenöse Therapie zurückgegriffen

Vorsicht
Ein Status asthmaticus führt unbehandelt zu intensivmedizinischem Betreuungsbedarf und kann tödlich verlaufen.

Wie sinnvoll sind Schulungen zum Thema Asthma bronchiale für die Betroffenen zu pflegenden Menschen?

Schulungen sind **sehr sinnvoll.** Betroffene, die zu ihrer chronischen Atemwegserkrankung geschult wurden, können eine **deutliche Verbesserung der Selbstmanagementfähigkeiten** vorweisen. Sie erkennen rechtzeitig Symptome, können diese frühzeitig behandeln und damit schwere Asthmaanfälle und Notfallsituationen verhindern. Die Lebensqualität der zu pflegenden Menschen wird dadurch deutlich gesteigert.

7.6 Bipolare Störung (Depression und Manie)

7

Was ist eine bipolare Störung?

Bei der bipolaren Störung handelt es sich um eine **psychische Erkrankung,** bei der der Betroffene **depressive, manische, hypomanische oder gemischt affektierte Episoden wechselnd** durchlebt. Sie zählt zu den affektiven Störungen, d.h. das Hauptsymptom liegt in der Veränderung der Stimmung oder der Affektivität.

Info
Die bipolare Störung beginnt häufig bereits im jugendlichen und jungen Erwachsenenalter.

Was sind Ursachen und Risikofaktoren für bipolare Störungen?

Die Ursachen sind bis heute **nicht vollständig geklärt. Genetische Faktoren,** die **Umwelt** und die **Persönlichkeit** spielen eine Rolle. Wie viele Phasen sich wie häufig abwechseln und wie lange diese dauern, ist sehr unterschiedlich. Es gibt jedoch Risiken für einen schweren Verlauf und für häufiges Wiederkehren.

Risiken für häufiges Wiederkehren

- Erstmanifestation in jungem Alter
- Gemischte Episoden
- Lebenskrisen
- Psychotische Begleitsymptome
- Rapid Cycling (schneller Wechsel verschiedener Phasen)
- Schlechtes Ansprechen auf Medikamente zur Prophylaxe
- Weibliches Geschlecht

Risiken für einen chronischen Verlauf

- Auffällige Persönlichkeitsmerkmale mit schlechten Verarbeitungsstrategien
- Häufige Episoden
- Paralleler Substanzmissbrauch
- Schlechtes Ansprechen auf Medikamente zur Prophylaxe und zur Akuttherapie
- Schlechte Kooperation
- Weitere psychische und somatische Erkrankungen

Wie zeigt sich eine Depression?

Die Depression ist ein sehr komplexes Beschwerdebild, das bei jedem zu pflegenden Menschen anders ausfallen kann. Gerade bei einer Depression im Alter wird die Diagnose nicht immer sofort gestellt/erkannt. Grundsätzlich unterscheidet man die *eher traurige, klammernde, „jammernde" Form* und die eher *aggressive, wütende Form*. (Weitere) Anzeichen für eine Depression können sein:

- Gefühl der **Niedergeschlagenheit** (weit über dem Maß, das jeder einmal empfindet)
- **Antriebslosigkeit** (verbleiben teilweise tagelang im Bett), erhöhte Ermüdbarkeit und Aktivitätseinschränkungen
- **Kein Interesse** am Umfeld und **Freudlosigkeit**
- **Verminderter Appetit**
- **Gefühllosigkeit, Hoffnungslosigkeit, Pessimismus**
- **Konzentrationsschwierigkeiten**
- **Vermindertes Selbstwertgefühl**
- **Schuldgefühle** und Gefühle der Wertlosigkeit
- Im schlimmsten Fall: **Suizidgedanken oder -handlungen, erfolgte Selbstverletzung**

Info

Eine Depression kann auch hinter körperlichen Symptomen stecken. Man spricht dann von somatischer oder larvierter Depression. Häufig klagen diese zu pflegenden Menschen über Schmerzen (gerade im Bewegungsapparat).

Vorsicht

Gerade im Alter werden Symptome einer Depression häufig übersehen oder nicht ernst genommen, obwohl sie zunehmen. 60–70 % der Bewohner in stationären Langzeitpflegeeinrichtungen leiden unter einer Depression. Hierauf sollte besonders geachtet und entsprechend reagiert werden.

Was ist eine postnatale Depression?

Eine postnatale Depression **tritt im ersten Jahr nach einer Geburt** bei ca. 10–15 % der Mütter **auf.** Die Ursachen sind vielfältig und individuell. Ein Gefühl der *Überforderung, Hormonumstellung und Schlafmangel* sind oft mit als Ursache zu benennen. Die meisten Betroffenen trauen sich nicht, ihre Gefühle und ihre gedrückte Stimmung zu verbalisieren, weil sie Angst haben, auf Unverständnis im Zuge des freudigen Ereignisses zu stoßen.

Um eine postnatale Depression zu behandeln, muss professionelle Hilfe in Form von Selbsthilfegruppen oder Psychotherapie angefordert werden. Daher ist es wichtig, den Betroffenen gegenüber wertschätzend und empathisch aufzutreten.

Merke

Auch Väter können an einer postnatalen Depression erkranken!

Wie sollte ich mit Personen umgehen, die an einer Depression leiden?

- **Empathie und Wertschätzung,** mögliche Ursachen für die Erkrankung kennen/wahrnehmen
- Gleichzeitig **richtiges Maß an Nähe und Distanz** → Aufmerksamkeit regulieren
- Person **positiv bestärken,** gemeinsam etwas Erfreuliches machen
- **Auf keinen Fall bagatellisieren,** Sätze wie z. B. „das wird schon wieder" unterlassen
- **Nicht überfordern,** Sätze wie „jetzt machen Sie mal" oder „nun kommen Sie schon" unterlassen
- **Supervisorische Unterstützung** kann sinnvoll sein

Wie zeigt sich eine Manie?

In einer Phase der Manie ist der Betroffene in einer **gehobenen, aber der Situation unangepassten Stimmung.** Es liegt ein erhöhtes Erregungsniveau vor, weshalb die Stimmung **schnell in Aggressivität und Gereiztheit umschlagen** kann. Weitere Symptome können ein erhöhter **Redefluss, Enthemmung, überhöhte Selbsteinschätzung, Eingehen von Risiken und ein vermindertes Schlafbedürfnis** sein.

Wie gehe ich mit einem zu pflegenden Menschen in der Manie um?

Eine normale Kommunikation mit einem zu pflegenden Menschen in der manischen Phase ist häufig kaum möglich. Die zu pflegenden Menschen sprechen häufig ohne Unterbrechung und befinden sich in ihrer Welt. Signalisiert der Betroffene Gesprächsbereitschaft, sollte darauf eingegangen werden. Die Empfindungen eines Manikers sind meist nicht nachvollziehbar und sie sind nicht in der Lage, diese mitzuteilen. Dennoch kann man einige Dinge beachten:

- **Empathie,** mögliche Ursachen für die Erkrankung kennen/wahrnehmen
- Richtiges Maß an **Nähe und Distanz**
- **Ehrlichkeit**
- **Konsequenz** (geplante Vorhaben ernst meinen)
- **Grenzen aufzeigen**
- **Feste Tagesstruktur ermöglichen**

> **Vorsicht**
>
> Da Maniker zeitweise zu aggressivem Verhalten fähig sind, ist der Eigenschutz besonders wichtig. Halten Sie im Gespräch entsprechenden Abstand. Gehen Sie nicht alleine in das Zimmer des zu pflegenden Menschen, wenn Sie bereits mit Aggression rechnen. Informieren Sie immer sofort den Arzt, wenn Sie neue Aggressionen wahrnehmen. Schützen Sie andere Personen/zu pflegende Menschen.

Wie wird eine bipolare Störung diagnostiziert?

Der Verdacht auf eine bipolare Störung stellt sich meistens **klinisch.** Dies muss dann durch bestimmte Untersuchungen bestätigt oder widerlegt werden.

- Untersuchungsgespräch mit Instrumenten zur Klassifikation bipolarer Störungen
- Selbst- und Fremdbeurteilung (hier gibt es ebenfalls validierte Instrumente zur Beurteilung, die angewendet werden können)
- Screening-Instrumente
- Kodierung der affektiven Episoden

- Körperliche Untersuchung (auf somatische Begleitsymptome)
- Labor und apparative Diagnostik (zum Ausschluss anderer Ursachen)

Info
Gerade bei psychiatrisch erkrankten Personen ist das Gespräch zwischen Arzt, Pflegefachperson und zu pflegendem Menschen sehr wichtig. Es stellt das Kernstück der psychiatrischen Untersuchung dar und ist zwingend notwendig für die Diagnose. Des Weiteren dient das Gespräch dem Aufbau einer Vertrauensbasis.

Welche Therapie hilft bei der bipolaren Störung?

- Psychotherapie:
  - Einzel- oder Gruppentherapie
  - Kognitive Verhaltenstherapie
  - Familienfokussierte Therapie
  - Interpersonelle und soziale Rhythmustherapie
- Nicht-medikamentöse somatische Therapie:
  - Elektrokonvulsionstherapie
  - Hirnstimulationsverfahren
  - Lichttherapie
- Unterstützende Therapieverfahren:
  - Entspannungs- und Sport-/Bewegungsübungen
  - Ergo-, Kunst-, Tanz-, Musiktherapie
- Medikamente (wie Psychopharmaka) zur Akuttherapie und zur Phasenprophylaxe

7.7 Chronisch-venöse Insuffizienz (CVI)

Was ist eine chronisch-venöse Insuffizienz?

Bei der chronisch-venösen Insuffizienz liegt eine **Erkrankung der Beinvenen** vor, die dazu führt, dass es in den Beinen zu **venösen Abflussbehinderungen** (Ödembildung) und trophischen Veränderungen sowie **Druckerhöhung in den Venen** im Bereich der Unterschenkel und Füße kommt.

Welche Risikofaktoren gibt es für die CVI?

- Bindegewebsschwäche
- Familiäre Vorbelastungen, genetische Faktoren
- Überwiegend stehende oder sitzende Tätigkeiten
- Übergewicht
- Weibliches Geschlecht und Schwangerschaft
- Krampfadern/Thrombosen in der Vorgeschichte

Welche Skala kann zur Einschätzung einer CVI genutzt werden?

Mit Hilfe des CEAP-Klassifikationssystems kann eine CVI eingeschätzt werden. Die **CEAP-Klassifikation** bezieht zusätzlich zu objektiven Befunden der Haut auch die Beschwerden des zu pflegenden Menschen, die Ätiologie, die Lokalisation und die Pathophysiologie in die Beurteilung ein.

Mit welchen Maßnahmen wird eine CVI diagnostiziert?

- Anamnese
- Körperliche Untersuchung (Varizen, Hautveränderungen, Wunden, Ödeme)
- Farb-Duplex Sonografie (Goldstandard)
- Phlebografie

Wie kann eine CVI therapiert werden?

Für die Therapie sollten drei Säulen berücksichtigt werden:

- **Ursachenbehandlung** zur Verbesserung der Beschwerden
- **Kompressionstherapie** (Aktivierung der Muskel-Gelenkpumpen) und **physikalische Therapie** (Gehtraining, Lymphdrainage)
- **Wundbehandlung** eines bestehenden Ulcus cruris venosum

Welche Hauptkomplikation gibt es bei einer CVI?

Es kann sich eine **nässende offene Wunde am Bein** bilden, die meist am Innenknöchel entsteht und als Ulcus cruris venosum bezeichnet wird.

Wie wird ein Ulcus cruris venosum gereinigt?

Für die Wundreinigung können verschiedene Débridements durchgeführt werden:

- **Autolytisches Débridement:** Wundauflagen, die das Gewebe aufquellen lassen
- **Mechanisches Débridement:** Das Gewebe wird physikalisch mit Kompressen aus der Wunde entfernt
- **Chirurgisches Débridement,** führt ein Arzt mit Pinzette und Skalpell durch
- **Biochirurgisches Débridement** mit Larven
- **Enzymatisches Débridement** mit proteolytisch wirkenden Enzymen

Info

Ein Ulcus cruris venosum, das innerhalb eines Jahrs nicht abgeheilt ist, wird als therapieresistent bezeichnet.

7.8 COPD

Welche Erkrankungen werden unter der COPD zusammengefasst?

Unter den chronisch obstruktiven Lungenerkrankungen (chronic obstructive pulmonary diseases) werden **alle fortschreitenden Erkrankungen der Lunge** zusammengefasst, die durch eine **Verlegung oder Obstruktion der Atemwege** entstehen. Die Atemwegsobstruktion hat zwei Hauptursachen: Sie geht einher mit einer chronischen Bronchitis oder einem Lungenemphysem.

Was ist die häufigste Ursache?

Rauchen ist mit 90 % die Hauptursache für eine COPD. Weitere Risikofaktoren können sein:

- Umweltnoxen und berufsbedingte inhalative Noxen (Feinstaub, Bergbau)
- Gestörte Lungenentwicklung in der Fetalzeit
- Genetische Faktoren (z. B. Alpha-1-Protease-Inhibitor-Mangel)

- Atemwegsinfektionen (in der Kindheit) oder bronchiale Hyperreaktivität (Asthma bronchiale)

Was ist mit AHA-Symptomen gemeint?

Eine Person mit einer COPD weist folgende Leitsymptome auf:

- A = Atemnot
- H = Husten
- A = Auswurf

Welche diagnostischen Maßnahmen werden bei Verdacht auf eine COPD durchgeführt?

- **Anamnese** (Rauchgewohnheiten, Pack Years = *pro Tag gerauchte Zigarettenpackungen × Anzahl Raucherjahre*)
- **Körperliche Untersuchung**
- **Lungenfunktionstest:** Spirometrie, Reversibilitätstestung, Bodyplethysmografie
- **Labordiagnostik:** Blutgasanalyse, Sputumdiagnostik
- **Belastungstests**
- **EKG**
- **Röntgen/CT** des Thorax

Info

Beim Reversibilitätstest kommt es bei einer COPD-Erkrankung zu keiner Rückbildung der Ventilationsstörung und somit zu keiner Verbesserung der Symptomatik. Hierdurch unterscheidet sich das Testergebnis vom Asthma bronchiale, wo nach der Gabe von Spasmolytika eine deutliche Verbesserung der Symptomatik entsteht.

Wie wird der Schweregrad der COPD eingeschätzt?

Die Einteilung der COPD in Schweregrade wurde durch die nationalen Versorgungsleitlinien und die Richtlinien „Global Initiative for Chronic Obstructive Lung Disease (GOLD)“ vorgenommen. Aus diesem Grund wird die Abkürzung *„GOLD-Stadien“* als Schweregradeinteilung tituliert und angewendet. Für die Einteilung im GOLD-Schema werden zwei Werte miteinander in Bezug gesetzt. Einmal die **Vitalkapazität** und die **relative Einsekundenkapazität** (VK/FEV1) auf Grundlage der Lungenfunktionsprüfung. Hierzu werden die Stadien **GOLD 1 bis 4** verwendet. Zusätzlich werden die Anzahl der Exazerbationen und die Symptome beurteilt. Für die Bewertung der Symptome wird auf die mMRC-Grade (modified British Medical Research Council) zurückgegriffen und die Symptome werden ebenfalls in **vier Schweregrade** (**A-D**) eingeteilt.

Welche Therapie kann bei einer COPD eingesetzt werden?

Nicht-medikamentöse Maßnahmen:

- Tabakentwöhnung (mit motivierender Gesprächsführung, Beratung, Einzel- oder Gruppeninterventionen, Nikotinersatz und damit die totale Abstinenz erreichen)
- Körperliches Training, Atemphysiotherapie, Schulungen zum Selbstmanagement
- Psychosoziale Interventionen
- Impfungen (Influenza und Pneumokokken)
- Ernährungsberatung

- Pneumologische Rehabilitation

Medikamentöse Maßnahmen:

- Kurzwirksame Bronchodilatatoren (SABA) bei leichter Symptomatik und bei Bedarf
- Langwirksame Bronchodilatatoren (LABA) bei mittelgradigen Symptomen
- Inhalative Kortikosteroide (ICS) bei Eskalation der Therapie
- Roflumilast (nur bei schwersten Formen und immer wiederkehrenden Exazerbationen einsetzen)
- Ggf. Antibiotikatherapie

Merke
Je nach Zustand und Möglichkeiten des zu pflegenden Menschen für die Medikamente das passende Inhalationssystem auswählen.

Welche Folgekomplikationen können bei einer COPD entstehen?

- **Exazerbation** (Fieber, stärkste Atemnot, Husten)
- **Lungenemphysem**
- Pulmonale **Hypertonie** und **Cor pulmonale**
- **Respiratorische Insuffizienz**

7.9 Coronavirus (SARS-CoV-2)

Wofür steht die Abkürzung SARS-COV-2 und welcher Virus verbirgt sich dahinter?

SARS steht für Schweres akutes respiratorisches Syndrom bedingt durch den COV-2 (Corona Virus 2). Die Abkürzung COVID-19 steht für die durch den Virus verursacht Erkrankung (Corona Virus Disease, welche im Jahr 2019 das erste Mal beschrieben wurde).

Das Virus ist mit Proteinen umhüllt und wird überwiegend aerogen übertragen.

Zu welchen Erkrankungen haben Coronaviren bereits geführt?

2002 bis 2004 führte das Virus zu SARS-COV (s. o.) und 2012 mit MERS (Middle East respiratory syndrome) ausschließlich in Saudi-Arabien bereits zu einer Infektionswelle.

Welche Symptome haben Betroffene, die am Coronavirus erkranken?

- **Husten** (Hauptsymptom)
- **Fieber**
- **Schnupfen**
- **Störung der Geruchs- und Geschmacksempfindung**
- Diarrhö
- Gliederschmerzen
- Halsschmerzen
- Müdigkeit
- Dyspnoe und Tachypnoe → bedingt durch die virale Pneumonie

Vorsicht
Viele Betroffene haben nur sehr leichte Symptome, sodass sie gar nicht wissen, dass sie sich mit dem Coronavirus angesteckt haben.

Welche Personen gehören zu der Risikogruppe?

- Ältere zu pflegende Menschen
- Personen mit Vorerkrankungen:
  - Chronische Lebererkrankungen
  - COPD
  - Diabetes mellitus
  - Erkrankungen des Herz-Kreislaufsystems
  - Krebserkrankungen
  - Reduziertes Immunsystem

Wie kann Corona diagnostiziert werden?

Die Coronaerkrankung kann mithilfe eines PCR-Tests ermittelt werden. Der PCR-Nachweis ist (Stand 2022) der Goldstandard in der Diagnostik. Mithilfe eines Naso-/Oropharynx-Abstrichs wird das Ergebnis ermittelt.

Wann nimmt das Coronavirus einen lebensbedrohlichen Verlauf?

Vor allem bei **schweren Krankheitsverläufen** kommt es bei den Betroffenen häufig zu einer **atypischen Pneumonie** oder zu einem **ARDS** (adult respiratory distress syndrome, akutes Lungenversagen), welches zu einer Beatmungspflicht und damit zu einem Intensivaufenthalt führt. Aus diesem Grund sollten frühzeitig die Vitalparameter engmaschig kontrolliert und vor allem ein Schwerpunkt auf die Überwachung der Atmung gelegt werden. Sobald der zu pflegende Mensch Anzeichen einer zunehmenden Dyspnoe oder einer respiratorischen Insuffizienz zeigt, wird der Betroffene direkt auf die Intensivstation verlegt.

Welche Therapiemöglichkeiten gibt es für das Coronavirus?

Im Moment kann nur **symptomorientiert therapiert** werden und das hängt von der Schwere des Krankheitsverlaufes ab und muss bei allen zu pflegenden Menschen individuell besprochen werden. Das einzige Medikament, das im Moment eingesetzt wird, ist Remdesivir.

Maßnahmen bei akuter respiratorischer Insuffizienz:

- Sauerstoffgabe
- High-Flow-Sauerstofftherapie
- Nicht-invasive Beatmung
- Beatmung und Bauchlagerung

Welche Impfstoffe sind in Europa zugelassen?

Vier Impfstoffe sind bereits zugelassen worden (▶ Tab. 7.6), davon zwei mRNA-Impfstoffe und zwei Vektor-Impfstoffe (Stand: 02/2022). Alle basieren auf dem Grundprinzip, dem Immunsystem Teile (Antigene) des SARS-CoV-2 zu präsentieren, sodass eine Immunität gegenüber dem Erreger aufgebaut werden kann.

Tab. 7.6 Merkmale verschiedener mRNA- und Vektor-Impfstoffe (Amboss 2022b)

Merkmale	mRNA-Impfstoff	Vektorimpfstoff
Bestandteile	• Für Zielantigen codierende mRNA, meist von Lipidnanopartikeln umhüllt • Nukleinsäurenbasiert	• Rekombinantes Trägervirus, dessen Genom für ein Zielantigen (Spike-Protein) codiert ist
Beispiele	• Comirnaty® von BioNTech/Pfizer • COVID-19 Vaccine Moderna®	• AstraZeneca® • Janssen® (Johnson & Johnson)
Impfempfehlungen je nach Altersstufe	• Comirnaty® von BioNTech/Pfizer ist ab 5 Jahren zugelassen und ist nur 2 Stunden bei Raumtemperatur haltbar • COVID-19 Vaccine Moderna® ist ab 30 Jahren zugelassen und bis zu 12 Stunden bei Raumtemperatur haltbar	• AstraZeneca®: Empfehlung nur für Menschen über 60 Jahren • Janssen® Empfehlung nur für Menschen über 60 Jahren, hier wird nur 1× eine Impfung durchgeführt und es sollte mit einem mRNA-Impfstoff optimiert und aufgefrischt werden • Möchte eine Person im Alter von 18–59 Jahren mit einem Vektorimpfstoff die Grundimmunisierung durchführen, dann ist das nach einer ausführlichen Aufklärung durch den Arzt möglich

Info

Für die Auffrischungsimpfung wird ein mRNA-Impfstoff empfohlen. Zusätzlich wird erst ab dem Alter von 12 Jahren eine 3. Auffrischungsimpfung bei der Firma BioNTech empfohlen. Seit August 2022 empfiehlt die Ständige Impfkommission (STIKO) für Personen im Alter ab 60 Jahren und Personen ab 5 Jahren mit erhöhtem Risiko für einen schweren Krankheitsverlauf einer Covid-Infektion eine weitere Auffrischungsimpfung.

Was ist mit dem Begriff Long-COVID/Post-COVID Syndrom gemeint?

Hiervon spricht man, wenn es nach einer COVID-Erkrankung zu einer gesundheitlichen Einschränkung oder zu Symptomen kommt, welche nach der Erkrankung bestehen bleiben. Zudem können neue Symptome auftreten, die aber auf die Coronaerkrankung zurückzuführen sind, oder es kommt zur generellen Verschlechterung der Grunderkrankung.

7.10 Darmkarzinom

Welche Erkrankungen werden unter Darmkrebs zusammengefasst?

Bei Statistiken zum Thema Darmkrebs werden in der Regel zusammengefasst:

- Krebsarten des Dickdarms: **Kolonkarzinom**
- Krebs des Enddarms: **Rektumkarzinom**
- Krebs des Darmausgangs: **Analkarzinom**

Die sehr seltenen Krebsformen des Dünndarms zählen hier meist nicht dazu.

Welche Risikofaktoren für Darmkrebs gibt es?

- Alter
- Genetische Faktoren (hereditäre nichtpolypöse kolorektale Karzinom/HNPCC)
- Familiäre Dispositionen
- Chronisch-entzündliche Darmerkrankungen, z. B. Colitis ulcerosa und Morbus Crohn
- Lebensstil:
  - Adipositas
  - Nikotinabusus, erhöhter Alkoholkonsum
  - Bewegungsmangel
  - Ballaststoffarme Ernährung
  - Häufiger Konsum von rohem Fleisch

Info

Im Jahr 2018 erkrankten 26.710 Frauen und 33.920 Männer an Darmkrebs (RKI: Bericht zum Krebsgeschehen in Deutschland 2018).

Welche Symptome zeigen sich bei Darmkrebs?

Darmtumoren sind häufig lange Zeit symptomlos und werden daher ohne Früherkennungsuntersuchung **meist erst spät erkannt.** Folgende Veränderungen werden erst sehr spät wahrgenommen:

- Zunehmende Obstipation unterbrochen von gelegentlichen Diarrhöen
- Bauchschmerzen
- Blut- oder Schleimabgang
- Gewichtsverlust
- Müdigkeit, Abgeschlagenheit, Erschöpfung

Welche diagnostischen Maßnahmen werden bei dem Verdacht eines Darmkarzinoms ergriffen?

- Digitale-rektale Untersuchung
- Immunlogischer Stuhlbluttest (▶ Kap. 4.8)
- Rektoskopie, Koloskopie, ggf. Biopsie
- Sonografie des Abdomens
- Laborabnahme mit Tumormarkern
- Kontrastmitteleinlauf
- CT des Abdomens

Welche Folgen oder Komplikationen können bei Darmkrebs auftreten?

- Ileus oder Subileus durch Stenosenbildung durch den Tumor
- Perforation oder Penetration des Darms
- Blutungen
- Schmerzen
- Metastasenbildung

Welche therapeutischen Maßnahmen werden bei Darmkrebs ergriffen?

- In der Regel wird in einer Operation eine **radikale Resektion** mit Entnahme der umgebenden Lymphknoten durchgeführt
- Ist in der Operation die Bildung einer Anastomose nicht möglich, wird ein Anus praeter angelegt (▶ Kap. 4.8)

- Ggf. unterstützende Strahlen- oder Chemotherapie

Was ist das Besondere an der Darmkrebsvorsorge?

Die Darmkrebsvorsorge ist eine **besonders wirksame Vorsorgeuntersuchung.** Viele der bösartigen Tumoren des Darms entstehen aus einem primär gutartigen Tumor bzw. einer Vorstufe. Werden diese bei der Vorsorgeuntersuchung entdeckt, kann man sie entfernen und verhindern, dass daraus ein bösartiger Tumor entsteht.

Als Untersuchungsmöglichkeit können folgende Verfahren angewendet werden:

- Digitale-rektale Untersuchung
- Koloskopie (Goldstandard) oder Sigmoidoskopie
- Chemischer Stuhltest oder immunologischer Stuhlbluttest (jährlich)

Info

Dafür spricht auch der erkennbare Rückgang der Inzidenz seit Einführung der Früherkennungskoloskopie ab dem 50. Lebensjahr.

7

7.11 Diabetes mellitus

Wo sind die Unterschiede/Gemeinsamkeiten bei Diabetes mellitus Typ I und Typ II?

Bei **beiden Erkrankungen liegt eine Glukose-Stoffwechselstörung** vor. Die Ätiologie (Ursache), Symptomatik und die Therapie unterscheiden sich jedoch (▶ Tab. 7.7).

Tab. 7.7 Gegenüberstellung der Krankheitsbilder Diabetes mellitus Typ I und Typ II

Kriterium	Diabetes mellitus Typ I	Diabetes mellitus Typ II
Ätiologie	• **Absoluter Insulinmangel** (autoimmun bedingte Zerstörung der β-Zellen des Pankreas) • Genetische Ursachen, Reaktion auf bestimmte Virusinfektionen • **Jugendlicher Diabetes,** Altersgipfel der Manifestation liegt bei 16–25 Jahren	• **Relativer Insulinmangel,** es wird noch Insulin produziert • Bei Über-/Fehlernährung wird die Insulinsekretion erhöht, die **Rezeptoren werden resistent** gegenüber Insulin • Insulinausschüttung erschöpft, dadurch entsteht relativer Insulinmangel • Genetische Disposition spielt eine Rolle • **Altersdiabetes:** entgegen der Erwartungen der letzten Jahre steigt die Anzahl der an Typ II erkrankten Kinder nicht an
Diagnostik	• Blutzuckerbestimmung (Nüchtern-Plasma-Glukose ≥ 126 mg/dl, Zufalls-Plasma-Glukose ≥ 200 mg/dl) • Blutzucker-Tagesprofil • HbA_{1c} (Langzeitwert) bestimmen • Oraler Glukosetoleranztest (OGTT) • Nachweis von Glukose im Urin (erst ab einem Wert von ca. 180 mg/dl möglich)	

Tab. 7.7 Gegenüberstellung der Krankheitsbilder Diabetes mellitus Typ I und Typ II *(Forts.)*

Kriterium	Diabetes mellitus Typ I	Diabetes mellitus Typ II
Symptome	• Vermehrte Urinausscheidung, erhöhtes Durstgefühl • Leistungsminderung, Abgeschlagenheit • Kopfschmerzen, Schwindel • Geschwächte Abwehr, Infektionen in der Folge • Verzögerte Wundheilung • Abdominalschmerzen • **Gewichtsabnahme trotz gesteigertem Appetit**	• Vermehrte Urinausscheidung, erhöhtes Durstgefühl • Leistungsminderung, Abgeschlagenheit • Kopfschmerzen, Schwindel • Geschwächte Abwehr, Infektionen in der Folge • Verzögerte Wundheilung • Hautjucken und Hautpilzerkrankungen
Therapie	• **Lebenslange Insulintherapie** • Schulung • Ernährungstherapie • Psychosoziale Betreuung	• Schulung • **Ernährungstherapie** • **Körperliche Bewegung/Sport** • **Gabe oraler Antidiabetika** • Insulingabe
Komplikationen	• Hyperglykämisches (diabetisches) Koma (▶ Kap. 6.4) • Hypoglykämischer Schock	

Merke

Gerade bei Typ-I-Diabetikern wird die Erstdiagnose häufig gestellt, weil der Betroffene hyperglykämisch entgleist ist und ins Koma zu fallen droht.

Info

Es gibt noch einen sogenannten sekundären Diabetes. Dieser wird durch Erkrankungen (besonders des Pankreas), durch Medikamente (wie Kortison) oder durch eine Schwangerschaft verursacht.

Welche Spätfolgen können Personen mit einem Diabetes mellitus erleiden?

Die Folgeerkrankungen eines Diabetes mellitus können sich **im gesamten Organismus** zeigen. Viele dieser Folgen sind **durch geschädigte Gefäße** verursacht.

- Makroangiopathie:
  - KHK
  - pAVK (periphere arterielle Verschlusskrankheit, bei der die peripheren Gefäße verengt und die Gefäßwände eventuell geschädigt sind)
  - Schlaganfall
  - Akutes Koronarsyndrom, Herzinfarkt
- Nephropathie (Nierenschädigung mit Funktionsverlust)
- Retinopathie (Netzhautschäden)
- Polyneuropathie (generalisierte Erkrankung des peripheren Nervensystems mit motorischen, sensiblen und autonomen Ausfallerscheinungen; am häufigsten sind Kribbeln, Ameisenlaufen und Parästhesien als Symptome zu nennen)
- Diabetisches Fußsyndrom

Info
Seit 2017 gibt es erstmalig eine S2e-Leitlinie „Diabetes und Straßenverkehr“, die anhand wissenschaftlicher Kriterien festlegt, wann ein Mediziner ein „ärztliches Fahrverbot“ aussprechen darf, nämlich wenn die Einschränkungen der Erkrankung die Sicherheit im Verkehr gefährden.

Welche Insulinarten gibt es?

- **Kurzwirksame Insuline** (auch: *Normalinsulin* genannt): rasche, kurze Wirkung, z. B. Actrapid®
- **Langwirksame Insuline** (auch **Verzögerungsinsulin** genannt): langsame, lange Wirkung, z. B. Protaphane®
- **Mischinsulin:** Mischung der beiden oben genannten Arten, z. B. Actraphane 30/70®

Merke
Die zu verabreichende Insulinmenge wird mit IE (Internationale Einheiten) angegeben. Eine IE senkt den Blutzucker um ungefähr 30 mg/dl. Zudem sollte die Insulintherapie immer mit den niedrigsten wirksamen Dosierungen gestartet werden.

Welche Insulintherapien gibt es? Wo liegen die Vor- und Nachteile?

Tab. 7.8 Formen der Insulintherapie

Insulintherapie	Vorteile	Nachteile
Konventionelle Therapie (CT) • Vor dem Frühstück ⅔ der Gesamtmenge • Vor dem Abendessen ⅓ der Gesamtmenge • Gabe von Mischinsulin	• Wenige Injektionen • Leicht zu verstehen, auch für leicht (kognitiv) eingeschränkte Personen umsetzbar	• Zu pflegender Mensch muss nach den Gaben unbedingt essen, sonst besteht die Gefahr der Hypoglykämie • Wenig flexibel
Intensivierte konventionelle Therapie (ICT) • Basis-Bolus-Prinzip • Langwirksames Insulin als Basis am Abend (½ des Tagesbedarfs = Basalrate) • Kurzwirksames Insulin zu den Mahlzeiten (Menge wird je nach BZ und Art der Mahlzeit bestimmt)	• Gute Stoffwechsellage • Höhere Flexibilität • Mehr Lebensqualität • Behandlungsstandard beim Diabetes-Typ-I	• Regelmäßige BZ-Messung nötig • Mehr Injektionen • Kann nicht jeder umsetzen • Bei falscher Berechnung Gefahr der Hypo- oder Hyperglykämie
Insulinpumpe (CSII) • Basis-Bolus-Prinzip • Subkutan liegende Feinnadel, die mit einer Pumpe verbunden ist, gibt permanent die Basalrate ab • Zu pflegender Mensch kann die Bolusgaben über Einstellung an der Pumpe veranlassen	• Physiologischste Therapieform • Keine Injektionen • Gute Stoffwechsellage • Sehr flexibel • Immer am zu pflegenden Menschen verfügbar, Bolusgaben jederzeit möglich	• Regelmäßige BZ-Messung nötig • Ständiges Tragen der Pumpe • Liegender Katheter mit Feinnadel • Kann nicht jeder umsetzen • Bei falscher Berechnung Gefahr der Hypo- oder Hyperglykämie

Was ist der Unterschied zwischen basalem und prandialem Insulinbedarf?

Mit **basalem Insulinbedarf** ist der **Bedarf ohne Nahrungszufuhr** gemeint. Dadurch, dass beim Diabetes mellitus Typ I ein absoluter Insulinmangel herrscht, ist eine lebenslange Therapie mit einem Basalinsulin notwendig. Zusätzlich wird **Insulin zur Nahrungszufuhr** verabreicht, gemeint ist hier der **prandiale Insulinbedarf.**

Warum darf ein erhöhter Blutzuckerwert nur langsam gesenkt werden?

Ein erhöhter Blutzuckerwert darf nur langsam gesenkt werden, um (lebensbedrohliche) Komplikationen zu vermeiden. Wird der Blutzucker **zu schnell gesenkt, kommt es zwischen dem Gewebe und dem Blut zu einem Konzentrationsgefälle.** Im Blut ist weniger Zucker als im Gewebe. Da Zucker nicht so schnell diffundieren kann, um das Konzentrationsgefälle auszugleichen, **würde Flüssigkeit aus den Gefäßen ins Gewebe diffundieren, um dort den Zucker „zu verdünnen".** Dies würde überall im Körper, also auch im Hirngewebe, passieren und somit bestünde die **Gefahr eines Hirnödems.**

Des Weiteren führt eine schnelle Blutzuckersenkung zu Schäden der Netzhaut (Retina), was im Verlauf bis zur Erblindung des zu pflegenden Menschen führen kann.

7

Vorsicht

Um den zu pflegenden Menschen vor Retinaschäden zu schützen, geben die aktuellen Empfehlungen an, dass der Blutzucker nur um 50 mg/dl pro Stunde gesenkt werden darf!

Worüber müssen zu pflegende Menschen aufgeklärt werden, die an einem Diabetes mellitus leiden?

Wichtig ist, dass die zu pflegenden Menschen die möglichen **Folgen und deren Schwere begreifen.** Viele Betroffene unterschätzen die Gefahren, da sie zunächst keine Beschwerden unter der Erkrankung haben. Deswegen ist es wichtig, dass zu pflegende Menschen regelmäßig zu ihrem Arzt gehen und sich bei einem Diabetesberater einer **Schulung** unterziehen. Diese sollte regelmäßig, möglichst alle zwei Jahre, wiederholt werden. In den Schulungen werden den zu pflegenden Menschen Informationen zu folgenden Aspekten vermittelt:

- Richtige **Ernährung:** Essen und Trinken, Auswirkung von Alkohol
- Auswirkungen von **sportlicher Betätigung** auf den Stoffwechsel
- **Therapieformen** und was bei der jeweiligen Therapie beachtet werden muss
- Maßnahmen bei **Über- oder Unterzuckerung**
- **Fußpflege** und warum diese wichtig ist
- Gerade bei Typ-I-Diabetikern bzw. Kindern werden **entwicklungspsychologische Besonderheiten** erörtert (Pubertät)
- Möglichkeiten der **psychosozialen Betreuung** (auch für die Eltern betroffener Kinder)

Merke

Bei betroffenen Kindern werden die Eltern/Bezugspersonen ebenfalls geschult. Des Weiteren sind die Schulungen auch ein Angebot für Personen, die beruflich Kinder betreuen, z. B. Angestellte von Schulen, Kindergärten oder Heimen.

Was ist ein Zuckersensor/Glukosesensor?

Ein Zuckersensor/Glukosesensor ist ein 2014 auf den Markt gekommenes Gerät zur Blutzuckerbestimmung (▶ Abb. 7.4). Hierbei wird ein **Sensor mit einem kleinen Messfühler am Oberarm unter die Haut gesetzt** (mit einer Setzhilfe). Mit einem Lesegerät kann **jederzeit der aktuelle Zuckerwert abgelesen** werden. Zusätzlich zeigt das Lesegerät den Trend des Zuckerwerts der letzten acht Stunden an und ob der Zucker steigt oder fällt. Hierdurch sind deutlich weniger Messungen mit Einstich erforderlich.

Die Studienlage zur Messgenauigkeit ist bis heute sehr gering. Daher sind Krankenkassen bisher mit der Kostenübernahme zurückhaltend! Der Sensor kann bis zu 14 Tage auf der Haut getragen werden und muss dann gewechselt werden.

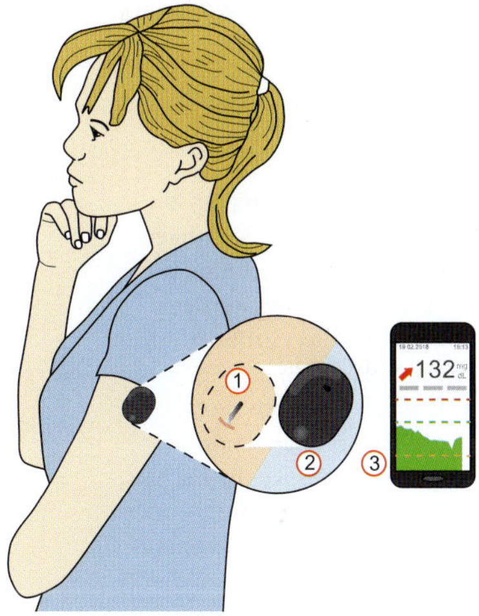

Abb. 7.4 Zuckersensor; 1 = Messfühler, 2 = Lesegerät, 3 = Übertragung auf ein Endgerät, z. B. Handy [L143]

Vorsicht

Mit dem Zuckersensor wird der Zuckerwert des Fettgewebes gemessen. Fällt der Zucker im Blut sehr schnell, kommt es zu einer Verzögerung und der Sensor zeigt noch normale Werte an, wenn der zu pflegende Mensch bereits hypoglykäm ist. Fühlt der Betroffene sich nicht gut, sollte immer eine s. c. Blutzuckermessung am Finger durchgeführt werden.

7.12 Essstörungen

Welche Essstörungen werden unterschieden?

Magersucht (Anorexia nervosa)

- Krankhaftes Bedürfnis abzunehmen
- Verzerrte Körperwahrnehmung
- Krankhafte Angst vor Gewichtszunahme
- Manchmal bis zur lebensbedrohlichen Unterernährung oder schwerwiegenden gesundheitlichen Einschränkungen

Info

Magersüchtige Personen können ihr eigenes Gewicht nicht mehr realistisch einschätzen. Selbst bei bereits bestehendem Untergewicht fühlen sie sich noch zu dick (▶ Abb. 7.5).

Vorsicht
Magersucht ist die psychische Erkrankung mit der höchsten Sterblichkeitsrate!

Bulimie (Bulimia nervosa)

- Auch Ess-Brech-Sucht genannt
- Die Betroffenen haben ein unkontrolliertes Verlangen nach Essen, „Heißhungerattacken", dabei werden unkontrolliert große Mengen gegessen
- Danach ergreifen sie gewichtsreduzierende Maßnahmen wie Erbrechen, Einnahme von Abführ- oder Entwässerungsmedikamenten, Fastenkuren
- Krankhafte Angst vor Gewichtszunahme
- Figur und Körpergewicht beeinflussen das eigene Selbstwertgefühl sehr

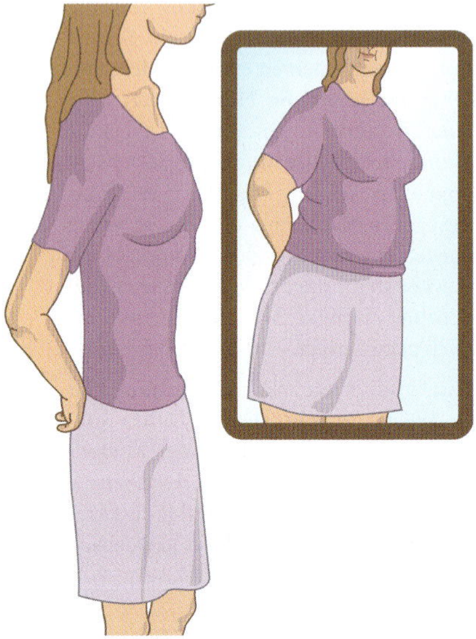

Abb. 7.5 Körperschemastörung

Info
Ungefähr die Hälfte der zu pflegenden Menschen mit einer Bulimie hat bereits vorher unter Magersucht gelitten.
Dadurch, dass Personen mit Bulimie oft nicht so ein stark ausgeprägtes Untergewicht haben, sieht man ihnen die Essstörung häufig nicht an.

Essattacken mit Kontrollverlust (Binge-Eating-Störung)

- Essattacken mit Kontrollverlust: Hier werden innerhalb von sehr kurzer Zeit sehr große Mengen an Nahrung aufgenommen
- Ohne gewichtsreduzierende Maßnahmen in der Folge
- Oft mit Übergewicht einhergehend

Merke
Das Manifestationsalter der beschriebenen Erkrankungen ist sehr unterschiedlich. Magersucht kann bereits im Grundschulalter auftreten, wird aber meist mit Beginn der Pubertät (um das 15. Lebensjahr) assoziiert. Bulimie tritt häufig im Alter zwischen 16 und 18 Jahren auf. Essattacken mit Kontrollverlust beginnen häufig bei Personen im Alter zwischen 20 und 30 Jahren.

Wie zeigen sich die einzelnen Essstörungen?

Tab. 7.9 Symptome und langfristige Folgen von Essstörungen

Essstörung	Merkmale/Symptome	Langfristige Folgen
Magersucht (Anorexia nervosa)	• Selbst herbeigeführte Gewichtsabnahme durch Hungern, übermäßige sportliche Aktivität, Einnahme von Abführ- und Entwässerungsmedikamenten • Verzögerte pubertäre Entwicklung wie Ausbleiben der Menstruation oder Libidoverlust • Hohe Leistungsorientierung • Versagensängste • Permanente Beschäftigung mit Gewichtsabnahme, Ernährung, Kalorien zählen • Keine gemeinsame Einnahme der Mahlzeit • Rückzug aus dem sozialen Leben • Eigene Signale des Körpers werden nicht wahrgenommen	• Störungen der Fruchtbarkeit • Haarausfall • Osteoporose • Nierenschädigung • Störungen des Herz-Kreislauf-Systems • Störungen des Magen-Darm-Trakts • Schädigung der Zähne • Psychische Veränderungen
Bulimie (Bulimia nervosa)	• Seit mindestens 3 Monaten (im Schnitt 2-mal pro Woche) wiederholte Essattacken **mit** kompensatorischem Verhalten in der Folge • Gewichtsschwankungen • Erbrechen • Essattacken • Ausgeprägtes Scham- und Schuldgefühl • Betroffene empfinden ein Isolationsgefühl, Langeweile, innere Leere • Geringes Selbstbewusstsein/Selbstwertgefühl • Depressive Verstimmungen, Angst, Wut, Frust • Häufig mit Substanzmissbrauch kombiniert • Innere Anspannung	• Müdigkeit • Mineralverlust • Muskelkrämpfe • Herzrhythmusstörungen, Kreislaufprobleme • Obstipation • Pankreatitis (▶ Kap. 7.34) • Verätzungen von Mundschleimhaut, Rachen oder Speiseröhre • Schädigung der Zähne • Nierenschädigung
Essattacken mit Kontrollverlust (Binge-Eating-Störung)	• Seit mindestens 6 Monaten (im Schnitt 2-mal pro Woche) wiederholte Essattacken **ohne** kompensatorisches Verhalten • Kontrollverlust • Gefühle von Ekel, Scham und Schuld nach der Attacke • Verlust des Sättigungsgefühls • Unregelmäßige Mahlzeiten, falsche Ernährung • Adipositas • Einsamkeit, Ärger, Wut, Rückzug • Depressive Verstimmung	• Müdigkeit • Innere Unruhe • Störungen durch das Übergewicht wie Atemfunktionsstörungen, Kreislaufstörungen, Erkrankungen des Bewegungsapparats • Bei Schwangerschaft häufig Komplikationen

Was bedeutet die Diagnose „nicht näher bezeichnete Essstörung" im Gegensatz zu den oben beschriebenen Diagnosen?

Da nicht alle Personen, die Störungen im Essverhalten zeigen, die typischen Symptome der oben beschriebenen Erkrankungen aufweisen, wurde als zusätzliche Diagnose die **„nicht näher bezeichnete Essstörung"** hinzugefügt. Hierzu zählen Personen, die folgende Symptome zeigen:

- **Symptome einer Magersucht** bei einer Frau, die **aber regelmäßig ihre Periode** bekommt
- Alle **Symptome einer Magersucht** liegen vor, aber die Person ist (noch) **normalgewichtig**
- **Symptome einer Bulimie,** Essattacken und Kompensation, aber **seltener als 2-mal pro Woche** für eine Dauer von **unter drei Monaten**
- Regelmäßiges Ergreifen **gewichtsreduzierender Maßnahmen nach kleinen Mahlzeiten** bei einer **normalgewichtigen Person**

Wie kann eine Essstörung diagnostiziert werden?

- Früherkennung (mit Hilfe von Assessments/Screening-Fragen bei den Vorsorgeuntersuchungen, essstörungsorientierte Fragebögen → diese werden in die Altersgruppen Kinder, Jugendliche und Erwachsene unterschieden)
- Körperliche und psychische Merkmale beobachten:
  - Unter- oder Übergewicht
  - Körpergewicht und Selbstwertgefühl
  - Einschränkung der Kalorienzufuhr oder Essanfälle
  - Gegensteuerndes Verhalten
- Medizinische Untersuchungen:
  - Vitalparameter ermitteln (Blutdruck, Herzfrequenz und Körpertemperatur)
  - Laborkontrolle
  - Internistische und neurologische Untersuchungen

Welche Therapie hilft bei Essstörungen?

Eine Essstörung kann durch eine **Psychotherapie** gelindert oder geheilt werden. Um eine vollständige Heilung zu erreichen, muss der/die Betroffene sein/ihr Problem anerkennen und beheben wollen. Die Psychotherapie kann als Einzel-, Gruppen- oder Familientherapie stattfinden. Zusätzlich wird eine **Ernährungsberatung** durchgeführt. Ziel ist, dass die Betroffenen lernen, sich ausgewogen zu ernähren, ohne Angst vor einer Gewichtszunahme, ohne das Bedürfnis, gewichtsreduzierende Maßnahmen zu ergreifen, und ohne sich Heißhungerattacken hinzugeben.

7.13 Frühgeborene

Wann spricht man von einem Frühgeborenen?

Kinder, die **zwischen der 24. und der vollendeten 37. Schwangerschaftswoche** zur Welt kommen, werden als Frühgeborene bezeichnet. Es gibt jedoch große Unterschiede in der Versorgung von Frühgeborenen. Kinder, die bei der Geburt über 1.500 g wiegen, haben eine bessere Überlebenschance als Kinder, die vor der 32. Schwangerschaftswoche zur Welt kommen und bei der Geburt unter 1.500 g wiegen. Kinder, die vor der 24. Schwangerschaftswoche und mit einem Körpergewicht von circa 400–500 g zur Welt kommen, haben eine geringe Überlebenschance. Sie leiden später häufig an schwerwiegenden Gesundheitsstörungen, die eine lebenslange Unterstützung durch professionelle Pflegefachpersonen notwendig machen können.

Info

Schwangere Frauen, bei denen eine Frühgeburt droht, sollten eine Klinik auswählen, die sich auf die Betreuung von früh- und neugeborenen Kindern spezialisiert hat und ein Perinatalzentrum vorweist.

Welche Ursachen können eine Frühgeburt auslösen?

Mütterliche Ursachen

- Anatomische Ursachen, z. B. Uterusanomalie
- Mehrlingsschwangerschaft
- Alkohol-, Nikotin-, Drogengebrauch und unzureichende Ernährung
- Chronische Erkrankungen, z. B. Diabetes mellitus, Bluthochdruck
- Psychische Belastungen (Stress, Angst und Sorge um das Kind)
- Infektionen
- Alter der Mutter (< 18 Jahre oder > 37 Jahre)
- Erkrankungen in der Schwangerschaft, z. B. Präeklampsie, HELLP-Syndrom, Zervixinsuffizienz

Kindliche Ursachen

- Fehlbildungen
- Mehrlinge
- Chromosomenstörungen
- Infektionen

Welche Leitsymptome weisen auf eine Frühgeburt hin?

- Vorzeitiger Blasensprung (vor der 37. SSW)
- Vorzeitige Wehentätigkeit
- Zervixinsuffizienz

Können Frühgeborene auch spontan entbunden werden?

Ja. Die Aussage, dass Frühgeborene nur per Kaiserschnitt zur Welt kommen sollten, um sie zu schonen und keinen Geburtsstress zu erleiden, ist veraltet. Mittlerweile wird individuell die Frau und deren Situation/Verlauf betrachtet und nach Möglichkeit eine spontane Geburt gewährleistet. Allerdings sollte ein Pädiater/Neonatologe frühzeitig mit eingebunden werden.

Welche Folgen/Komplikationen können bei Frühgeborenen nach der Geburt entstehen?

- Atemnotsyndrom
- Hirnblutungen (▶ Kap. 7.41)
- Retinopathia prämaturorum (Netzhautschädigung bei Frühgeborenen)
- Nekrotisierende Enterokolitis (▶ Kap. 7.30)
- Persistierender Ductus Botalli (s. u.)
- Hypoglykämien
- Temperaturregulations- und Trinkstörungen

Info

Viele Frühgeborene haben für folgende Spätfolgen ein erhöhtes Risiko: Asthma bronchiale, COPD, ADHS, Autismus und Angststörungen.

Wie werden frühgeborene Kinder betreut?

Zunächst wird das Frühgeborene auf einer **Intensivstation** betreut und beobachtet, wie es sich an die Umgebung adaptiert. Das Frühgeborene wird in einem **Inkubator** versorgt. In diesem Spezialbett kann die Luft angewärmt, befeuchtet und Sauerstoff verabreicht werden. Während dieser Zeit ist eine **dauerhafte Überwachung der Vitalzeichen** und somit ein Intensivaufenthalt notwendig. Wenn sich das Frühgeborene stabilisiert hat und seine Körpertemperatur und Atmung selbstständig regulieren kann, wird es in ein **Wärmebett** gelegt. Das ermöglicht meistens eine Verlegung auf eine periphere Frühgeborenenstation.

Was muss im pflegerischen Umgang mit Frühgeborenen beachtet werden?

Ein frühgeborenes Kind muss **frühzeitig grundlegende Körperfunktionen aufnehmen.** Hierzu zählen die eigenständige Atmung, Temperaturregulation, Nahrungsaufnahme und die Ausscheidung von Stoffwechselprodukten. Diese Bereiche gilt es bei der pflegerischen Versorgung besonders zu beachten (▶ Tab. 7.10).

Tab. 7.10 Versorgung eines Frühgeborenen

Merkmal	Besonderheiten
Aussehen	• Rote, sehr dünne, durchscheinende Haut • Körper ist sehr mager und die Extremitäten sind lang und dünn • Gesichtszüge sind greisenhaft
Körperhaltung und Körperpflege	• Konzept des Minimalen Handlings anwenden (d. h. koordiniertes, ruhiges Handeln, um Manipulationen am zu pflegenden Frühgeborenen so gering wie möglich zu halten, somit Stress und Überstimulation zu reduzieren und notwendige Ruhezeiten zu gewährleisten) • Die Reflexe sind eingeschränkt vorhanden • Geringer Muskeltonus ist vorhanden • Keine eigenständige Umpositionierung möglich (hohe Dekubitusgefahr) • Positionierungen mit Begrenzungen sind wichtig („Nestchen“) • Während der intensivmedizinischen Betreuung wird die pflegerische Versorgung von Pflegefachpersonen mit einer Weiterbildung im Bereich neonatologische Intensivpflege übernommen • Körperpflege nur mit klarem Wasser durchführen
Atmung und Beatmung	• Das Kind hat Schwierigkeiten, die Atmung dauerhaft aufrechtzuerhalten, sodass Apnoephasen entstehen • Vor der 35. SSW fehlt dem Kind der Surfactant-Faktor (verhindert das Zusammenfallen der Alveolen) • Ist die Frühgeburt abzusehen, werden bereits der Mutter Kortikoide verabreicht, um die Surfactant-Produktion des Kindes zu stimulieren • Beatmung in der ersten Zeit häufig notwendig (invasive Überdruckbeatmung) • Im weiteren Verlauf CPAP-Beatmung möglich • Eine transkutane Sauerstoffmessung ist während der Sauerstoffgabe Pflicht; die Sonde muss regelmäßig umpositioniert werden, um Verbrennungen zu vermeiden
Ernährung und Stillen	• Frühgeborene unter 1.500 g werden parenteral mit Glukose und hypoallergener Spezialnahrung ernährt → Angst vor der Komplikation NEC (▶ Kap. 7.30) • Die Muttermilch wird abgepumpt und dem Kind oral über eine Magensonde zugeführt • Durch die geringe Magenkapazität erhält das Frühgeborene bis zu 12 ml pro Tag, z. B. 1 ml Nahrung • Kinder ab 1.500 g, die einen Schluckreflex entwickelt haben und eine ausreichende Saugtätigkeit vorweisen, können langsam ans Stillen herangeführt werden

Was ist ein Neugeborenenikterus?

Beim Neugeborenenikterus handelt es sich um eine **gelbliche Färbung der Haut und der Augenbindehaut,** die zeitnah nach der Geburt auftritt. Ursache ist ein **für die Leber des Kindes zu schneller Abbau des fetalen Hämoglobins.** Das Abbauprodukt Bilirubin setzt sich dann sichtbar ab und sorgt für die gelbliche Verfärbung der Haut und der Augenbindehaut.

Eine leichte Form ist physiologisch und nicht gefährlich. Bei sehr hohen Konzentrationen kann die Ausfällung des Bilirubins zu bleibenden Schäden des Nervensystems führen. Dies kann zu Spätfolgen, z. B. Hör-, Seh- und Bewegungsstörungen, führen. Die extremste Form, der *Kernikterus,* kann sogar tödlich verlaufen.

Zur Therapie wird die sogenannte Fototherapie eingesetzt. Dabei wird das Neugeborene mit blau-grünem Licht einer bestimmten Wellenlänge beschienen. Dadurch wird das Bilirubin in einen wasserlöslichen Zustand umgewandelt und kann mit dem Urin ausgeschieden werden. Die Leitlinien sehen eine sehr streng gestellte Indikation der Fototherapie vor, da die Nebenwirkungen nicht endgültig geklärt sind.

> **Vorsicht**
> Das Neugeborene muss unter der blau-grünen Lampe immer eine Schutzbrille tragen, da es sonst zu Schäden der Retina kommt!
> In seltenen schwerwiegenden Fällen ist als letzte Therapieoption eine Austauschtransfusion notwendig. Hier wird über die Nabelvene das kindliche Blut ersetzt.

7.14 Glaukom und Katarakt

Was bedeutet Glaukom?

Mit dem Begriff Glaukom wird eine **Gruppe von Augenerkrankungen** zusammengefasst, welche **die Nervenzellen der Netzhaut und des Sehnervs schädigen.** Umgangssprachlich kennt man diese Erkrankungen unter dem Begriff „Grüner Star", dieser sollte aber in der Fachsprache nicht verwendet werden.

Die Erkrankung beginnt häufig bereits im Alter von ca. 40 Jahren und verläuft über Jahre und in verschiedenen Stadien. Häufig wird ein Glaukom erst sehr spät erkannt, da erst in späten Stadien die Einschränkungen sehr groß sind. Der **Sichtbereich ist dann stark eingeschränkt** (Gesichtsfeldausfall) und die Erkrankung kann bis zur Erblindung führen.

> **Info**
> Das Glaukom ist die häufigste Erblindungsursache in den westlichen Industrieländern!

In welche Kriterien lässt sich ein Glaukom einteilen?

- Anatomie des Kammerwinkels: Offen- oder Engwinkelglaukom
- Entstehung: primäres oder sekundäres Glaukom
- Zeitpunkt: angeborenes oder erworbenes Glaukom

Gibt es Risikofaktoren für ein Glaukom?

Ja. Risikofaktoren sind:

- Höheres Lebensalter
- Genetische Vorbelastung, z. B. Glaukomerkrankung in der Familie
- Ethnie (Personen mit afrikanischer Abstammung erkranken eher)
- Höhere Kurzsichtigkeit (ab minus 5 Dioptrien)
- Vergrößerte Hornhautdicke
- Migräne (Personen mit Glaukom bei normalem Augeninnendruck haben oft Migräne)
- Diabetes mellitus

Info

Da ein unerkanntes Glaukom verheerende Folgen hat und geschädigte Strukturen nicht ersetzt werden können, sollten Personen der Risikogruppen ab einem Alter von 40 Jahren zur Früherkennungsuntersuchung beim Augenarzt gehen! Hier wird im regelmäßigen Abstand der Augeninnendruck gemessen und der Sehnervkopf untersucht.

Wie wird ein Glaukom therapiert?

7

Wie oben erwähnt, wird die Erkrankung oft erst spät erkannt. Deshalb ist die **Therapie häufig schwierig,** da sich die bereits geschädigte Netzhaut nicht ersetzen lässt. Der weitere Verlauf kann aber durch die Therapie aufgehalten werden. Ziel der Therapie ist also, das vorhandene Sehvermögen zu erhalten und eine Erblindung zu verhindern. Die Therapie wird **medikamentös oder mit Laser** durchgeführt.

Was bedeutet Katarakt?

Katarakt ist eine der häufigsten Augenerkrankung im Alter, bei der es zu einer **Trübung der Linse** kommt. Dadurch haben Betroffene das Gefühl, ständig durch einen Nebel zu sehen. Außerdem sind die Betroffenen sehr blendempfindlich und haben das Gefühl, dass die Farben verblassen. Umgangssprachlich kennt man diese Erkrankung unter dem Begriff „Grauer Star".

Bei Katarakt-Operationen wird die Linse durch eine Kunststofflinse ersetzt und so können Betroffene wieder klar sehen.

Merke

Die vom Volksmund benutzten Begriffe „Grüner Star" und „Grauer Star" sind zwei völlig unterschiedliche Erkrankungen und können nicht verglichen werden. Gerade in der Prognose und den Therapiemöglichkeiten unterscheiden sie sich sehr.

7.15 Gynäkologie

Was besagt die TNM-Klassifizierung?

Die TNM-Klassifizierung dient der **Einstufung maligner Tumoren.** Dabei soll die Ausbreitung anhand von drei Merkmalen beschrieben werden:

- **T** – Tumor: Größe des Primärtumors
- **N** – Nodi lymphatici: Vorhandensein von Tumorzellen in nah gelegenen Lymphknoten
- **M** – Metastase: Vorhandensein von Metastasen in fern gelegenen Organen

Welche Arten von Mammakarzinomen werden unterschieden?

Beim Mammakarzinom kann das **Drüsengewebe** der Brust **in den Milchgängen** (Mammakarzinom no special type/70–80 %) betroffen sein oder das Drüsengewebe **in den Drüsenläppchen** (lobulärer Typ 10–15 %).

> **Info**
> Die Inzidenz lag 2018 bei 69.390 Neuerkrankungen bei Frauen und 690 bei Männern (RKI: Bericht zum Krebsgeschehen in Deutschland 2018).

Welche Risikofaktoren gibt es, an einem Mammakarzinom zu erkranken?

- Adipositas
- Frühe erste Menarche
- Späte letzte Regelblutung/Menopause
- Mastopathie
- Kinderlosigkeit, erste Schwangerschaft nach dem 35. Lebensjahr
- Hormonersatztherapie (vor allem nach den Wechseljahren)
- Genetische Ursachen (**BRCA 1 und BRCA 2,** s. u., familiäres Mammakarzinom, 30 % der Frauen haben bereits Mammakarzinomfälle in der Familie)
- Krebserkrankungen des Uterus oder der Ovarien

Welche Maßnahmen gibt es, um ein Mammakarzinom frühzeitig zu erkennen?

Allen Frauen sollte im Rahmen der Krebsfrüherkennung ein **Anamnese- und Aufklärungsgespräch** angeboten werden. Zudem werden Frauen ab dem 30. Lebensjahr zur **Selbstabtastung der Brustdrüsen** angeleitet und bei der **gynäkologischen Jahresuntersuchung** werden die Brust und die regionären Lymphknoten vom Gynäkologen abgetastet.

Frauen im Alter von 50–69 Jahren haben zusätzlich zur Tastuntersuchung alle zwei Jahre den Anspruch auf eine Röntgenuntersuchung der Brust (Mammografie-Screening). Durch diese Untersuchung ist eine frühe Diagnosestellung möglich.

Was ist bei einer BRCA1- oder BRCA2-Genmutation zu beachten?

Der BRCA1 oder BRCA2 sind *Keimbahnmutationen in einem prädisponierenden Hochrisikogen*. Frauen mit diesem genetischen Status haben ein erhöhtes Risiko, an einem Mammakarzinom zu erkranken. Durch das hohe Erkrankungsrisiko wird den Frauen eine **prophylaktische beidseitige Mastektomie** empfohlen. Dies senkt das Brustkrebsrisiko um über 95 % und in der Folge die brustkrebsspezifische Letalität um 90 %. Zusätzlich wird den Frauen ab dem 40. Lebensjahr eine **beidseitige Salpingoophorektomie** (Entfernung von Eileiter und Eierstock) angeboten. Damit wird das Ovarialkarzinomrisiko um 97 % reduziert.

Welche Symptome treten bei einem Mammakarzinom auf?

- Schmerzloser/tastbarer **Knoten** in der Brust (bei der Selbstuntersuchung oder bei der Jahresuntersuchung entdeckt)
- **Hauteinziehungen oder Einziehungen der Brustwarze**
- Neu auftretende **Asymmetrie der Brüste**
- **Unverschieblichkeit der Haut** über der Verhärtung
- **Rötungen**
- **Sekretion** an der Mamille

Welche diagnostischen Maßnahmen werden durchgeführt?

- **Anamnese**
- **Körperliche Untersuchung** der Brust (Palpation, Inspektion von Brust und Lymphabflussgebieten)
- **Mammografie**
- **Sonografie**
- Bei auffälligem Befund: perkutane **Biopsie** (s. u.)

Wenn die oben genannten Maßnahmen nicht geholfen haben, die Diagnose zu sichern, wird ein **Kontrastmittel-MRT** als letzte Option durchgeführt.

In einem weiteren Schritt werden dann Maßnahmen ergriffen, um die Veränderungen in den bildgebenden Verfahren diagnostisch zu sichern. Hier werden dann **Biopsien** an der Brust entnommen:

- Stanzbiopsie
- Vakuumbiopsie
- Offene Exzisionsbiopsie (in Ausnahmefällen)

Bei einem erhöhten Metastasenrisiko werden zusätzlich noch folgende diagnostische Verfahren angewendet:

- CT-Thorax und CT-Abdomen
- Skelettszintigrafie

Welche operativen Therapiemaßnahmen werden bei einem Mammakarzinom angewandt?

Je nach Größe des Karzinoms werden verschiedene operative Verfahren angewandt.

Brusterhaltende Therapie bei:

- Duktalem Carcinoma in situ (DCIS)
- Invasiven Karzinomen mit kleiner Tumorgröße im Verhältnis zum Brustvolumen
- Invasiven Karzinomen mit Resektionsrändern, die in gesundes Gewebe verlaufen

Wenn die Brust teilweise erhalten bleiben kann, ist anschließend eine perkutane Bestrahlung notwendig.

Mastektomie (Entfernung des gesamten Brustdrüsengewebes, der Mamille und der Pektoralisfaszie) bei:

- Inkompletter Entfernung des Tumors
- Inflammatorischem Mammakarzinom
- Fehlender Bestrahlungsmöglichkeit im Anschluss
- Wunsch des zu pflegenden Menschen

Je nach Größe und Ausmaß des Tumors wird ein axilläres **Staging der Lymphknoten** vorgenommen und der Wächter-/Sentinel-Lymphknoten entfernt.

Merke

Eine Frau, die eine Mastektomie als operatives Verfahren erhält, wird über eine sofortige oder spätere Brustrekonstruktion bzw. den Verzicht auf rekonstruktive Maßnahmen ausführlich beraten. Für die Rekonstruktion können Implantate oder Eigengewebe (Bauch, Gesäß oder Rücken) verwendet werden.

Wie wird die postoperative Pflege beim Mammakarzinom gestaltet?

- **Vitalzeichenkontrolle**
- **Beobachtung** des Verbands, der Wunde und der Drainagen

- Ausreichende **Analgesie** gewährleisten
- **Frühmobilisation**
- **Weite Oberteile** zum Anziehen
- **Prothesen- und BH-Anpassung** frühzeitig einleiten (2. postoperativer Tag)

Welche weiteren Therapiemaßnahmen werden angewandt?

- **Chemotherapie** (individuell zu betrachten: adjuvant oder neoadjuvant)
- Radiotherapie/**Strahlentherapie** (Senkung der Rezidivrate)
- **Antikörpertherapie**
- **Antihormonelle Therapie**

Was ist im Rahmen der Lymphödemprophylaxe zu beachten?

Durch die Operation oder die Bestrahlung der Brust kann es zu einer Schädigung oder Unterbrechung der Lymphbahnen kommen. Während der Operation werden Lymphknoten an der Achsel teilweise entfernt, sodass ein Lymphödem an der operierten Seite des Arms entstehen kann. Die Bestrahlung kann ebenfalls dazu führen, dass der Flüssigkeitstransport in den Lymphbahnen gestört wird und die Lymphe nicht mehr ausreichend abtransportiert werden kann, so dass sich in der Folge ein Lymphödem bildet.

Die Frau sollte darauf achten, dass der **Arm der betroffenen Seite erhöht positioniert** wird, um den Lymphabfluss zu gewährleisten. Aus diesem Grund sollte die Frau **weite Kleidung** tragen, die den Arm nicht abschnürt. An dem **betroffenen Arm** werden **keine Zugänge** gelegt, **keine Infusionen** verabreicht und **keine Blutdruckkontrollen** durchgeführt. **Klären Sie die Frau diesbezüglich auf,** sodass sie einschreiten kann, wenn jemand an dem Arm den Blutdruck messen oder eine Infusion verabreichen möchte. Zu Ihren Beobachtungen gehört es, den **Armumfang zu messen** und Veränderungen dem Arzt unverzüglich mitzuteilen.

Merke

Die Gefahr eines Lymphödems bleibt lebenslang bestehen. Aus diesem Grund wird die Frau auch für den häuslichen Bereich und ihren Alltag beraten und aufgeklärt. Sie soll schweres Heben vermeiden, nicht zu lange mit dem Arm in der Sonne liegen und Verletzungen am Arm vermeiden.

Welche möglichen Karzinome kann es im Unterleib einer Frau geben?

- Zervixkarzinom
- Endometriumkarzinom
- Adnexkarzinom
- Ovarialkarzinom
- Vulvakarzinom

Was ist beim Zervixkarzinom zu beachten?

Beim Zervixkarzinom liegt die Zellveränderung (Karzinom) im Bereich des Gebärmutterhalses. Zu 80 % handelt es sich um Plattenepithelkarzinome und zu 20 % um Adenokarzinome (bevorzugt am Übergang zwischen Gebärmutterkörper und -hals). Die Inzidenz liegt bei 4.320 Neuerkrankungen im Jahr 2018. Das In-situ-Karzinom wird durch die Früherkennung schnell entdeckt, vor allem bei jüngeren Frauen. Im Rahmen der Früherkennung wird ein **Pap-Test/**zytologischer Abstrich durchgeführt. Zwischen dem 20. und 34. Lebensjahr wird er jährlich durchgeführt, ab dem

35. Lebensjahr alle drei Jahre (der Abstrich wird von vielen Gynäkologen weiterhin jährlich als IGEL-Leistung empfohlen!). Zur Untersuchung gehört eine **visuelle Begutachtung** der äußeren und das **Abtasten der inneren Genitalien.**

Hauptursache ist die dauerhafte **Infektion** mit den sexuell übertragbaren **humanen Papillomaviren** (HPV).

Nicht genetische **Risikofaktoren** sind:

- Rauchen (> 15 Zigaretten pro Tag)
- Früher Geschlechtsverkehr (< 14 Jahre)
- Häufige Wechsel der Geschlechtspartner
- Große Geburtenzahl
- Immunsupprimierte zu pflegende Menschen
- Mangelnde Intimpflege/schlechte Sexualhygiene
- Langzeiteinnahme oraler Kontrazeptiva (> 5 Jahre)

7

Info

Die Ständige Impfkommission (STIKO) empfiehlt, gegen HPV16 und HPV18 eine Impfung durchzuführen. Hierzu kommen Mädchen im Alter von 9–14 Jahren infrage.
Seit 2018 wird diese Impfung auch für Jungen empfohlen, weil hiermit ja auch vor anderen Krankheiten geschützt wird, die durch eine HPV-Infektion verursacht werden können. Außerdem werden bislang zu wenige Mädchen geimpft und diese werden natürlich auch indirekt geschützt, wenn Jungs nicht infiziert sein können.

Wie wird ein Zervixkarzinom therapiert?

Eine *Dysplasie,* d. h. eine veränderte Beschaffenheit der Zellen am Gebärmutterhals, bildet sich in 80 % der Fälle nach einem Jahr wieder zurück und es reicht aus, diese Form **vierteljährlich mit einem Abstrich zu kontrollieren.**

Ein *invasives Karzinom* (Carcinoma in situ), das sich vollständig entwickelt hat und ggf. Metastasen aufzeigt, betrifft meist Frauen im Alter von 35–60 Jahren. Kleine Formen des Carcinoma in situ werden mit einem chirurgischen Eingriff, einer *Konisation,* entfernt. Hat sich das Zervixkarzinom stärker ausgebreitet, ist eine **radikale Operation** nach Wertheim-Meigs mit der Entfernung der Gebärmutter notwendig.

Welche Therapie wird genutzt, wenn ein Tumor in der Zervix nicht vollständig entfernt werden konnte?

Zervixkarzinome reagieren auf **Strahlentherapie.** Diese kann in Ergänzung eingesetzt werden, wenn der Tumor nicht vollständig operativ entfernt werden konnte. Eine Variante besteht in der *perkutanen Strahlentherapie,* die von außen durch die Haut durchgeführt wird. Eine zweite Variante ist die Kontaktbestrahlung mithilfe des *After-loading-Verfahrens.* Hier wird über einen Applikator die Strahlung direkt in den Uterus eingebracht.

Wie äußert sich ein Tumor, wenn er im Endometrium entsteht, und was sind die Ursachen?

Wenn die Gebärmutterschleimhaut betroffen ist, spricht man von einem *Endometriumkarzinom.* Es gab 10.860 Neuerkrankungen im Jahr 2018. Die Erkrankungshäufigkeit nimmt mit zunehmendem Alter deutlich zu. Durch die betroffene Schleimhaut ist es meist ein *Adenokarzinom.* Die Ursache der Zellveränderung ist noch nicht gänzlich geklärt, man geht davon aus, dass eine unkontrollierte Gabe von Östrogenen den Tumor begünstigt. Die Frau leidet **nach der Menopause erneut an Blutungen;** jüngere Frauen haben **vermehrt Zwischenblutungen** *(Metrorrhagien)*.

Welche Risikofaktoren für ein Endometriumkarzinom gibt es?

- Alter (s. o.)
- Diabetes mellitus
- Starke Adipositas
- Hormontherapie (mit oder ohne Gestagenschutz)
- Orale Kontrazeptiva
- Ovarielle Stimulationstherapie
- Sequenziell-kombinierte Östrogen-Gestagen-Therapie
- Späte Menopause
- Therapie mit Tamoxifen

Wie wird ein Endometriumkarzinom diagnostiziert und therapiert?

Zur Diagnostik wird ein *transvaginaler Ultraschall* sowie eine *Hysteroskopie mit Ausschabung* durchgeführt.

Als therapeutisches Verfahren wird eine **totale Hysterektomie mit Adnexektomie** als operative Maßnahme in Kombination mit einer **Strahlentherapie** durchgeführt (siehe Zervixkarzinom).

7

Info

Wenn die betroffene Frau einen Kinderwunsch hat und die Familienplanung noch nicht abgeschlossen ist, können auf Wunsch der Uterus und die Adnexen belassen werden. Hier ist eine ausführliche Beratung durch den Arzt und über die ggf. fatalen Folgen umfangreich aufzuklären.

Was ist ein Ovarialkarzinom?

Ein Ovarialkarzinom ist ein **bösartiger Tumor im Eierstockepithel.** In den meisten Fällen handelt es sich um ein Adenokarzinom. Es erkrankten ca. 7.300 Frauen im Jahr 2018. Durch die späte Diagnosestellung ist es direkt nach dem Mammakarzinom die tödlichste gynäkologische Krebserkrankung und hat generell eine schlechte Prognose.

Welche Symptome treten bei einem Ovarialkarzinom auf?

Die Symptome eines Ovarialkarzinoms werden *häufig erst im fortgeschrittenen Stadium* erkennbar, dadurch werden die Tumoren erst sehr spät erkannt, was die Prognose und Überlebensrate verschlechtert. Symptome sind:

- Miktionsstörungen, Zunahme der Miktionsfrequenz
- Darmbeschwerden und Blähungen
- Zunahme des Bauchumfangs
- Bauchschmerzen
- Leistungsminderung und Müdigkeit
- Unklare Gewichtsabnahme

Vorsicht

Wenn sich der Stiel des Ovars dreht, kann es sein, dass die Betroffene Symptome eines akuten Abdomens aufzeigt. Das heißt, es kann zu starken Bauchschmerzen, Abwehrspannung des Abdomens und Kreislaufstörungen kommen.

Welche Risikofaktoren, diagnostischen Maßnahmen und Therapie des Ovarialkarzinoms sollte ich kennen?

Risikofaktoren sind:

- Kinderlosigkeit
- Genmutationen/BRCA 1 und 2 (siehe Mammakarzinom)
- Unfruchtbarkeit
- Hormonersatztherapie

Zur **Diagnostik** gehört:

- Sonografie (vaginal/abdominell)
- Laboruntersuchung
- Rektoskopie, Zystoskopie zur Abgrenzung des Tumors
- CT

Als Therapie wird eine **Ovarektomie** durchgeführt. Im Anschluss folgt meist eine **Chemotherapie.**

> **Merke**
> Eine Metastasierung ist auf den intraperitonealen Raum begrenzt.

Was ist beim Vulvakarzinom zu beachten?

Ein Vulvakarzinom ist ein seltener bösartiger Tumor und zu 90 % ein Plattenepithelkarzinom. Die Neuerkrankungen lagen bei 3.270 Frauen im Jahr 2018 und steigen mit zunehmendem Alter an. Die Frauen leiden unter **starkem und quälendem Juckreiz** im Bereich der Vulva. Hinzu kommen **leichte Blutungen, Schmerzen, Wundgefühl** und **Beschwerden beim Wasserlassen.** Zur Diagnosesicherung wird eine histologische Untersuchung mithilfe einer Biopsie vorgenommen. Damit die Ausmaße des Tumors ersichtlich werden, werden eine Zystoskopie, Rektoskopie und ein CT zur diagnostischen Sicherung durchgeführt. Das Vulvakarzinom wird zunächst mit **Sicherheitsabstand kleinstmöglich operativ entfernt.** Nur im **Extremfall** wird eine **Vulvektomie** durchgeführt. Die Operation kann mit einer anschließenden Bestrahlung kombiniert werden.

7.16 Harnblasenkarzinom

Welche Arten von Harnblasenkarzinomen gibt es?

Es gibt **invasive Urothelkarzinome** und **nicht invasive urotheliale Läsionen.** Der Tumor kann sich in die umliegenden Lymphknoten ausbreiten oder es können Metastasen im gesamten Körper entstehen.

> **Info**
> Die Inzidenz lag im Jahr 2018 bei Frauen bei 4.770 Neuerkrankungen und bei Männern bei 13.500 Neuerkrankungen (Krebs in Deutschland für 2017/2018). Beim Harnblasenkarzinom werden invasive und nicht invasive Karzinomformen in der Statistik zusammengefasst.

Welche Risikofaktoren begünstigen ein Harnblasenkarzinom?

- Hohes Alter
- Rauchen
- Chronische Entzündungen der Harnblase
- Strahlentherapie im kleinen Becken
- Berufsbedingte Expositionen (Chemiebetrieb, Bau, Gesundheitsdienst, Feinmechanik) und damit verbundener Kontakt mit aromatischen Aminen

Welche Symptome treten beim Harnblasenkarzinom auf?

- Mikrohämaturie (nur im Urintest erkennbar)
- Makrohämaturie
- Unspezifische Reizsymptome (Pollakisurie, Drangsymptomatik und Dysurie)

Wie wird die Diagnose Harnblasenkarzinom gestellt?

- Urinzytologie mit Hilfe einer Morgenurinprobe
- Sonografie der Harnblase
- Weißlicht-Zystoskopie mit Biopsie

Wenn ein muskelinvasives Harnblasenkarzinom diagnostiziert wurde, werden folgende weitere diagnostische Maßnahmen eingeleitet:

- CT-Abdomen mit CT-Urografie, CT-Becken und CT-Thorax mit Kontrastmittel
- Ggf. MRT-Becken

Welche Therapieformen können beim Harnblasenkarzinom angewendet werden?

Bei einem **nicht invasiven Karzinom** ist eine **TUR-Blase** (transurethrale Resektion, Harnblasentumorausschälung) möglich. Um das Rezidivrisiko zu reduzieren, wird im Anschluss ein Zytostatikum oder ein Immuntherapeutikum über einen Katheter in die Harnblase instilliert.

Beim **invasiven Karzinom** wird eine **tumorentfernende Operation** bis hin zu einer radikalen **Zystektomie** durchgeführt und eine anschließende **Chemotherapie** angestrebt.

Vorsicht

Die radikale Zystektomie hat mit bis zu 58 % eine hohe Frühkomplikationsrate und muss mit der Morbidität, dem Alter und der individuellen Biografie des zu pflegenden Menschen besprochen werden.

Info

Eine radikale Zystektomie bedeutet, dass beim Mann auch die Prostata und die Samenblase entfernt werden. Bei der Frau werden der vordere Scheidenanteil, die Gebärmutter und ggf. auch die Eierstöcke entfernt.

Welche Ableitungsmöglichkeiten gibt es nach einer kompletten Harnblasenentfernung?

Es gibt verschiedene Formen der Harnableitung, die nach einer Zystektomie angewendet werden können. Hierbei werden die Morbidität, das Alter und die Lebensqualität des zu pflegenden Menschen berücksichtigt. Die Harnableitungen werden wie folgt kategorisiert:

Kontinente Harnableitungen

- Pouchformen (beutelartiges Reservoir), diese können katheterisiert werden
- Ureterosigmoideostomie (transrektale Ableitung)
- Neoblase (Harnblasenersatz aus einem Darmstück)

Inkontinente Harnableitungen

- Harnleiterhautfistel
- Ileumconduit
- Kolonconduit

Merke

Nach einer radikalen Zystektomie sollte jedem zu pflegenden Menschen eine stationäre Anschlussheilbehandlung angeboten werden, um den Umgang mit der Harnableitung zu erlernen und die Leistungsfähigkeit wieder zu erlangen.

7.17 Hauttumoren

Welche Hauptursache führt zur Entstehung von Hautkrebs?

Die **UV-Strahlung** ist der bedeutsamste Einflussfaktor in der Entstehung von malignen Tumoren der Haut.

Welche präventiven Maßnahmen können gegen eine Hautkrebserkrankung sinnvoll eingesetzt werden?

- **Sonnenbrände vermeiden,** vor allem im Gesicht
- Starke Sonnenstrahlungsexpositionen vermeiden (in der Mittagszeit Schatten aufsuchen, Morgen- und Abendstunden draußen nutzen)
- Geeignete Kleidung (Kopfbedeckung, Sonnenbrille)
- Ausreichend Sonnenschutzmittel auftragen (CAVE: dadurch aber nicht den Aufenthalt in der Sonne verlängern!)
- Solarienbesuche meiden
- Ggf. Schutz vor UV-Belastung am Arbeitsplatz
- Babys und Kleinkinder vor der direkten Sonneneinstrahlung mit hautbedeckender Kleidung schützen, Kinder sollten keinen Sonnenbrand bekommen, Augen der Kinder mit geeigneten Sonnenbrillen schützen
- Immunsupprimierte zu pflegende Menschen sollten auf einen umfassenden UV-Schutz achten

Info

Ab dem 35. Lebensjahr steht allen Personen alle zwei Jahre ein kostenloses Hautkrebsscreening zu.

Welche Arten von Hautkrebs lassen sich unterscheiden?

Tab. 7.11 Hauttumoren

Art	Merkmale
Basalzelltumor	• Weltweit die häufigste Form der Hauttumoren • Vor allem im Gesicht (Nase/Stirn), bedingt durch viele Sonnenbrände • Wächst sehr langsam örtlich begrenzt und nicht invasiv, ohne Metastasen (wird als semimaligne bezeichnet) • Kleine, hautfarbene Knoten mit punktuellen Gefäßerweiterungen
Plattenepithelkarzinom	• Entsteht zu 90 % auf Körperstellen, die viel der Sonne ausgesetzt waren (Gesicht, Ohren, Kopfhaut, Unterarmen und Handrücken) • Hat immer eine Vorstufe (aktinische Keratose), woraus sich dann das Plattenepithelkarzinom bildet • Schmerzloser Knoten oder warzenähnliche Veränderungen der Haut • Kann zunächst in umliegende Lymphknoten metastasieren, später in andere Organe
Malignes Melanom	• Tritt vor allem bei hellhäutigen Personen mit roten oder blonden Haaren auf (die zusätzlich zu Sommersprossenbildung neigen) • Eine genetische Disposition mit familiärer Häufung ist ebenfalls bekannt • Bräunlich bis rötlich-bläuliche, schwärzliche asymmetrische Hautveränderung • Von einem flachen Fleck bis hin zu einem Knoten oder einer warzenartigen Veränderung • Bösartiger Tumor • Durch die Entartung der Melanozyten metastasiert er frühzeitig • Kann in allen Bereichen der menschlichen Haut entstehen (Kopfhaut, Gesicht, Genitale, Fußnägel) • In den meisten Fällen entsteht er auf unauffälliger Haut oder auf bestehenden Nävuszellnävi (Muttermal)

Wie kann die klinische Diagnose Hautkrebs sicher gestellt werden?

- **Dermatoskopie:** nicht invasives Verfahren mithilfe eines Auflichtmikroskops
- **Sequenzielle digitale Dermatoskopie:** Hier werden gutartige Pigmenttumoren im zeitlichen Verlauf bewertet
- **Ganzkörperfotografie** mithilfe eines **Lasers**
- **Konfokale Lasermikroskopie** (hiermit können die verschiedenen Hautkrebsarten besser unterschieden und unnötige Operationen verhindert werden)

Info

Nutzen Sie die ABCDE-Regel bei der Selbstuntersuchungsmethode im Rahmen der Ganzkörperpflege
A = Asymmetrie
B = Begrenzung
C = Coloration (Färbung)
D = Durchmesser
E = Entwicklung
Führen Sie, wenn Sie einen hellen Hauttyp haben, regelmäßig eine Selbstuntersuchung durch.

Welche therapeutischen Möglichkeiten gibt es beim malignen Melanom?

Die **operative Entfernung** der veränderten Haut ist der **Goldstandard** in der Therapie eines malignen Melanoms. Hier kann zunächst eine Primärexzision durchgeführt werden. Je nach Tiefe der Mutation wird eine radikale Exzision mit einem Sicherheitsabstand zum Tumorrand durchgeführt. Wenn bereits lokale Lymphknoten befallen sind, werden diese ebenfalls operativ entfernt. Bei weitreichenden Metastasierungen oder großen Tumoren wird zusätzlich eine **Strahlen- oder Chemotherapie** individuell ausgewählt und durchgeführt. Zusätzlich gibt es die Möglichkeit, eine Laser- oder Immuntherapie einzusetzen.

7.18 Herzinfarkt und Herzinsuffizienz

Welche Formen der Herzinsuffizienz gibt es? Wo liegen die Unterschiede?

Von Herzinsuffizienz spricht man, wenn das Herz nicht in der Lage ist, ein ausreichendes Blutvolumen zu befördern. Somit sinkt das Herzzeitvolumen. Dabei ist zu unterscheiden, welche der beiden Herzhälften ihre Leistung nicht mehr voll erbringt. Daher unterscheidet man eine **Linksherzinsuffizienz,** eine **Rechtsherzinsuffizienz** und eine **Globalinsuffizienz,** wenn beide Herzhälften betroffen sind.

Linksherzinsuffizienz

Da bei der Linksherzinsuffizienz die linke Herzhälfte das Blut nicht mehr richtig pumpen kann, kommt es zum **Rückstau in die Lunge.**

Ursachen:

- Hypertonie
- Herzrhythmusstörungen
- Kardiomyopathie (Erkrankung des Herzmuskels)
- Herzklappenfehler des linken Herzens
- Vorangegangener Herzinfarkt, KHK

Symptome:

- Dyspnoe, Orthopnoe, eventuell Zyanose
- Hartnäckiger Husten
- Nykturie
- Kardiales Lungenödem → Rasselgeräusche beim Atmen; schaumiges, hellrotes Sputum; eventuell Schocksymptomatik

Rechtsherzinsuffizienz

Da bei der Rechtsherzinsuffizienz die rechte Herzhälfte das Blut nicht mehr richtig pumpen kann, kommt es zum **Rückstau in den Körperkreislauf.**

Ursachen:

- Herzklappenfehler des rechten Herzens
- Vorangegangener Herzinfarkt, KHK
- Vorbestehende Linksherzinsuffizienz
- Kardiomyopathie
- Herzrhythmusstörungen

Symptome:

- Lageabhängige Ödeme (in Beinen/Füßen oder den Flanken), Anasarka
- Gestaute Halsvenen
- Stauungsleber, Aszites

- Nykturie
- Abgeschlagenheit, Erschöpfung, Müdigkeit, Leistungsminderung
- Gastrointestinale Beschwerden (Meteorismus, Appetitlosigkeit, Obstipation)

Merke
Bei der Globalinsuffizienz können Symptome der Links- und der Rechtsherzinsuffizienz auftreten, da das gesamte Herz nicht die volle Pumpleistung erbringt. Zunächst leiden die Betroffenen häufig erst an der Insuffizienz einer Herzhälfte und es bildet sich im Verlauf eine Globalinsuffizienz aus.

Die **Therapie** besteht bei allen Formen in:

- Behandlung der verursachenden Erkrankung, z. B. Herzklappenersatz/-operation
- Natriumarme, flüssigkeitsreduzierte Kost
- Medikamente zur Steigerung der Kontraktionskraft des Herzens und zur Frequenzsenkung, z. B. Digitalis
- Diuretikagabe nach ärztlicher Anordnung
- Senkung von Vor- und Nachlast des Herzens durch Medikamente (Vasodilatatoren wie ACE-Hemmer)
- Körperliche Schonung
- Möglichst Normalgewicht erreichen
- Beim Lungenödem: erhöhte Oberkörperpositionierung/Positionierung im Herzbett, O_2-Gabe (nach ärztlicher Anordnung), Nitrat- und Diuretikagabe (nach ärztlicher Anordnung), Bettruhe

Wie kann die Herzinsuffizienz klassifiziert werden?

Folgende Klassifizierungen sind bei einer Herzinsuffizienz möglich (▶ Tab. 7.12).

Tab. 7.12 Mögliche Klassifikationen einer Herzinsuffizienz

Klassifikation	Erläuterung
NYHA-Klassifikation	• **N**ew **Y**ork **H**eart **A**ssociation • Etabliertes Klassifikationssystem für die Herzinsuffizienz • Die Einteilung erfolgt nach dem subjektiven Empfinden/Leistungsfähigkeit des zu pflegenden Menschen, z. B. Dyspnoe mit und ohne Belastung
ESC-Klassifikation	• **E**uropean **S**ociety of **C**ardiology • Hier werden messbare Symptome bzw. Befunde als Einteilungsgrundlage angewendet, z. B. die Ejektionsfraktion
Betroffener Bereich des Herzens (s. o.)	• Rechtsherzinsuffizienz • Linksherzinsuffizienz • Globalinsuffizienz
Verlauf/Zustand	• Akut oder chronisch • Kompensiert oder dekompensiert
Pathophysiologie	• Systolisch • Diastolisch • Kombiniert
Echokardiografisch	• Nach echokardiografisch gemessener Pumpfunktion

Was besagt die Abkürzung ACS?

Die Abkürzung steht für akutes Coronarsyndrom. Hiermit wird eine **vorläufige (Notfall-)Diagnose** bei Personen mit kardialen Symptomen gestellt, bis die Ursachen ergründet wurden. Es werden also Krankheiten zusammengefasst, die sich klinisch nicht sicher differenzieren lassen. Hierzu zählt:

- *Angina Pectoris* (anfallsartiger Brustschmerz durch eine vorübergehende Durchblutungsstörung)
- *NSTEMI* (Herzinfarkt ohne ST-Strecken-Hebung im EKG)
- *STEMI* (Herzinfarkt mit ST-Strecken-Hebung im EKG) → muss **sofort** therapiert werden

Was ist ein Herzinfarkt? Gibt es Unterschiede in der Einteilung?

Beim Herzinfarkt handelt es sich um einen **nekrotischen Gewebsuntergang am Herzen,** verursacht durch:

- Durchblutungsstörung in den Koronargefäßen
- Thrombose
- Koronare Embolie

Dabei können **verschiedene Einteilungen** vorgenommen werden:

7

Einteilung nach EKG-Veränderungen
- NSTEMI (keine Hebung der ST-Strecke, bessere Prognose)
- STEMI (Hebung in der ST-Strecke im EKG wird sichtbar)

Einteilung nach dem Versorgungsgebiet des Koronargefäßes
- Vorderwandinfarkt (ca. 50 %)
- Hinterwandinfarkt (ca. 30 %)
- Seitenwandinfarkt

Einteilung nach Ausbreitung der Nekrose in den Wandschichten
- Transmural (alle Schichten)
- Nichttransmural (auf Teile der Herzwand beschränkt → bessere Prognose)

Info
Männer erleiden häufiger als Frauen einen Herzinfarkt und versterben häufiger daran.

Welche Symptome treten bei einem Herzinfarkt auf?

- **Thorakale Schmerzen (Leitsymptom!)** → Ausstrahlung des Schmerzes möglich (typisch Schulter, Arm, Hals oder Kiefer, gerade bei Frauen auch häufig ins Abdomen)
- **Keine Besserung nach der Gabe von Nitropräparaten.** Eine Gabe darf jedoch nicht ausschließlich als diagnostische Maßnahme ergriffen werden! Der Effekt kann nur beobachtet werden, wenn eine Nitrogabe therapeutisch notwendig ist
- **Starke Unruhe,** Angst bis hin zu Todesangst
- **Dyspnoe, Kaltschweißigkeit, Schwindel, Blässe, Übelkeit,** eventuell Zyanose
- **Begleitsymptomatik** wie Herzrhythmusstörungen, Hypotonie, eventuell Schocksymptomatik

Vorsicht

Gerade bei Frauen, Diabetikern, älteren Personen (>75 Jahre), Menschen mit einer chronischen Niereninsuffizienz oder Demenz ist auch ein „stummer Infarkt" möglich, bei dem keine Schmerzen empfunden werden. Daher sollte das mögliche Vorliegen eines Infarkts beim Auftreten der anderen Symptome abgeklärt werden.

Wie wird die Diagnose Herzinfarkt gestellt?

- **EKG (Schlüsselmaßnahme!) und Monitoring,** zur Beurteilung der Pumpleistung des Herzens; liegen keine Veränderungen vor, kann ein Infarkt dennoch nicht sicher ausgeschlossen werden
- **Labor,** insbesondere Bestimmung der Herzenzyme → CK, CK-MB, GOT, LDH, Troponin
- **Körperliche Untersuchung, Anamnese** (besonders der Schmerzen), Abklärung der **Risikofaktoren**
- **Herzkatheter** (Diagnostik und Therapie)

Vorsicht

Da die Laborparameter bzw. die Herzenzyme verzögert ansteigen, schließen negative Werte einen Infarkt nicht sicher aus. Daher wird die Laborabnahme, bei negativen Werten nach ca. 6 Stunden wiederholt.

Welche Komplikationen können bei einem Herzinfarkt auftreten?

Frühkomplikationen

- **Herzrhythmusstörungen** bis zum Kammerflimmern mit „plötzlichem Herztod" als Folge
- **Akute Linksherzinsuffizienz** mit der Ausbildung eines Lungenödems
- **Ruptur des Myokards** mit Perikardtamponade, Papillarmuskelabriss
- **Kardiogener Schock** (▶ Kap. 6.4)
- **Frühperikarditis**

Spätkomplikationen

- **Aneurysmen** der Herzwand
- **Spätperikarditis**
- **Herzklappenvitien**
- **Embolien**
- **Reinfarkt** (erneuter Herzinfarkt)

Welche Therapie wird bei einem Herzinfarkt durchgeführt?

Akuttherapie

- Stationäre Aufnahme, **Intensivstation** für mindestens 72 Stunden
- **Morphingabe** zur Schmerzreduktion und Senkung der Nachlast
- **Nitrogabe** zur Senkung der Vorlast
- Gabe von **Acetylsalicylsäure** zur Hemmung der Aggregation der Thrombozyten, die angeschwemmt werden, Heparingabe
- **O_2-Gabe** bzw. Beatmung bei Bedarf
- **Bettruhe,** Positionierung im Herzbett
- Eventuell **Sedativa**
- **Behandlung von Herzrhythmusstörungen**
- **Lipidsenker**

Revaskularisierungstherapie
- Dient der **Wiedereröffnung des Koronargefäßes**
- **Systemische Fibrinolyse,** nur beim STEMI, wenn Herzkatheter nicht möglich und der Infarkt nicht älter als 6–12 Stunden ist
- **Herzkatheter mit Stent-Anlage**
- **Bypass-Operation**

Vorsicht

Wegen der Möglichkeit einer Fibrinolysetherapie darf bei dem Verdacht auf einen Herzinfarkt keine i. m.-Injektion verabreicht werden.

Reinfarktprophylaxe
- **Lipidsenker**
- **Acetylsalicylsäure**
- **Hypertoniebehandlung**
- **β-Blocker**
- Eventuell **Umstellung der Lebensgewohnheiten:** Gewichtsabnahme, kein Konsum von Nikotin oder Alkohol, Stressreduktion

7.19 HIV- und Hepatitis-Infektion

Was bedeutet HIV? Was bedeutet AIDS?

Die Abkürzung HIV steht für **h**uman **i**mmunodeficiency **v**irus (menschliches Immunschwächevirus), das 1983 entdeckt wurde. Dieses Virus *schädigt die Abwehr* des Betroffenen, sodass Krankheitserreger leichter eindringen können. Die HI-Viren dringen in die einzelnen Körperzellkerne ein und integrieren dort ihr eigenes Erbgut (DNA). Dort entstehen neue HI-Viren, die dem Körper weiter schaden.

Treten dabei lebensbedrohliche Erkrankungen wie eine Pneumonie auf, spricht man von AIDS. Diese Abkürzung steht für **a**cquired **i**mmune **d**eficiency **s**yndrome (erworbenes Immundefektsyndrom). Zu den Risikogruppen gehören Menschen mit bestimmten Sexualpraktiken, z. B. Analverkehr, Personen mit häufig wechselnden Sexualpartnern, und i. v.-Drogensüchtige.

Welche Symptome haben Personen, die an AIDS erkrankt sind?

- **Zu Beginn grippeähnlich** → Fieber, Kopf- und Gliederschmerzen, Schwellung der Lymphknoten (bilden sich aber bald zurück)
- Anhaltende **Lymphknotenschwellung**
- **Soorinfektion** (oral und vaginal)
- **Herpes-zoster-Infektion**
- **Verschlechterung des Allgemeinzustands**
- **Pneumonie** (Pneumocystis jirovecii → typischer Erreger)
- **Hauttumor** (Kaposi-Sarkom)
- **Maligne Lymphome**
- **HIV-Enzephalopathie** (krankhafte Veränderungen des Gehirns)

Info

Eine Pneumonie mit Pneumocystis jirovecii ist häufig Grund für die Erstmanifestation einer Infektion mit dem HI-Virus. Beim Vorliegen dieser Pneumonie wird daher häufig ein HIV-Test durchgeführt.

Vorsicht

Ein HIV-Test darf nicht ohne Einwilligung des Betroffenen vorgenommen werden!

Wie wird ein zu pflegender Mensch mit HIV oder AIDS behandelt?

Eine HIV-Infektion ist unheilbar. Heute gibt es aber **Medikamente, welche die** oben bereits beschriebene **Vermehrung der HI-Viren im Körper verhindern,** wodurch die Viren dem Körper nur noch wenig schaden. Es gibt verschiedene Medikamente, die auf unterschiedliche Weise diese Vermehrung stoppen. Diese Therapieform wird als **antiretrovirale Therapie** (**ART**) beschrieben. In der Regel werden **mehrere Präparate in Kombination** verabreicht, da es teilweise zur Bildung von Resistenzen kommt.

Entscheidend bei der Therapie ist, **so früh wie möglich nach der Infizierung mit der Medikamenteneinnahme zu beginnen.** Je nach Wahrscheinlichkeit einer Erregerübertragung wird die Therapie manchmal bereits bei bestehendem Verdacht eingeleitet.

Die **Medikamente** müssen **regelmäßig und lebenslang** eingenommen werden (▶ Tab. 7.13). Nebenwirkungen sind sehr selten und unterschiedlich. Bei manchen Betroffenen sind diese allerdings sehr stark ausgeprägt. Hierbei handelt es sich um Übelkeit, Erbrechen, Diarrhö, Kopfschmerz, aber auch Erhöhung der Blutfettwerte, was zu Komplikationen wie einem erhöhten Herzinfarktrisiko führt.

Tab. 7.13 Medikamentenklassen für die HIV-Therapie

Medikament	Wirkung	Wirkstoff
NNRTI-basiert (nicht nukleosidische Reverse-Transkriptase-Inhibitoren)	• Hemmung der Reversen • Transkriptase des Virus	• Efavirenz • Nevirapin
NRTI- und NtRTI-basiert (nukleosidische Reverse-Transkriptase-Inhibitoren und Nukleotidanaloge Reverse-Transkriptase-Inhibitoren)	• Hemmung der Reversen • Transkriptase des Virus	• Tenofovir • Abacavir
PI-basiert (Proteaseinhibitoren)	• Hemmung der eiweißspaltenden Enzyme (Proteasen) • Die Inhibitoren besetzen die Protease-Bindungsstelle und stören somit die weiteren Prozesse im Proteinaufbau	• Atazanavir • Lopinavir
INI-basiert (Integrase-Inhibatoren)	• Unterbinden das Schlüsselenzym Integrase von Retroviren	• Raltegravir • Dolutegravir

Info

Durch die heutigen Medikamente entspricht die Lebenserwartung eines HIV-Infizierten in den Industrieländern praktisch der eines Gesunden und es erkranken immer weniger Betroffene an AIDS.
Forscher arbeiten intensiv daran, einen Impfstoff gegen das HI-Virus zu entwickeln, ein Gelingen scheint aber noch nicht in Sicht.

Wie kann man sich mit HIV anstecken?

HIV ist ein Virus, das relativ schwer übertragbar ist. Die Übertragung erfolgt, wenn **infektiöses Sekret in Wunden oder auf Schleimhäute trifft.** Zu diesen infektiösen Sekreten gehören **Blut, Sperma, Scheidenflüssigkeit** und der Flüssigkeitsfilm der **Schleimhaut des Enddarms.** Da sich das Virus direkt nach einer Infektion besonders stark vermehrt, ist die Infektionsgefahr 2–4 Wochen nach der Ansteckung besonders hoch, da hier die Viruslast hoch ist. *Durch Sekrete wie Tränen, Urin oder Speichel besteht keine Infektionsgefahr.* Außerhalb des Körpers überlebt der HI-Virus nur sehr kurz und kann durch Reinigung bzw. Desinfektion getötet werden.

Worauf ist bei der Pflege eines zu pflegenden Menschen mit HIV bzw. AIDS zu achten?

- Auf **Entzündungen** achten (Entzündungswerte im Labor bestimmen)
- **Haut, Schleimhaut** auf Veränderungen beobachten
- **Ausscheidung** kontrollieren
- **Pneumonie-, Thrombose- und Dekubitusprophylaxe**
- **Psychische Betreuung,** Gespräche anbieten, auch für Bezugspersonen
- Ausreichend **Flüssigkeit**
- **Eiweiß-, vitamin-, ballaststoff- und kalorienreiche Kost** anbieten
- Wegen Ansteckungsgefahr auf **Hygiene** achten → bei Kontakt mit Körperflüssigkeiten Handschuhe tragen u. Ä.

Merke

Je nach Ausprägung der Immunschwäche muss der zu pflegende Mensch umkehrisoliert werden (▶ Kap. 3.1)!

Vorsicht

Eines der größten Probleme von HIV-Infizierten ist bis heute die **Stigmatisierung und Diskriminierung** im Berufs- und Privatleben, weshalb viele sich nicht trauen, offen über ihre Erkrankung zu sprechen.
Gerade bei diesen zu pflegenden Menschen ist die Beachtung der Schweigepflicht auch abteilungsübergreifend wichtig!

Wird ein Kind HIV-infizierter Eltern automatisch bei der Zeugung oder der Geburt infiziert?

Info

Jeder schwangeren Frau wird ein HIV-Antikörpertest angeboten und dieser wird von den Leitlinien auch empfohlen!

Nein. Durch die guten Medikamente (s. o. antiretrovirale Therapie) lässt sich heute eine Infektion nahezu ausschließen, selbst wenn das Kind auf natürlichem Weg gezeugt wird. Nimmt eine infizierte Mutter die Medikamente jedoch nicht ein, liegt die Wahrscheinlichkeit einer Ansteckung bei 40 %.

Die Geburt wird bei einer vorliegenden HIV-Infektion der Mutter häufig per Sectio durchgeführt. Eine Spontangeburt ist unter folgender Voraussetzung möglich:

- Die Mutter nimmt eine virale Kombinationstherapie ein (s. o.).
- Es liegt eine geringe Viruslast bei der Mutter vor (HIV-RNA $\leq$ 50 Kopien/ml).
- Eine erfahrene Hebamme hat das geburtshilfliche Risiko abgeschätzt.

HIV-infizierten Müttern mit einer Viruslast von > 50 Kopien/ml wird grundsätzlich vom Stillen abgeraten, da hier die Wahrscheinlichkeit der Virusübertragung sehr hoch ist.

Um das Risiko einer Infektion des Kindes weiter zu reduzieren, werden folgende Schutzmaßnahmen durchgeführt:

- Das Neugeborene wird nach speziellen hygienischen Standards gereinigt.
- Es erhält ebenfalls eine antiretrovirale Therapie, die eine Ausbreitung des Virus verhindert.
- Ein HIV-Test beim Neugeborenen kann zu Beginn wegen der Antikörper der Mutter falsch positiv sein und muss daher wiederholt werden, bis das Ergebnis sicher richtig ist (HIV-Test wird nach einem und nach drei Lebensmonaten durchgeführt).

Gibt es verschiedene Hepatitis-Infektionen?

Ja. Es werden die Formen A, B, C, D und E unterschieden. Hepatitis-E-Infektionen kommen in unseren Breiten jedoch nicht vor und Hepatitis-D-Infektionen können nur Personen bekommen, die bereits mit dem Hepatitis-B-Virus infiziert sind.

Heilt die Leberentzündung innerhalb von sechs Monaten nicht ab, spricht man von einer *chronischen Hepatitis-Infektion.* Hier werden drei Formen unterschieden:

- Chronisch persistierend
- Chronisch aktiv
- Progredient → verläuft in schweren Schüben (bei Hepatitis B oder C oder Autoimmunerkrankungen)

Info
Eine Impfung ist nur gegen Hepatitis-A- und B-Viren möglich!

Was bedeutet Hepatitis-A-Infektion?

Hierbei handelt es sich um eine **virale Infektion der Leber** mit dem **Hepatitis-A-Virus** (HAV). Dieses kann über **Kontakt** oder **fäkal-oral übertragen** werden. Dies geschieht bei unzureichender Händehygiene nach dem Toilettengang, wenn danach mit den Händen der Mund berührt wird, z. B. beim Essen. Die Inkubationszeit beträgt 30 Tage und die Infektiosität besteht bis zu drei Wochen nach Beginn der Erkrankung bzw. bis im Stuhl des Betroffenen das HAV nicht mehr nachgewiesen werden kann. Nach einer Erkrankung mit dem Hepatitis-A-Virus ist man immun. Bei dieser Hepatitis-Infektion gibt es keine Chronifizierung und bei Kindern verläuft diese oft asymptomatisch.

Merke
Personen mit einer Hepatitis-A-Infektion müssen wegen Infektionsgefahr isoliert werden.

Was bedeutet Hepatitis-B-Infektion?

Hierbei handelt es sich um eine **virale Infektion der Leber** mit dem **Hepatitis-B-Virus** (HBV). Dieses kann **über Blut, sexuell und perinatal übertragen** werden. Die Inkubationszeit beträgt 60–180 Tage und die Infektiosität besteht bis zu drei Monate nach Beginn der Erkrankung. Zu den Risikogruppen gehören Drogensüchtige, zu pflegende Menschen mit Gerinnungserkrankungen oder mit erhöhter Blutungsneigung, zu pflegende Menschen, die eine Dialyse erhalten, Personen mit wechselnden Sexualpartnern, Ärzte und Pflegefachpersonen. Eine Therapie bei einer akuten Infektion ist meistens durch eine hohe Spontanheilungsrate der erwachsenen erkrankten Personen nicht notwendig. Trotzdem kann es bei Hepatitis-B zu Rezidiven und einer Chronifizierung kommen. Dann wird eine antivirale Therapie eingeleitet.

Was bedeutet Hepatitis-C-Infektion?

Hierbei handelt es sich um eine **virale Infektion der Leber** mit dem **Hepatitis-C-Virus** (HCV). Dieses kann **über Blut, sexuell und perinatal übertragen** werden. Die Inkubationszeit kann bis zu 100 Tage betragen. Die Infektiosität ist bei dieser Form weiter unbekannt und unklar. Eine akute Hepatitis-C-Infektion benötigt ebenfalls keine Therapie. Nur wenn es zu einer Chronifizierung der Erkrankung kommt, wird eine antivirale Therapie gestartet (s. u.).

Welche Symptome hat der zu pflegende Mensch, der an einer Hepatitis-Infektion leidet?

Uncharakteristische Symptome
- **Übelkeit, Erbrechen, Appetitlosigkeit, Diarrhö**
- **Erschöpfung**
- **Druckschmerz im Oberbauch**
- **Muskel- und Gelenkschmerzen**

Leberspezifische Beschwerden
- **Juckreiz** (durch Ablagerung von Bilirubin)
- **Bierbrauner Urin** (Ausscheidung von Bilirubin)
- **Acholischer Stuhl** (entfärbt, kalkfarben)
- **Ikterus** (Ablagerung von Bilirubin)
- Im Labor zeigen sich **erhöhte Hepatitismarker** (Transaminasen → GOT, GPT)

Info
70 % aller Hepatitis-Infektionen gehen in eine Leberzirrhose über!

Wie wird eine chronische Hepatitis-Infektion behandelt?

- **Körperliche Schonung**
- **Alkoholkarenz**
- Leberschädigende **Medikamente** absetzen
- **Kohlenhydratreiche, fettarme Ernährung**
- **Interferon** zur Therapie der chronischen Infektion, um gesunde Leberzellen zu schützen

7.20 Hypo- und Hyperthyreose

Welche unterschiedlichen Symptome treten bei einer Hypo- und Hyperthyreose auf?

Tab. 7.14 Symptome der Hypo- und Hyperthyreose

Hypothyreose	Hyperthyreose
• Bradykardie • Konzentrationsstörungen und Müdigkeit • Gewichtszunahme • Antriebslosigkeit • Kälteempfinden • Verlangsamung • Verstopfung • Trockene Haut	• Tachykardie • Gewichtsabnahme • Leistungsknick • Schwitzen, Unruhe • Tremor • Diffuser Haarausfall • Schlafstörungen • Myopathie

Welche Ursachen kann eine Hypothyreose haben?

Es werden drei Ursachen unterschieden:

- Die *primäre Hypothyreose* ist angeboren, das bedeutet, die **Schilddrüse ist zu klein oder fehlt komplett.**
- Eine *sekundäre Hypothyreose* entsteht häufig im Erwachsenenalter, hierbei **schüttet die Hypophyse nicht mehr genug Hormone aus,** es kommt zu einem Mangel und die Schilddrüse wird nicht ausreichend stimuliert.
- Die *tertiäre Hypothyreose* entsteht, wenn es zu einem **Mangel** am **Thyrotropin-Releasing-Hormon** kommt.

Welche Ursachen können eine Hyperthyreose verursachen?

Eine **Schilddrüsenautonomie** sowie der **Morbus Basedow** (s. u.) können eine Hyperthyreose verursachen.

Bei der Schilddrüsenautonomie entkoppeln sich einzelne Knoten vom Gesamtregelkreis der Schilddrüse. Dadurch kommt es zu einer unkontrollierten Hormonüberproduktion.

Was bedeutet Morbus Basedow?

Morbus Basedow ist eine **Autoimmunerkrankung,** bei der sich das Immunsystem gegen das körpereigene Gewebe wehrt. Die **Antikörper aktivieren ebenfalls die Hormonproduktion der Schilddrüse** und führen so zu einer Hyperthyreose.

Die Augenhöhlen sind ebenfalls von der Überproduktion an Schilddrüsenhormonen betroffen und der Augapfel tritt deutlich hervor.

Welche diagnostischen Maßnahmen werden wegen Schilddrüsenerkrankungen eingeleitet?

- Anamnese
- Körperliche Untersuchung
- Schilddrüsen-Sonografie
- Labor (TSH basal, TT4/fT_4 und TT3/fT_3)
- Schilddrüsenszintigrafie

Welche therapeutischen Maßnahmen können bei einer Hyperthyreose und Hypothyreose durchgeführt werden?

- *Hypothyreose:* **Schilddrüsenhormonpräparate** (L-Thyroxin®) (CAVE: Das Medikament unbedingt 30 Minuten vor dem Frühstück nüchtern einnehmen oder abends vor dem Schlafengehen mind. 2 Std. nach der letzten Mahlzeit)

> **Info**
> Bei einer angeborenen Hypothyreose muss das Kind lebenslang ein Schilddrüsenhormonpräparat einnehmen.

- *Hyperthyreose:* **medikamentöse Therapie** (thyreostatische Therapie, z. B. Carbimazol®) oder eine **Radiojodtherapie** sowie eine **Operation** (**Resektion der Schilddrüse**)

Welche Maßnahmen werden bei einer thyreotoxischen Krise eingeleitet?

Der zu pflegende Mensch zeigt verstärkte Hyperthyreosesymptome auf, bis hin zu Bewusstseinsstörungen, Verwirrtheit oder Koma. **Eine thyreotoxische Krise ist immer eine Notfallsituation.**

7

- Sofort einen **Arzt kontaktieren**
- **Vitalzeichen** kontrollieren
- Zu pflegenden Menschen in erhöhte **Oberkörperposition** bringen
- **Beim zu pflegenden Menschen bleiben,** bis Hilfe eintrifft
- Zu pflegenden Menschen auf **Intensivstation** verlegen:
  - Medikamentöse Therapie (Thyreostatika → hochdosiert und Betablocker)
  - Sauerstoff
  - Parenterale Ernährung (hochkalorisch)
  - Flüssigkeits- und Elektrolytsubstitution
  - Glukokortikoide

7.21 KHK versus pAVK

Was bedeutet KHK?

Die Abkürzung KHK steht für **koronare Herzkrankheit**. Hierunter versteht man die **Verhärtung der Koronargefäße** (Herzkranzgefäße) durch Atherosklerose (auch: Arteriosklerose genannt). Hierdurch können Durchblutungsstörungen des Herzens entstehen, was zu ernsthaften Komplikationen führen kann.

> **Info**
> Die KHK gehört in Deutschland zu den häufigsten Herzerkrankungen.

Was bedeutet Atherosklerose? Wie entsteht sie?

Bei der Atherosklerose handelt es sich um eine **„Verkalkung" der Arterien** bzw. des Endothels, also der Innenschicht des Gefäßes. Atherosklerose **beginnt** in der Regel **nach einer Schädigung des Endothels.** Im Verlauf der Erkrankung kommt es zur sogenannten **Plaquebildung,** die den Gefäßdurchmesser verringert und so die **Durchblutung mindert.** Des Weiteren können sich Teile der Plaques lösen und Embolien auslösen.

Welche Risikofaktoren begünstigen eine Atherosklerose oder KHK?

Nicht beeinflussbare Risikofaktoren:

- Erbliche/genetische Faktoren
- Zunehmendes Alter
- Geschlecht (Männer erkranken schon ab dem 45. Lebensjahr/Frauen erst ab dem 55. Lebensjahr)

Beeinflussbare Risikofaktoren:

- Hypertonus
- Lipidstoffwechselstörung
- Adipositas
- Bewegungsmangel
- Diabetes mellitus
- Nikotinabusus
- Ernährung mit vielen tierischen Fetten

Info

Ein Zusammenhang mit bakteriellen Infektionen konnte bisher nicht nachgewiesen werden.

Welche Symptome hat ein zu pflegender Mensch mit einer KHK?

Das häufigste und wichtigste Symptom ist die **Angina Pectoris**, die durch die Minderdurchblutung am Herzen verursacht wird. Die zu pflegenden Menschen haben – gerade zu Beginn bei Belastung, durch die Steigerung des O_2-Bedarfs des Herzens – einen starken Brustschmerz und Druck auf der Brust. Häufig strahlt der Schmerz in Arme, Schultergürtel oder Kiefer aus. **Weitere unspezifische Symptome** treten gerade bei Frauen häufig auf, dazu gehören:

- Dyspnoe
- Hypotonie
- Tachykardie
- Blasse, schweißige Haut
- Übelkeit
- Schmerzen im Oberbauch
- Angst

Merke

Zunächst treten die Symptome nur bei körperlicher Belastung, Ärger oder Kälte auf. Dann spricht man von einer stabilen Angina Pectoris. Sobald Ruhe beim zu pflegenden Menschen eintritt, werden die Symptome zügig weniger.

Werden die Symptome stärker und die Beschwerden nehmen ebenfalls in Ruhe zu, spricht man von einer instabilen Angina Pectoris. Diese Form ist gefährlich und könnte ein Vorbote des Herzinfarktes sein (s. u.)!

Vorsicht

Eine KHK kann auch symptomlos verlaufen. Dies bezeichnet man als stumme Myokardischämie. Sie kommt vor allem bei älteren Menschen oder Diabetikern vor.

Welche Komplikationen können durch eine KHK bzw. Atherosklerose verursacht werden?

Es gibt verschiedene Komplikationen der KHK bzw. der Atherosklerose, die lebensbedrohliche Folgen haben können. Hierzu zählen:

- **Kompletter Verschluss einer Koronararterie** (Herzinfarkt)
- **Chronische Durchblutungsstörung des Herzens**

Die durch Atherosklerose verursachten Erkrankungen und Komplikationen sind in Deutschland bei Männern ab dem 40. und bei Frauen ab dem 50. Lebensjahr die derzeit **häufigste Todesursache.**

Wie wird die Diagnose einer KHK gestellt?

- Wichtige Hinweise liefern **Anamnese** und **körperliche Untersuchung**
- **Labor** → hier zeigt sich bereits ein Untergang von Herzmuskelgewebe
- **EKG** → in Ruhe und bei Belastung, hier werden bestehende Durchblutungsstörungen sichtbar
- **Echokardiografie, Stress-Echokardiografie** → hier können bereits bestehende Wandbewegungsstörungen und Durchblutungsstörungen, die erst bei Belastung entstehen, gesehen werden
- **Myokardszintigrafie** (auch als Einzelphotonen-Emissionscomputertomografie oder SPECT bekannt)
- **MRT** oder **CT** des Herzens
- Kann hiermit keine sichere Diagnose gestellt werden, wird eine **Herzkatheteruntersuchung** durchgeführt

Wie wird eine KHK behandelt?

Die Therapie richtet sich nach den Beschwerden und dem Ausmaß der Durchblutungsstörung. Demnach können folgende Maßnahmen eingeleitet werden:

Medikamentöse Therapie

- Bei Beschwerdefreiheit oder stabiler Klinik
- Nitrate zur Gefäßerweiterung bei einem akuten Angina-Pectoris-Anfall
- β-Blocker, vor allem bei bereits erlittenem Herzinfarkt
- ASS und Statine (Fettsenker) zur Prophylaxe senken die Gesamtsterblichkeit bei regelmäßiger Einnahme

Herzkatheter

- Bei zunehmenden Beschwerden (Häufigkeit und/oder Intensität) unter medikamentöser Therapie
- Wird eine signifikante Verengung bei der Untersuchung gesehen, werden die Gefäße direkt mittels Ballondilatation erweitert
- Stentimplantation für den dauerhaften Behandlungserfolg meist nötig

Herzchirurgie

- Bypass-OP, bei Hauptstammstenosen oder bei Befunden in mehreren Gefäßen

Was bedeutet pAVK?

Die Abkürzung pAVK steht für **p**eriphere **a**rterielle **V**erschluss**k**rankheit. Dabei handelt es sich um eine **Durchblutungsstörung der peripheren Gefäße,** wodurch die Gewebe mit Sauerstoff unterversorgt sind. Hierbei können Beine und Arme betroffen sein, häufiger zeigen sich **Symptome an den Beinen.** Die zu pflegenden Menschen weisen meist auch Durchblutungsstörungen bzw. Verengungen anderer Gefäße auf. Ursache für die pAVK ist die Atherosklerose (s. o.).

Welche Symptome zeigen sich bei einer pAVK?

Die pAVK ist **anfangs häufig symptom- und schmerzlos.** Erst bei zunehmender Durchblutungsstörung/Atherosklerose bemerken die zu pflegenden Menschen **starke und krampfartige Schmerzen in den Beinen,** anfänglich nur beim Gehen, bei Fortschreiten der Erkrankung auch in Ruhe. Die pAVK wird daher auch als „Schaufensterkrankheit" bezeichnet, weil die Betroffenen immer wieder Pausen beim Gehen machen müssen. Die Erkrankung wird anhand des Symptombilds (Art und Häufigkeit der Schmerzen) in vier Schweregrade unterteilt.

Welche Risikofaktoren für eine pAVK gibt es und wie wird sie behandelt?

Zunächst werden alle **Risikofaktoren ausgeschlossen,** um eine Verschlechterung zu vermeiden:

- Nikotinabusus (→ nicht rauchen)
- Adipositas (→ Gewicht reduzieren)
- Erhöhte Blutfette (→ gesunde Ernährung einführen)
- Diabetes mellitus (gute Blutzuckereinstellung)
- Hypertonie (Behandlung einleiten)
- Familiäre Vorbelastung

Spezifische Therapien, je nach Stadium:

- Gesünderen Lebensstil einführen (s. o. Risikofaktoren ausschließen)
- Tägliches Gehtraining (mind. 30 Minuten), möglichst Belastung, bis der Schmerz eintritt
- Medikamentöse Thromboseprophylaxe (ASS)
- Ballondilatation oder Stentimplantat bei ausgeprägten Gefäßverengungen
- Bypass mittels eigener Vene oder Kunststoffprothese
- Amputation als letztes Mittel der Wahl

7.22 Leberzirrhose vs. Leberkarzinom

Was bedeutet Leberzirrhose?

Bei der Leberzirrhose handelt es sich um eine diffuse, chronische Lebererkrankung, bei der sich das **Bindegewebe in narbiges Gewebe umwandelt.**

Hierfür kann es verschiedene Ursachen geben:

- Alkoholabusus
- Vergiftungen
- Hepatitis
- Stoffwechselerkrankungen, z. B. Eisenspeicherkrankheit
- Chronische Gallenwegserkrankungen

Welche Lebertumoren gibt es?

Bei den Lebertumoren werden drei Arten unterschieden:

- **Gutartig:** Adenom (Geschwulst im Drüsengewebe), Zysten der Leber, Hämangiom (Blutschwämmchen)
- **Bösartig:** Leberzellkarzinom (gehäuft bei Zirrhose)
- **Metastasierung:** Absiedlungen anderer Tumoren, hämatogene Übertragung über die Pfortader

Info
90 % der Lebertumoren sind Metastasierungen aus anderen Karzinomen.

Gibt es einen Zusammenhang zwischen Leberzirrhose und Leberkarzinom?

Die meisten Tumorerkrankungen der Leber gehen vorher mit einem krankhaften Gewebeumbau in Form einer Leberzirrhose einher. Dies ist **aber nicht zwingend erforderlich.** So können auch Tumore vorliegen, bei denen vorher keine Zirrhose bestand. Ebenso muss nicht aus jeder Zirrhose ein maligner Tumor entstehen.

Welche Risikofaktoren für ein Leberkarzinom gibt es?

- Chronische Infektion mit **Hepatitis-B- oder -C-Viren**
- **Alkoholabusus** bzw. übermäßiger Alkoholkonsum
- **Fettlebererkrankungen** (wird durch Adipositas begünstigt)

Info
Das Leberkarzinom ist eine der wenigen Krebsformen, die zurzeit in Deutschland an Inzidenz und Mortalität zunimmt!

7

Welche Symptome treten bei einer Leberzirrhose und bei einem Leberkarzinom auf?

Tab. 7.15 Symptome der Lebererkrankungen

Leberzirrhose	Leberkarzinom
• Leistungsminderung (körperlich und geistig) • Appetitlosigkeit • Völlegefühl, Meteorismus • Aszites, Ikterus • Pfortaderhochdruck → Ausbildung von Ösophagusvarizen durch Bildung eines Umgehungskreislaufs (vom Magen zum Ösophagus) • Typische sichtbare Zeichen: – „Abdominalglatze" (Verlust der Bauchbehaarung) – Spider naevi (sternförmig sichtbare kleine Gefäße am Bauch) – Gerötete Handflächen und Fußsohlen – Weißfleckenbildung an Armen und Gesäß – Gynäkomastie (Vergrößerung der Brustdrüsen beim Mann) – Hodenatrophie – Störungen der Menstruation • Im Labor zeigen sich: – Erniedrigtes Albumin – Erniedrigter Hb (Anämie) – Gesenktes Prothrombin	• Oft symptomlos, gerade zu Beginn • Leistungsminderung, Schwäche • Appetitlosigkeit, Übelkeit • Gewichtsabnahme • Später: Ikterus • Juckreiz • Druckgefühl • Schmerzen im Oberbauch • Hepatomegalie (Vergrößerung der Leber) • Tastbare Schwellung rechts unter dem Rippenbogen • Später: Nachlassen der Leberfunktion • Fieber/erhöhte Temperatur unklarer Genese

Wie wird die Diagnose bei Leberzirrhose und bei Leberkarzinom gestellt?

Tab. 7.16 Diagnose der Lebererkrankungen

Leberzirrhose	Leberkarzinom
• Klinik, also Symptomatik • Anamnese • Körperliche Untersuchung • Labor mit Leberwerten (GGT, GOT, GPT, Bilirubin, Cholinesterase), Bestimmung der Gerinnung	• Leberpunktion mit Biopsie (als wichtigste diagnostische Maßnahme) und histologischer Untersuchung (zur Bestimmung der Art des Tumors) • Sonografie des Abdomens • CT des Abdomens • Angiografie • Labor mit Leberwerten und Gerinnung (Störungen der Gerinnung → ggf. Einschränkung der Leberfunktion)

Info
Wird bei der Diagnostik ein Leberkarzinom festgestellt, schließen sich weitere Untersuchungen an, um die Ausbreitung und evtl. Metastasenbildung zu untersuchen.

7

Wie sieht die Therapie bei der Leberzirrhose aus?

- Absolute **Alkoholkarenz**
- **Keine leberschädigenden Medikamente** verabreichen
- **Eiweißreiche Kost,** leicht verdaulich
- Substitution von **Vitaminen**
- Körperliche **Schonung,** geregelter Tagesablauf
- **Aderlass bei Eisenspeicherkrankheit** (auch: Phlebotomie = Ablassen von ca. 500 ml Blut)
- Bei primärer biliärer Zirrhose ggf. **Transplantation** der Leber (Zirrhose ausgehend von den kleinen Gallengängen in der Leber)

Welche Komplikationen können bei einer Leberzirrhose auftreten?

- **Magenulzera**
- **Ösophagusvarizen** (Ursache s. o.) mit lebensbedrohlichen Blutungen
- **Schädigung des ZNS** (durch mangelnden Abbau von Giftstoffen, z. B. Ammoniak) → Leberkoma
- **Gestörte Gerinnung** mit erhöhter Blutungsneigung

Wie sieht die Therapie des Leberkarzinoms aus?

- Bei Primärtumoren der Leber kann evtl. eine **Leberteilresektion** durchgeführt werden. Dies hängt von der Restfunktion der Leber ab.
- **Chemotherapie und Radiofrequenzablation** bei malignem Tumor oder multiplen Metastasen.
- **Metastasen** werden nur **entfernt,** wenn der Primärtumor im Kolon liegt.

Wie ist die Prognose des Leberkarzinoms?

Die Prognose des Leberkarzinoms ist, auch weil es häufig zu spät erkannt wird, schlecht:

- **80 % der Karzinome** können zum Zeitpunkt der Diagnose bereits **nicht mehr operiert** werden.
- Ist eine **OP möglich,** lebt davon **jeder zweite Betroffene länger als 5 Jahre.**
- Ist der Tumor bereits **metastasiert,** beträgt die Lebenserwartung **weniger als 6 Monate.**
- Häufig handelt es sich bei dem Karzinom in der Leber um Metastasen eines anderen Primärtumors, dann liegt **bereits eine palliative Situation** vor.

7.23 Leukämie

Was bedeutet Leukämie? Gibt es unterschiedliche Leukämien?

Leukämie wird auch als **Blutkrebs** bezeichnet. Die Erkrankung geht von den Knochenmarkzellen aus. **Vereinfacht gesagt,** liegen bei einer Leukämie **zu viele Leukozyten** vor, da sie während des Reifungsprozesses entarten bzw. nicht vollständig reifen und so funktionsunfähig sind.

Folgende Arten von Leukämien werden unterschieden:

- **Chronische und akute** Formen
- **Lymphatische** Leukämie (von Vorstufe der Lymphozyten ausgehend) und **myeloische** Leukämie (von Vorstufe der Erythrozyten, Thrombozyten, Granulozyten und Monozyten ausgehend)
- Das sogenannte *myelodysplastische Syndrom* ist eine Vorstufe der Leukämie

7

Info

Die Leukämie ist mit 31 % die häufigste Krebserkrankung im Kindesalter. Bei Erwachsenen sind Leukämien selten. In Deutschland machen sie ca. 2,7 % der Tumorerkrankungen bei Frauen und 3,1 % bei Männern aus.

Welche Symptome treten bei einer Leukämie auf?

Die Symptome einer Leukämie sind **sehr vielfältig und nicht spezifisch.** Akute Leukämien treten meist sehr plötzlich „aus dem Gesunden“ auf. Symptome einer chronischen Leukämie sind hingegen oft so unspezifisch, dass die Diagnose per Zufallsbefund gestellt wird. Mögliche Symptome sind:

- Blässe
- Krankheitsgefühl, Müdigkeit, Abgeschlagenheit
- Fieber, oft mit hartnäckiger Infektion (gerade bei der akuten Form), Infektneigung
- Blutungsneigung (Nasen-, Zahnfleischbluten, Hämatome, Petechien)
- Anämie
- Atemnot bereits bei geringer Belastung
- Schwindel
- Nachtschweiß
- Gliederschmerzen
- Gewichtsverlust, Appetitlosigkeit
- Veränderungen der Haut, oft in Form von Ausschlägen
- Geschwollene Lymphknoten (oft an Hals, Achseln oder Leisten)
- Splenomegalie, Hepatomegalie

Wie wird die Diagnose einer Leukämie gestellt?

Die Leukämie ist zunächst eine Verdachtsdiagnose. Um diese zu bestätigen, findet ein **Anamnesegespräch** mit Beachtung der Risikofaktoren und eine **körperliche Untersuchung** statt. Des Weiteren werden **Blut und Knochenmark** untersucht. Dies dient neben der Diagnosestellung vor allem dazu, die Form der Leukämie zu bestimmen. Bei akuten Leukämien wird häufig auch der **Liquor** untersucht, da Leukämiezellen auch die Hirnhäute befallen können. Eine **Sonografie zur Beurteilung der Organe und Lymphknoten** wird im Verlauf ebenfalls durchgeführt.

Wie wird eine Leukämie therapiert?

Die Therapie der Leukämie **hängt von der Form ab.** Generell steht eine **Chemotherapie** im Mittelpunkt. Hierdurch sollen die Leukämiezellen zerstört werden. Die Therapie ist hochgiftig und zerstört neben den blutbildenden Zellen auch das Immunsystem des Betroffenen, daher hat dieser keine Abwehrkräfte und ist extrem infektionsgefährdet. Für die Prävention einer Infektion wird der Betroffene in einer **Umkehrisolation** betreut (▶ Kap. 3.1). Des Weiteren erhalten die Betroffenen **keimreduzierte Kost,** also nur abgepackte Lebensmittel, keine Rohmilchprodukte oder rohe Fleischprodukte.

Bei *chronischen Formen* ist die Chemotherapie weniger aggressiv, wird aber über einen längeren Zeitraum verabreicht. Zusätzlich wird die Gabe von **Antikörpern, Strahlentherapie und eine Stammzellinfusion** in Erwägung gezogen. Die Stammzelltherapie ist die einzige Möglichkeit der vollständigen Heilung, sie ist jedoch mit einem sehr großen Risiko verbunden (s. u.).

Bei *akuten Leukämien* wird eine **sehr aggressive Form der Chemotherapie** verabreicht, die die Betroffenen sehr stark beeinträchtigt und schwächt. Daraufhin folgt die sogenannte **Konsolidierungstherapie.** Dies ist die Folgebehandlung, sie dient der Erhaltung des primären Therapieerfolgs und nimmt häufig einen Zeitraum von einem Jahr ein. Je nach Allgemeinzustand und Rückfallrisiko des zu pflegenden Menschen wird hier eine weitere Chemotherapie oder eine **Stammzelltherapie** durchgeführt.

Was bedeutet Stammzelltherapie?

Bei einer Stammzelltherapie werden die autologe (aus eigenen Zellen) und die allogene (aus fremden Zellen) Strammzelltransplantation unterschieden.

Ziel der Transplantation von Stammzellen ist, dass die **neuen Zellen nach wenigen Wochen wieder anfangen, neue gesunde Blutzellen zu bilden.** Da häufig die blutbildenden Zellen mutiert sind, sind die Betroffenen oft auf eine Fremdspende angewiesen. Hierbei können starke **Abstoßungsreaktionen,** sogenannte Graft-versus-Host-Reaktionen, entstehen. Daher ist das größte Problem die Suche eines passenden Spenders, da dieser fast die **gleichen Gewebemerkmale** haben und damit nahezu gewebsidentisch sein muss. Dabei ist die **Blutgruppe irrelevant.** Entscheidend sind bestimmte Merkmale im Blut, mit denen der Körper eigenes von fremdem Gewebe unterscheiden kann. Die entscheidenden Merkmale müssen hierbei komplett identisch sein. Die Wahrscheinlichkeit, einen solchen Spender in der Familie zu finden, liegt bei 25 %, außerhalb der Familie ist die Wahrscheinlichkeit sehr viel geringer.

Info

Durch die hohe Gefahr der Abstoßungsreaktion oder eines Rückfalls liegt die 5-Jahres-Überlebensrate nach einer empfangenen Stammzellspende bei nur 50 %.

Wie zeigt sich eine Abstoßungsreaktion?

Bei der Abstoßungsreaktion arbeiten die gespendeten Stammzellen gegen die Organe des Empfängers. Somit **können sich an jedem Organ Reaktionen zeigen.** Häufig sind Leber, Lunge, Haut und Darm betroffen. Es entstehen **Durchfälle, Elektrolytentgleisungen** und es kommt zu **Kreislaufstörungen** bis hin zur **Kreislaufinstabilität.** Ebenso zeigen sich häufig Symptome, die **denen des allergischen Schocks ähneln.** Die Betroffenen haben Fieber, sind blass und schweißig, haben eine kalte Haut und zittern. Auch hier kann es zu massiven Kreislaufreaktionen kommen. Häufig handelt es sich um eine **lebensbedrohliche Situation,** die tödlich endet, wenn eine medikamentöse Therapie zur weiteren Immunsuppression nicht hilft.

7.24 Lungenkarzinom

Wie viele Personen erkranken jährlich an einem Lungenkarzinom?

Im Jahr 2018 erkrankten 21.930 Frauen sowie 35.290 Männer neu an einem Lungenkarzinom (RKI: Bericht zum Krebsgeschehen in Deutschland 2018). Bei Frauen ist das Lungenkarzinom die zweithäufigste und bei Männern die häufigste Krebstodesursache, wobei die Sterblichkeit bei den Männern in den letzten zehn Jahren deutlich zurückgeht, bei Frauen hingegen angestiegen ist.

Wie wird das Lungenkarzinom klassifiziert?

Lungenkarzinome werden histologisch wie folgt eingeteilt:

- **Kleinzellige Bronchialkarzinome** (betreffen das endokrine System), dies ist die häufigste, schnell wachsende und metastasierende Form
- Das **nicht kleinzellige Karzinom** kann ein *Plattenepithelkarzinom* (40 %) oder ein *Adenokarzinom* (20–30 %) sein

Welche Symptome weist ein zu pflegender Mensch mit einem Lungenkarzinom auf?

- Länger anhaltender, eher trockener **Reizhusten**
- Veränderung des **Raucherhustens**
- (Blutiges) **Sputum**
- **Atemnot**
- **Verlegung eines Bronchus**
- Rezidivierende **Atemwegsinfekte**
- **Schmerzen im Brustbereich**
- **Fieber**
- **Appetitlosigkeit**
- **Gewichtsverlust**
- **Leistungsknick**

Welche Risikofaktoren gelten für das Lungenkarzinom?

- Rauchen und Passivrauchen
- Berufliche Noxen (Strahlenquellen und Röntgenstrahlen)
- Luftverunreinigungen
- Feinstaub
- Asbest

Wie wird ein Lungenkarzinom diagnostiziert?

- Anamnese
- Körperliche Untersuchung

- Zytologische Sputumuntersuchung
- Röntgen
- CT des Thorax
- Bronchoskopie mit Biopsie (**wichtigste Maßnahme**)
- Laborkontrolle (Tumormarker/BGA)
- Lungenfunktionsprüfung

Welche Therapien können bei einem Lungenkarzinom durchgeführt werden?

Die Therapie des Lungenkarzinoms hängt vom histologischen Befund ab.

Nicht kleinzelliges Karzinom:

- Operation
- Strahlentherapie
- Adjuvante Chemotherapie
- Bestrahlung

Kleinzelliges Karzinom:

- Chemotherapie
- Radiotherapie
- Strahlentherapie

Info

Das kleinzellige Karzinom metastasiert sehr früh in die Blutbahn. Hier ist eine palliative Versorgung frühzeitig zu bedenken.

Welche Lungenresektionsverfahren können in der operativen Therapie angewendet werden?

Tab. 7.17 Lungenresektionsverfahren

Verfahren	Merkmale
Keilresektion	• Entfernung eines keilförmigen Lungenabschnitts • Biopsie möglich • Entfernung von kleinen Tumoren
Segmentresektion	• Entfernung eines oder mehrerer Lungensegmente • Die anatomischen Grenzen werden beachtet • Wird bei isolierten Bronchiektasen angewandt
Lobektomie	• Entfernung eines Lungenlappens (links) • Entfernung eines bzw. zweier Lungenlappen (rechts) • Häufigste Operationsform
Pneumektomie	• Entfernung eines gesamten Lungenflügels • Bei zentralen Lungenkarzinomen notwendig
Manschettenresektion	• Entfernung eines Trachealabschnitts • Anastomisierung der Stümpfe
Dekortikation	• Wird bei Verwachsungen im Pleuraspalt durchgeführt • Entfernung von viszeralen oder parietalen Pleuraveränderungen

Welche Positionierungen werden nach einer Lobektomie und einer Pneumektomie durchgeführt?

- Nach einer *Lobektomie* wird der zu pflegende Mensch in den **ersten sechs Stunden** in die **Oberkörperhochlage** positioniert. Danach wird er **abwechselnd** auf dem **Rücken** und auf der **gesunden Seite** positioniert. Das führt dazu, dass die Lungenentfaltung und Belüftung der operierten Seite verbessert wird.
- Nach einer *Pneumektomie* wird der zu pflegende Mensch **abwechselnd** auf den **Rücken** und auf die **operierte Seite** positioniert. Durch diese Positionen wird die Belüftung der verbliebenen Lunge verbessert.

Welche Komplikationen können nach einer Lungenoperation entstehen?

- Nachblutung
- Herzrhythmusstörungen
- Herzinsuffizienz
- Pneumonie
- Respiratorische Insuffizienz
- Pleuraerguss, -empyem (Eiteransammlung)
- Pneumo- oder Hämatothorax
- Bronchusstumpfinsuffizienz
- Fistelbildung
- Hautemphysem

Wie funktioniert eine Thoraxdrainage?

Eine Thoraxdrainage sorgt durch **Sog** dafür, dass sich eine kollabierte Lunge wieder entfaltet bzw. der **physiologische Unterdruck im Pleuraspalt wiederhergestellt** wird. Hierzu wird ein Schlauch durch einen Rippenzwischenraum in den Pleuraspalt eingeführt. Die Drainage fördert, je nach Ursache für das Verdrängen der Lunge, Blut, Sekret oder Luft.

Gibt es verschiedene Thoraxdrainagen?

Thoraxdrainagen (▶ Abb. 7.6) werden nach ihrem Lageort und damit der zu fördernden Substanz unterschieden.

- **Bülau-Drainage:** seitlich am Thorax in Höhe des 3. bis 5. Zwischenrippenraums → fördert Flüssigkeit (Blut, seröses Sekret, klare Flüssigkeit)
- **Monaldi-Drainage:** oben, unterhalb der Clavicula im 2. bis 3. Zwischenrippenraum in der Medioklavikularlinie → fördert Luft (bei einem Pneumothorax), weil diese nach oben steigt

Was ist bei einer Thoraxdrainage zu beachten?

- **Aseptischer Verbandwechsel,** Einstichstelle beurteilen
- Mindestens einmal pro Schicht **Sog kontrollieren** und dokumentieren
- Bei jedem Kontakt mit dem zu pflegenden Menschen **Dichtigkeit prüfen**
- **Dislokationen unbedingt vermeiden,** Schlauch sichtbar und ohne Zug ablegen
- Regelmäßig **kontrollieren, ob Sekret gut abfließen** kann, Schlauch nicht hängen lassen (Koagulation, Verstopfung), Schlauch nicht abknicken
- **Wasserschloss kontrollieren** (sprudelndes Wasser oder Luftleck?)
- Zu pflegenden Menschen nach **Schmerzen** befragen und entsprechend reagieren
- **Sekretfarbe und -menge** dokumentieren (mindestens alle 24 Stunden)
- **Drainagebehälter unter Niveau des zu pflegenden Menschen** hängen

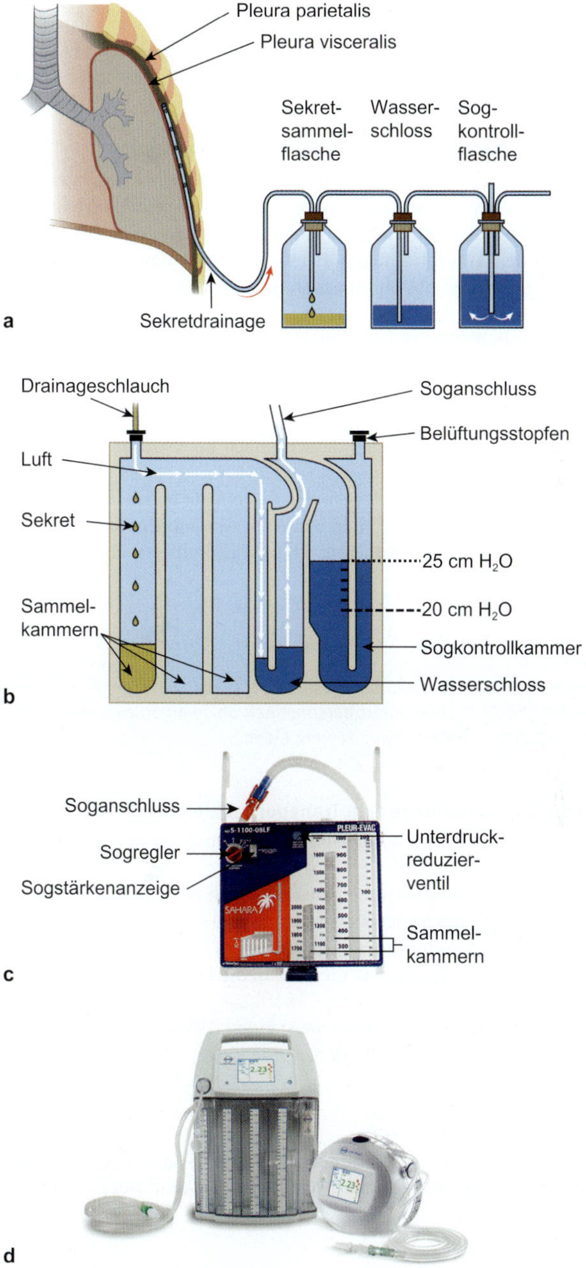

Abb. 7.6 Thoraxdrainagen: a) Prinzip des Dreiflaschensystems, b) Einmal-Pleuradrainagesystem nach dem Dreiflaschensystem, c) Pleur-Evac® Sahara-Einmal-Thoraxdrainagesystem, d) elektrische digitale Atmos®-Drainagesysteme, die durch einen Akku Transport bzw. Mobilität des zu pflegenden Menschen erlauben a) [L255] b) [L255] c) [V420] d) [V105]

Vorsicht
Fördert eine Thoraxdrainage plötzlich gar nicht mehr, ist unbedingt der Arzt zu informieren. Eventuell ist die Kanüle verstopft und muss (vom Arzt) angespült werden.

Wozu dient das Wasserschloss? Worauf muss ich achten?

Das Wasserschloss dient dazu, dass Luft aus dem Pleuraspalt entzogen werden kann, durch das Wasser aber **keine Luft zurück in den zu pflegenden Menschen gelangen** kann. An **vermehrten Luftblasen im Wasserschloss** kann eine **Dislokation erkannt** werden. Sofort den Arzt informieren. Bei Koageln oder Blut im Wasserschloss ist die Drainage vermutlich gekippt und muss sofort gewechselt werden.

Was muss ich tun, wenn die Thoraxdrainage disloziert?

- Drainage **sofort personennah abklemmen,** um das Eindringen von Luft in den Pleuraspalt zu vermeiden
- Arzt informieren
- **Neues Drainagesystem** besorgen (lassen), nach Rücksprache mit dem Arzt rekonnektieren
- Zu pflegenden Menschen nach Befinden fragen, auf Zeichen der **Dyspnoe achten**
- Nach Rekonnektion **weiteres Vorgehen nach Arztanordnung** (eventuell Röntgen o. Ä.), **Sog und Sekret kontrollieren, Thorax auskultieren** und **Belüftung beurteilen**

7

Merke
Bei Personen mit einer Thoraxdrainage müssen immer zwei Klemmen griffbereit sein, um bei einer Diskonnektion sofort personennah abklemmen zu können, um das Eindringen von Luft in den Pleuraspalt zu vermeiden.

Darf ich eine Thoraxdrainage zum Transport abklemmen?

- Generell **entscheidet der Arzt,** wie bei einem Transport mit der Thoraxdrainage umzugehen ist.
- Grundsätzlich ist das Abklemmen **ausschließlich beim Entfernen der Drainage oder beim Wechsel des Systems** erforderlich und sollte sonst vermieden werden, um einen Spontanpneumothorax zu vermeiden.
- Soll kein Sog mehr aufgebaut werden, kann die Drainage abgestellt und offen gelassen werden.
- Neue elektronische Systeme haben meist einen Akkubetrieb und können auch beim Transport weiter Sog aufbauen.

Vorsicht
Bei beatmeten Personen darf eine Thoraxdrainage niemals abgeklemmt werden, da durch den Druck der Beatmung der Betroffene „aufgeblasen" werden würde.

7.25 Magenkarzinom

Info
Das Magenkarzinom ist der häufigste maligne Tumor des oberen Gastrointestinaltrakts. In der Regel kommt es früh zur Metastasierung.

Welche Symptome zeigen sich bei einem Magenkarzinom?

Häufig haben Betroffene **anfangs keine oder nur geringe Symptome.** Danach zeigen sich:

- Gewichtsabnahme
- Übelkeit und Erbrechen
- Abneigung gegen Fleischspeisen
- Druckgefühl im Oberbauch, selten Schmerzen
- Müdigkeit, Abgeschlagenheit, Leistungsknick
- Blutungen im Magen → Teerstuhl
- Im Kontrastmittelröntgen zeigen sich Veränderungen der Schleimhaut

Merke
Bei einem Magenkarzinom treten häufig erst durch Metastasen verursachte Symptome auf. Diese finden sich häufig in Leber, Lunge, Gehirn oder Knochen.

Info
Findet man bei einer Untersuchung zunächst Metastasen, ohne zu wissen, dass der Betroffene ein Krebsleiden hat und wo der primäre Tumor liegt, spricht man von „CUP" (cancer of unknown primary).

Welche Risikofaktoren begünstigen die Entstehung eines Magenkarzinoms?

Der wichtigste Risikofaktor ist die Besiedlung mit dem Bakterium **Helicobacter pylori.** 5–10 % der Magenkarzinome gehen aus einer Besiedlung mit dem Bakterium hervor. Daher gibt es leitliniengestütze Klassifikationen zur Eradikation und Krebsprävention bei Personen mit einer Besiedlung des Bakteriums.

Des Weiteren zählen **Rauchen** und **hoher Alkoholkonsum** zu den Risikofaktoren. Die Ernährungsweise, wie hoher Fleisch- und Salzkonsum, spielt wahrscheinlich ebenfalls eine Rolle. Bösartige Tumoren des Mageneingangs werden auch mit Adipositas und der Refluxerkrankung in Verbindung gebracht.

Wie wird ein Magenkarzinom therapiert?

Neben **Chemotherapie** kann eine **operative Therapie** erwogen werden. Hierbei gibt es je nach Lokalisation und Ausprägung verschiedene Operationstechniken zur Resektion des Tumors:

- **Komplette Magenresektion**
- **Magenteilresektion** → verschiedene Techniken möglich (Billroth I oder II, Roux-Y)
- Aus einem Teilstück des Dünndarms kann als „Magenersatz" (Reservoir für die Nahrung) ein sogenannter **Pouch** angelegt werden

Info

Die Prognose eines Magenkarzinoms ist mit einer 5-Jahres-Überlebensrate von 25 % nicht gut. Dies liegt unter anderem daran, dass die Diagnose häufig spät gestellt wird.

7.26 Meningitis

Was ist eine Meningitis?

Bei einer Meningitis handelt es sich um eine **entzündliche Erkrankung des Gehirns.** Betroffen sind die Meningen (Hirn- und Rückenmarkshäute), die eine Schutzhülle für Gehirn und Rückenmark bilden. Es werden verschiedene Formen unterschieden (▶ Tab. 7.18).

Tab. 7.18 Formen der Meningitis

Form	Ursache
Eitrige, akute Hirnhautentzündung	• Hervorgerufen durch verschiedene Bakterien wie Meningokokken, Streptokokken, Pneumokokken, Staphylokokken oder Salmonellen • Bei Kindern bis zum 5. Lebensjahr auch durch den Grippevirus (seit Einführung der Impfung nur noch selten) • Bei alten oder abwehrgeschwächten Personen auch Listerien
Abakterielle, lymphozytäre Hirnhautentzündung	• Hervorgerufen durch Viren wie Mumps-Viren, Poliomyelitis-Viren, ECHO-Viren, Coxsackie-Viren
Tuberkulöse Hirnhautentzündung	• Selten • Hervorgerufen durch Mykobakterien • Durch hämatogene Streuung bei Organtuberkulose
Seltene Sonderformen	• Durch Pilze • Durch Karzinome • Bei Autoimmunerkrankungen

Merke

Gegen einige der bakteriellen Erreger, z. B. gegen den Erreger der FSME (Frühsommer-Meningoenzephalitis) und gegen das Mumps-Virus, gibt es einen Impfstoff, der auch gegen eine Meningitis vorbeugt.

Wie wird eine Meningitis übertragen?

Die meisten Übertragungen werden durch eine **Tröpfcheninfektion** verursacht. Die Erreger können dann über mehrere Wege zu den Meningen gelangen:

- **Hämatogen** (über die Blutbahn)
- **Fortgeleitete Meningitis:** Ausbreitung einer Infektion in der Nähe, z. B. Mittelohrentzündung
- **Direkter Kontakt:** bei Operationen, offenen Schädelfrakturen

Welche Symptome weisen Personen mit einer Meningitis auf?

- Typisches Zeichen ist die **Nackensteifigkeit** (Meningismus): Das Beugen des Kopfes nach vorne ist nicht oder nur unter starken Schmerzen möglich
- **Hohes Fieber,** oft mit Schüttelfrost (häufig zu Beginn)

- **Kopf- und Rückenschmerzen** (häufig zu Beginn)
- **Starkes Krankheitsgefühl**
- Zerebrale **Krampfanfälle**
- **Bewusstseinseintrübung** bis hin zum Koma, Verwirrtheit
- **Reizbarkeit**
- **Überempfindlichkeit gegenüber Sinnesreizen:** besonders Licht und Lärm, aber auch Berührung
- **Übelkeit, Erbrechen**

Vorsicht

Das typische Zeichen der Nackensteifigkeit fehlt bei alten Personen und Säuglingen häufig!

Bei Säuglingen mit einer Meningitis verschlechtert sich der Zustand häufig rapide, sie werden teilnahmslos und schwer erweckbar. Die Fontanelle kann nach außen gewölbt und verhärtet sein.

Merke

Bei einer durch Meningokokken verursachten Meningitis beginnt die Erkrankung oft sehr plötzlich und schwer und wird häufig durch Petechien (punktförmige Einblutungen in die Haut) begleitet.

Wie wird die Diagnose Meningitis gestellt?

- **Anamnese** mit **körperlicher Untersuchung** (Nackensteifigkeit testen)
- **Lumbalpunktion** zur Gewinnung von Liquor; zur Zellzahlbestimmung (Leukozyten bei Meningitis erhöht)
- Labor mit **Blutkulturen** zum Erregernachweis
- **Kranielles CT,** um andere Ursachen auszuschließen und Infektionsquellen oder Komplikationen zu erkennen
- **Ggf. MRT** aus den gleichen Gründen wie das CT
- **Herdsuche** bei Verdacht einer anderen Entzündung als Ursache (bei bakterieller Meningitis)

Wie sieht die Therapie einer Meningitis aus?

- Zu pflegende Menschen, die an einer Meningitis leiden, müssen auf einer **Intensivstation** versorgt werden
- **Bettruhe**
- **Fiebersenkende Maßnahmen**
- **Behandlung der Symptome** (Schmerzmittel usw.), evtl. Hirndruck senkende Maßnahmen
- Bei *bakterieller Meningitis:*
  - Bereits beim ersten Verdacht rasche **Antibiotikatherapie (innerhalb von drei Stunden)**, da schnell lebensbedrohliche Komplikationen auftreten können. Gegebenenfalls wird die Therapie nach Ergebnis des Antibiogramms angepasst
  - **Isolation** im Einzelzimmer des zu pflegenden Menschen
- **Eventuell Virustatika** bei der *viralen Form,* wenn diese einen schweren Verlauf annimmt, sonst häufig nur Symptombehandlung

Merke
Da die bakterielle Meningitis hochgradig ansteckend ist (über Tröpfcheninfektion), muss bei Kontaktpersonen ggf. eine sogenannte Chemoprophylaxe, also Antibiotikagabe, durchgeführt werden, um eine Ansteckung zu vermeiden.

Welche Komplikationen können bei einer Meningitis auftreten?

Gerade bei der bakteriellen Meningitis können **lebensbedrohliche Komplikationen** auftreten, aber auch bei der viralen Form kann es zu einem schweren Verlauf kommen.

- **Hirnödem** mit gesteigertem Hirndruck und Gefahr der Herniation (Einklemmung)
- **Sinusvenenthrombose** (Thrombose in den Venen des Gehirns)
- **Hydrozephalus** (pathologische Erweiterung der Hirnventrikel)
- **Schädigung des Innenohrs** mit Hörproblemen in der Folge
- **Hirnnervenlähmungen**
- **Abszessbildung** im Gehirn
- Zerebrale **Krampfanfälle**
- **Kognitive Einschränkungen**
- **Meningokokken-Sepsis** mit septischem Schock
- **Enzephalitis** (Entzündung des Hirngewebes) bei viralen Erregern

Wie ist die Prognose einer Meningitis?

Entscheidend für eine gute Prognose ist der **frühestmögliche Therapiebeginn.** Zusätzlich **hängt die Prognose sehr vom Erreger ab.** Gerade bakteriell oder durch das Herpes-simplex-Virus verursachte Hirnhautentzündungen haben oft einen tödlichen Verlauf. An der Meningokokken-Meningitis verstirbt einer von 100 Erkrankten, das Sterberisiko liegt also bei 1 %. Kommen Komplikationen hinzu, steigt das Sterberisiko deutlich an. Auch die jeweilige **Situation des zu pflegenden Menschen,** also Alter, Ernährungs- und Allgemeinzustand, beeinflussen die Prognose.

7.27 Morbus Crohn vs. Colitis ulcerosa

Welche prägnantesten Unterschiede und Gemeinsamkeiten gibt es zwischen den Krankheitsbildern Morbus Crohn und Colitis ulcerosa?

Tab. 7.19 Prägnanteste Unterschiede und Gemeinsamkeiten

Merkmale	Colitis ulcerosa	Morbus Crohn
Lokalisation	• Kolon • Betrifft nur die Schleimhaut	• Gesamter Verdauungstrakt (20 % Rektum, 80 % Ileum) • Entzündung umfasst alle Schichten der Darmwand
Inzidenz	• 3,9 pro 100.000 Einwohner • Beginn: 2.–4. Lebensjahrzehnt	• 6,6 pro 100.000 Einwohner • Beginn: 3. Lebensjahrzehnt
Ausbreitung	• Retikulär-kontinuierlich (distal nach proximal) • Schubweiser Verlauf	• Diskontinuierlich von proximal nach distal • Schubweiser Verlauf

Tab. 7.19 Prägnanteste Unterschiede und Gemeinsamkeiten *(Forts.)*

Merkmale	Colitis ulcerosa	Morbus Crohn
Symptome	• Blutig-schleimige Durchfälle (bis zu 30-mal/Tag) • Tachykardie • Fieber • Gewichtsverlust • Anhaltende Bauchschmerzen • In schweren Fällen Anämie	• Abdominalschmerzen • Durchfälle ohne Blut (bis zu 20-mal/Tag) • Flüssigkeitsverlust • Appetitlosigkeit • Extraintestinale Symptome an der Haut (Aphthen), Augen (Iritis) und Leber
Diagnostik	• Anamnese • Körperliche Untersuchung • Röntgen • Endoskopie (diffuse Rötungen, Kontaktblutungen) • Abdominelle Sonografie • Stufenbiopsie • Labor (zum Ausschluss von Differenzialdiagnosen) • CT oder MRT (wenn durch Stenosen Passagen im Darm nicht passiert werden können)	• Anamnese • Körperliche Untersuchung • Röntgen (Fissuren) • Endoskopie/Ösophagogastroduodenoskopie (scharf begrenzte landkartenartige Ulzerationen) • Dünndarm durch MR-Enterografie, um Lokalisation und Ausdehnung zu evaluieren • Abdominelle Sonografie • Stufenbiopsie
Konservative Therapie	• 5-Amino-Salicylsäure (Mesalazin) über mind. 2 Jahre oral und/oder rektal • Alternativ: E. coli Nissle (BactoFlor) • Systemische Steroidtherapie • Ausschluss infektiöser Ursachen, wenn Steroidtherapie unwirksam bleibt • Calcineurininhibitoren • Antidiarrhoika • Immunsuppressiva • Begleitsymptome behandeln	• Medikamente, wie: – TNF-α-Blocker (TNF = Tumor-Nekrose-Faktor) – Budesonid (lokal wirkend), Glukokortikoide (systemisch wirkend) • Vitaminsubstitution • Anpassung der Ernährung (s. u.) • Kontrolluntersuchungen nach Therapiebeginn • Thromboseprophylaxe bei stationären/immobilen zu pflegenden Menschen • Symptome, wie Schmerzen behandeln
Operative Therapie	• Proktokolektomie: – Mit einfachem prominentem Ileostoma – Kontinentes Ileostoma – Ileoanale Anastomose mit Pouchbildung • Kontinenzerhaltend operieren	• Bei isoliertem Ileozökalbefall ist eine Resektion des terminalen Ileums möglich • Kurzstreckige Stenosen können operativ dilatiert werden • Vorübergehende Stomaanlage zum Anastomosenschutz • Sparsame Resektionen, da es keine Heilung gibt
Komplikationen	• Toxisches Megakolon • Blutungen • Perforationen • Abszesse • Psychosoziale Faktoren	• Fisteln • Abszesse • Fissuren • Narbige Stenosen • Bridenileus (Darmverschluss durch Verwachsungen/Narbenstränge) • Maligne Entartungen • Psychosoziale Faktoren

Welche vier Phasen werden bei der Colitis ulcerosa unterschieden?

- **Akuter Schub:** Blutiger Durchfall und schmerzhafter Stuhlgang
- **Fulminanter Schub:** blutiger Durchfall gepaart mit Fieber, Tachykardie, Anämie und Gewichtsverlust
- **Chronisch aktiver Verlauf:**
  - Anhaltende Symptome trotz medikamentöser Therapie
  - Kurzfristige Besserung ist möglich
- **Remissionsphasen:** Abschnitte zwischen den Schüben, die keinerlei Beschwerden verursachen

Wie ernährt sich ein zu pflegender Mensch nach einem akuten Morbus Crohn Schub?

- **Schonkost** (Tee, Brühe, Zwieback)
- **Aufstockung der Schonkost,** z. B. Fleisch, Weißbrot, Kartoffeln, leicht verdauliches Gemüse
- **Kein Kaffee, keine Fruchtsäfte**
- **Kein rohes Gemüse, keine Salate**
- Mehrere **kleine Mahlzeiten**
- **Ballaststoffarme Kost** (da Ballaststoffe den Darm zu sehr belasten)
- Bei Fettstühlen: MCT-reiche Kost (MCT = mittelkettige Triglyzeride)

Wie ernährt sich ein zu pflegender Mensch nach einem akuten Schub und in der Remissionsphase der Colitis ulcerosa?

Akuter Schub

- **Flüssigkeitsverlust ausgleichen** (kohlensäurearmes Wasser oder milden Tee)
- **Kalorien und Fette** zuführen (kaltgepresste Öle, Margarine, Butter)
- **Verzicht auf Salate, rohes Gemüse, hartschaliges Obst, Zitrusfrüchte, Süßmilchprodukte und tierische Fette**
- **Vitamine und Spurenelemente** zuführen (Kalzium, Folsäure, Zink und Magnesium)

Remissionsphase

- **Ballaststoffreiche, vollwertige Ernährung**
- **Zufuhr von Nährstoffen, Mineralien, Vitaminen**

7.28 Morbus Parkinson vs. Multiple Sklerose (MS)

In welchem Altersgipfel treten Morbus Parkinson und Multiple Sklerose auf?

- *Morbus Parkinson* tritt **zwischen dem 50. und 60. Lebensjahr** auf und ist die häufigste neurologische Erkrankung im Alter. Die Anzahl der Erkrankungen steigt aufgrund der veränderten Altersstrukturen stetig an.
- *Multiple Sklerose* ist die häufigste chronische zentrale Nervenerkrankung, die **im jungen Erwachsenenalter** zu bleibenden Behinderungen und vorzeitiger Berentung führt. Der **Erkrankungsgipfel liegt um das 30. Lebensjahr,** Frauen sind doppelt so häufig betroffen wie Männer.

Info

Die jährliche Inzidenz (Rate der Neuerkrankungen) liegt bei MS bei ca. 3,5–5 pro 100.000 Einwohner und bei Morbus Parkinson bei 11–19 pro 100.000 Einwohner.

Welche Ursachen führen zur Multiplen Sklerose bzw. zum Morbus Parkinson?

Die genaue Ursache für die *MS*, eine autoimmun vermittelte, chronisch-entzündliche Erkrankung des zentralen Nervensystems, ist bis heute unklar. In der Fachgesellschaft werden folgende Ursachen diskutiert:

- Genetische Faktoren
- Autoimmunprozesse
- Umweltfaktoren (Vitamin-D-Mangel)
- Infektionen
- Rauchen

Beim *Morbus Parkinson* geht man davon aus, dass die Stammganglien absterben. Diese enthalten die dopaminproduzierenden Zellen in der Substantia nigra des Mittelhirns. Des Weiteren können Ursachen sein:

- Genetische Faktoren (werden zunehmend erkannt)
- Neurotoxine (Exposition von Pestiziden)

Welche unterschiedlichen Stadien und Verlaufsformen werden bei einer MS-Erkrankung klassifiziert?

Tab. 7.20 Stadien und Verlaufsformen der MS-Erkrankung

Stadium/Verlauf	Merkmale
Klinisch isoliertes Syndrom (KIS)	• Erstmanifestation • Neurologische Symptome treten erstmalig auf
Schubförmiger Verlauf	• Abgrenzbare Schübe • Komplette Remission • Bei Erkrankungsbeginn 80 % schubförmig
Sekundär-progrediente Form	• Zunächst schubförmig • Dann progredient
Primär-progrediente Verlaufsform	• Von Beginn progredienter Verlauf • Keine eindeutigen Schübe zu erkennen

In welche vier Gruppen kann Morbus Parkinson unterteilt werden?

Tab. 7.21 Klassifikation des Morbus Parkinson

Klassifikation	Merkmale
Idiopathisches Parkinson-Syndrom	• 75 % der Erkrankten • Keine greifbare Ursache
Genetische Formen des Parkinson-Syndroms	• Monogenetische Formen • 5–10 % ist die Erkrankung vererbt
Parkinson-Syndrome im Rahmen anderer neurodegenerativer Erkrankungen	• Lewy-Körperchen-Demenz (▸ Kap. 7.2) • Progressive supranukleäre Blickparese
Symptomatische (sekundäre) Parkinson-Syndrome	• Medikamenteninduziert • Tumorbedingt • Posttraumatisch

Welche Symptome werden bei einer MS ersichtlich?

- Gangstörungen, Schwäche der Beine, Gangunsicherheit
- Sensibilitätsstörungen
- Einseitige Optikusneuritis
- Motorische Störungen: spastische Mono-, Hemi-, Paraparese
- Sensibilitätsstörungen: positives Lhermitte-Zeichen, Parästhesien
- Zerebelläre Störungen/Kleinhirnstörungen: Stand-, Gang-, Zeigeataxie, Intentionstremor, Nystagmus, Dysarthrie
- Augensymptome: Augenmuskelparesen, Augenbewegungsstörungen
- Blasenstörungen: Retention, Inkontinenz
- Fatigue
- Psychische Störungen (Depression)

Welche Leitsymptome äußern sich bei Morbus Parkinson?

- **Akinese (Bewegungsverarmung):** Die Akinese steht in Verbindung mit einer *Bradykinese* (Bewegungsverlangsamung) und *Hypokinese* (verminderte Bewegungsamplitude). Das führt zu fehlenden Mitbewegungen der Extremitäten sowie zu einer starren Gesichtsmimik („Masken- und Salbengesicht"). Die Person bewegt sich sehr kleinschrittig und hat vor der Bewegung starke Starthemmung („Freezing-Phänomen").
- **Rigor:** Der Betroffene leidet an einem erhöhten Muskeltonus mit Widerstand gegen passive Bewegungen. Ein subjektives Gefühl der Steifigkeit, Nacken- und Rückenschmerzen entstehen durch den dauerhaft hohen Muskeltonus.
- **Tremor:** Es entsteht ein Ruhetremor und Halte-/Bewegungstremor. Der Tremor nimmt bei zielgerichteten Bewegungen ab und wird bei belastenden Emotionen oder mentaler Anspannung stärker.
- **Posturale Instabilität (Haltungsinstabilität):** Durch eine mangelnde Stabilität kommt es zu Haltungsinstabilitäten in der aufrechten Körperhaltung. Die Sturzgefahr steigt deutlich an.

Info

Weitere Symptome können sein: Verstopfung, Blasenstörungen, vornübergebeugte Haltung, Mikrografie.

Welche diagnostischen Maßnahmen werden bei neurologischen Erkrankungen durchgeführt?

- Anamnese
- Körperliche und neurologische Untersuchung
- Visuell evozierte Potenzialmessung (VEP)
- Labor
- MRT oder CT (des Kopfes)
- Lumbalpunktion/Liquoruntersuchung
- Dopplersono zerebraler Arterien

Welche Medikamente können in der Therapie der Multiplen Sklerose eingesetzt werden?

Bei der medikamentösen Therapie der MS werden drei Wirksamkeitskategorien unterschieden, die sich an den Schubratenreduktionen orientieren. Die Therapie der MS erfolgt sehr individuell und wird genau auf den Betroffenen angepasst. In der

Leitlinie werden genaue Wirksamkeitskategorien zu Einstiegs-, Wechsel- und Ausstiegsszenarien vorgeschlagen. Da im Bereich der medikamentösen Therapie der MS weiterhin viel geforscht wird, werden immer wieder neue Präparate zur Behandlung der MS zugelassen. So ist eine an den Krankheitsverlauf, die Krankheitsaktivität und das individuelle Risikoprofil angepasste Therapie der schubförmig verlaufenden MS möglich.

- **Schubtherapie:** Glukokortikoide (in Abhängigkeit von Schubschwere, Verträglichkeit und Wirksamkeit, frühere Erfahrungen, Komorbiditäten und Kontraindikationen)
- **Basistherapie der schubförmigen MS:**
  - Immuntherapeutika (individuell an die Aktivität der Erkrankung angepasst, s. o.)
  - Interferon (Betaferon®)
- **Eskalationstherapie:**
  - Fingolimod (Gilenya®)
  - Monoklonale Antikörper/Alemtuzumab (Lemtrada®)
- **Progrediente MS:** Therapie mit CD20-Antikörpern

Merke

Zusätzlich werden die unterschiedlich auftretenden Symptome therapiert. Hier können neben Medikamenten auch nicht medikamentöse Maßnahmen angewandt werden, z. B. Physiotherapie, Ergotherapie, Logopädie, psychologische Therapie.

Können Frauen mit einer MS schwanger werden?

Ja. In der Schwangerschaft konzentriert sich der Körper auf die Mutter und das Kind und die Schübe nehmen deutlich ab. Nach der Geburt kommt es jedoch in den ersten drei Monaten vermehrt zu Schüben. Aus diesem Grund sollte die Frau auf Unterstützung zurückgreifen können, die sie bei den Schüben und den daraus resultierenden Einschränkungen sowie bei der Versorgung des Kindes unterstützt.

Info

Da die Erstmanifestation der Erkrankung häufig junge Frauen betrifft, hat sich die neue Leitlinie von 2021 in einem Kapitel besonders auf das Thema Kinderwunsch/Schwangerschaft/Stillzeit bei MS konzentriert, um eine individuelle Immuntherapie zu gewährleisten.
Da die Einnahme der Medikamente während der Schwangerschaft nicht zu empfehlen ist, sollte eine Schwangerschaft frühzeitig geplant und mit den Gynäkologen und Neurologen in enger Zusammenarbeit besprochen werden. Die medikamentöse Therapie wird während Schwangerschaft und Stillzeit pausiert.

Welche Medikamente wirken beim Morbus Parkinson?

Es werden gezielt Medikamente eingesetzt, um die dopaminerge Aktivierung zu erhöhen:

- L-Dopa (Madopar®, Levopar®)
- COMT-Hemmer
- Dopaminagonisten
- MAO-B-Hemmer

- NMDA-Antagonisten: Amantadin (PK Merz®)
- Anticholinergika
- Apomorphin

Merke
Levodopa-Medikamente müssen 30 Minuten vor dem Essen oder 90 Minuten nach dem Essen zu regelmäßigen Zeiten eingenommen werden.

Welche Wirkungsschwankungen gibt es in der medikamentösen Therapie beim Morbus Parkinson?

- **Freezing:** plötzliche Blockade des Gehens oder Unfähigkeit der Ganginitiierung
- **Wearing-off-/End-of-Dose-Akinese:** häufigste/früheste Form ist das Nachlassen der Medikamentenwirkung 4–6 Stunden nach Einnahme
- **„On-off"-Wirkung:** sehr rascher Wirkungsverlust, kann auftreten bei Resorptionsproblemen bei der Nahrungsaufnahme

Was passiert, wenn ein zu pflegender Mensch eine akinetische Krise erleidet?

Der Betroffene wird **bewegungsunfähig** und kann nicht mehr richtig sprechen, schlucken und atmen. Die Krise entsteht vor allem durch eine Umstellung der Medikamente oder ein Vergessen der Einnahme über mehrere Tage.

Vorsicht
Eine akinetische Krise ist immer eine Notfallsituation und der Betroffene benötigt eine intensivmedizinische Betreuung. Hier wird Amantadin® intravenös verabreicht und die L-DOPA-Zufuhr über eine Magensonde sichergestellt.

Wann wird bei Personen mit Parkinson eine tiefe Hirnstimulation eingesetzt?

Diese Operation wird durchgeführt, wenn die **medikamentöse Behandlung nicht mehr ausreicht.** Hierzu werden *Stimulationselektroden in die Basalganglien implantiert.* Nach erfolgreicher Implantation können die dopaminergen Medikamente reduziert und dadurch die weitere Erkrankung und Therapie herausgezögert sowie die Symptome gelindert werden.

7.29 Mukoviszidose

Was ist Mukoviszidose?

Bei der Mukoviszidose handelt es sich um eine **seltene, angeborene Stoffwechselerkrankung,** die durch einen Gendefekt verursacht wird (Veränderungen im Mukoviszidose-Gen/CFTR-Gen). Dies führt zu einer Beschädigung der Kanäle der Zelloberfläche, wodurch **Wasser und Salze nicht regulär aus der Zelle ein- und ausströmen können.** Dadurch wird der **zellbedeckende Schleim zäh.** Dieser verstopft dann lebenswichtige Organe. Da das besagte Gen in fast allen Geweben des Körpers vorkommt, können viele Organe betroffen sein. Am meisten zu spüren ist die Erkrankung i. d. R. an Lunge, Pankreas, Leber und Darm.

Info
Man findet Mukoviszidose in der Literatur auch unter dem Begriff *zystische Fibrose*.

Ist Mukoviszidose erblich?

Ja. Die Erkrankung kann nur auftreten, wenn beide Eltern das defekte Gen tragen. Dann liegt die Wahrscheinlichkeit daran zu erkranken bei 25 %. Liegt die Mutation nur auf einem Gen vor, ist man Merkmalsträger, erkrankt aber nicht.

Wie wird Mukoviszidose diagnostiziert?

Da seit September 2016 der Test auf Mukoviszidose im Neugeborenen-Screening durchgeführt wird, wird ein Verdacht auf die Diagnose **meist früh gestellt.**

Info
Durch die Einführung des Tests im Zuge des Neugeborenen-Screenings wird die Erkrankung deutlich schneller erkannt. So wurden noch 2005 nur 35 % der Neuerkrankungen im 1. Lebensjahr diagnostiziert, 2017 waren es bereits 75 %.

Wird der Verdacht anhand des Neugeborenen-Screenings gestellt, wird daraufhin der sogenannte **Schweißtest** durchgeführt. Hier wird der Kochsalzgehalt im Schweiß gemessen, da dieser bei Mukoviszidose erhöht ist.

Info
Sollte der Schweißtest nicht eindeutig ausfallen, ist eine Genuntersuchung oder eine Potenzialdifferenzmessung zur Diagnosestellung möglich.

Was sind die Symptome der Mukoviszidose?

Je nachdem, welches Organ am meisten betroffen ist (s. o.), können die Symptome sehr unterschiedlich ausfallen.

Atemwege
- **Ständiger Husten,** um den zähen Schleim zu lösen
- **Dyspnoe** wegen der eingeschränkten Lungenfunktion
- **Wiederkehrende Infekte,** Lungenentzündungen

Verdauungssystem
Da Leber und Pankreas oft betroffen sind, können die Verdauungssäfte nicht in den Darm gelangen. Dies führt zu:

- **Schlechter Verdauung** der Nahrung
- **Bauchschmerzen**
- **Obstipation**
- **Fettigen Stühlen**
- **Untergewicht**
- **Gedeihstörungen** (bei Säuglingen und Kleinkindern)
- **Ileus**

Info
Wegen der fehlenden Verdauungsenzyme müssen die meisten Betroffenen diese zu jeder Mahlzeit separat einnehmen.

Wie wird Mukoviszidose therapiert?

Da die Erkrankung **nicht heilbar** ist, ist das oberste Ziel, die **Symptome zu behandeln** und so die Lebensqualität der Betroffenen zu verbessern. Es soll eine normale körperliche und psychosoziale Entwicklung stattfinden. Besonders die **Vermeidung von Organkomplikationen und Folgeerkrankungen** steht im Fokus. Zu den wichtigsten therapeutischen Maßnahmen gehören mehrere Bausteine, z. B. Inhalationen, Physio-, Ernährungs- und Sporttherapie.

Welche Folgeerkrankungen können bei Mukoviszidose auftreten?

- Atemwegsinfektionen
- Diabetes mellitus
- Osteoporose
- Fertilitätsstörungen
- Arthritis
- Leberverfettung, Leberzirrhose (durch Vermehrung des Bindegewebes), Pfortaderhochdruck
- Pankreatitis (▶ Kap. 7.34)
- Gallensteine, Verschluss der Gallengänge, Cholezystitis

Wie ist die Lebenserwartung eines an Mukoviszidose-Erkrankten?

Die Lebenserwartung einer Person, die an Mukoviszidose erkrankt ist, ist *in den letzten Jahrzehnten* durch Forschung im Therapiebereich *stetig gestiegen*. So lag sie in den 1950er Jahren noch bei wenigen Monaten. Heute wird die Lebenserwartung eines 2020 Geborenen mit **55 Jahren** angegeben. *Haupttodesursache* ist die progrediente (fortschreitende) *Lungenerkrankung*.

Merke
Durch die stark gestiegene Lebenserwartung spricht man nicht mehr von einer Kinderkrankheit und Mukoviszidose-Erkrankte werden mittlerweile lungentransplantiert.

7.30 Nekrotisierende Enterokolitis (NEC)

Was ist eine NEC?

Bei der nekrotisierenden Enterokolitis handelt es sich um eine **entzündliche Erkrankung der Darmschleimhaut,** die den Dünn- und Dickdarm betreffen kann und im schlimmsten Fall zum **Absterben verschiedener Darmwandabschnitte** führt.

Info
Die an einer NEC Erkrankten sind fast immer Früh- und Neugeborene auf der Intensivstation, es kommt aber auch in seltenen Fällen auf der IMC-Station vor.

Was sind die Ursachen der NEC?

Die auslösenden Faktoren sind bis heute **unbekannt.** Man geht davon aus, dass ein Zusammenspiel von multifaktoriellen Ursachen zu einer NEC führt. Die Faktoren können sein: Ischämien, Bakterien, Nahrung und die Unreife des Frühgeborenen. Diese führen zu starken Schädigungen der Darmmukosa.

> **Vorsicht**
> Die NEC ist der häufigste gastrointestinale Notfall bei Frühgeborenen. Nicht schnell genug behandelt, führt er zu einem septischen Schock (▶ Kap. 6.4).

Wie wird eine nekrotisierende Enterokolitis diagnostiziert?

Zunächst wird das **klinische Bild** des Frühgeborenen oder Säuglings betrachtet. In einem weiteren Schritt wird ein **Röntgenbild vom Abdomen** erstellt. Die körperlichen Symptome sowie radiologische Anzeichen werden durch die *Bell-Klassifikation* eingestuft. Es gibt beim NEC die Stadieneinteilung von 1a bis 3b. Darüber hinaus können **Laborparameter** bestimmt und eine **Sonografie** des Abdomens durchgeführt werden.

Welche Symptome prägen das Krankheitsbild?

Zu den *Symptomen* zählen:

- **Geblähtes Abdomen**
- **Erbrechen,** hämatinhaltiger Nahrungsrückstau
- Durch die Bauchhaut **sichtbare Darmschlingen** (Frühchen)
- **Blutige Stühle,** fehlende Darmgeräusche

> **Merke**
> Die Symptome treten bei einem Frühgeborenen erst 14–21 Tage nach der Geburt auf.

Diese *Alarmsymptome* deuten auf die Entwicklung einer Sepsis hin:

- **Temperaturanstieg**
- **Hypotonie, Bradykardien**
- **Azidose**

Welche therapeutischen Möglichkeiten bestehen, um eine NEC zu behandeln?

Bei einem früh erkannten Stadium wird zunächst auf eine **Basistherapie** zurückgegriffen. Hier stehen die *Stabilisierung* des Frühgeborenen und eine *konservative Therapie* im Vordergrund:

- **Nahrungskarenz** und **parenterale Ernährung**
- **Magensonde** als Ablauf, um den Magen-Darm-Trakt zu entlasten
- Bei beginnender Sepsis → **Antibiotika, intensivmedizinische Überwachung,** ggf. Beatmung

Sollten die Darmschlingen im Röntgenbild deutlich dilatiert hervorstehen oder sich eine Perforation oder ein Gangrän des Darms anbahnen, wird auf eine **chirurgische Therapie** zurückgegriffen:

- **Laparotomie**
- **Stomaanlage** und **Resektion betroffener Darmabschnitte**

Welche Folgen/Komplikationen können bei einer NEC entstehen?

Der **Darm** des Frühgeborenen kann **perforieren oder nekrotisieren** und damit eine **Peritonitis** hervorrufen. Dadurch wird eine Entfernung von Darmteilbereichen, die abgestorben sind, nötig und ein Stoma als **künstlicher Darmausgang** angelegt. Je nachdem, wie viel Darmsegmente entfernt werden müssen, kann das Kind **dauerhaft an Ernährungs-, Verdauungs- und Wachstumsproblemen** leiden. Der Darm ist zu kurz, um die gesamten Nährstoffe resorbieren zu können, man spricht hier vom sogenannten **Kurzdarmsyndrom.**

7.31 Neurodermitis

Was ist Neurodermitis?

Bei einer Neurodermitis handelt es sich um eine **chronische, in Schüben verlaufende Hautkrankheit.** Die Ursachen sind vielfältig und neben einer genetischen Disposition spielen sogenannte Provokations-/Auslösefaktoren oder Trigger eine entscheidende Rolle bei dem Auftreten und der Ausprägung der Erkrankung. Dazu gehören:

- Allergien (häufig Tierhaare)
- Mechanische Hautirritationen (Kratzen u. Ä., aber auch bestimmte Kleidung)
- Umweltfaktoren (Pollen, Schimmel, Zigarettenrauch)
- Klimafaktoren (Hitze → Schweiß, trockene Luft, starke Schwankungen der Temperatur)
- Psychische Faktoren (Stress, Angst, Streit)
- Infektionen (gerade der Haut, aber auch Tonsillitis u. Ä.)
- Bestimmte Nahrungsmittel/-zusätze

7

Merke

Welche Faktoren den Ausbruch der Erkrankung oder einen Schub begünstigen, ist bei jedem Betroffenen unterschiedlich. Daher wird empfohlen, ein sogenanntes Symptomtagebuch zu führen, um individuell die begünstigenden Faktoren zu ermitteln und zu meiden.

Info

Neurodermitis ist die häufigste chronische, entzündliche Hauterkrankung bei Säuglingen. In den Industrieländern nimmt die Inzidenz zu. Bis zu 15 % aller Kinder leiden an Neurodermitis.

Stimmt es, dass Neurodermitis häufig mit Asthma bronchiale zusammen auftritt?

Ja. Neurodermitis gehört zu einer der drei sogenannten atopischen Erkrankungen – ebenso wie Heuschnupfen und Asthma bronchiale. Daher leiden Betroffene häufig an mehreren dieser Erkrankungen, häufig im gleichen Lebensalter.

Welche Symptome sind typisch für eine Neurodermitis?

Die Entzündungen der Haut können sehr unterschiedlich ausgeprägt sein. Es können der gesamte Körper oder nur bestimmte Stellen betroffen sein. Die **Haut ist meist trocken** und die Betroffenen leiden unter **sehr starkem Juckreiz.** Typische betroffene Hautstellen unterscheiden sich je nach Alter.

Säugling
- Gesicht, vor allem die Wangen
- Behaarter Kopf

Kind
- Armbeugen und Kniekehlen
- Hals

Erwachsener
- Ganzer Körper möglich
- Gesicht
- Hals

Merke

Der stark ausgeprägte Juckreiz ist für die Betroffenen sehr quälend. Ein Kratzen sollte aber unbedingt vermieden werden, da aufgekratzte Stellen zu Superinfektionen führen können. Infektionen wiederum führen dazu, dass ein noch schlimmerer Juckreiz entsteht und für die Person zum Teufelskreis führt. Gerade bei Kindern und vor allem bei Säuglingen ist dies eine große Herausforderung für Eltern und Bezugspersonen, da es schwer ist, dem Kind zu erklären, warum es nicht kratzen darf. Um ein unwillkürliches Kratzen im Schlaf zu vermeiden, gibt es spezielle Schlafanzüge, die an den Händen geschlossen sind. Die Kosten dieser werden i. d. R. auch von den Krankenkassen übernommen.

Gibt es unterschiedliche Ausprägungen der Neurodermitis?

Ja. Die Erkrankung lässt sich in **drei Schweregrade** einteilen:

Leichte Neurodermitis:
- Vorübergehende Rötung der Haut
- Trockene, reizbare, schuppige Haut

Mittelschwere Neurodermitis:
- Stärkere Rötung
- Starker Juckreiz
- Papeln (knotige, gerötete Verdickung der Haut)

Schwere Neurodermitis:
- Stark gereizte, nässende, rote Ekzeme
- Krustenbildung bei der Heilung
- Sehr starker Juckreiz
- Betroffene verursachen häufig Kratzspuren
- Papeln und Pusteln

Die objektive Erkrankungsschwere kann mit dem sogenannten SCORAD-Index (Score of Atopic Dermatitis) aufgrund eines Punktwerts festgelegt werden.

Wie wird die Diagnose der Neurodermitis gestellt?

- **Anamnesegespräch** mit **körperlicher Untersuchung** und Erläuterung der Symptomatik
- **Blut- und Hauttests,** um die Diagnose zu bestätigen und Trigger zu ermitteln

Merke
Neben der Diagnostik der Neurodermitis sollten die typischen Komorbiditäten der Neurodermitis, wie Nahrungsmittelallergien, Asthma bronchiale und Rhinitis allergica, abgeklärt werden.

Wie wird die Neurodermitis behandelt?

Da die Ausprägung und die begünstigenden Faktoren bei den Betroffenen sehr unterschiedlich sind, ist auch die **Therapie individuell auf den Betroffenen abzustimmen.** Ein wichtiger Punkt ist die **Durchbrechung des „Juck-Kratz-Kreislaufs".** Des Weiteren müssen **Faktoren vermieden** werden, **die das Auftreten von Schüben begünstigen.**

Empfohlen wird eine **vier Stufentherapie,** die an die klinische Ausprägung des Hautzustandes angepasst ist. Dabei bauen die Stufen aufeinander auf:

- **Stufe 1:** trockene Haut → topische Basistherapie, Vermeidung oder Reduktion der Trigger
- **Stufe 2:** leichte Ekzeme → niedrige potente topische Glukokortikosteroide und/oder topische Calcineurininhibitoren
- **Stufe 3:** moderate Ekzeme → höhere potente topische Glukokortikosteroide und/oder topische Calcineurininhibitoren
- **Stufe 4:** persistierende, schwer ausgeprägte Ekzeme oder Ekzeme, die mit topischen Maßnahmen alleine nicht ausreichend behandelbar sind → immunmodulierende Therapie

Weitere Maßnahmen sind:

- Basispflege: **Körperpflege** mit Produkten für trockene Haut
- Sind Allergien die Auslöser, können **Antihistaminika** verschrieben werden
- Therapie von Entzündungen: mildert Schübe und verzögert weitere Schübe

Vorsicht
Kortisonhaltige Salben zur Eindämmung der Entzündung sollten nur so lange wie nötig durchgeführt werden, da die Haut bei langanhaltender Kortisontherapie dünner wird.

Welche weiteren Pflegetipps kann man einem an Neurodermitis Erkrankten geben?

- **Regelmäßige Hautpflege,** auch in der beschwerdefreien Zeit
- **Nicht zu oft duschen,** höchstens jeden zweiten Tag
- **Selten baden,** höchstens fünf Minuten lang
- Haut **sanft abtrocknen**
- Nach dem **Duschen/Baden immer sofort eincremen**
- **Luftige, weiche, nicht kratzende Kleidung** tragen
- **Sport** möglichst **im Freien**
- Kühles Raumklima mit **hoher Luftfeuchtigkeit** (über 50 %)

Merke
Werden neue Salben ausprobiert, sollten Betroffene die ersten Tage nur eine Körperseite mit dem neuen, die andere mit dem alten Produkt eincremen. Nach ein paar Tagen können beide Seiten verglichen werden und die Betroffenen können sehen, welches Produkt ihnen besser hilft.

7.32 Oberschenkelhalsfraktur

Wie wird eine Oberschenkelhalsfraktur klassifiziert?

Es gibt zunächst die Einteilung nach der **Lokalisation** des Bruchs:

- Mediale Fraktur
- Laterale Fraktur
- Pertrochantäre Fraktur
- Subtrochantäre Fraktur

Eine weitere Klassifizierung ist die klinische **Einteilung nach Pauwels.** Hier wird der **Winkel zwischen der Frakturlinie und der Horizontalen,** die im rechten Winkel zur Femurachse gelegt wird, betrachtet:

- Pauwels 1: < 30°
- Pauwels 2: 30° bis 50°
- Pauwels 3: > 50°

Welche Ursachen führen zu einer Oberschenkelhalsfraktur?

Eine Oberschenkelhalsfraktur entsteht bei einem **Sturz auf die Hüfte,** bei dem i. d. R. gleichzeitig der Oberkörper gedreht wird, um nicht auf den Kopf zu fallen. Erhöhte Sturz- oder Frakturgefahr kann bei folgenden Erkrankungen/Begebenheiten vorliegen:

- **Osteoporose**
- **Neurologische Erkrankungen,** z. B. Gangveränderungen (s. u.) bei Morbus Parkinson
- **Gangunsicherheiten/Gleichgewichtsstörungen**
- **Wenig Fettgewebe** um den Hüftbereich und **Muskelschwäche**
- **Umgebung,** z. B. schlechte Beleuchtung oder **Stolperfallen** wie Teppiche, Stufen

Merke
Bei jungen Menschen führt erst eine hohe Kraftmanipulation zum Bruch des Oberschenkels. Dies können Verkehrsunfälle oder Stürze aus großen Höhen sein.

Welche Symptome zeigt eine Person mit einer Oberschenkelhalsfraktur?

- Beinverkürzung, Außenrotationsstellung des Fußes (**Adduktionsfraktur**)
- Bewegungseinschränkungen im Hüftgelenk (**Abduktionsfraktur**)
- Schmerzen
- Hämatome

Wie wird die Oberschenkelhalsfraktur diagnostiziert?

- Anamnese (Aufklärung des Sturzereignisses)
- Körperliche Untersuchung
- Röntgen

Wie wird eine Oberschenkelhalsfraktur behandelt?

Bei der Oberschenkelhalsfraktur ist das **operative Verfahren** innerhalb der ersten 24 Stunden der **Goldstandard.** Es gibt zwei operative Verfahren:

Osteosynthese: Hier werden Schrauben in verschiedener Größe und Anzahl individuell nach den Gegebenheiten des zu pflegenden Menschen eingebaut. Dieses Verfahren wird bei jüngeren Personen oder Frakturen im ersten Stadium nach Pauwels angewandt. Es können dafür folgende Materialien genutzt werden:

- Dynamische Hüftschraube
- Gamma-Nagel

Endoprothese: Dieses Verfahren wird bei älteren Personen sowie bei komplizierten instabilen Brüchen (Pauwels II und III) angewandt:

- Duokopfprothese
- Totalendoprothese (Hüftpfanne und Hüftkopf werden ersetzt)

Merke

Bei einer zementierten Endoprothese ist eine **sofortige** Belastung der Hüfte und des Beins wieder möglich. Eine Frühmobilisation des zu pflegenden Menschen sollte so früh wie möglich erfolgen, spätestens am ersten postoperativen Tag.

7

Welche Komplikationen kann es nach der Operation einer Oberschenkelhalsfraktur geben?

- Hüftkopfnekrose
- Thrombose
- Hüftgelenksluxation
- Pseudarthrose
- Coxarthrose
- Lungenembolie durch Einschwämmen von Knochenmark oder Zement (während der OP)

7.33 Ösophaguskarzinom

Welche Ursachen fördern die Entstehung eines Ösophaguskarzinoms?

Hierbei muss man zwischen dem *Plattenepithelkarzinom* und dem etwas häufigeren *Adenokarzinom* (das fast ausschließlich am Übergang zum Magen entsteht) unterscheiden:

Plattenepithelkarzinom:

- Tabak- und Alkoholkonsum (vor allem in Kombination → Verstärkung des schädlichen Effektes)
- Strahlentherapie im Hals-/Thoraxbereich
- Motilitätsstörung des Ösophagus und des Schließmuskels
- Stenosen nach Säure- oder Laugenverletzungen

Adenokarzinom:

- Entsteht meist auf Basis einer gastroösophagealen Refluxerkrankung, Barrett-Ösophagus (gilt als Vorstufe des Karzinoms, entsteht durch Schleimhautveränderungen durch den Reflux)
- Übergewicht/Adipositas

- Rauchen
- Motilitätsstörung des Ösophagus und des Schließmuskels
- Stenosen nach Säure- oder Laugenverletzungen

Info
Männer sind dreimal häufiger betroffen als Frauen.
Eine familiäre Häufung der Erkrankungsfälle ist bekannt, ob und in welchem Ausmaß dabei erbliche Veranlagungen oder Umweltfaktoren eine Rolle spielen, ist jedoch bis heute unklar.

Welche Symptome entstehen durch einen Tumor des Ösophagus?

Meistens zeigen sich **erst in einem späten Stadium** der Erkrankung Symptome. Diese können sein:

- **Druckgefühl** im Oberbauch oder Thoraxbereich
- **Uncharakteristische Schluckbeschwerden**

Info
Nur jedes dritte Ösophaguskarzinom wird in einem frühen Stadium diagnostiziert.

Welche diagnostischen Maßnahmen werden beim Verdacht eines Ösophaguskarzinoms ergriffen?

- Ösophago-Gastro-Duodenoskopie (ÖGD) mittels hochauflösender Videoendoskopie
- Biopsie
- Chromoendoskopie oder computergestützte digitale Verfahren bei Risikopersonen
- Staging des Karzinoms zur Abklärung des Ausmaßes, dient somit der Therapieentscheidung

Welche Therapie wird bei einem Ösophaguskarzinom durchgeführt?

Da die Diagnose meist sehr spät gestellt wird, sind die Tumoren **oft inoperabel.** Dann werden **Chemotherapie und Bestrahlung** durchgeführt.

Bei Zufalls- oder Frühbefund wird eine **radikale Ösophagusresektion** als Methode der Wahl durchgeführt. Ersetzt wird die Speiseröhre durch einen Magenhochzug oder durch einen Abschnitt des Kolons.

Info
Wegen der i. d. R. späten Diagnose ist die Prognose eines Ösophaguskarzinoms mit einer 5-Jahres-Überlebensrate von 24–26 % ungünstig.

7.34 Pankreatitis vs. Pankreaskarzinom

Was bedeutet Pankreatitis?

Bei der Pankreatitis handelt es sich um eine **Entzündung der Bauchspeicheldrüse.** Dabei werden die *akute und chronische Form* unterschieden.

Akute Pankreatitis

- Plötzlich einsetzende Entzündung
- Enzyme, die interstitiell freigesetzt werden, verursachen eine Selbstverdauung des Pankreas
- Exokrine und endokrine Organfunktion bleiben erhalten

Info

Die akute Pankreatitis ist in der Gastroenterologie die häufigste nicht-maligne Aufnahmediagnose. Die Inzidenz ist steigend.

Chronische Pankreatitis

- Chronische, dauerhafte Entzündung
- Führt zu fortschreitendem Funktionsverlust der exokrinen und endokrinen Organfunktion

Welche Ursachen gibt es für eine Pankreatitis?

Akute Pankreatitis

Häufigste Ursachen:

- **Mechanische Abflussbehinderung** des Ductus pancreaticus, z. B. durch Gallensteine
- **Alkoholkonsum** bzw. -abusus

Weitere Ursachen:

- Zustand nach **Bauchoperationen** oder -traumen
- Diabetes mellitus Typ II
- **Mumps**
- **Fettstoffwechselstörungen**
- **Hyperkalzämie**
- Bestimmte **Medikamente,** z. B. Diuretika
- **Hyperparathyreoidismus**
- Rauchen
- Postinterventionell (nach einer Intervention) nach ERCP

Chronische Pankreatitis

- Chronischer **Alkoholkonsum** bzw. -abusus (häufigste Ursache)
- Nikotinabusus
- Autoimmunerkrankungen
- Malignome
- Genetische Veränderungen (bei Verdacht genetische Untersuchung erwägen)
- Primärer Hyperparathyreoidismus
- **Idiopathisch** (also ohne erkennbare Ursache) → hier sollte evtl. der Ausschluss eines Karzinoms erfolgen

Welche Symptome liegen bei einer Pankreatitis vor?

Akute Pankreatitis

- **Akuter Beginn**
- Heftigste, kolikartige **Oberbauchschmerzen** (strahlen ggf. in Rücken, Flanken oder Schultern aus)
- **Übelkeit, Erbrechen, Meteorismus**
- Paralytischer **Ileus**
- **Schockzeichen** mit Kreislaufinstabilität möglich
- Im Labor zeigen sich **erhöhte Amylasen und Lipasen**

Vorsicht

Die akuten, plötzlich auftretenden Schmerzen können auch durch einen Herzinfarkt verursacht werden. Dieser muss in der Diagnostik berücksichtigt und ausgeschlossen werden!

Chronische Pankreatitis

- Immer wiederkehrende **Oberbauchschmerzen** (keine Koliken)
- Zeichen **unzureichender Verdauung** der aufgenommenen Nahrung (Maldigestion) wie Fettstühle, Diarrhöen
- Gegebenenfalls **Ikterus**
- Im Labor zeigen sich **erhöhte Amylasen, Lipasen** und ein **erhöhtes Bilirubin**
- Im Spätstadium zeigen sich Zeichen des endokrinen Funktionsverlusts → Entwicklung eines **Diabetes mellitus, Unterernährung, Vitaminmangel**

Welche diagnostischen Maßnahmen werden bei dem Verdacht einer akuten Pankreatitis ergriffen?

Die Diagnose einer akuten Pankreatitis kann gestellt werden, wenn folgende Kriterien erfüllt sind:

- Typische Abdominalschmerzen
- Anstieg der Lipase auf den mind. dreifachen Wert
- Charakteristische bildgebende Befunde

Wie wird die Pankreatitis therapiert?

Akute Pankreatitis

Bei der akuten Pankreatitis ist das Ziel der Behandlung die **„Ruhigstellung“ des Organs.** Daher müssen alle Maßnahmen ergriffen werden, um die Sekretion zu vermeiden. Sekretionsreize werden also unterbunden. Deshalb werden folgende Maßnahmen eingeleitet:

- Bettruhe
- Nahrungskarenz
- Magensonde mit Ablauf zur Entlastung
- Anlage eines ZVKs zur parenteralen Ernährung
- Hohe Mengen parenteraler Flüssigkeitssubstitution
- Schmerzmedikation (nach ärztlicher Anordnung)
- Antibiose (nach ärztlicher Anordnung, Verhinderung einer Zweitinfektion)
- Bei Gallensteinen als Ursache müssen diese evtl. entfernt werden

Chronische Pankreatitis
Bei der chronischen Pankreatitis kehrt die Entzündung der Bauchspeicheldrüse immer wieder. Während eines Schubs gelten die therapeutischen Maßnahmen der akuten Pankreatitis (s. o.). Des Weiteren werden die Betroffenen angehalten, die nachfolgenden Maßnahmen dauerhaft durchzuführen, um die Lebensqualität mit der Erkrankung aufrechtzuerhalten:

- Alkoholentzug, -verzicht
- Fettarme, kohlenhydratreiche Ernährung, mehrere kleine Mahlzeiten
- Evtl. Verabreichung von Pankreasenzymen
- Insulintherapie bei einem sekundären Diabetes mellitus
- Bei Bedarf Schmerzmedikation (nach ärztlicher Anordnung)
- Therapie von Begleiterkrankungen, wie Gallengangsstenosen, Pankreaspseudozysten, Pseudoaneurysmen

Welche Komplikationen können bei einer akuten Pankreatitis entstehen?

- **Volumenmangelschock**
- **Nierenversagen** (prärenal durch Volumenmangel)
- **Gefäßrupturen**
- **Peritonitis** (Bauchfellentzündung)
- Bildung von **Abszessen** oder Pseudozysten
- **Sepsis,** septischer Schock
- **Verbrauchskoagulopathie** → disseminated intravasal coagulation (DIC)

7

Merke
Bei 80 % der Personen mit einer akuten Pankreatitis nimmt diese einen milden Verlauf. Eine schwere akute Pankreatitis hat jedoch eine Letalität von 50 %. Daher muss eine Person mit einem schweren Verlauf intensivmedizinisch überwacht werden.

Was besagt die Bezeichnung Pankreaskarzinom?

Beim Pankreaskarzinom handelt es sich um einen **malignen Tumor der exokrinen Drüse der Bauchspeicheldrüse.** Dieser befindet sich meist im Pankreaskopf.

Welche Risikofaktoren gibt es für die Entstehung eines Pankreaskarzinoms?

Bis heute gilt als einziger gesicherter Risikofaktor der Konsum von **Nikotin.** Des Weiteren werden Adipositas, Diabetes mellitus Typ II und ein hoher Konsum von Alkohol und rohem Fleisch als nachteilig vermutet.

Personen mit einer Verwandtschaft 1. Grades zu einem an einem Pankreaskarzinom Erkrankten haben ein erhöhtes Risiko ebenfalls zu erkranken. Bei bestimmten genetischen Voraussetzungen kann eine genetische Untersuchung erwogen werden.

Info
Die Inzidenz und die Sterberate des Pankreaskarzinoms steigen in Deutschland und in Europa an.
Grundsätzlich kommen Karzinome der Bauchspeicheldrüse in wirtschaftlich weiter entwickelten Gebieten häufiger vor.

Welche Symptome bestehen bei einem Pankreaskarzinom?

- Ein Pankreaskarzinom wird oft erst durch **Beschwerden der Frühmetastasierung** diagnostiziert.
- Führendes klinisches Symptom: **Ikterus** → durch Komprimierung des Ductus choledochus
- **Oberbauchbeschwerden**
- **Gewichtsabnahme**
- **Appetitlosigkeit**
- **Übelkeit**
- Starke **Schmerzen** (bei Metastasierung oft vor allem im Rücken)

Welche diagnostischen Maßnahmen werden ergriffen?

- CT, evtl. mit Kontrastmittel
- Sonografie des Abdomens
- Abklärung der Ausbreitung wegen der frühen Metastasierung
- Szintigrafie
- ERCP (endoskopisch retrograde Cholangiopankreatikografie)
- Endoskopische Punktion

Welche Therapiemöglichkeiten gibt es bei einem Pankreaskarzinom?

Therapeutisch:

- Radikale **Resektion** (Whipple-OP, s. u.) → funktioniert nur bei 20 % der Betroffenen
- Adjuvante (begleitende) **Chemotherapie oder Bestrahlung**

Palliativ:

- **Anastomosenoperation** mit Umgehung (aber Belassung) des Pankreas
- Adjuvante Chemotherapie
- Symptombehandlung

Was bedeutet Whipple-Operation?

Bei einer Whipple-Operation werden neben dem **Pankreaskopf Magenanteile, das Duodenum und die Gallenblase entnommen.** In der Operation werden die **verbleibenden Verdauungsorgane** mit einer sogenannten **Roux-Y-Anastomose** versorgt.

Wie ist die Prognose eines Pankreaskarzinoms?

Die Prognose eines Tumors in der Bauchspeicheldrüse ist **schlecht.** Dies liegt an den häufig unspezifischen Symptomen und der damit verbundenen späten Diagnose, an einer frühen Metastasierung (meist in die Leber) und schlechten Therapiemöglichkeiten. Die 5-Jahres-Überlebensrate liegt nur bei 10 %.

7.35 Pneumonie

Wie kann eine Pneumonie kategorisiert werden?

Nach Entstehungsort

- Ambulant erworbene Pneumonie (community-acquired pneumonia)

Info

Die ambulant erworbene Pneumonie ist die häufigste zur Hospitalisierung führende Infektionserkrankung und bleibt mit einer erheblichen Morbidität und Letalität verbunden, dennoch wird die Infektion weiterhin unterschätzt, was die unverändert hohe Letalität mit erklärt. Des Weiteren sind häufig ältere Personen mit Komorbiditäten betroffen, was die Prognose ungünstig beeinflusst.

- Nosokomial erworbene Pneumonie (hospital-acquired pneumonia) → die Pneumonie wird in den ersten 48 Stunden nach einer Krankenhausaufnahme erworben

Merke

Die nosokomiale Pneumonie ist die häufigste hospital erworbene Infektion und hat eine Sterblichkeit von 20 %!

- In dauerhaft häuslicher Pflegeeinrichtung oder stationärer oder teilstationärer Einrichtung erworbene Pneumonie (institution-acquired pneumonia)

Nach bestimmten Risikogruppen

- Pneumonie bei schwerer Immunsuppression → bei Personen, die durch Erkrankung bzw. Medikamente immunsupprimiert sind
- Ventilator assoziierte Pneumonie (VAP) → unter Beatmung erworben
- Aspirationspneumonie → durch Verschlucken (z. B. bei Schluckstörungen durch neurologische Erkrankung)

Nach pathologischem Gesichtspunkt

- Alveoläre Pneumonie (Bronchopneumonie oder Lobärpneumonie)
- Interstitielle Pneumonie (akut oder chronisch)

Nach Begleitumständen

- Primär → tritt bei Gesunden auf
- Sekundär → bei vorliegender Grunderkrankung

Nach klinischem Verlauf

- Typische Pneumonie → mit klassischen Symptomen und typischem Untersuchungsbefund
- Atypisch → mit schwächeren klassischen Symptomen und unauffälligen Befunden

Welche Symptome entwickelt eine Person mit einer Pneumonie?

- Atemnot
- Fieber
- Feuchte Rasselgeräusche
- Tachypnoe, Dyspnoe
- Husten (trocken oder produktiv)
- Atemabhängige thorakale Schmerzen

Welche diagnostischen Maßnahmen werden bei einer Pneumonie durchgeführt?

- Anamnese
- Körperliche Untersuchung
- Mikrobiologie (Sputum), evtl. Pneumokokken-Antigentest
- Labor mit Blutkulturen
- Pleurasonografie

- Röntgen des Thorax
- CT des Thorax

Welche Erreger können eine Pneumonie verursachen?

Eine Pneumonie kann sowohl durch Bakterien oder Viren, als auch durch Pilze verursacht werden. Typische Erregerbeispiele sind in folgender Tabelle ▶ Tab. 7.22 aufgelistet.

Tab. 7.22 Erreger einer Pneumonie

Erreger	Beispiele
Bakterien	• Mycoplasma pneumoniae • Legionella pneumophila
Viren	• Influenza (A/B) • Adenovirus
Pilze	• Coccidioidomykose • Histoplasmose

Merke

Pneumokokken- oder eine Grippeschutzimpfung können das Auftreten einer Pneumonie präventiv verhindern.

Welche Therapien können angewendet werden?

- Bakterien: **Antibiotika** (intravenös) nach ärztlicher Anordnung
- Viren: **symptomatische Therapie**
- Pilze: **Antimykotika** nach ärztlicher Anordnung

Weitere therapeutische Maßnahmen:

- Körperliche Schonung, aber keine Bettruhe
- Physiotherapie, **Frühmobilisation**
- **Atemtherapie** in Zusammenarbeit mit Atemtherapeuten
- **Sekretverflüssigung/-lockerung**
- Ausreichend Flüssigkeitszufuhr
- Systemische **Glukokortikoide**
- Bei Hypoxie:
  - Sauerstoffgabe (n. ä. A.)
  - **NIV-Therapie** (non invasive ventilation, nicht-invasive Beatmung)
  - **Intubation** und Beatmung
- Evtl. n. ä. A. Medikamente gegen Schmerzen oder Husten und zur Schleimlösung

Welche Komplikationen können bei einer Pneumonie auftreten?

- Begleitpleuritis
- Parapneumonischer Erguss
- Pleuraempyem
- Lungenabszess
- Sepsis, septischer Schock
- Respiratorische Insuffizienz, ARDS (adult respiratory distress syndrome, akutes Lungenversagen)

7.36 Prostatakarzinom

Wie ist die Epidemiologie beim Prostatakarzinom?

Das Prostatakarzinom ist die **häufigste Krebserkrankung bei Männern** und die **zweithäufigste Krebstodesursache** (12 % aller krebsbedingten Sterbefälle) bei Männern. 2018 gab es an die **65.200 Neuerkrankungen.**

Welche Risikofaktoren können ein Prostatakarzinom beeinflussen?

Ursachen für die Entstehung und Faktoren, die den Verlauf beeinflussen, sind bisher weitgehend unbekannt. Zu den bekannten Risikofaktoren zählen:

- Alter
- Schwarzafrikanische Wurzeln
- Genetische Faktoren (Erkrankung von Familienangehörigen)
- Chronische Entzündungen und sexuell übertragbare Krankheiten scheinen das Risiko zu erhöhen

Welche klinischen Zeichen sind bei einem Prostatakarzinom zu erkennen?

Betroffene Männer haben in *den frühen Stadien der Erkrankung selten Symptome.* Es treten erst sehr spät Beschwerden auf. Dies sind:

- Beschwerden beim Wasserlassen
- Harnstau
- Sexuelle Funktionsstörungen
- Symptome durch bereits entstandene Metastasen

Welche Maßnahmen können im Rahmen der Früherkennung eines Prostatakarzinoms durchgeführt werden?

Für Männer ab dem 45. Lebensjahr beinhaltet das gesetzliche Krebsfrüherkennungsprogramm einmal jährlich eine Vorsorge. Diese beinhaltet:

- Anamnese → Frage nach Beschwerden
- Untersuchung der äußeren Geschlechtsorgane
- **Tastuntersuchung** der Prostata und Lymphknoten durch eine digitale rektale Untersuchung

Info

Der **PSA-Test** (Prostata-spezifisches Antigen) ist in Deutschland im Moment noch eine individuelle Gesundheitsleistung (IGel), die nicht von den Krankenkassen übernommen wird, da der Nutzen eines Screenings wissenschaftlich umstritten ist.

Wie kann die Diagnose Prostatakarzinom gesichert werden?

- Anamnese
- Körperliche Untersuchung (digitale-rektale Untersuchung)
- Transrektaler Ultraschall
- MRT
- Prostatabiopsie (10–12 Gewebezylinder entnommen)

Wie wird ein nicht metastasierendes Prostatakarzinom therapiert?

Bei einem lokal begrenzten Tumor der Prostata kann **zunächst abgewartet** und in enger ärztlicher Begleitung **beobachtet** werden.

Verändern sich die Werte oder das bildgebende Verfahren zeigt weitere Vergrößerungen auf, können folgende Behandlungen durchgeführt werden:

- Radikale **Prostatektomie**
- Perkutane **Strahlentherapie**
- **Brachytherapie** (Strahlentherapie aus kurzer Distanz) in Kombination mit perkutaner Strahlentherapie
- Aktive **Überwachung** (regelmäßiger Kontakt zu dem zu pflegenden Menschen und sorgfältige Tumorkontrolle)

Wie wird ein lokal fortgeschrittenes Prostatakarzinom therapiert?

- Radikale **Prostatektomie** mit Lymphknotenadenektomie
- **Strahlentherapie**
- **Hormonablative Therapie**

Wie ist die Prognose des Prostatakarzinoms?

Mit einer relativen 5-Jahres-Überlebensrate von 89 % ist die Prognose des Prostatakarzinoms günstig. Dies liegt auch daran, dass etwa ⅔ der Tumore in einem frühen Stadium erkannt werden.

7.37 Pylorushypertrophie (hypertrophe Pylorusstenose)

Wen betrifft diese Erkrankung?

Die hypertrophe Pylorusstenose ist eine Erkrankung des **Säuglings.** Meist tritt sie durch eine **Hypertrophie** der Ringmuskulatur des Pylorus, also des **Magenausgangsmuskels,** auf. Die Erkrankung tritt vor allem in der 3.–8. Lebenswoche auf. Jungen sind viermal häufiger betroffen als Mädchen. Die **Ursachen,** warum es zu einer Hypertrophie kommt, sind bis heute **ungeklärt.**

Diskutiert werden Erstgeburtlichkeit, Kaiserschnitt, Rauchen der Mutter, Flaschennahrung, Frühgeburtlichkeit und abnormale Innervationen oder Fehlen terminaler nervaler Strukturen in der betroffenen Muskulatur. Genetische Faktoren scheinen ebenfalls eine Rolle zu spielen. Die Behandlung mit Erythromycin in den ersten Lebenswochen scheint ebenfalls eine Ursache zu sein. Des Weiteren tritt eine Pylorusstenose bei Säuglingen mit Herzklappenfehlern häufiger auf als bei Gesunden.

Welche Leitsymptome werden beim Säugling sichtbar?

- **Schwallartiges Erbrechen** kurz nach der Nahrungsaufnahme, **kein galliges Sekret**
- **Gedeihstörungen** und Gewichtsverlust trotz Nahrungsaufnahme
- **Dehydratation** und deren Folgen, wie Oligurie, eingefallene Fontanelle, verminderter Hauttugor, Lethargie
- **Vorgewölbter Magen** oder **olivengroßer Pylorus** nach dem Trinken tastbar
- **Erhöhte Magenperistaltik** nach der Nahrungsaufnahme von außen **sichtbar**
- Ikterus (in 8 % der Fälle)

Merke

Die *Symptome nehmen jeden Tag an Intensität* zu. Nach 1–2 Wochen sind die Symptome am stärksten ausgeprägt.

Welche diagnostischen Maßnahmen werden eingeleitet?

Hier kann in den meisten Fällen durch eine **Laboruntersuchung** (Blut und Urin) und **Sonografie des Abdomens** die Diagnose gestellt werden. Nur in seltenen Fällen, bei untypischen Symptomen und nicht aussagekräftigem Sonografiebefund ist eine Magen-Darm-Passage mit Kontrastmittel zur Diagnosesicherung notwendig.

Welche therapeutischen Maßnahmen werden nach der Diagnosestellung eingeleitet?

I. d. R. lässt sich eine **Operation** nicht vermeiden und kann außer bei ausgeprägter Dehydratation sofort erfolgen. Die Pyloromyotomie nach Weber-Ramstedt ist mittlerweile auch als minimal-invasiver Eingriff möglich. Der Pylorusmuskel wird dabei längs gespalten.

Bei ausgeprägter Dehydratation (bei 5 % der Säuglinge):

- Anlage einer **Magensonde,** zur Entlastung des Magen-Darm-Trakts
- Nahrungskarenz
- **Elektrolyt- und Flüssigkeitsausgleich**

Info

Die Erfolgsrate der Operation ist hoch und das Risiko für Komplikationen sehr gering. Nach einer erfolgreichen OP mit Eröffnung des Muskels ist das Kind geheilt, es kann danach ganz normal trinken und die Nahrung verdauen.
Gibt es absolute Kontraindikationen für die OP, wird durch die systemische Applikation von Atropin versucht, die Hypertrophie zu verringern. Die Erfolgsrate ist mit 80 % jedoch niedriger als die der OP, die in der Literatur mit 100 % angegeben wird.

7.38 Rheuma und Arthrose

Was ist Rheuma?

Rheuma ist kein eigenständiges Krankheitsbild. Hierbei handelt es sich um einen **Überbegriff für Erkrankungen des Bewegungsapparats** (Muskeln, Sehnen, Gelenke, Bindegewebe). Dies ist mit Schmerzen und Einschränkungen der Bewegung verbunden. Folgende Hauptgruppen werden unterschieden:

- **Entzündlich-rheumatische Erkrankungen,** z. B. rheumatische Arthritis, Morbus Bechterew
- **Degenerative Gelenk- und Wirbelsäulenerkrankungen,** z. B. Arthrose
- **Weichteilrheumatismus,** z. B. Fibromyalgie
- **Stoffwechselerkrankungen mit rheumatischen Beschwerden,** z. B. Gicht

Welche Symptome haben Personen, die an Rheuma erkranken?

Die Symptome sind bei den verschiedenen rheumatischen Erkrankungen unterschiedlich und **können bei jedem zu pflegenden Menschen variieren.** Hauptsymptome sind:

- Schmerzen bei Bewegungen
- Bewegungseinschränkungen
- Geschwollene Gelenke

Wie wird die Diagnose Rheuma gestellt?

Um eine genaue Diagnose der vorliegenden rheumatischen Erkrankung zu bekommen, stehen folgende Untersuchungsmethoden zur Verfügung:

- **Anamnese** mit genauer Schilderung der Symptome
- **Körperliche Untersuchung**
- **Röntgenbilder** der betroffenen Bewegungsorgane, vor allem zur Beurteilung der Knochen
- **Sonografie** und **Szintigrafie** können Entzündungen sichtbar machen
- **MRT** der Bewegungsorgane (Knorpel, Sehnen usw.)

Wie sieht die Therapie von Rheuma aus?

Da sich die Therapie an der Diagnose und den Symptomen ausrichtet, ist es entscheidend, möglichst schnell die genaue Diagnose zu stellen. Insgesamt ist das wichtigste Ziel, die **Entzündung in dem betroffenen Gewebe zu behandeln,** um ein Fortschreiten der Erkrankung und damit eine Verschlechterung der Symptome zu verhindern. Folgende Bausteine gehören zu den Therapien einer rheumatischen Erkrankung:

- **Physiotherapie**
- **Ergotherapie**
- Gegebenenfalls **Ernährungsumstellung** und **Rehabilitationsmaßnahmen**
- Sport und Rauchentwöhnung (beides verringert das Frakturrisiko)
- **Medikamentöse Therapie** zur Schmerzlinderung, zur Entzündungshemmung und zum Abschwellen

7

Vorsicht

Das Medikament MTX (Methotrexat), das bei Rheuma zum Abschwellen gegeben wird, ist ein Chemotherapeutikum. Bei jeglichem Kontakt, z. B. beim Stellen der Medikamente, sind unbedingt Handschuhe zu tragen, da es sonst zu Hautausschlägen und Juckreiz kommen kann.

Was bedeutet Arthrose?

Arthrose ist die häufigste **Gelenkerkrankung.** Ausgangspunkt ist immer ein Schaden im Knorpelüberzug, also ein „Knorpelschaden“. Hierbei wird die **Knorpelschicht zerstört,** im Verlauf kommt es zu Knochenveränderungen, ab diesem Zeitpunkt spricht man von Arthrose. Die betroffenen **Gelenke entzünden** sich und **schwellen** deswegen an. Dies ist für die Betroffenen sehr **schmerzhaft** und sie sind in ihrer **Bewegung stark eingeschränkt.** Jedes Gelenk kann betroffen sein, am häufigsten sind es die Gelenke an Händen, Knien und Hüfte.

Arthrose kann in ein Früh- und ein Spätstadium eingeteilt werden.

Frühstadium

- Schaden im Knorpelüberzug
- Erste Verdichtung des Knochens (lokalisiert an dem Gelenkschaden)

Spätstadium

- Gelenkknorpel vollständig abgerieben
- An dem betroffenen Gelenk reibt Knochen auf Knochen
- Knochenzacken entstehen
- Kein Gelenkspalt mehr erkennbar (im Röntgen)
- Knochen wird härter/dichter
- Gelenk ist verbreitert

- Sehr schmerzhaft bei Bewegung des Gelenks
- Entzündungen in den Gelenken
- Versteifung der Gelenke

Merke
Der Übergang von Früh- zum Spätstadium kann bei einigen Betroffenen Jahre dauern. Sie befinden sich in einer Art Zwischenstadium, in dem die Symptome fortgeschritten, aber weniger ausgeprägt als im Spätstadium sind.

Welche Ursachen gibt es für eine Arthrose?

Die Ursachen für eine Arthrose liegen bei ca. 50 % der Betroffenen in einer jahrelangen Belastung der Gelenke, bei ca. 30 % an Folgen eines Unfalls und bei ca. 20 % liegt die Ursache in einer Gelenkschwäche oder Fehlform der Gelenke. Diese kann sich bereits früh bemerkbar machen.

Wie wird die Diagnose Arthrose gestellt?

Besteht nach einem **ausführlichen Arztgespräch** mit **körperlicher Untersuchung** der Verdacht einer Arthrose, wird eine **Röntgenuntersuchung** der betroffenen Gelenke durchgeführt. Dabei sind die Veränderungen des Knochens, der verkleinerte Gelenkspalt und die Veränderungen der Gelenkflächen erkennbar. **Sonografien** und **Szintigrafien** können Entzündungen in den Gelenken sichtbar machen. Im **MRT** können die Veränderungen des Knorpels begutachtet werden.

Wie sieht die Therapie einer Arthrose aus?

Durch die Therapie der Arthrose sollen die Schmerzen gelindert und die Beweglichkeit erhalten bzw. möglichst verbessert werden. Unterschieden werden eine konservative und eine operative Behandlung.

Konservative Behandlung
- **Fehl- und Überbelastung** der betroffenen Gelenke **reduzieren bzw. verhindern,** z. B. durch Gewichtsreduktion, Hilfsmittel wie Gehstöcke
- **Bewegung ohne hohe Belastung:** Rad fahren ohne hohe Belastung, Schwimmen
- **Physiotherapie**
- **Physikalische Maßnahmen:** Wärme, Kälte, Massage
- **Ergotherapie**
- **Elektrotherapie**
- **Analgetika**
- **Entzündungshemmer**

Operative Behandlung
- Nach Versagen der konservativen Therapie
- **Arthroskopie,** besonders bei Knie-, Hüft-, Hand-, Schulter- und Ellenbogengelenk
- **Umstellungsoperationen:** Normalisierung der Gelenkachsen, Verbesserung des Kraftflusses
- **Künstlicher Gelenkersatz** an Knie, Hüfte, Schulter und Sprunggelenk
- **Gelenkversteifung zur Schmerzlinderung** an Wirbelsäule, Sprunggelenk, Hand und Ellenbogen

7.39 Rotaviren

Was sind Rotaviren?

Beim Rotavirus handelt es sich um ein **hochansteckendes Virus,** das mit am häufigsten für **Magen-Darm-Erkrankungen** bei Kleinkindern (meist 6 Monate – 2 Jahre) verantwortlich ist, da hier noch eine fehlende Immunität vorliegt. Wegen der hohen Ansteckungsgefahr haben fast alle Kinder bis zum Alter von 5 Jahren bereits eine Infektion mit dem Virus durchgemacht. Erst im Laufe der ersten Lebensjahre entwickelt sich durch wiederholte Infektionen eine Resistenz gegen das Virus, die aber nicht ein Leben lang anhält. Somit ist eine Erkrankung mit dem Virus mehrfach möglich.

Info

Es besteht die Möglichkeit, eine *Schluckimpfung* gegen eine Rotaviren-Infektion durchzuführen. Die Ständige Impfkommission (STIKO) empfiehlt seit 2013 eine Impfung für Säuglinge zwischen der 7.–12. Lebenswoche. Je nach Impfstoff sind 2–3 Dosen in 4 Wochen erforderlich.

Die Übertragung erfolgt durch eine *Schmierinfektion*. Eine geringe Viruslast reicht aus, um sich zu infizieren. Da die Erreger in der Umwelt sehr stabil sind, überleben sie lange auf Gegenständen und können darüber eine Ansteckung verursachen. Des Weiteren bleiben die Viren in getrocknetem Stuhl mehrere Tage und in Wasser bis zu mehreren Wochen ansteckend. I.d.R. häufen sich die Infektionszahlen in den Monaten Februar bis April.

Der Erregernachweis und die Erkrankung sind seit 2001 nach dem Infektionsschutzgesetz (▶ Kap. 3.2.21) *meldepflichtig*.

Info

Die *Inkubationszeit beträgt 1–3 Tage*. Da die Erreger auch nach Abklingen der Symptome *noch bis zu 8 Tage mit dem Stuhl ausgeschieden* werden können, sind die Betroffenen in diesem Zeitraum weiterhin ansteckend, selbst wenn sie bereits beschwerdefrei sind. Bei abwehrgeschwächten Personen und Frühgeborenen besteht die Ansteckungsgefahr unter Umständen deutlich länger. Daher sollten hier sicherheitshalber Stuhlproben abgenommen werden, bis sicher ist, dass keine Ansteckungsgefahr mehr besteht.

Welche Symptome haben Personen, die sich mit dem Rotavirus infiziert haben?

- Plötzliche, wässrige Diarrhöen
- Schleimiger Stuhl
- Bauchschmerzen
- Übelkeit, Erbrechen
- Häufig in Kombination mit Fieber, Schnupfen und Husten

Die Erkrankung dauert i. d. R. 2–6 Tage und klingt dann meist von selbst ab. Durch den massiven Flüssigkeitsverlust kann es zu Schwindel und Kreislaufproblemen bis hin zu lebensbedrohlichen Kreislaufstörungen kommen. Daher ist auf eine ausreichende Flüssigkeitszufuhr zu achten!

Merke

Im Gegensatz zu anderen Magen-Darm-Erkrankungen **verläuft die Infektion mit Rotaviren bei Säuglingen und Kleinkindern häufig schwerer!** Gerade bei Säuglingen kann die Erkrankung durch den hohen Salz- und Flüssigkeitsverlust schnell bedrohlich wirken und sorgt hier am ehesten für eine Einweisung ins Krankenhaus.

Wie wird eine Rotaviren-Infektion therapiert?

I. d. R. reicht eine **Flüssigkeits- und Elektrolytsubstitution** aus. Eine Behandlung im Krankenhaus ist indiziert, wenn Flüssigkeit intravenös substituiert werden muss. Es gibt **keine antiviralen Medikamente.**

- Bettruhe, schonen
- Kontakt zu anderen einschränken (im Krankenhaus wird der Betroffene isoliert)
- Auf ausreichende Flüssigkeitszufuhr achten, evtl. Elektrolytersatzlösungen einnehmen
- Leicht verdauliche Nahrung, ausreichend Salzzufuhr

Was muss bei einer Rotaviren-Infektion beachtet werden?

Das Robert Koch-Institut hat zum Umgang mit der Erkrankung folgende Regelungen herausgegeben:

- Kinder *unter sechs Jahren* müssen bei einem vorliegenden Verdacht **von öffentlichen Einrichtungen** wie Kindergarten oder Schule **fernbleiben.**
- Eltern müssen diese **Einrichtungen** über die Erkrankung **informieren.**
- Eine **Rückkehr** in die Einrichtung ist frühestens möglich, wenn der Betroffene **mindestens 48 Stunden symptomfrei** ist. Da aber weiterhin Ansteckungsgefahr besteht, sollte auf den korrekten **hygienischen Umgang** geachtet werden.
- Es ist meist **kein Attest** über die Gesundheit erforderlich, damit das Kind wieder in die Einrichtung kann.
- Personen, die *mit Lebensmitteln arbeiten*, dürfen ebenfalls frühestens wieder arbeiten, wenn sie mindestens 24 Stunden symptomfrei sind. In der Regel **entscheidet ein Arzt** oder das Gesundheitsamt über eine Wiederaufnahme der beruflichen Tätigkeit.

7.40 Schizophrenie

Was bedeutet Schizophrenie?

Bei der Schizophrenie handelt es sich um eine **psychische Erkrankung,** bei der **gesunde und veränderte Wahrnehmungen und Verhaltensweisen nebeneinander** auftreten. Sie gehört zu den endogenen Psychosen, also zu den Psychosen **ohne erkennbare Ursache.**

Info

Das Risiko einer Person, innerhalb ihres Lebens an Schizophrenie zu erkranken, liegt bei 4,8–7,2 pro 1000 Einwohner. Die Inzidenz liegt bei 15 Fällen pro 100.000 Einwohner jährlich. Die Erkrankung tritt bei 65 % der Betroffenen bereits vor dem 30. Lebensjahr auf und die Erstdiagnose wird meist zwischen dem 15. und dem 35. Lebensjahr gestellt. Dabei ist davon auszugehen, dass sich bei ca. ⅓ der Betroffenen eine Spätmanifestation darstellt.

Welche Symptome hat eine Person, die an einer Schizophrenie leidet?

Tab. 7.23 Symptome der Schizophrenie

Symptom	Erläuterung
Sprache	• Wirre und unlogische Sprache, Wortneubildungen • Bizarrer Sprachstil, starker Rededrang • Kommentierende oder dialogische Stimmen
Denkstörungen	• Gedankenlautwerden, -eingebung, -entzug, -ausbreitung • Gedankenabreißen oder -einschiebungen in den Gedankenfluss
Affektstörungen	• Unpassende emotionale Reaktionen auf Ereignisse/Situationen
Negative Symptome	• Apathie • Sprachverarmung • Katatonie (Antriebsminderung bis zur Bewegungslosigkeit, Verharren in einer Position)
Begleitsymptome	• Wahnhaftigkeit/Wahnideen/Wahnvorstellungen • Halluzinationen jeder Sinnesmodalität • Störungen der Wahrnehmung • Ich-Störungen (die Grenze zwischen der Umwelt und dem Betroffenen [Ich] verschwimmt)

Gibt es verschiedene Formen der Schizophrenie?

Ja. Es können folgende Formen unterschieden werden.

Hebephrenie

- Schizophrenie im Jugendalter bzw. der Pubertät
- Antriebsarmut
- Soziale Isolation
- Geistige Leistungsfähigkeit nimmt ab
- Affektreaktionen
- Sinnestäuschungen/Wahn
- Persönlichkeitsabbau
- Diese Form hat meist einen langen, ungünstigen Verlauf
- Zu den weiter unten beschriebenen Therapien kommt die Familientherapie hinzu

Paranoid-halluzinatorische Schizophrenie

- Wahnvorstellungen (Verfolgungs-, Größenwahn) und Halluzinationen stehen im Vordergrund
- Schwer zu therapieren, oft keine Krankheitseinsicht des Betroffenen
- Oft Rezidive
- Hochpotente Neuroleptika in Akutphase kombiniert mit Depotpräparaten zur Langzeittherapie

Katatone Schizophrenie

- Zusätzlich motorische Störungen
- Völlige Unbeweglichkeit bei Bewusstsein (akinetischer Mutismus)
- Anhaltende Starre (Stupor)
- Sprachliche und motorische Erregungszustände
- Tagelanges Verharren in unbequemer Haltung (Katalepsie)

Schizophrenia simplex

- Relativ symptomarme Form
- Daher zu Beginn meist unbemerkt
- Keine Katatonie, kein Wahn
- Antriebs- und Vitalitätsverlust
- Häufig zwischenmenschliche und berufliche Probleme in der Folge

Wie wird eine Schizophrenie diagnostiziert?

Psychische Erkrankungen werden meist **anhand der Symptome** diagnostiziert. Bei einem vorliegenden Verdacht wird eine **ausführliche Anamnese** mit Erhebung der Krankheitsgeschichte und der Symptome durchgeführt. Eine körperliche Untersuchung, apparative Diagnostik und Laboruntersuchungen dienen meist dazu, **andere Ursachen auszuschließen.**

Wie wird eine Schizophrenie behandelt?

Ziel der Behandlung ist es, den Betroffenen weitestgehend symptomfrei zu bekommen und eine selbstbestimmte Lebensführung zu ermöglichen. Hierzu sollen alle an der Behandlung Beteiligten, der zu pflegende Mensch und seine Bezugspersonen in den Behandlungsplan einbezogen werden. Der Zugang zum Hilfssystem soll erleichtert und Ressourcen im Gesundheitswesen koordiniert werden.

In der Regel werden verschiedene Therapien kombiniert:

- Medikamentöse Therapie durch Neuroleptika und Benzodiazepine
- Psychotherapie und psychosoziale Interventionen
- Verhaltenstherapie
- Arbeitstherapie
- Rehabilitationsmaßnahmen

Merke

Personen, die an Schizophrenie erkrankt sind, haben sehr mit einer Stigmatisierung und Diskriminierung zu kämpfen. Die Folgen sind ein geringes Selbstwertgefühl, reduzierte Selbstwirksamkeit, Aufgabe individueller Lebensziele und dadurch eine verminderte Lebensqualität.

Die Stigmatisierung geht aber auch über die Betroffenen hinaus und betrifft auch Personen aus dem engeren sozialen Umfeld sowie Angehörige der Berufsgruppen, die sich um die Betreuung der Betroffenen kümmern.

7.41 Schlaganfall (ischämisch/hämorrhagisch)

Was sind die Ursachen für eine Schädigung des Gehirns?

Bei einer Schädigung des Gehirns ist zunächst zu unterscheiden, ob die Schädigung in Form einer **Durchblutungsstörung** oder einer **Hirnblutung** vorliegt.

Hämorrhagischer Insult

Beim hämorrhagischen Insult handelt es sich um eine **Hirnblutung infolge der Ruptur eines Hirngefäßes.** Durch das austretende Blut wird Hirngewebe einem erhöhten Druck ausgesetzt und verdrängt bzw. abgedrückt und zerstört. Das Gewebe hinter der Blutung wird nicht mehr ausreichend mit Blut versorgt und stirbt ab. Je nach **Lokalisation des Gefäßes** unterscheidet man:

- *Interzerebrale Blutung* (ICB) → Blutung im Hirnparenchym
- *Subarachnoidalblutung* (SAB) → Einblutung im liquorgefüllten Subarachnoidalraum
- *Epiduralblutung* → Einblutung zwischen der Schädelkalotte und der äußeren Hirnhaut (Dura mater)
- *Subduralblutung* → Einblutung zwischen äußerer und mittlerer Hirnhaut (Arachnoidea)

Merke
Der Epidural- und der Subduralraum sind physiologisch nicht vorhanden und werden durch eine Einblutung künstlich geschaffen.

Ursachen können sein:

- Traumatische Ereignisse, Schädel-Hirn-Traumen, Unfälle oft in Verbindung mit einer Schädelfraktur
- Hypertonie bzw. hypertensive Entgleisung
- Aneurysma
- Einblutung nach einem ischämischen Insult (s. u.)
- Folge einer erhöhten Blutungsneigung (Gerinnungsstörung oder medikamentös verursacht, z. B. durch die Einnahme von Marcumar®)
- Tumoren

Ischämischer Insult
Beim ischämischen Insult handelt es sich um eine **Durchblutungsstörung im Gehirn,** die **durch die Verstopfung eines Gefäßes** verursacht wird. Dadurch kommt es im Gewebe hinter der Ischämie zum **Sauerstoffmangel mit nekrotischem Gewebsuntergang.** Ursachen können sein:

- Thromboembolisch, hämodynamisch, mikroangiopathisch
- Atheriosklerotische Grunderkrankung (55 %)
- Arterielle Embolien (20 %): kardiale oder arterio-arterielle Embolien
- Andere Ursachen (5 %)

Info
Der Schlaganfall ist in Deutschland die dritthäufigste Todesursache und die Zahl der Betroffenen nimmt weiter zu. Etwa 40 % der Betroffenen sterben innerhalb der ersten 12 Monate, ca. 65 % der Überlebenden nach einem Jahr haben Defizite und bedürfen fremder Hilfe. 15 % der Überlebenden werden innerhalb des 1. Jahrs in stationären Langzeitpflegeeinrichtungen versorgt. Rund 80 % der Betroffenen sind über 60 Jahre alt.

Was sind die Symptome eines ischämischen bzw. eines hämorrhagischen Schlaganfalls?

Die Symptome **unterscheiden sich danach, welches Hirnareal betroffen** ist und können daher sehr vielfältig sein. Die am **häufigsten** zu beobachtenden Leitsymptome sind:

- **Hemiparese/-plegie:**
  - Halbseitige Lähmung einer Körperhälfte, dies kann Arm und/oder Bein betreffen
  - Plegie ist eine vollständige Lähmung

  - Parese ist eine unvollständige Lähmung, der Betroffene kann die betroffene Körperhälfte bewegen, ist aber kraftgemindert
- **Bewusstseinsstörungen**
- **Sprachstörungen**
- **Sensorische Störungen:**
  - Störungen des Empfindens auf einer Körperhälfte
  - Kribbeln, „Ameisenlaufen"
- **Kreislauf- oder Atemstörungen**

Info

Liegt der Verdacht auf einen Schlaganfall vor, sollte bereits präklinisch die akute neurologische Symptomatik durch eine etablierte Skala gescreent werden, um die richtige Zielklinik auszuwählen und die passende Therapie frühestmöglich zu beginnen!

Hierbei kann der **FAST-Test** helfen:

Face (Gesicht) → Person lächeln lassen, um hängenden Mundwinkel zu erkennen

Arms (Arme) → beide Arme mit Handflächen nach oben heben lassen, um zu erkennen, ob ein Arm absinkt oder sich dreht

Speech (Sprache) → einfachen Satz nachsprechen lassen, um Sprachstörungen wie verwaschene Sprache zu erkennen

Time (Zeit) → unverzüglich 112 rufen, „time is brain"

Wie wird eine Hirnblutung oder ein ischämischer Insult diagnostiziert?

Hat eine Person typische Symptome eines Schlaganfalls, muss so schnell wie möglich eine **bildgebende Untersuchung** stattfinden, um eine Diagnose zu stellen, da die Therapie einer zerebralen Ischämie (Durchblutungsstörung) auf keinen Fall bei einem hämorrhagischen Schlaganfall (Hirnblutung) durchgeführt werden darf. I. d. R. wird daher als erste Maßnahme eine **Computertomografie** des Gehirns durchgeführt, um eine sichere Diagnose stellen zu können.

Weitere diagnostische Maßnahmen:

- Erhebung von Anamnese und Klinik
- Bildgebende Diagnostik der extra- und intrakraniellen Gefäße
- Herzdiagnostik (Ursachensuche)
- Ausschluss seltener Ursachen besonders bei jungen Personen
- Dysphagie Screening (Kontrolle, ob eine Schluckstörung vorliegt)

Vorsicht

Klinisch, also aufgrund der Symptome, lässt sich die zerebrale Ischämie, also die Durchblutungsstörung, nicht von der Hirnblutung unterscheiden!

Eine spezifische Schlaganfalltherapie ist daher erst nach bildgebender Diagnostik möglich und darf nicht prästationär eingeleitet werden!

Warum haben Personen, die eine Schädigung der rechten Gehirnhälfte haben, ihre Defizite an der linken Körperhälfte und umgekehrt?

Das liegt an den **Pyramidenbahnen.** Dies sind spezielle Nervenbahnen, die für die Feinmotorik und die willkürliche Motorik zuständig sind. Diese **Nervenfasern kreuzen** direkt hinter dem Austritt aus dem Gehirn **zur anderen Seite.** Daher werden nervliche Impulse zur gegenüberliegenden Seite gesendet und somit finden sich Störungen auf der konterlateralen (gegenüberliegenden) Seite.

Welche Komplikationen können durch eine Schädigung des Gehirns auftreten?

Erhöhter Hirndruck

Durch das Anschwellen des Gehirns, z. B. verursacht durch die Ansammlung von Blut, steigt der Druck im Schädel, da durch die Schädeldecke kein Ausweichplatz für das Gehirn besteht. Symptome des erhöhten Hirndrucks sind:

- Kopfschmerzen
- Bewusstseinseintrübungen
- Verschlechterung der fokalen neurologischen Defizite

Vorsicht

Wird der erhöhte Hirndruck nicht behandelt, führt ein weiteres Anschwellen des Gehirns zum Tod, da das Gehirn irgendwann so weit anschwillt, dass es am großen Hinterhauptloch abgeschnürt wird. Man spricht hier von Herniation bzw. Einklemmung.

Hirnblutungen

Bei einem ischämischen Schlaganfall kann es durch den Aufstau des Blutes, das nicht durch die ischämische Engstelle weiter fließen kann, zu einer Ruptur des Gefäßes vor der Ischämie und somit zu einer Einblutung (ICB) kommen.

Bei der ICB kann es zum Einbruch und Einblutung in die Ventrikel kommen (in 50 % der Fälle). Bei der SAB kommt es häufig zu Rezidivblutungen (5 % in ersten 24 Std., 50 % in halbem Jahr bei unversorgter Blutung).

Epilepsie

- Kann sofort, innerhalb der ersten 24 Stunden oder als Spätfolge auftreten.
- Ein Schlaganfall ist die häufigste Ursache für neu aufgetretene Epilepsien bei Personen über 60 Jahren.

Aspirationspneumonie

- Eine Aspirationspneumonie ist eine der häufigsten Komplikationen, da zu Beginn viele zu pflegende Menschen unter einer Schluckstörung leiden.
- Führt häufig zu Beatmung.
- Nicht selten tödlich.

Tiefe Beinvenenthrombose

- Mit einer Lungenembolie in der Folge.
- 25 % der Todesfälle nach einem Schlaganfall sind durch eine Lungenembolie verursacht.

Bleibende körperliche Einschränkung

- Schädigungen des Gehirns sind eine der häufigsten Ursachen für Behinderungen und frühzeitige Invalidität.
- Die Bedeutung der Prävention und der raschen Intervention werden hiermit deutlich.

Merke

Ein Hauptfokus der Therapie liegt auf der Wiedererlangung der motorischen und sprachlichen Fähigkeiten. Somit sind Logo-, Ergo- und Physiotherapeuten ein wichtiger Bestandteil des Behandlungsteams.

Was ist eine Stroke-Unit?

Eine Stroke-Unit ist eine **spezielle Station,** die für die Aufnahme von Personen mit einem **Schlaganfall bzw. einer Hirnschädigung** spezialisiert ist. Die Strukturen und Prozesse von Stroke-Units wurden definiert und sollen durch Zertifizierungsverfahren überprüft werden. Charakteristisch ist die multidisziplinäre Teamarbeit. Die Stationen verfügen über spezialisiertes Fachpflegepersonal, einen in Schlaganfallbehandlung erfahrenen Neurologen, die Möglichkeit zur sofortigen Durchführung eines Schädel-CT oder -MRT vor Ort sowie eine neurosonologische Diagnostik. Die konsequente Frührehabilitation steht im Fokus, außerdem darf ausschließlich hier eine Fibrinolysetherapie bei ischämischem Schlaganfall durchgeführt werden.

Info

Die Behandlung auf einer Stroke-Unit reduziert die Mortalität um 18–46 %, das Risiko eines späteren Unterstützungsbedarfs um 29 % und die Notwendigkeit einer Weiterbetreuung in stationären Langzeitpflegeeinrichtungen oder in vollständiger häuslicher Pflege um ca. 25 %. Dieser Effekt ist unabhängig von Geschlecht und Alter der Betroffenen sowie vom Typ des Schlaganfalls.

Welche therapeutischen Maßnahmen werden bei einem Schlaganfall ergriffen?

Ischämischer Schlaganfall

Ziel der Akutversorgung ist die Rekanalisierung des verschlossenen Gefäßes und die Verhinderung oder Minimierung von Sekundärschäden. Dabei ist es wichtig, dass die Therapie so schnell wie möglich begonnen wird, um den Schaden möglichst gering zu halten („time is brain"). Ist eine Rekanalisierung indiziert, kann diese lokal durch eine Katheterintervention oder systemisch durch eine Fibrinolysetherapie erfolgen.

Hämorrhagischer Schlaganfall

Die Therapie hängt von der Lokalisation der Blutung ab.

Interzerebrale Blutung:

- Ursache behandeln (Hypertonus, Blutungsneigung etc.)
- Evtl. Maßnahmen zum Senken des ICP (intrakraniellen Drucks)
- In Einzelfällen wird das Hämatom chirurgisch ausgeräumt

Subarachnoidal:

- Operatives Clipping (chirurgischer Verschluss mit Metalclip)
- Endovaskuläres Coiling (Einbringen von Coils in das Aneurysma)
- Medikamentöse Prophylaxe des Vasospasmus der Hirngefäße

Epiduralblutung:

- Eröffnung des Schädelknochens zur sofortigen Entlastung (Trepanation)
- Evtl. Maßnahmen zum Senken des ICP

Subduralblutung:

- Konservative Therapie:
  - Engmaschige Überwachung
  - Symptombehandlung
  - Kontrolle und Anpassung der Gerinnung
  - Evtl. Maßnahmen zum Senken des ICP

- Operative Therapie:
  - Entlastung durch Bohrlochtrepanation
  - Kraniotomie bei erhöhtem ICP, drohender Herniation (s. o.) oder Verschlechterung der Defizite

Merke
Da es sich bei einem Schlaganfall um ein lebensbedrohliches Krankheitsbild handelt, bei dem die Vitalzeichen und besonders der Blutdruck unter strenger Beobachtung stehen müssen, sollen Personen mit einem akuten Schlaganfall auf einer Stroke-Unit (wenn nicht möglich auf einer Intensivstation) überwacht werden.

Stimmt es, dass ich bei einer Hemiparese an der betroffenen Seite keine (traumatischen) Maßnahmen durchführen darf?

Ja. Es dürfen keine Zugänge auf der betroffenen Seite gelegt werden und die Blutdruckmanschette muss ebenfalls an den weniger betroffenen Arm angelegt werden. Zugänge, die im Notfall in der Präklinik auf der betroffenen Seite gelegt wurden, müssen schnellstmöglich gezogen werden. Der Grund ist, dass die Betroffenen neben den motorischen Fähigkeiten auch eine Einschränkung der Sensibilität haben und somit keine Schmerzen verspüren. Dies bedeutet, dass sie auf mögliche Komplikationen wie Paravasate nicht reagieren. Zusätzlich ist durch die motorische Einschränkung und den Verlust der Muskelpumpe der Lymphabfluss gestört. Somit kann es schnell zu Ödemen kommen, was weitere Komplikationen wie Wundheilungsstörungen mit sich bringt. Des Weiteren ist die Entstehung von Thrombosen begünstigt.

7.42 Zöliakie

Was muss ich bei der Erkrankung Zöliakie beachten?

Pathophysiologie
Es handelt sich um eine entzündliche Darmerkrankung durch eine fehlgeleitete Immunreaktion. Die Dünndarmschleimhaut verändert sich, indem es zu einer *Zottenatrophie* kommt. Zusätzlich entsteht eine Kryptenelongation (Verlängerung). Auslöser ist das Glandin (Prolamin des Glutens), welches ein Eiweißbestandteil in Gerste, Roggen, Dinkel und Weizen ist.

Art
Es handelt sich um eine Autoimmunerkrankung mit einer Häufigkeit von 1 : 100–200.

Symptome
Durchfall, Erbrechen, Müdigkeit, Schwäche, Appetitlosigkeit, Misslaunigkeit. Viele Kinder leiden an einer subklinischen Zöliakie, bei der keine direkten Beschwerden sichtbar werden. Die typischen Zeichen einer Zöliakie sind jedoch im Blut und an der Schleimhaut zu finden.

Alarmsymptome
Bauchschmerzen, Arthritis, Zahnschmelzdefekte, orale Aphthen.

Diagnostik

Goldstandard ist die Dünndarmschleimhautbiopsie (Einteilung mithilfe der Marsh-Klassifikation), Basislaboruntersuchungen, serologische Untersuchung (igA-Antikörper).

Vorsicht

Durch eine aktuelle Fixierung auf Gluten wird schnell die Empfehlung ausgesprochen, Gluten wegzulassen. Dies erschwert oder verzögert die Diagnose, da diese nur unter glutenhaltiger Kost möglich ist.

Therapie

Lebenslang glutenfreie Ernährung.

Risiko

Familienangehörige tragen ein erhöhtes Risiko, ebenfalls an Zöliakie zu erkranken.

7

Merke

Kinder, die an Zöliakie erkrankt sind, müssen lebenslang eine glutenfreie Kost zu sich nehmen und können so die Dünndarmschleimhaut regenerieren und symptomfrei werden.

Erwachsene können ebenfalls noch an Zöliakie erkranken. Die Diagnosestellung ist häufig erschwert, da meist nicht alle Symptome gleichzeitig auftreten!

Literatur

AMBOSS a. Abort, drohende Frühgeburtlichkeit und intrauteriner Fruchttod. 2021. Aus: https://www.amboss.com/de/wissen/Abort%2C_drohende_Fr%C3%BChgeburtlichkeit_und_intrauteriner_Fruchttod (letzter Zugriff: 14. März 2022).

AMBOSS b. COVID-19. 2022. Aus: https://www.amboss.com/de/wissen/COVID-19 (letzter Zugriff: 21. Februar 2022).

AMBOSS c. Hyperthyreose. 2022. Aus: https://www.amboss.com/de/wissen/Hyperthyreose (letzter Zugriff: 24. März 2022).

AMBOSS d. Intrazerebrale Blutung (ICB). 2021. Aus: https://www.amboss.com/de/wissen/Intrazerebrale_Blutung (letzter Zugriff: 28. Dezember 2021).

AMBOSS e. Myokardinfarkt. 2022. Aus: https://www.amboss.com/de/wissen/Myokardinfarkt (letzter Zugriff: 24. März 2022).

AMBOSS f. Pneumonie 2021. Aus: https://www.amboss.com/de/wissen/Pneumonie/ (letzter Zugriff: 19. Dezember 2021).

AMBOSS g. Subarachnoidalblutung. 2021. Aus: https://www.amboss.com/de/wissen/Subarachnoidalblutung (letzter Zugriff: 28. Dezember 2021).

AMBOSS h. Subdurales Hämatom. 2021. Aus: https://www.amboss.com/de/wissen/Subdurales_Hämatom (letzter Zugriff: 28. Dezember 2021).

AMBOSS i. Varikosis und chronisch-venöse Insuffizienz. 2021. Aus: https://www.amboss.com/de/wissen/Varikosis_und_chronisch-ven%C3%B6se_Insuffizienz (letzter Zugriff: 21. Februar 2022).

ANAD e. V. Bulimie (Bulimia nervosa). Aus: www.anad.de/essstoerungen/bulimie-bulimia-nervosa/ (letzter Zugriff: 14. März 2022).

ANAD e. V. Essattacken mit Kontrollverlust (Binge-Eating-Störung). Aus: https://www.anad.de/essstoerungen/essattacken-mit-kontrollverlust-binge-eating-stoerung/ (letzter Zugriff: 14. März 2022).

ANAD e. V. Magersucht (Anorexia nervosa). Aus: www.anad.de/essstoerungen/magersucht-anorexia-nervosa/ (letzter Zugriff: 14. März 2022).

Arbeitsgemeinschaft der Wissenschaftlichen Medizinischen Fachgesellschaften e. V. S1-Leitlinien der Deutschen Gesellschaft für Kinderchirurgie Hypertrophe Pylorusstenose Definition und Basisinformation. 2020. Aus: https://www.awmf.org/uploads/tx_szleitlinien/006-056l_S1_Hypertrophe-Pylorusstenose_2020-11.pdf (letzter Zugriff: 21. Dezember 2021).

Arbeitsgemeinschaft der Wissenschaftlichen Medizinischen Fachgesellschaften e. V. S2k-Kurzversion der Leitlinie Neurodermitis. 2015. Aus: https://www.awmf.org/uploads/tx_szleitlinien/013-027k_S2k_Neurodermitis_2020-06-abgelaufen.pdf (letzter Zugriff: 17. Dezember 2021).

Arbeitsgemeinschaft der Wissenschaftlichen Medizinischen Fachgesellschaften e. V. S3-Leitlinie Diagnostik und Therapie der Plattenepithelkarzinome und Adenokarzinome des Ösophagus. Kurzversion. 2021. Aus: https://www.awmf.org/uploads/tx_szleitlinien/021-023OLk_S3_Plattenepithel_Adenokarzinom_Oesophagus_2021-11_1.pdf (letzter Zugriff: 18. Dezember 2021).

Arbeitsgemeinschaft der Wissenschaftlichen Medizinischen Fachgesellschaften e. V. S3-Leitlinie Diagnostik und Therapie des Hepatozellulären Karzinoms und biliärer Karzinome. Kurzversion 2021. Aus: https://www.awmf.org/uploads/tx_szleitlinien/032-053OLk_S3_HCC_biliäre_Karzinome_2021-06.pdf (letzter Zugriff: 04. Dezember 2021).

Arbeitsgemeinschaft der Wissenschaftlichen Medizinischen Fachgesellschaften e. V. S3-Leitlinie Magenkarzinom. Diagnostik und Therapie der Adenokarzinome des Magens und ösophagogastralen Übergangs. 2019. Aus: https://www.awmf.org/uploads/tx_szleitlinien/032-009k_S3_Magenkarzinom_Diagnostik_Therapie_Adenokarzinome_oesophagogastraler_Uebergang_2020-12.pdf (letzter Zugriff: 05. Dezember 2021).

Arbeitsgemeinschaft der Wissenschaftlichen Medizinischen Fachgesellschaften e. V. S3-Leitlinie Prävention, Diagnostik, Therapie und Nachsorge des Lungenkarzinoms. 2018. www.leitlinienprogramm-onkologie.de/fileadmin/user_upload/Downloads/Leitlinien/Lungenkarzinom/LL_Lungenkarzinom_Langversion_1.0.pdf (letzter Zugriff: 05. Dezember 2021).

Arbeitsgemeinschaft der Wissenschaftlichen Medizinischen Fachgesellschaften e. V. S2k-Leitlinie Ambulant erworbene bakterielle (eitrige) Meningoenzephalitis im Erwachsenenalter. 2018. Aus: https://www.awmf.org/uploads/tx_szleitlinien/030-089l_S2k_Ambulant_erworbene_Meningoenzephalitis_2016-08-abgelaufen.pdf (letzter Zugriff: 06. Dezember 2021).

Arbeitsgemeinschaft der Wissenschaftlichen Medizinischen Fachgesellschaften, Deutsche Krebsgesellschaft, Deutsche Krebshilfe S3-Leitlinie Prostatakarzinom. 2021. Aus: https://www.leitlinienprogramm-onkologie.de/fileadmin/user_upload/Downloads/Leitlinien/Prostatatkarzinom/Version_6/LL_Prostatakarzinom_Langversion_6.2.pdf (letzter Zugriff: 20. Dezember 2021).

Arbeitsgemeinschaft der Wissenschaftlichen Medizinischen Fachgesellschaften, Deutsche Krebsgesellschaft, Deutsche Krebshilfe S3-Leitlinie 032/024OL. Diagnostik, Therapie und Nachsorge des Melanoms. 2020. Aus: https://www.awmf.org/uploads/tx_szleitlinien/032-024OLk_S3_Melanom-Diagnostik-Therapie-Nachsorge_2020-08.pdf (letzter Zugriff: 23.03.2022).

Arbeitsgemeinschaft der Wissenschaftlichen Medizinischen Fachgesellschaften, Deutsche Krebsgesellschaft, Deutsche Krebshilfe S3-Leitlinie 032/052OL. Prävention von Hautkrebs. 2021. Aus: https://www.leitlinienprogramm-onkologie.de/fileadmin/user_upload/Downloads/Leitlinien/Hautkrebspraeventationsleitlinie_1.1/Version_2/LL_Pr%C3%A4vention_von_Hautkrebs_Langversion_2.1.pdf (letzter Zugriff: 23. März 2022).

Arbeitsgemeinschaft der Wissenschaftlichen Medizinischen Fachgesellschaften. S1-Leitlinie Post-COVID/Long-COVID. 2021. Aus: https://www.awmf.org/uploads/tx_szleitlinien/020-027l_S1_Post_COVID_Long_COVID_2021-07.pdf (letzter Zugriff: 21. Februar 2022).

Arbeitsgemeinschaft der Wissenschaftlichen Medizinischen Fachgesellschaften. S3-Leitlinie Empfehlungen zur stationären Therapie von Patienten mit COVID-19. 2021. Aus: https://www.awmf.org/uploads/tx_szleitlinien/113-001LGl_S3_Empfehlungen-zur-stationaeren-Therapie-von-Patienten-mit-COVID-19_2021-10_1.pdf (letzter Zugriff: 21. Februar 2022).

Beiersdorf A.G. Eine Krankheit – mehrere Namen. Aus: https://www.neurodermitis-hautwissen.de/definition.html (letzter Zugriff: 17. Dezember 2021).

Berufsverband der Kinder- und Jugendärzte, Neugeborenen-Gelbsucht (Neugeborenen-Ikterus). www.kinderaerzte-im-netz.de/krankheiten/neugeborenen-gelbsucht-neugeborenen-ikterus/2018 (letzter Zugriff: 14. März 2022).

Berufsverband Deutscher Neurologen et al. Schizophrenie – Krankheitsbild. Aus: www.neurologen-und-psychiater-im-netz.org/psychiatrie-psychosomatik-psychotherapie/erkrankungen/schizophrenie/krankheitsbild/ (letzter Zugriff: 23. Dezember 2021).

Berufsverband Deutscher Neurologen et al. Schizophrenie – Ursachen. Aus: www.neurologen-und-psychiater-im-netz.org/psychiatrie-psychosomatik-psychotherapie/stoerungen-erkrankungen/schizophrenie-und-schizophrene-psychosen/ursachen/ (letzter Zugriff: 23. Dezember 2021).

Billing A. PAVK (Schaufensterkrankheit). www.cardio-guide.com/erkrankung/pavk/ (letzetr Zugriff: 25. März 2022).

Bundesärztekammer (BÄK), Kassenärztliche Bundesvereinigung (KBV), Arbeitsgemeinschaft der Wissenschaftlichen Medizinischen Fachgesellschaften (AWMF). Nationale Versorgungsleitlinie COPD – Teilpublikation der Langfassung, 2. Auflage. Version 1. 2021. Aus: https://www.leitlinien.de/themen/copd/2-auflage (letzter Zugriff: 21. Februar. 2022).

Bundesärztekammer (BÄK); Arbeitsgemeinschaft der Deutschen Ärztekammern; Kassenärztliche Bundesvereinigung (KBV); Arbeitsgemeinschaft der Wissenschaftlichen Medizinischen Fachgesellschaften (AWMF). (Hrsg.) Nationale Versorgungsleitlinie Asthma. Langfassung. 4. A. 2020. Aus: https://www.leitlinien.de/themen/asthma/4-auflage (letzter Zugriff: 11. Februar 2022).

Bundesärztekammer (BÄK); Arbeitsgemeinschaft der Deutschen Ärztekammern; Kassenärztliche Bundesvereinigung (KBV); Arbeitsgemeinschaft der Wissenschaftlichen Medizinischen Fachgesellschaften (AWMF). Chronische Herzinsuffizienz. 2019. Aus: https://www.awmf.org/uploads/tx_szleitlinien/nvl-006l_S3_Chronische_Herzinsuffizienz_2021-09_01.pdf (letzter Zugriff: 23. März 2022).

Bundesministerium für Arbeit, Soziales, Gesundheit und Konsumentenschutz HIV/AIDS: Schwangerschaft und Stillzeit. 2018. Aus: www.gesundheit.gv.at/krankheiten/immunsystem/hiv-aids/leben-mit-hiv/schwangerschaft (letzter Zugriff: 24. März 2022).

Bundeszentrale für gesundheitliche Aufklärung. Rotaviren. 2018. Aus: www.infektionsschutz.de/erregersteckbriefe/rotaviren/#c1090 (letzter Zugriff: 21. Dezember).

Cornberg, M.; Sandmann, L.; Protzer, U.; Niederau, C.; Tacke, F.; Berg, T.; Glebe, D.; Jilg, W.; Wedemeyer, H.; Wirth, S.; Höner zu Siederdissen, C.; Lynen-Jansen, P.; van Leeuwen, P.; Petersen, J. S3-Leitlinie der Deutschen Gesellschaft für Gastroenterologie, Verdauungs- und Stoffwechselkrankheiten (DGVS) zur Prophylaxe, Diagnostik und Therapie der Hepatitis-B-Virusinfektion. AWMF-Register-Nr. 021-11. 2021. Aus: https://www.awmf.org/uploads/tx_szleitlinien/021-011l_S3_Prophylaxe-Diagnostik-Therapie-der-Hepatitis-B-Virusinfektion_2021-07.pdf (letzter Zugriff: 24.03.2022).

Deutsche AIDS-Gesellschaft (DAIG). Deutsch-Österreichische Leitlinie zur antiretroviralen Therapie der HIV-1-Infektion. Version 9. 2020. Aus: https://daignet.de/site-content/hiv-leitlinien/leitlinien-1/deutsch-oesterreichische-leitlinien-zur-antiretroviralen-therapie-der-hiv-infektion (letzter Zugriff: 24. März 2022).

Deutsche AIDS-Gesellschaft (DAIG). Deutsch-Österreichische Leitlinie zur HIV-Therapie in der Schwangerschaft und bei HIV-exponierten Neugeborenen. 2020. Aus: https://daignet.de/site-content/hiv-leitlinien/leitlinien-1/deutsch-oesterreichische-leit-

linie-zur-hiv-therapie-in-der-schwangerschaft-und-bei-hiv-exponierten-neugeborenen (letzter Zugriff: 24. März 2022).
Deutsche Arthrose-Hilfe e. V. Behandlung. Aus: https://www.arthrose.de/arthrose/behandlung (letzter Zugriff: 21. Dezember 2021).
Deutsche Arthrose-Hilfe e. V. Diagnose. Aus: https://www.arthrose.de/arthrose/diagnose (letzter Zugriff: 21. Dezember 2021).
Deutsche Arthrose-Hilfe e. V. Was ist Arthrose? Aus: https://www.arthrose.de/arthrose/was-ist-arthrose (letzter Zugriff: 21. Dezember 2021).
Deutsche Diabetes Gesellschaft. S2e-Leitline Diabetes und Straßenverkehr. 2017. Aus: https://www.deutsche-diabetes-gesellschaft.de/fileadmin/user_upload/05_Behandlung/01_Leitlinien/Evidenzbasierte_Leitlinien/2017/Leitlinie_S2e_Diabetes_und_Stra%C3%9Fenverkehr_Endfassung.pdf (letzter Zugriff: 02. März 2022).
Deutsche Diabetes Gesellschaft. S2k-Leitlinie Diagnostik, Therapie und Verlaufskontrolle des Diabetes mellitus im Alter. 2018. Aus: https://www.awmf.org/uploads/tx_szleitlinien/057-017l_S2k_Diabetes_mellitus_im_Alter_2018-09.pdf (letzter Zugriff: 02. März 2022).
Deutsche Diabetes Gesellschaft. S3-Leitlinie Therapie des Typ-1-Diabetes. 2. Auflage. 2018. Aus: https://www.awmf.org/uploads/tx_szleitlinien/057-013l_S3-Therapie-Typ-1-Diabetes_2018-08.pdf (letzter Zugriff: 02. März 2022).
Deutsche Gesellschaft für Allgemeinmedizin und Familienmedizin e. V. S3-Leitlinie Schlaganfall. Langfassung. 2021. Aus: https://www.awmf.org/leitlinien/detail/ll/053-011.html (letzter Zugriff: 28. Dezember 2021).
Deutsche Gesellschaft für Bipolare Störungen; Deutsche Gesellschaft für Psychiatrie, Psychotherapie und Nervenheilkunde. S3-Leitlinie. Diagnostik und Therapie Bipolarer Störungen. 2019. Aus: http://www.leitlinie-bipolar.de/wp-content/uploads/2020/05/S3_Leitlinie-Bipolar_V2.1_Update_20200504.pdf (letzter Zugriff: 02. März 2022).
Deutsche Gesellschaft für Gastroenterologie, Verdauungs- und Stoffwechselkrankheiten (DGVS). S3-Leitlinie Colitis ulcerosa – Living Guidline: Überprüfung 2021. Aus: https://www.awmf.org/uploads/tx_szleitlinien/021-009LGl_S3_Colitis-ulcerosa-Living-Guideline_2021-04.pdf (letzter Zugriff: 07. Dezember 2021).
Deutsche Gesellschaft für Gastroenterologie, Verdauungs- und Stoffwechselkrankheiten (DGVS). S3-Leitlinie Colitis ulcerosa – Living Guidline. Zusatzmaterial. 2021. Aus: https://www.awmf.org/fileadmin/user_upload/Leitlinien/021_D_Ges_fuer_Verdauungs-_und_Stoffwechselkrankheiten/021-009a1_S3_Colitis-ulcerosa-Living-Guideline_2021-01.pdf (letzter Zugriff: 07. Dezember 2021).
Deutsche Gesellschaft für Hämatologie und Medizinische Onkologie e. V. Akute Lymphatische Leukämie (ALL). 2020. Aus: https://www.onkopedia.com/de/onkopedia/guidelines/akute-lymphatische-leukaemie-all/@@guideline/html/index.html (letzter Zugriff: 04. Dezember 2021).
Deutsche Gesellschaft für Hämatologie und Medizinische Onkologie e. V. Akute Myeloische Leukämie (AML). 2021. Aus: https://www.onkopedia.com/de/onkopedia/guidelines/akute-myeloische-leukaemie-aml/@@guideline/html/index.html (letzter Zugriff: 04. Dezember 2021).
Deutsche Gesellschaft für Hämatologie und Medizinische Onkologie e. V. Chronisch Lymphatische Leukämie (CLL). 2020. Aus: https://www.onkopedia.com/de/onkopedia/guidelines/chronische-lymphatische-leukaemie-cll/@@guideline/html/index.html (letzter Zugriff: 04. Dezember 2021).
Deutsche Gesellschaft für Hämatologie und Medizinische Onkologie e. V. Chronisch Myeloische Leukämie (CML). 2018. Aus: https://www.onkopedia.com/de/onkopedia/guidelines/chronische-myeloische-leukaemie-cml/@@guideline/html/index.html (letzter Zugriff: 04. Dezember 2021).
Deutsche Gesellschaft für Kardiologie – Herz- und Kreislaufforschung e. V. Vierte Definition des Myokardinfarktes. 2018. Aus: https://leitlinien.dgk.org/files/26_2018_pocket_leitlinien_4_definition_mi.pdf (letzter Zugriff: 23. März 2022).

Deutsche Gesellschaft für Kardiologie – Herz- und Kreislaufforschung e. V. Herzklappenerkrankung. 2012. Aus: https://leitlinien.dgk.org/files/2014_PLL_Herzklappenerkrankung_Internet.pdf (letzter Zugriff: 10. Februar 2022).
Deutsche Gesellschaft für Neurologie et al. S3-Leitlinie 030/010. Idiopathisches Parkinson-Syndrom. Langversion. 2016. Aus: https://www.awmf.org/uploads/tx_szleitlinien/030-010l_S3_Parkinson_Syndrome_Idiopathisch_2016-06-abgelaufen.pdf (letzter Zugriff: 14. Dezember 2021).
Deutsche Gesellschaft für Neurologie. S1-Leitlinie. Subarachnoidalblutung (SAB). 2015. Aus: https://www.awmf.org/uploads/tx_szleitlinien/030-073l_S1_Subarachnoidalblutung_2012_abgelaufen.pdf (letzter Zugriff: 28. Dezember 2021).
Deutsche Gesellschaft für Neurologie. S2e-Leitlinie Schädelhirntrauma im Erwachsenenalter. 2015. Aus: https://www.awmf.org/uploads/tx_szleitlinien/008-001l_S2e_Schaedelhirntrauma_SHT_Erwachsene_2015-12-abgelaufen.pdf (letzter Zugriff: 28. Dezember 2021).
Deutsche Gesellschaft für Neurologie. S2e-Leitlinie zur Akuttherapie des ischämischen Schlaganfalls. 2021. Aus: https://www.awmf.org/uploads/tx_szleitlinien/030-046l_S2e_Akuttherapie-des-ischaemischen-Schlaganfalls_2021-05.pdf (letzter Zugriff: 28. Dezember 2021).
Deutsche Gesellschaft für Neurologie. S2k-Leitlinie. Behandlung von spontanen intrazerebralen Blutungen. 2021. Aus: https://dgn.org/wp-content/uploads/2021/06/030002_LL_Intrazerebrale-Blutungen_-2021-1.pdf (letzter Zugriff: 28. Dezember 2021).
Deutsche Gesellschaft für Neurologie. S2k-Leitlinie. Diagnose und Therapie der Multiplen Sklerose, Neuromyelitis-optica-Spektrum-Erkrankungen und MOG-IgG-assoziierten Erkrankungen. 2021. Aus: https://www.awmf.org/uploads/tx_szleitlinien/030-050LGl_S2e_Diagnose-Therapie-Multiplen-Sklerose-Neuromyelitis-Optica-Spektrum-MOG-IgG-assoziierte_Erkrankungen_2021-05_1.pdf (letzter Zugriff: 14. Dezember 2021).
Deutsche Gesellschaft für Pneumologie und Beatmungsmedizin et al. S3-Leitlinie. Behandlung von erwachsenen Patienten mit ambulant erworbener Pneumonie – Update 2021. Aus: https://www.awmf.org/uploads/tx_szleitlinien/020-020l_S3_Behandlung-von-erwachsenen-Patienten-mit-ambulant-erworbener-Pneumonie__2021-05.pdf (letzte Zugriff: 19. Dezember 2021).
Deutsche Gesellschaft für Psychiatrie und Psychotherapie, Psychosomatik und Nervenheilkunde e. V. S3-Leitlinie Schizophrenie. Langfassung. 2019. Aus: https://www.awmf.org/uploads/tx_szleitlinien/038-009l_S3_Schizophrenie_2019-03.pdf (letzter Zugriff: 27. Dezember 2021).
Deutsche Gesellschaft für Psychiatrie und Psychotherapie, Psychosomatik und Nervenheilkunde et al. S3-Leitlinie 038/013. Demenzen. www.awmf.org/uploads/tx_szleitlinien/038-013l_S3-Demenzen-2016-07.pdf 2016, (letzter Zugriff: 10. Februar 2022).
Deutsche Gesellschaft für Psychosomatische Medizin und Ärztliche Psychotherapie (DGPM) (Hrsg.). S3-Leitlinie Diagnostik und Behandlung der Essstörungen. 2018. Aus: https://www.awmf.org/leitlinien/detail/ll/051-026.html (letzter Zugriff: 14. März 2022).
Deutsche Gesellschaft für Unfallchirurgie. S2e-Leitlinie. Schenkelhalsfraktur des Erwachsenen. 2015. Aus: https://www.awmf.org/uploads/tx_szleitlinien/012-001l_S2e_Schenkelhalsfraktur_2015-10-abgelaufen.pdf (letzter Zugriff: 18. Dezember 2021).
Deutsche Rheuma-Liga Bundesverband e. V. Krankheitsbilder. 2021. Aus: www.rheuma-liga.de/krankheitsbilder/ (letzter Zugriff: 21. Dezember 2021).
Deutsche Rheuma-Liga Bundesverband e. V. Therapie rheumatischer Erkrankungen. 2021. Aus: www.rheuma-liga.de/therapie/ (letzter Zugriff: 21. Dezember 2021).
Deutschen Gesellschaft für Anästhesiologie und Intensivmedizin et al. S3-Leitlinie Epidemiologie, Diagnostik und Therapie erwachsener Patienten mit nosokomialer Pneumonie – Update 2017. Inhaltliche Überprüfung 2021. Aus: https://www.awmf.org/uploads/tx_szleitlinien/020-013l_S3_Nosokomiale_Pneumonie_Erwachsener_2017-11.pdf (letzter Zugriff: 19. Dezember 2021).

Deutschen Gesellschaft für Gastroenterologie, Verdauungs- und Stoffwechselkrankheiten (DGVS). Aktualisierte S3-Leitlinie Diagnostik und Therapie des Morbus Crohn. 2021. Aus: https://www.awmf.org/uploads/tx_szleitlinien/021-004l_S3_Morbus_Crohn_Diagnostik_Therapie_2021-08.pdf (letzter Zugriff: 07. Dezember 2021).
Deutschen Gesellschaft für Pneumologie und Beatmungsmedizin e. V. und der Deutschen Atemwegsliga e. V., unter Beteiligung der Österreichischen Gesellschaft für Pneumologie. S2k-Leitlinie zur Diagnostik und Therapie von Patienten mit chronisch obstruktiver Bronchitis und Lungenemphysem (COPD). AWMF-Register Nr. 020/006. Aus: https://www.awmf.org/uploads/tx_szleitlinien/020-006l_S2k_COPD_chronisch-obstruktive-Lungenerkrankung_2018-01.pdf (letzter Zugriff: 21. Februar 2022).
Deutscher Allergie und Asthmabund e. V. Zöliakie. Wenn Getreide wirklich krank macht! 2021. Aus: https://www.daab.de/ernaehrung/darm-im-fokus/darmerkrankungen/zoeliakie/ (letzter Zugriff: 28. Dezember 2021).
Deutscher Blinden- und Sehbehindertenverband Katarakt (Grauer Star). https://blickpunkt-auge.de/katarakt-grauer-star.html (letzter Zugriff: 14. März 2022).
Deutscher Verlag für Gesundheitsinformation Bluthochdruck (Hypertonie). www.cardio-guide.com/erkrankung/bluthochdruck/ (letzter Zugriff: 11. Februar 2022).
Ebbers Beate Kräuter statt Salz. Ernährung bei Niereninsuffizienz. Redaktion Heilberufe. 2017; 69: 9. 31–34.
Elsevier Pflegen. Grundlagen und Interventionen. 3. A. 2021; Elsevier/Urban & Fischer. München.
Everts, K.; Heilig, M. Intensiv- und Anästhesiepflege. 1000 Fragen, 1000 Antworten. 1. Auflage. 2021. Elsevier/Urban & Fischer. München.
Fachverlag Gesundheit und Medizin. Behandlung von Neurodermitis: Was hilft bei Neurodermitis? 2021. Aus: www.ratgeber-hautgesundheit.de/krankheiten/neurodermitis/behandlung/ (letzter Zugriff: 17. Dezember 2021).
Fachverlag Gesundheit und Medizin. Neurodermitis: Tipps und Tricks für die richtige Hautpflege. 2021. Aus: www.ratgeber-hautgesundheit.de/krankheiten/neurodermitis/pflege-tipps/ (letzter Zugriff: 17. Dezember 2021).
Fleischmann T., Hohenstein C. FAQ Klinische Notfallmedizin. 2016; Elsevier/Urban & Fischer. München.
Gerken, G. Leberkrebs: Prognose & Vorsorge. 2021. Aus: https://www.internisten-im-netz.de/krankheiten/leberkrebs/prognose-vorsorge.html (letzter Zugriff: 04. Dezember 2021).
Gesellschaft für Neonatologie und Pädiatrische Intensivmedizin. Frühgeborene an der Grenze der Lebensfähigkeit. 4. Auflage. www.awmf.org/uploads/tx_szleitlinien/024-019l_S2k_Fr%C3%BChgeburt_Grenze_Lebensf%C3%A4higkeit_2014-09-verlaengert.pdf (letzter Zugriff: 14. März 2022).
Gollwitzer, J. Covid-19. In: Elsevier Emergency. Fachmagazin für Rettungsdienst und Notfallmedizin. Kostenlose digitale Sonderausgabe. 2020. Aus: https://eu-ireland-custom-media-prod.s3-eu-west-1.amazonaws.com/Germany/landingpage/LP-Emergency-Magazine/Sonderausgabe_Corona_04_2020_einzeln_mit_Passwort_final.pdf (letzter Zugriff: 21. Februar 2022).
Gorenflod, M.; Schrimer, K. R.; Dewald, O. Der isolierte Ventrikelseptumdefekt. S2k-Leitlinie. Aus: https://www.awmf.org/uploads/tx_szleitlinien/023-012l_S2k_Isolierter-Ventrikelseptumdefekt_2020-06.pdf (letzter Zugriff: 10. Februar 2022).
Hennersdorf F., Meyer G. P., Diefenbach C. Koronare Herzkrankheit (KHK). www.cardio-guide.com/erkrankung/koronare-herzkrankheit/ (letzter Zugriff: 25. März 2022).
Herold G. et al. Innere Medizin. 2022; Selbstverlag. Köln.
Herz-Zentrum Hirslanden. Herzklappenersatz. Aus: https://www.herzzentrum.ch/herz-und-gefaesschirurgie/herzklappenersatz/#:~:text=Was%20ist%20ein%20Homograft%3F%20Homografts%20sind%20menschliche%20Herzklappen%2C,zu%20diesen%20sind%20sie%20jedoch%20von%20l%C3%A4ngerer%20Haltbarkeit (letzter Zugriff: 10. Februar 2022).
Hoffmann, Ines. COVID-19 – eine Herausforderung für das Gesundheitswesen. In: Elsevier. Pflege Special. COVID-19. Kostenloses digitales Sondermagazin. 2020.

7

Aus: https://eu-ireland-custom-media-prod.s3-eu-west-1.amazonaws.com/Germany/landingpage/LP-Hygiene/pr_20200415c_Pflegespecial_Covid-19_8OK.pdf (letzter Zugriff: 21. Februar 2022).

Holmhey, E. Periphere arterielle Verschlusskrankheit (pAVK). 2017. www.kardionet.de/periphere-arterielle-verschlusskrankheit-pavk (letzter Zugriff: 25. März 2022).

IG Zöliakie der Deutschen Schweiz. Was ist Zöliakie? Eine kurze Beschreibung der Glutenunverträglichkeit. Aus: https://www.zoeliakie.ch/de/zoeliakie/was-ist-zoeliakie.html (letzter Zugriff: 28. Dezember 2021).

Initiativkreis zur Glaukom-Früherkennung Fragen und Fakten. Aus: http://www.glaukom.de/glaukom-wissen-und-vorbeugen/was-sie-ueber-glaukome-wissen-sollten/ (letzter Zugriff: 14. März 2022).

Keller C., Menche N. Pflegen. Gesundheits- und Krankheitslehre. 2. A. 2021; Elsevier/Urban & Fischer. München.

Krebs in Deutschland für 2017/2018. Robert Koch-Institut, Zentrum für Registerdaten. https://www.krebsdaten.de/Krebs/DE/Content/Publikation/krebs_in_deutschlanden/kid_2021.pdf

Leilinienprogramm Onkologie. Früherkennung von Darmkrebs. 2015. Aus: https://www.leitlinienprogramm-onkologie.de/fileadmin/user_upload/Downloads/Patientenleitlinien/Gesundheitsleitlinie_Darmkrebs_Frueherkennung.pdf (letzter Zugriff: 24. Februar 2022).

Leitlinie der Deutschen Gesellschaft für Gastroenterologie, Verdauungs- und Stoffwechselkrankheiten (DGVS). S3-Leitlinie Pankreatitis. 2021. Aus: https://www.awmf.org/uploads/tx_szleitlinien/021-003l_S3_Pankreatitis_2021-09.pdf (letzter Zugriff: 18. Dezember 2021).

Leitlinie der Gesellschaft für Neonatologie und Pädiatrische Intensivmedizin, der Deutschen Gesellschaft für Kinder- und Jugendmedizin, der Gesellschaft für Pädiatrische Gastroenterologie und Ernährung und der Deutschen Gesellschaft für Kinderchirurgie. Nekrotisierende Enterokolitis (NEK). 2017. Aus: https://www.awmf.org/uploads/tx_szleitlinien/024-009l_S2k_Nekrotisierende_Enterokolitis_2018-02.pdf (letzter Zugriff: 15. Dezember 2021).

Leitlinienprogramm Onkologie (Deutsche Krebsgesellschaft, Deutsche Krebshilfe, AWMF): S3-Leitlinie Früherkennung, Diagnose, Therapie und Nachsorge des Harnblasenkarzinoms. Langversion 2.0. 2020. AWMF-Registrierungsnummer 032/038OL. Aus: https://www.leitlinienprogramm-onkologie.de/leitlinien/harnblasenkarzinom/ (letzter Zugriff: 15.03.2022).

Leitlinienprogramm Onkologie (Deutsche Krebsgesellschaft, Deutsche Krebshilfe, AWMF): S3-Leitlinie Diagnostik, Therapie und Nachsorge maligner Ovarialtumoren. Langversion 5.0. AWMF-Registernummer: 032/035OL, 2021. Aus: https://www.leitlinienprogramm-onkologie.de/leitlinien/ovarialkarzinom/ (letzter Zugriff: 15. März 2022).

Leitlinienprogramm Onkologie (Deutsche Krebsgesellschaft, Deutsche Krebshilfe, AWMF): S3-Leitlinie Diagnostik, Therapie und Nachsorge der Patientin mit Zervixkarzinom. Langversion, 2.1. 2021. AWMF-Registernummer: 032/033OL, Aus: https://www.leitlinienprogramm-onkologie.de/leitlinien/zervixkarzinom/ (letzter Zugriff: 15. März 2022).

Leitlinienprogramm Onkologie (Deutsche Krebsgesellschaft, Deutsche Krebshilfe, AWMF): Diagnostik, Therapie und Nachsorge der Patientinnen mit Endometriumkarzinom. Langversion 1.0. 2018. AWMF Registernummer: 032/034-OL, Aus: http://www.leitlinienprogramm-onkologie.de/leitlinien/endometriumkarzinom/ (letzter Zugriff: 15. März 2022).

Leitlinienprogramm Onkologie (Deutsche Krebsgesellschaft, Deutsche Krebshilfe, AWMF): S3-Leitlinie Früherkennung, Diagnose, Therapie und Nachsorge des Mammakarzinoms. Version 4.4. 2021. AWMF Registernummer: 032-045OL, Aus: http://www.leitlinienprogramm-onkologie.de/leitlinien/mammakarzinom/ (letzter Zugriff: 15. März 2022).

Leitlinienprogramm Onkologie (Deutsche Krebsgesellschaft, Deutsche Krebshilfe, AWMF). S3-Leitlinie Kolorektales Karzinom. Langversion 2.1. – Januar 2019. AWMF-Registernummer: 021/007OL. Aus: https://www.awmf.org/uploads/tx_szleitlinien/021-007OLl_S3_Kolorektales-Karzinom-KRK_2019-01.pdf (letzter Zugriff: 24. Februar 2022).

Leitlinienprogramm Onkologie der Arbeitsgemeinschaft der Wissenschaftlichen Medizinischen Fachgesellschaften e. V. (AWMF), Deutschen Krebsgesellschaft e. V. (DKG) und Stiftung Deutsche Krebshilfe (DKH). Konsultationsfassung Leitlinienreport der S3-Leitlinie zum exokrinen Pankreaskarzinom. 2021. Aus: https://www.leitlinienprogramm-onkologie.de/fileadmin/user_upload/Downloads/Leitlinien/Pankreaskarzinom/Version_2/LL_Pankreaskarzinom_Langversion_2.01_Konsultationsfassung.pdf (letzter Zugriff: 18. Dezember 2021).

Leitlinienprogramm Onkologie der Arbeitsgemeinschaft der Wissenschaftlichen Medizinischen Fachgesellschaften e. V. (AWMF), Deutschen Krebsgesellschaft e. V. (DKG) und Stiftung Deutschen Krebshilfe (DKH). S3-Leitlinie zur Diagnostik, Therapie und Nachsorge für Patienten mit einer chronischen lymphatischen Leukämie (CLL). 2018. Aus: https://www.leitlinienprogramm-onkologie.de/fileadmin/user_upload/Downloads/Leitlinien/CLL/LL_CLL_Kurzversion_1.0.pdf (letzter Zugriff: 04. Dezember 2021).

Matzik, S. Wochenbettdepression. 2018. Aus: https://www.netdoktor.de/krankheiten/wochenbettdepression/ (letzter Zugriff: 02. März 2022).

Medical Project Design Die vielfältigen Symptome der Neurodermitis. 2021. Aus: www.neurodermitistherapie.info/grundlagen/symptome.htm (letzter Zugriff: 17. Dezember 2021).

Medical Project Design Wissenswertes zur Entstehung, zum Verlauf und zu Provokationsfaktoren der Neurodermitis. 2021. Aus: www.neurodermitistherapie.info/grundlagen/index.html (letzter Zugriff: 17. Dezember 2021).

Michl M. Basics Hämatologie. 4. A. 2016; Elsevier/Urban & Fischer. München.

Milan R. Arterielle Hypertonie – Symptome, Ursachen und Therapie. www.blutdruck-und-bluthochdruck.de/arterielle-hypertonie/#2019 (letzter Zugriff: 11. Februar 2022).

Mukoviszidose e. V. Lebenserwartung bei Mukoviszidose. 2021. Aus: https://www.muko.info/informieren/ueber-die-erkrankung/lebenserwartung# (letzter Zugriff: 14. Dezember 2021).

Mukoviszidose e. V. Mukoviszidose über die Jahre: Folgeerkrankungen und Spätfolgen. 2021. Aus: https://www.muko.info/informieren/ueber-die-erkrankung/folgeerkrankungen (letzter Zugriff: 14. Dezember 2021).

Mukoviszidose e. V. Was ist Mukoviszidose/Cystische Fibrose? 2021. Aus: https://www.muko.info/informieren/ueber-die-erkrankung (letzter Zugriff: 14. Dezember 2021).

Mukoviszidose e. V. Welche Symptome können bei Mukoviszidose/Cystischer Fibrose auftreten? 2021. Aus: https://www.muko.info/informieren/ueber-die-erkrankung/symptome (letzter Zugriff: 14. Dezember 2021).

Mukoviszidose e. V. Wie wird Mukoviszidose festgestellt? 2021. Aus: https://www.muko.info/informieren/ueber-die-erkrankung/diagnostik (letzter Zugriff: 14. Dezember 2021).

Müller-Hergl C. Interview. Nähe mit Distanz. CNE.magazin. 5. 2016; 9–11. www.thieme.de/statics/dokumente/thieme/final/de/dokumente/tw_pflege/cnemagazin_2016_05_depressive_patienten.pdf (letzter Zugriff: 02. März 2022).

Naumer, B.; Heilig, M. Praxisleitfaden. Generalistische Pflegeausbildung. 2020; Elsevier/Urban & Fischer. München.

Nehring S., Chao C. M., Naehrlich L. Mukoviszidose. Deutsches Ärzteblatt. 2017; 114: 33–34. 564–574. Aus: https://www.aerzteblatt.de/archiv/192863/Mukoviszidose (letzter Zugriff: 14. Dezember 2021).

Pilz, S.; Theiler-Schwetz, V.; Malle, O.; Steinberger, E.; Trummer, C. Hypothyreose: Guidelines, neue Erkenntnisse und klinische Praxis. 2020. Aus: https://link.springer.com/content/pdf/10.1007/s41969-020-00114-9.pdf (letzter Zugriff: 24.03.2022).

Posmyk, W. Meningitis (Hirnhautentzündung). 2020. Aus: www.onmeda.de/krankheiten/meningitis.html (letzter Zugriff: 06. Dezember 2021).

Robert Koch-Institut Bericht zum Krebsgeschehen in Deutschland 2016. Aus: https://www.bundesgesundheitsministerium.de/fileadmin/Dateien/3_Downloads/K/Krebs/Krebsgeschehen_RKI.pdf (letzter Zugriff: 24. Februar 2022).

Robert Koch-Institut. Krebs in Deutschland 2017/2018. Aus: https://www.krebsdaten.de/Krebs/DE/Content/Publikationen/Krebs_in_Deutschland/kid_2021/krebs_in_deutschland_2021.pdf?__blob=publicationFile (letzter Zugriff: 04. Dezember 2021).

Robert Koch-Institut. Rotaviren-Gastroenteritis. www.rki.de/DE/Content/Infekt/EpidBull/Merkblaetter/Ratgeber_Rotaviren.html (letzter Zugriff: 21. Dezember 2021).

Sarrazin, C.; Zimmermann, T.; Berg, T.; Neumann, U. P.; Schirmacher, P.; Schmidt, H.; Spengler, U.; Timm, J.; Wedemeyer, H.; Wirth, S.; Zeuzem, S. S3-Leitlinie „Prophylaxe, Diagnostik und Therapie der Hepatitis-C-Virus (HCV)-Infektion". AWMF-Register-Nr.: 021/012. 2018. Aus: https://www.awmf.org/uploads/tx_szleitlinien/021-012l_S3_Hepatitis-C-Virus_HCV-Infektion_2018-07.pdf (letzter Zugriff: 24. März 2022).

Schmermund A., Preuß C. Herzinfarkt. www.cardio-guide.com/erkrankung/herzinfarkt/ (letzter Zugriff: 23. März 2022).

Schunkert, H. Koronare Herzkrankheit. https://www.herzstiftung.de/KHK.html (letzter Zugriff: 25. März 2022).

Stuhlmann, W. Die Demenzerkrankung – psychologische und medizinische Aspekte. Aus: https://alzheimer-nrw.de/wp-content/uploads/2018/05/13_U%CC%88bersicht_Demenz.pdf#:~:text=Die%20j%C3%A4hrliche%20Neuerkrankungsrate%20liegt%20bei%20200%20000%20Personen.,und%20bei%20den%20%C3%BCber%2090-j%C3%A4hrigen%20auf%2030%25%20an (letzter Zugriff: 10. Februar 2022).

Wustrack D. Leukämien: Wie eine Stammzellspende Leben retten kann. 2017. Aus: www.krebsgesellschaft.de/onko-internetportal/aktuelle-themen/aktuelle-themen-2016/leukaemien-wie-eine-stammzellspende-leben-retten-kann.html (letzter Zugriff: 04. Dezember 2021).

Yiallouros M. Akute lymphoblastische Leukämie (ALL) – Kurzinformation. 2019. Aus: www.kinderkrebsinfo.de/erkrankungen/leukaemien/pohpatinfoall120060414/pohpatinfoallkurz/index_ger.html (letzter Zugriff: 04.Dezember 2021).

Yiallouros M. Leberkrebs – Diagnose. 2018. Aus: https://www.krebsgesellschaft.de/onko-internetportal/basis-informationen-krebs/krebsarten/andere-krebsarten/leberkrebs/diagnose.html (letzter Zugriff: 04. Dezember 2021).

Yiallouros M. Leberkrebs – Symptome. 2018. Aus: www.krebsgesellschaft.de/onko-internetportal/basis-informationen-krebs/krebsarten/andere-krebsarten/leberkrebs/symptome.html (letzter Zugriff: 04. Dezember 2021).

Yiallouros M., Creutzig U. Akute myeloische Leukämie (AML) – Kurzinformation. 2021. Aus: www.kinderkrebsinfo.de/erkrankungen/leukaemien/pohpatinfoaml120060414/pohpatinfoamlkurz/index_ger.html (letzter Zugriff: 04. Dezember 2021).

Zentrum für Krebsregisterdaten. Altersstandardisierte Krebssterblichkeit ging auch 2020 weiter zurück. 2021 Aus: https://www.krebsdaten.de/Krebs/DE/Content/Publikationen/Kurzbeitraege/Archiv2021/2021_6_Todesursachenstatistik_krebssterblichkeit.html (letzter Zugriff: 05. Dezember 2021).

Ziegler, L. Blutzucker Messen mit Sensor im Arm. 2021. Aus: http://www.diabetes-wiki.org/thema/blutzucker-messen-mit-sensor-am-arm (letzter Zugriff: 02. März 2022).

Register